D1722529

Hans-Georg Sergl

Festsitzende Apparaturen in der Kieferorthopädie

Hans-Georg Sergl

Festsitzende Apparaturen in der Kieferorthopädie

unter besonderer Berücksichtigung
der Edgewise-Technik

**Grundlagen · Materialien · Technik
Klinische Aspekte**

Mit 1197 Abbildungen

Carl Hanser Verlag München Wien

Der Verfasser

Prof. Dr. Hans-Georg Sergl, Klinikum der Johannes Gutenberg-Universität, Poliklinik für Kieferorthopädie, Mainz

CIP-Titelaufnahme der Deutschen Bibliothek

Sergl, Hans G.:
Festsitzende Apparaturen in der Kieferorthopädie : unter besonderer
Berücksichtigung der Edgewisetechnik ; Grundlagen, Materialien, Technik,
Klinische Aspekte / Hans-Georg Sergl. – München ; Wien : Hanser, 1990
  ISBN 3-446-14343-2

Hinweis

Medizin und Zahnmedizin sind in ständiger Entwicklung begriffen. Der Fortschritt der Wissen-
schaft führt permanent zu neuen Erkenntnissen. Der Leser dieses Buches ist daher gehalten,
Therapieempfehlungen, insbesondere Angaben zur Dosierung von Medikamenten, in eigener
Verantwortung zu prüfen. Zwar verwenden Autoren, Herausgeber und Verlag größte Mühe darauf,
daß der Inhalt des Buches dem Wissensstand bei der Abfassung entspricht, Änderungen sind jedoch
grundsätzlich möglich. Die Entscheidung für eine bestimmte Therapie liegt letztlich in der
Verantwortung des behandelnden Arztes bzw. Zahnarztes.

Die im Text genannten Präparate und Bezeichnungen sind zum Teil patent- und urheberrechtlich
geschützt. Aus dem Fehlen eines besonderen Hinweises bzw. des Zeichens ® darf nicht geschlossen
werden, daß kein Schutz besteht.

© Carl Hanser Verlag München Wien 1990
Umschlaggestaltung: Kaselow Design, München
Grafische Darstellungen: Fritz E. Urich, München
Satz und Druck: Kastner & Callwey, München
Bindung: Conzella Verlagsbuchbinderei, München
Printed in Germany

Vorwort

Wie jedes Buch wurde auch dieses in einer bestimmten historischen Situation geschrieben. In der deutschen Kieferorthopädie hat vor ca. 20 Jahren eine ziemlich stürmische Entwicklung eingesetzt. Viel Neues mußte geprüft und geistig verarbeitet werden. Für die hauptsächlich aus Amerika übernommenen, neueren Methoden der Behandlung mit festsitzenden Bandapparaturen gab es hier keine Lehrtradition. Die Einladung ausländischer Referenten und Kursleiter war naheliegend, aber doch nur eine Notlösung, weil sie, besonders die amerikanischen Kollegen, ihr Lehrangebot meist nicht den spezifischen Bedürfnissen der deutschen Kieferorthopädie anpassen konnten. Nach einer Zeit der Einarbeitung und der geistigen Auseinandersetzung mit den neuen Methoden haben wir dann bald begonnen, in eigenen Kursen das Erlernte weiterzugeben.

An Lehrmaterial gab es neben der englischen Originalliteratur kursbegleitende Schriften und Übersetzungen einiger englischsprachiger Bücher. Obwohl inzwischen auch deutschsprachige Bücher über festsitzende Apparaturen erschienen sind, muß sich der Lernende bislang noch immer das notwendige Wissen aus verschiedenen Quellen zusammensuchen. Vor allem aber fehlt das auf die Grundlagen rekurrierende Buch, das in einer sich zeitweise geradezu überstürzenden Entwicklung des Faches Orientierungshilfe sein kann.

Das vorliegende Buch soll in erster Linie den gesammelten Wissensstoff, didaktisch aufbereitet, vermitteln. Damit komme ich der Bitte vieler Kursteilnehmer und in kieferorthopädischer Weiterbildung befindlicher Kollegen nach, die wiederholt den Wunsch geäußert hatten, die Fülle des aus verschiedenen Quellen zusammengetragenen, theoretischen und praktischen Wissens auch in schriftlicher Form zur Verfügung zu haben.

Das Buch will aber mehr als ein „Arbeitsbuch" sein, es will den Leser – darin lag für mich die eigentliche, reizvolle Herausforderung – zu den Grundlagen zurückführen, ihn zur geistigen Auseinandersetzung provozieren und ein besseres Verständnis der Zusammenhänge wecken.

Aus dem Verständnis der Prinzipien heraus sollte es dem Leser möglich sein, die vielfach „ideologisch hochstilisierten" Unterschiede der verschiedenen „Techniken" zu relativieren, ihre Elemente vorurteilsfrei, aber auch kritisch zu prüfen und zu bewerten, um sich schließlich daraus ein eigenes, flexibles Behandlungskonzept zurechtzulegen. Er sollte damit auch die Voraussetzungen erwerben, auf den raschen technischen Fortschritt sinnvoll reagieren und die in ihm steckenden Vorteile wahrnehmen zu können. Kurz gesagt, das Buch will Orientierungshilfe sein.

Unter „festsitzenden Apparaturen" versteht man in der Kieferorthopädie alle jene Behandlungsgeräte, die fest mit den Zähnen verbunden sind und vom Patienten nicht aus dem Mund entfernt werden können, in erster Linie die Multibandapparaturen mit Außenbogen und die sog. kleinen orthodontischen Apparaturen. „Orthodontie", die ältere Bezeichnung für unser Fachgebiet Kieferorthopädie, steht für eine Richtung, die der Behandlung mit festsitzenden Apparaturen von jeher aufgeschlossen gegenüberstand. Wenn von Bandapparaturen die Rede ist, sind die mit Hilfe der Klebemethode befestigten Apparaturen, für die es keine adäquate Bezeichnung gibt, meist sinngemäß mit gemeint.

Die Ausführungen zur Technik beziehen sich vornehmlich auf die Edgewise-Technik, die als die Mutter aller orthodontischen Behandlungsmethoden angesehen werden darf. Das Buch beschränkt sich jedoch nicht auf die „klassische Edgewise-Technik".

Die Grundgedanken und Besonderheiten anderer Techniken werden skizziert, wichtige, mit der Edgewise-Technik kombinierbare Elemente werden ausführlicher dargestellt. Einen relativ breiten Raum nimmt auch die Besprechung klinisch bedeutsam gewordener Zusatzgeräte, insbesondere des Headgears, ein. Klinische Aspekte der Behandlung mit Multibandapparaturen können in einem Buch, das technisches Rüstzeug vermitteln soll, nur angedeutet werden. Auch eine ausführliche Darstellung der Behandlungsplanung hätte den Rahmen dieses Buches gesprengt.

Das Buch ist für die in kieferorthopädischer Weiterbildung stehenden Zahnärzte und die am Fach besonders interessierten Studenten geschrieben. Aber auch für Kieferorthopäden und kieferorthopädisch tätige Zahnärzte, die sich bisher wenig mit festsitzenden Apparaturen beschäftigt haben, soll es ein nützlicher Leitfaden sein.

An dieser Stelle ist ein Wort des Dankes zu sagen an alle, die am Zustandekommen des Buches beteiligt waren. Herr Dr. odont. LEIF LINGE und Frau Dr. BRITA LINGE aus Skien/ Norwegen, von denen ich viel gelernt habe, was sich in diesem Buch wiederfindet, sind mir mit ihrem Rat stets hilfreich zur Seite gestanden. Meinen Mitarbeitern danke ich für ihre unermüdliche Hilfe beim Sammeln von Material und bei der Durchsicht des Manuskripts.

HANS-GEORG SERGL

Inhalt

1 Einleitung

Es erscheint ratsam, der Abhandlung einer so speziellen kieferorthopädischen Behandlungsmethode, wie der mit festsitzenden Apparaturen, eine kurze Besinnung über das Wesen jeder kieferorthopädischen Therapie voranzustellen.

1.1 Behandlungsziel

Kieferorthopädische Therapie will die Morphe, die Gestalt des Kauorgans, so verändern, daß bessere Voraussetzungen für ein *optimales Funktionieren* gegeben sind. Dabei ist an folgende Funktionen zu denken: Kaufunktion, Schluckfunktion, Atemfunktion, Sprechfunktion (Phonation und Artikulation) und ästhetische Funktion.

Die hier genannte *ästhetische Funktion* des Gebisses liegt in seiner Ausdruckswirkung bei sozialen Interaktionen. Was die *Kaufunktion* betrifft, darf sich die Zielsetzung nicht darin erschöpfen, eine ausreichende Nahrungszerkleinerung sicherzustellen. Die damit verbundenen Bewegungsabläufe und die dabei auftretenden Belastungen müssen vielmehr so geartet sein, daß sich das Kauorgan nicht vorzeitig selbst zerstört, d.h., Parodontien und Kiefergelenke dürfen nicht durch Fehlbelastungen geschädigt werden. Neben der Sicherung und Optimierung der genannten Funktionen ist also als weitere Forderung die *Schonung der Gewebe* zu nennen.

Schließlich muß auch die Forderung nach *Stabilität* des Erreichten bei der Festlegung des Behandlungsziels berücksichtigt werden. Ein Behandlungsergebnis, das den Keim der Veränderung bereits in sich trägt, ist nicht akzeptabel. Verbleibt z.B. im Zuge der Korrektur einer Klasse-II/1-Anomalie eine Reststufe zwischen den oberen und unteren Frontzähnen, wird sich die Unterlippe dorthin in zunehmendem Maße wieder einlagern, und es kommt zum Rezidiv.

Während es relativ einfach ist, deduktiv zur Formulierung dieser Zielsetzungen zu gelangen, ist es ungleich schwieriger, wissenschaftlich Gesichertes darüber auszusagen, wie die Gestalt des Kauorgans beschaffen sein muß, damit die genannten Forderungen erfüllt werden können, und zwar unter Berücksichtigung der natürlichen Variation im Aufbau des Gebisses und des gesamten Gesichtsschädels.

Bei der Feststellung des individuellen morphologischen Behandlungsziels lassen wir uns im allgemeinen von *Normvorstellungen* leiten, die sich zum Teil an biometrischen Durchschnittswerten, zum Teil an technischen Modellen wie Schere, Zange, Mörser und Pistill, wohl aber auch unbewußt an den gewohnten Abbildungen in Anatomiebüchern orientieren.

Feinere Kriterien hat ANDREWS (1972) mit seinen „Sechs Schlüsseln der normalen Okklusion" angegeben. Diese basieren auf einer Analyse von 120 „Normalfällen" mit besonders guter Okklusion und 1150 kieferorthopädisch erfolgreich behandelten Patienten.

Sie zeigten *folgende Charakteristika:*

- Die Distalfläche der distalen Randleiste des oberen ersten Molaren hat mit der Mesialfläche der mesialen Randleiste des unteren zweiten Molaren Kontakt (Abb. 1.1). Dazu muß der obere erste Molar nach mesial geneigt sein.
- Die Seitenzähne sind leicht nach mesial inkliniert (Abb. 1.2).
- Die Zahnkronen haben eine geeignete labiolinguale bzw. bukko-linguale Inklination. Obere und untere Frontzähne sind so geneigt, daß die unteren Schneidekanten eine gute Abstützung finden (Abb. 1.3). Die oberen Seitenzähne haben eine leichte Lingualneigung, die Molaren etwas mehr als die Prämolaren. Die unteren Seitenzähne haben ebenfalls eine Lingualneigung, und zwar vom Eckzahn bis zum zweiten Molaren kontinuierlich zunehmend.
- Es sind keine Rotationen vorhanden (Abb. 1.4).
- Es sind keine Lücken vorhanden (Abb. 1.4).

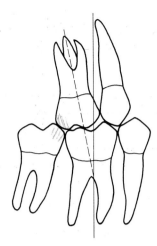

Abb. 1.1 Erster „Schlüssel der Okklusion" nach ANDREWS (Kontaktverhältnisse der oberen und unteren Molaren)

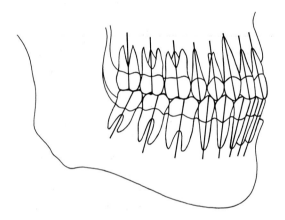

Abb. 1.2 Zweiter „Schlüssel der Okklusion" nach ANDREWS (mesio-distale Neigung der Zähne)

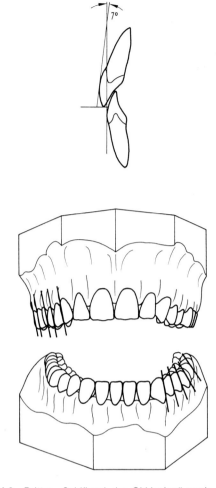

Abb. 1.3 Dritter „Schlüssel der Okklusion" nach ANDREWS (labio-linguale bzw. bukko-linguale Neigung der Zähne)

• Die Okklusionsebene ist flach oder im Sinne der Spee-Kurve nur leicht gekrümmt (Abb. 1.5).

Für die Gewährleistung der Kaufunktion im Sinne der Nahrungszerkleinerung und der übrigen Funktionen mag das „anatomisch korrekte" Gebiß ausreichen, für die Forderung nach Schonung der Gewebe jedoch nicht. Aus neueren Erkenntnissen der Gnathologie wissen wir, daß auch im „anatomisch korrekten" Gebiß Bedingungen gegeben sein können, die zu meist unbewußten und vom Behandler nur mit gewissem Aufwand (instrumentelle Registrierung im Artikulator) nachweisbaren funktionellen Störungen, zu schmerzhaften Muskelverspannungen und schließlich zur Destruktion von Geweben

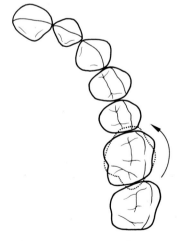

Abb. 1.4 Vierter und fünfter „Schlüssel der Okklusion" nach ANDREWS (keine Rotationen, keine Lücken)

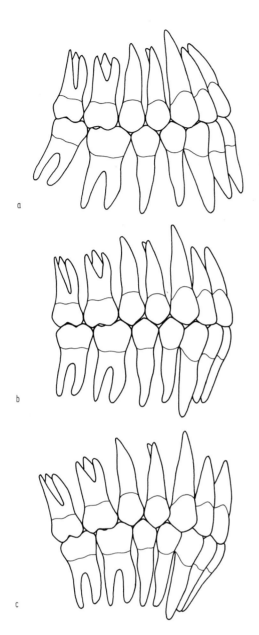

Abb. 1.5 Sechster „Schlüssel der Okklusion" nach ANDREWS. Die Okklusionsebene soll flach oder nur leicht im Sinne der Spee-Kurve gekrümmt sein (Mitte)

führen. Welche Bedingungen dies sind, darüber ist die Diskussion noch im Gange.

ROTH (1976) nennt für eine *zufriedenstellende funktionelle Okklusion folgende Kriterien:*

- Die Zähne sollten bei terminaler Scharnierachsenposition der Mandibula maximale Verzahnung erreichen, so daß die Kondylen sich richtig in ihren Gelenkpfannen befinden.

- Beim Kieferschluß sollten die Seitenzähne möglichst axial belastet werden.
- Die Seitenzähne sollten beim Kieferschluß gleichmäßigen Kontakt haben, wobei sich die Frontzähne nicht ganz berühren, um horizontale Belastungen zu vermeiden.
- Überbiß und sagittale Stufe sollten nicht zu groß sein. Der Überbiß muß jedoch ausreichend tief sein, damit die Seitenzähne bei Bewegungen aus der Okklusion heraus sofort diskludieren. Die Front-Eckzahn-Führung sollte mit der von den Kiefergelenken diktierten Bewegungsbahn harmonieren, damit die Frontzähne nur gering belastet werden. Die Seitenzähne werden auf diese Weise vor horizontalen Belastungen geschützt.
- Höckerhöhe, Höckerlage, Tiefe der Fossa articularis und Verlauf von Sulcus und Crista sollten sich mit dem Bewegungsumfang des Unterkiefers (Grenzbewegungen) im Einklang befinden.

Der Front-Eckzahn-Führung bei den Protrusions- und Laterotrusionsbewegungen kommt also eine besondere Schutzfunktion zu. Diese aber ist nur möglich, wenn der frontale Überbiß ausreichend tief ist und die Eckzähne genügend lang sind. Eine gut funktionierende sog. Gruppenführung wird als der Eckzahnführung gleichwertig angesehen. Als besonders schädlich sind Führungen über einzelne Seitenzähne, Balancekontakte (Artikulationskontakte nur auf der Balanceseite) und Frühkontakte bei der Schließbewegung erkannt worden. Im Hinblick darauf muß man den vertikalen Niveaudifferenzen in der Zahnreihe, dem Verlauf der Spee-Kurve und Abweichungen von der normalen Zahnachsenneigung besondere Aufmerksamkeit schenken. Auch eine falsche Höcker-Fossa-Beziehung, wie sie sich bei einer nicht vollständig erreichten Klasse-I-Verzahnung und bei Zahndrehungen ergibt, kann Anlaß für die genannten Funktionsstörungen sein. Die Abbildungen 1.6 und 1.7 zeigen die Höcker-Fossa-Beziehungen in zentraler Okklusion bzw. bei Artikulationsbewegungen.

Eine Feststellung ist, ohne dem Kapitel „Indikation" vorzugreifen, bereits hier zu treffen: Will man alle gnathologischen Forderungen in der kieferorthopädischen Therapie berücksich-

Balanceseite : = Mediotrusionsseite

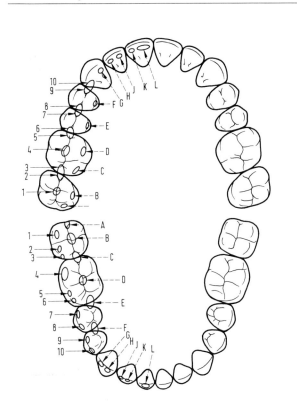

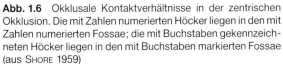

Abb. 1.6 Okklusale Kontaktverhältnisse in der zentrischen Okklusion. Die mit Zahlen numerierten Höcker liegen in den mit Zahlen numerierten Fossae; die mit Buchstaben gekennzeichneten Höcker liegen in den mit Buchstaben markierten Fossae (aus SHORE 1959)

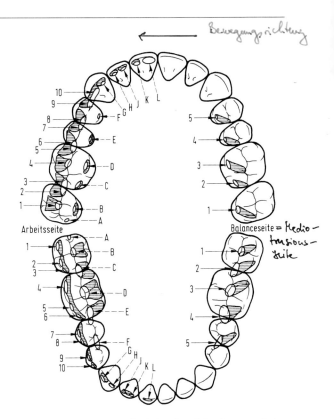

Abb. 1.7 Funktioneller Artikulationsbereich; die numerierten unteren bukkalen Höcker bewegen sich über die schraffierten Areale der oberen bukkalen Höcker mit der entsprechenden Ziffer. Die mit Buchstaben markierten, schraffierten Areale der unteren lingualen Höcker streichen über die korrespondierenden oberen lingualen Höcker. Auf der Balance-Seite bewegen sich die schraffierten Bezirke der unteren bukkalen Höcker über die schraffierten Bezirke der oberen lingualen Höcker (aus SHORE 1959)

tigen, wird man ohne eine exakte Lenkung der Zähne, wie sie nur festsitzende Apparaturen ermöglichen, in vielen Fällen nicht auskommen.

Über die Konsequenzen, die sich aus den Forderungen der *Ästhetik* ergeben, kann man geteilter Meinung sein. Im amerikanischen Schrifttum findet man dezidierte Vorstellungen, wie im Zuge der kieferorthopädischen Therapie bestimmte Änderungen kephalometrischer Größen herbeigeführt werden müssen, um ein ästhetisch ansprechendes Gesichtsprofil zu erreichen. Diese Vorstellungen sind allerdings bislang kaum durch exakte wissenschaftliche Untersuchungen abgesichert. Insbesondere steht der Beweis dafür aus, daß diese nach subjektiven Kriterien des Behandlers geplanten „Einheitsgesichter" auch dem Schönheitsideal von unbefangenen Laien entsprechen (SERGL und LAUTENBACH 1984). Auch die variierende Weichteildicke und die Tatsache, daß Veränderungen der Frontzahnstellung bei variierender Höhenrelation zur Mundspalte unterschiedli-

che Effekte erwarten lassen (SPETH et al. 1984), sprechen für die Fragwürdigkeit ästhetischer Normen in der Kephalometrie.

Das *individuelle* Behandlungsziel wird sich nach unserer Auffassung nicht allein an der Idealvorstellung des maximal Erreichbaren orientieren dürfen. Da auch die kieferorthopädische Therapie Gefahren mit sich bringt und von schädlichen Nebenwirkungen, über die noch ausführlich zu sprechen sein wird, begleitet sein kann, gilt es in jedem Einzelfall abzuwägen, wo nach dem Leitsatz des „nil nocere" das individuelle Behandlungsziel anzusetzen ist. So wird man besonders in der Erwachsenenbehandlung oft nach einem vernünftigen Kompromiß suchen oder in einem besonders gelagerten Fall auch einmal von der Behandlung ganz Abstand nehmen müssen. In jedem Fall muß die Behandlung mehr nützen als schaden. Sie muß unter Berücksichtigung der Lebenssituation des

Patienten zumutbar sein. Der notwendige Aufwand muß in einem vernünftigen Verhältnis zur erreichbaren Verbesserung der Gesundheit des Patienten stehen, wie es die vertraglichen Vereinbarungen mit den Krankenkassen vorschreiben. Kieferorthopädische Therapie kann also nicht Selbstzweck sein, sie muß sich vollziehen im Dienste der physischen und psychischen Gesundheit des Menschen. Dem eingehenden Beratungsgespräch kommt in diesem Zusammenhang eine besondere Bedeutung zu.

1.2 Art und Zeitpunkt der Behandlung

Kieferorthopädische Behandlungsplanung setzt eine exakte Diagnostik voraus. Die notwendigen Entscheidungen müssen auf der soliden Basis von Informationen aus Anamnese, klinischer Untersuchung, Röntgenbildern, Kiefermodellanalysen, Fernröntgenanalysen, Handröntgenanalysen, weiteren Spezialuntersuchungen und von fachärztlichen Befunden getroffen werden. Dabei gilt es, das Wesen der Anomalie zu erkennen, die mehr ist als die morphologische Normabweichung, wie sie sich dem Untersuchenden zu diesem Zeitpunkt darstellt.

Anomalie ist ein Prozeß, der – bedingt durch bestimmte Ursachen – irgendwann seinen Anfang genommen hat, der im Zuge der Gebißentwicklung und der damit verbundenen Wachstumsvorgänge einen bestimmten Verlauf nimmt, aufgrund gestörter Funktionen eine gewisse, meist selbstverstärkende Eigendynamik gewinnt und mit schädlichen Folgen für das Kauorgan, seine Gewebe und eventuell für den gesamten Organismus einem Endzustand entgegengeht.

Entscheidend für die Art der Therapie ist, wann und auf welche Weise in diesen Prozeß eingegriffen wird (Abb. 1.8).

Die vornehmste Aufgabe der Kieferorthopädie ist, *Anomalien nicht entstehen zu lassen.* Die Möglichkeiten einer sinnvollen *Prophylaxe* sind zwar begrenzt, bislang aber noch nicht ausgeschöpft.

Eine *kausale Therapie* bei bereits eingetretener Fehlentwicklung wird relativ früh einzusetzen haben, denn nur dann wird allein die Beseitigung der Ursachen zu einer Selbstausheilung führen. Ein Beispiel dafür sind die Lutschgewohnheiten, bei denen nur ein frühzeitiges Abgewöhnen zu einer Selbstausheilung der bereits eingetretenen Veränderungen führen kann. Wenn zum Zeitpunkt des Behandlungsbeginns noch verursachende Faktoren wirksam sind, müssen diese vorrangig angegangen werden. Diese Kausaltherapie allein ist aber dann nicht mehr ausreichend, weil die Anomalie bereits ihre Eigendynamik gewonnen hat.

Hat sich die Anomalie manifestiert, wird das Therapieziel darin bestehen, die pathologische Veränderung durch geeignete Mittel zu korrigieren und damit die weitere Entwicklung in eine

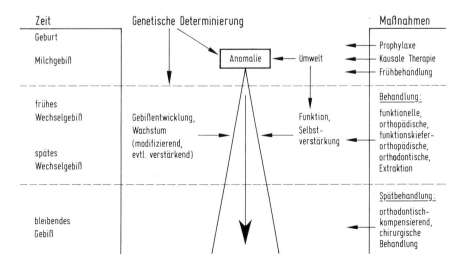

Abb. 1.8 Schema der abnormen Gebißentwicklung und der therapeutischen Interventionen

Wann sollte mit der Behandlung begonnen werden?

günstigere Bahn zu lenken. Je früher damit begonnen wird, um so mehr Therapiemöglichkeiten stehen grundsätzlich zur Verfügung: orthodontische Zahnbewegungen, „orthopädische" Beeinflussung des Knochenwachstums durch übertragene Kräfte, funktionskieferorthopädische Beeinflussung des Wachstums über eine Änderung der Funktion und die dadurch ausgelöste funktionelle Anpassung, myofunktionelle Therapie, die Extraktionstherapie sowie vorbereitende, unterstützende oder ergänzende chirurgische Eingriffe.

Je später die Therapie eingeleitet wird, desto weniger Behandlungsmöglichkeiten sind gegeben. Nach Abschluß des Wachstums sind im wesentlichen nur noch Zahnbewegungen möglich. Liegt zu diesem Zeitpunkt eine skelettale Anomalie vor, kann sie nur noch durch Zahnverschiebungen, meist in Verbindung mit einer Extraktionstherapie, dento-alveolär kompensiert werden, soweit man sich nicht zu einer chirurgischen bzw. kombinierten kieferorthopädisch-chirurgischen Therapie entschließt. In extremen Fällen bleibt ohnehin nur diese letztgenannte Form der Spätbehandlung.

Darüber, wann der richtige Zeitpunkt für einen Behandlungsbeginn gekommen ist, entscheiden neben dem Stand der Gebißentwicklung und der skelettalen Reife vor allem Art und Ausprägung der Anomalie. Bei allen Anomalien mit Selbstverstärkungstendenz, Wachstumsanomalien, wie die echte Progenie, und Anomalien, die – wie der frontale und seitliche Kreuzbiß – zur funktionellen Verschlechterung neigen, sollte eine zeitlich begrenzte Frühbehandlung bereits im Milchgebiß vorgenommen werden. Nach einer Behandlungspause kann eine weitere Behandlung indiziert sein.

Anomalien mit einer skelettalen Komponente sollten, je nach ihrem Ausprägungsgrad, im Alter von 8–11 Jahren angegangen werden, weil dann die Möglichkeiten der Wachstumssteuerung mit ausreichender Sicherheit genutzt werden können. Wenn es nur um dento-alveoläre Abweichungen geht, reicht meist ein Behandlungsbeginn im Alter von 11–14 Jahren aus. Spätere Termine sind nicht ideal und daher nicht wünschenswert.

In der „Spätbehandlung" wird versucht, dem jugendlichen oder erwachsenen Patienten auch dann noch zu helfen, wenn der günstigste Zeitpunkt verpaßt worden ist.

2 Materialtechnische Voraussetzungen

Wir sind heute in der glücklichen Lage, daß wir von der Industrie eine Fülle von Produkten aus geeigneten Materialien angeboten bekommen, die früher vom Orthodonten selbst hergestellt werden mußten. Bis zum Ende des 19. Jahrhunderts mußte der Behandler nicht nur seine eigene Apparatur planen und herstellen, er war auch sein eigener Metallurg. Viele Beiträge der älteren Literatur geben Zeugnis von den profunden werkstoffkundlichen Kenntnissen dieser Pioniere unseres Faches.

Da die festsitzenden Apparaturen, um die es hier geht, fast ausschließlich aus metallischen Produkten bestehen, aus Bändern, Brackets, Röhrchen, anderen Hilfsteilen und vor allem Drähten, können wir uns hier weitgehend auf die Metallegierungen beschränken.

2.1 Metalle

Noch 1960 schrieb RENFROE: „4 Metalle werden in der modernen Orthodontie verwendet: Gold, rostfreier Stahl, Elgiloy und Nickel-Silber". Davon sind heute nur noch der rostfreie Stahl und Elgiloy geblieben. Neue Metallegierungen sind hinzugekommen.

2.1.1 Legierungen

Rostfreier Stahl

Stahl ist bekanntlich eine Eisen-Kohlenstoff-Verbindung, in der hauptsächlich der eingelagerte Kohlenstoff für die Härte des Materials verantwortlich ist. Durch das Hinzufügen geeigneter Legierungsbestandteile (Chrom, Kobalt u.a.) wird aus dem in Luft rostenden und in Säure korrodierenden Material der hitze- und korrosionsbeständige, nicht-rostende Edelstahl. Wenn dieser Stahl jedoch über längere Zeit in einer elektrolytischen Flüssigkeit, z.B. dem Speichel, liegt, kann es trotzdem an Schweiß- und Lötstellen zu einer inneren Korrosion kom-

men. Durch Legierungsbestandteile wie Mangan, Titan, Molybdän u.a. können die physikalischen Eigenschaften den spezifischen Anforderungen an das Material angepaßt werden.

Eine in der Orthodontie viel verwendete Legierung enthält 18% Chrom, 8% Nickel, 2% Mangan, 1% Silizium, 0,08% Kohlenstoff, 0,04% Phosphor, 0,03% Schwefel und Eisen (Rest). Dieser sog. Chrom-Nickel-Stahl, 18/8-Stahl oder „Tru-Chrome"[1], hat ein austenitisches Gefüge, d.h., beim Abkühlen der Schmelze bilden sich in einem bestimmten Temperaturbereich homogene Mischkristalle. Durch den Zusatz von Nickel wird das austenitische Gefüge stabilisiert und das Tiefziehvermögen des Edelstahls erhöht.

In der Orthodontie bekannt gewordene rostfreie Stähle mit etwas anderer Zusammensetzung und modifizierten physikalischen Eigenschaften sind der sog. „Australische Draht" und der „Wallaby-Draht"[2].

Der rostfreie Stahl kann gelötet und geschweißt werden, aber er ist nicht vergütbar. Rostfreier Stahl ist gegenüber dem Gold natürlich billiger, darüber hinaus ist er bei gleichem Durchmesser doppelt so bruchfest.

Elgiloy[3]

Elgiloy (entwickelt von der Elgin-Uhrenfabrik) ist eine Kobalt-Chrom-Nickel-Legierung mit folgender Zusammensetzung: 40% Kobalt, 20% Chrom, 15% Nickel, 7% Molybdän, 2% Magnesium, 0,04% Beryllium, 0,15% Kohlenstoff und Eisen (Rest).

Elgiloy ist noch korrosionsfester als der rostfreie Stahl. Es hat hervorragende elastische Eigenschaften und ist wegen seiner geringen Materialermüdung besonders geeignet für Dau-

---

[1] Fa. American Orthodontics
[2] Fa. Ormco
[3] Fa. Rocky Mountain

erbelastungen. Auch dieses Material kann prinzipiell punktgeschweißt und gelötet werden. Allerdings sind Elgiloy-Drähte ab einer bestimmten Ausgangshärte für diese Bearbeitung nicht mehr geeignet. Die wichtigste Eigenschaft dieses Materials ist seine Vergütbarkeit. Das bedeutet, daß es in einer relativ weichen, duktilen Form bearbeitet und anschließend durch Wärmebehandlung gehärtet werden kann. Es gibt vier mit den Farben Blau, Gelb, Grün und Rot gekennzeichnete, unterschiedlich harte Elgiloy-Drähte, deren Ausgangs- und Endhärte im Vergleich zur Härte des rostfreien Stahls in Abbildung 2.1 dargestellt ist.

Weitere vergütbare Legierungen sind Remaloy[1], Bioloy[2] und Multiphase[3].

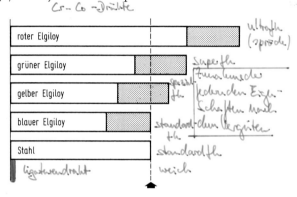

Abb. 2.1 Ausgangshärte (weißes Feld) und Härte nach dem Vergüten (gerastertes Feld) von vier verschiedenen Elgiloy-Drahtmaterialien im Vergleich zur Härte von rostfreiem Stahl

Nitinol[4]

Das von W. F. BUEHLER (zit. bei ANDREASEN und HILLEMAN 1971) entwickelte und von ANDREASEN und HILLEMAN (1971) in die Kieferorthopädie eingeführte Nitinol ist eine Nickel-Titanium-Legierung (52% Nickel, 45% Titan, 3% Kobalt) mit äußerst hoher Elastizität und einem weiten Arbeitsbereich. Es ist, insbesondere im Vergleich zu rostfreiem Stahl, relativ teuer. Nitinol-Draht, ebenso der vergleichbare Niti-Draht[5], kann nicht gelötet und nicht punktgeschweißt werden; er ist außerdem schwierig zu biegen.

[1] Fa. Dentaurum
[2] Fa. G.A.C.
[3] Fa. American Orthodontics
[4] Fa. Inter-Unitek
[5] Fa. Ormco

Beta-Titanium (TMA)[5]

Beta-Titanium, ein in der Luftfahrt verwendetes Material, wurde von BURSTONE und GOLDBERG (1980) als Drahtmaterial für die Kieferorthopädie empfohlen. Es besteht aus 77,8% Titan, 11,3% Molybdän, 6,6% Zirkonium und 4,3% Zinn. Das Material soll hohe Elastizität mit guter Verformbarkeit verbinden, erreicht jedoch nicht die elastischen Eigenschaften des Nitinol (BARROWES 1982). Abbildung 2.2 zeigt einen Vergleich zwischen rostfreiem Stahl, Nitinol und Beta-Titanium (nach DRAKE et al. 1982).

TMA (Titanium Molybdenium Alloy) kann nicht gelötet, wohl aber punktgeschweißt werden.

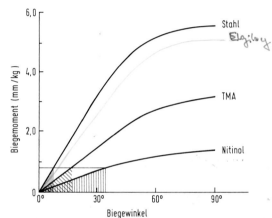

Abb. 2.2 Vergleich elastischer Eigenschaften von rostfreiem Stahl, TMA und Nitinol (nach DRAKE et al. 1982), jeweils für einen Draht des Formates 0,48 × 0,63 mm. Die gespeicherte Energie bei einem bestimmten Biegemoment wird durch die schraffierten Flächen repräsentiert

Messing

Messing ist eine Kupfer-Zink-Legierung, aus der die weichen Drähte zum Separieren der Zähne bestehen.

2.1.2 Halbfabrikate

Aus den genannten Metallegierungen gibt es eine Reihe von Produkten, die durch den Kieferorthopäden weiterverarbeitet werden. Brackets und vorgefertigte Bänder können hier ausgeklammert werden, weil sie an anderer Stelle ausführlich besprochen werden.

Drähte

Drähte aus den genannten Metallegierungen werden in verschiedenen „Härtegraden", in verschiedenen Querschnittformen und in verschiedenen Materialstärken angeboten. Nach dem *„Härtegrad"* wird z. B. unterschieden zwischen „weichem, hartem, federhartem, extra-federhartem, super-federhartem und super-special-vergütetem" Draht (Tab. 2.1). Der *Drahtquerschnitt* ist rund, quadratisch oder rechteckig (Abb. 2.3). Das rechteckige Drahtformat ist auch mit abgerundeten Ecken erhältlich. Daneben gibt es verseilte Drähte (Twist Wire), die aus sehr dünnen Drähten zusammengedreht sind (dreifach verseilt oder sechsfach verseilt) und eine hohe Flexibilität erreichen (Hi-T-Twist-flex[1], Wildcat[2], Dentaflex[3], Forestaflex[4], Triflex[2], Spiral II[5] u.a.). Bei den koaxialen Runddrähten sind 4, 5 oder 6 dünne Drähte um einen dickeren zentralen Runddraht gewickelt (Respond[5], Supraflex[2], Co-axe-wire[6]). Neuerdings gibt es auch verseilte Drähte und geflochtene Drähte, die zu einem quadratischen oder rechteckigen Querschnitt zusammengedrückt wurden (Quad-Cat[2], Flex VIII[2], D-Rect[5], Force 9[5], Twist Wire Rectangular[6]).

Die *Drahtstärke* reicht bei den Runddrähten von 0,2 mm bis 1,5 mm, wobei Drähte, deren Durchmesser mehr als 0,55 mm beträgt, nicht mehr als Drahtbögen für eine Multibandapparatur verwendet werden können; sie dienen speziellen Zwecken. Quadratische und rechteckige Drahtformate reichen von 0,35 mm bis 0,53 mm in ihrer „inziso-gingivalen" Ausdehnung und von 0,40 mm bis 0,71 mm in ihrer „labio-lingualen" Ausdehnung. Die gängigsten Drahtformate sind in Tabelle 2.2 zusammengestellt.

Drähte werden in Rollenform, in Stangenform oder als vorgeformte Drahtbögen (Arch Forms) angeboten. Letztere haben entweder nur eine Rundung für die Frontzahnkurve (Arch Blanks) oder zusätzliche Biegungen (z. B. „Henry Ideal",

---

[1] Fa. Inter-Unitek
[2] Fa. Rocky-Mountain
[3] Fa. Dentaurum
[4] Fa. Forestadent
[5] Fa. Ormco
[6] Fa. American Orthodontics

Abb. 2.4). Weitere vorgeformte Bögen, die z. T. in Verbindung mit der „Straight-wire-Technik" eingesetzt werden, sind: Brader-Arch[6], PAR-Arch[5] u. a.

Tabelle 2.1 Drahtmaterial verschiedener „Härtegrade" (nach Angaben der Fa. Dentaurum)

Zugfestigkeit:	
weich	500– 650 N/mm²
hart	1400–1600 N/mm²
federhart	1800–2000 N/mm²
extra federhart	2300–2500 N/mm²
super federhart	2500–2700 N/mm²
super-special-vergütet	2700–2900 N/mm²

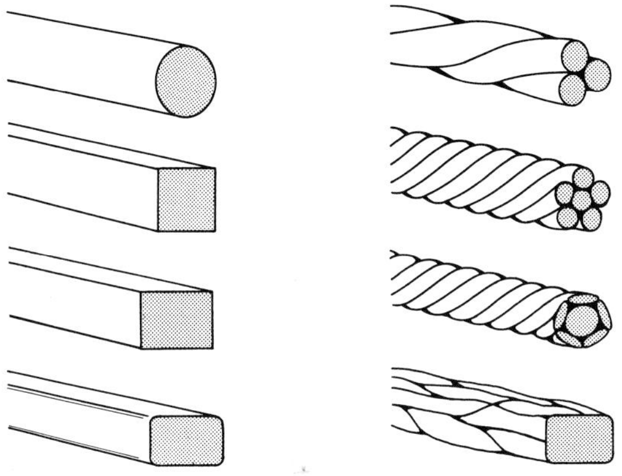

Abb. 2.3 Draht-Querschnitte links: rund, quadratisch, rechteckig, rechteckig mit abgerundeten Kanten; rechts: dreifach verseilter und sechsfach verseilter Twist-Draht, koaxialer Draht, geflochtener rechteckiger Draht

Tabelle 2.2 Die Formate der für Drahtbogen am häufigsten verwendeten Drähte (bei 0,018-inch-Brackets)

verseilt	quadratisch
0,38 mm *0.014*	0,40 × 0,40 mm
0,45 mm *0.018*	*0.0.16 × 0.016*

rund	rechteckig
0,35 mm *0.014*	0,40 × 0,55 mm *0.016 × 0.022*
0,40 mm *0.016*	0,43 × 0,55 mm *0.017 × 0.022*
0,45 mm *0.018*	0,45 × 0,55 mm *0.018 × 0.022*
	0,45 × 0,63 mm *0.018 × 0.025*

[handwritten annotations: inziso-gingivale Ausdehnung; labio-linguale Ausdehnung]

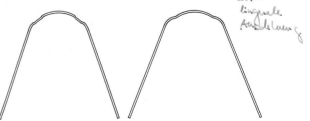

Abb. 2.4 Vorgeformte Henry-Idealbogen

Bleche

Stahlbleche dienen der Herstellung von Bändern. Sie werden in relativ weicher Qualität in Rollenform, in Streifenform oder als einfache vorgeformte oder vorkonturierte Bandstreifen angeboten. Die Dicke der Bleche bewegt sich zwischen 0,08 und 0,15 mm, die Breite zwischen 2,5 und 4,5 mm. Seit es Sortimente von vorgefertigten Bändern gibt, werden diese Halbfabrikate kaum mehr verwendet.

2.1.3 Materialeigenschaften

Die wesentlichen Materialeigenschaften der Fabrikate lassen sich am besten an den Drähten erklären, obgleich die Prinzipien auch für Stahlbleche, wie sie zur Herstellung von Bändern verarbeitet werden, gelten. Das Interesse ist in diesem Zusammenhang auch deswegen vornehmlich auf die Drähte gerichtet, weil Bänder von den Firmen durchweg nur in einer Qualität angeboten werden und auch die Produkte verschiedener Firmen sich wenig unterscheiden; Drähte hingegen stehen in sehr unterschiedlicher Qualität zur Auswahl.

Die Eigenschaften von Drähten sollen anhand von Spannungs-Dehnungs-Diagrammen gezeigt werden. Belastet man einen Draht – im Dehnungsversuch – mit einer ansteigenden Kraft, wird er durch diese Kraft in zunehmendem Maße gedehnt (Abb. 2.5). Entsprechend dem Hooke-Gesetz ist die Veränderung (prozentuale Dehnung) bis zur Proportionalitätsgrenze P direkt proportional der Kraft. Bis zur Elastizitätsgrenze E, die annähernd mit der Proportionalitätsgrenze zusammenfällt, ist die Veränderung voll reversibel.

Wird der Draht über die Elastizitätsgrenze hinaus belastet, kommt es zu einer plastischen Verformung; der Draht kehrt nicht mehr ganz in seine ursprüngliche Form zurück (Abb. 2.6). Dabei werden die elektromagnetischen Kräfte, die die Atome in einem Raumgitter zusammenhalten, überwunden, und es treten Verschiebungen entlang den Gitterebenen ein.

Wird die Kraft weiter gesteigert (s. Abb. 2.5), geht die Kurve nach Erreichen der Streckgrenze oder Fließgrenze (S) kontinuierlich oder diskontinuierlich in einen flachen Abschnitt über.

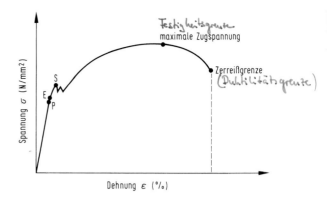

Abb. 2.5 Spannungs-Dehnungs-Kurve bei einem Materialbelastungsversuch (Dehnung); E: Elastizitätsgrenze; P: Proportionalitätsgrenze; S: Streckgrenze oder Fließgrenze

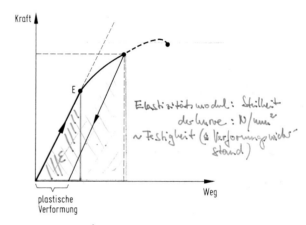

Abb. 2.6 Vereinfachtes Kraft-Weg-Diagramm, plastische Verformung; E: Elastizitätsgrenze. Bei einer Belastung über den Punkt E hinaus kehrt der Draht nicht mehr zum Nullpunkt zurück, es bleibt eine plastische Verformung

Nach Durchschreiten der maximalen Zugspannung (Festigkeitsgrenze) verändert sich der Drahtquerschnitt unter Spannungsabnahme, bis die Zerreißgrenze erreicht wird. Zwischen der Festigkeitsgrenze des Drahtes und der Elastizitäts- bzw. Proportionalitätsgrenze soll eine direkte Beziehung bestehen.

Vergleicht man verschiedene Materialien im Spannungs-Dehnungs-Diagramm, so unterscheiden sie sich vor allem in der Steilheit der Kurve. Diese sagt unmittelbar etwas über die „Elastizität" des Materials aus. Ausdruck dafür ist der sog. Elastizitätsmodul (Young-Modul), der von der Materialzusammensetzung abhängt.

Die Kurvenverläufe können sich aber noch in anderer Hinsicht unterscheiden. So kann die Elastizitätsgrenze nahe am Ausgangspunkt der

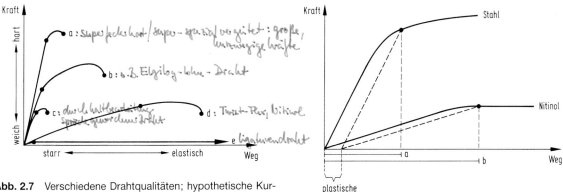

Abb. 2.7 Verschiedene Drahtqualitäten; hypothetische Kurven in einem Kraft-Weg-Diagramm – Erläuterung s. Text

Abb. 2.8 Ein weich-elastischer Draht muß beim Biegen sehr viel weiter ausgelenkt werden als ein hart-elastischer Draht, um dieselbe plastische Verformung zu erreichen

Kurve liegen oder weit davon entfernt. Ferner kann im Kurvenverlauf zwischen Elastizitätsgrenze und der „Bruchgrenze" ein mehr oder weniger großer Spielraum liegen.

Im folgenden sollen zum besseren Verständnis verschiedene Drahtqualitäten anhand von hypothetischen Kurven eines Kraft-Weg-Diagramms (Abb. 2.7) erklärt werden.

Kurve a würde einen Draht repräsentieren, der bei relativ geringer Auslenkung große, aber kurzwegige Kräfte erzeugt. Nach Erreichen der Elastizitätsgrenze ist er kaum noch weiter plastisch verformbar und damit nicht bearbeitbar. Er bricht dann sehr rasch. Solche Eigenschaften haben die „super-federharten" und „super-special-vergüteten" Drähte.

Kurve b zeigt dieselbe Anfangssteilheit. Die Elastizitätsgrenze wird aber schon bei halber Kraft und damit auch bei halber Auslenkung erreicht. Es folgt ein weiter Bereich der plastischen Verformbarkeit. Das könnte ein duktiler, vergütbarer Elgiloy-Blue-Draht sein; durch Vergütung könnte er ähnliche Eigenschaften wie der erste Draht (Kurve a) annehmen.

Kurve c wäre ein Draht mit ähnlichen elastischen Eigenschaften, der aber nicht mehr plastisch verformbar ist, sondern bald nach Erreichen der Elastizitätsgrenze bricht. Das wäre in keiner Weise ein brauchbares Ausgangsmaterial; es könnte ein Draht sein, der durch Kaltbearbeitung relativ spröde geworden ist.

Kurve d repräsentiert einen Draht, der bei großer Auslenkung relativ geringe, langwegige Kräfte produziert und damit einen großen Arbeitsbereich aufweist. Verseilte Drähte und Nitinol-Drähte dürften eine dieser Kurve ent-

sprechende Charakteristik besitzen. Ihre weitere plastische Verformbarkeit ist zwar prinzipiell gegeben, eine exakte Biegetechnik ist bei den dafür erforderlichen weiten Auslenkungen jedoch kaum möglich (Abb. 2.8).

Kurve e (s. Abb. 2.7) ist dadurch gekennzeichnet, daß auf einen minimalen, zur Krafterzeugung nicht verwertbaren Proportionalitätsbereich ohne weitere Kraftzunahme ein weiter Bereich der plastischen Verformbarkeit folgt. So ungefähr dürften sich die Eigenschaften des „weichen Ligaturendrahtes" darstellen.

Es darf nicht verwundern, daß unser Sprachgebrauch diesem mehrdimensionalen Sachverhalt nicht ganz gerecht wird. Die sich daraus ergebende Begriffsverwirrung wird noch vergrößert, weil der Sprachgebrauch zu wenig auf die in der *Technik* gebräuchlichen Definitionen Bezug nimmt.

Danach ist *Elastizität* das Vermögen eines Körpers, nach einer Verformung wieder in seine ursprüngliche Form zurückzukehren.

Plastizität bedeutet ebenso wie *Duktilität* das Ausmaß, in dem ein Körper plastisch verformbar ist, ohne zu brechen (= maximale Dehnbarkeit).

Sprödigkeit ist das Gegenteil von Plastizität. Spröde ist ein Körper, wenn er wenig plastisch verformbar ist, d.h., wenn Elastizitätsgrenze und maximale Bruchspannung nahe beisammenliegen.

Starrheit oder *Rigidität* ist der Widerstand gegen eine Verformung.

Härte ist der Widerstand, den ein Körper dem Eindringen eines anderen (härteren) Körpers entgegensetzt.

Festigkeit ist der Widerstand, den ein Körper der Trennung seiner Teile entgegensetzt.

Zugfestigkeit ist die maximale Zugbelastung vor einer Zerreißung.

Bruchfestigkeit ist die maximale Biegespannung, bevor der Körper bricht.

Aber was bedeutet bei der Beschreibung von Drahtqualitäten elastisch, starr, steif, hart oder weich? Ist der vergütete super-federharte Draht sehr elastisch oder ist es der Nitinol-Draht oder sind es beide? Als weich bezeichnen wir im allgemeinen das Gegenteil von hart. Ist Nitinol ein weicher Draht oder dürfen wir nur unseren Ligaturendraht als weich bezeichnen?

Folgendes würde sich als Ausweg anbieten: Elastizität soll ganz allgemein die Eigenschaft eines Körpers bezeichnen, nach einer Formveränderung wieder in seine ursprüngliche Form zurückzukehren. Ein Körper ist um so elastischer, je weiter (Weg) er elastisch verformt werden kann. Das Gegenteil von elastisch wäre starr. Entsprechend der Definition von Härte wäre ein Körper um so härter, je höher der Punkt des Übergangs zur plastischen Verformung in der Kurve liegt. Umgekehrt, er wäre um so weicher, je näher er bei der Abszisse liegt. Da die Elastizitätsgrenze auch bei relativ steilem Kurvenverlauf noch einer weiten Auslenkung entsprechen kann, sofern der Punkt hoch genug liegt, und man insofern dem Körper die Eigenschaft „elastisch" nicht absprechen kann, sei empfohlen, den Ausdruck „*hart-elastisch*" für die super-federharten Drähte und den Ausdruck „*weich-elastisch*" für die Drähte vom Typ des Twist Wire und des Nitinol einzuführen. Damit kann der Ausdruck „*weich*" für den Ligaturendraht bleiben, ohne daß es zu einer Begriffsverwirrung kommt. Entscheidend ist, wo der Punkt E (Elastizitätsgrenze) im Diagramm liegt.

Im amerikanischen Schrifttum werden zur Charakterisierung von Drähten im wesentlichen drei Eigenschaften genannt: „Stiffness, Strength, Range". Stiffness, zu übersetzen mit Steifheit, wird ausgedrückt durch die Steilheit der Kurve (Winkel α) eines Kraft-Weg-Diagramms (Abb. 2.9). Ein Draht ist bei gleicher Länge um so steifer, je größer der Elastizitätsmo-

Die Duktilität (Dehnbarkeit) ist dem Durchmesser umgekehrt proportional.

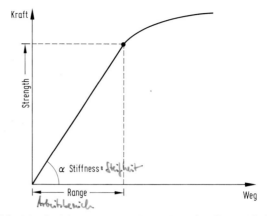

Abb. 2.9 Drei im anglo-amerikanischen Schrifttum häufig verwendete Begriffe zur Charakterisierung von Drahteigenschaften und ihre Erklärung im Kraft-Weg-Diagramm – Erläuterung s. Text

dul und je dicker der Draht ist. Strength wird mit Widerstandsfähigkeit, Festigkeit, Härte übersetzt. Gemeint ist die maximale Kraft, bevor eine plastische Verformung eintritt. Range oder Arbeitsbereich meint die Größe der elastischen Verformbarkeit, bevor es zu einer bleibenden Veränderung kommt. Im Kraft-Weg-Diagramm ist dafür die Projektion des Punktes der Elastizitätsgrenze auf die Wegachse maßgeblich.

Kusy (1983) hat für verschiedene Drahtqualitäten und Drahtstärken Nomogramme angegeben, die die Drähte nach den genannten drei Kriterien charakterisieren.

Wie ein Draht sein soll, ob hart-, mittel- oder weich-elastisch oder weich, hängt vom jeweiligen Verwendungszweck ab.

Im Hinblick auf die Biegetechnik soll ein Draht eine ausreichende *Verformbarkeit* besitzen. Sprödigkeit, d. h. ein rascher Übergang von der Elastizitätsgrenze zur maximalen Bruchspannung, schränkt die Verformbarkeit ein.

Korrosionsbeständigkeit und *Stabilität* gegenüber Dauer- oder häufigen Wechselbelastungen (Dauerbiegefestigkeit) werden ebenfalls von einem Drahtmaterial in der Kieferorthopädie gefordert.

2.1.4 Materialbelastung

Es gibt drei Arten von Belastungen: Zugbelastung, Druckbelastung und Scherbelastung (Abb. 2.10). Letztere entsteht dadurch, daß zwei Kräfte in entgegengesetzter Richtung, aber nicht auf derselben Linie auf einen Körper einwirken.

Unter Belastung entstehen in einem Körper Spannungen. Wird z. B. ein Draht gebogen, treten an der konkaven Seite Druckspannungen und an der konvexen Seite Zugspannungen auf. Diese nehmen von einer neutralen Mittelachse aus zur Oberfläche hin zu (Abb. 2.11). Abbildung 2.12 zeigt die Verteilung der Druck- und Zug-

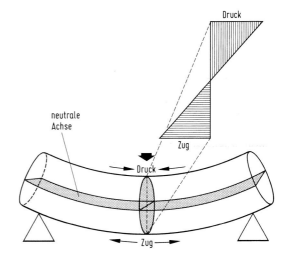

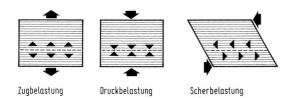

Abb. 2.10 Drei Arten von Materialbelastung

Abb. 2.11 Verteilung der Druck- und Zugspannungen in einem elastisch verformten Draht

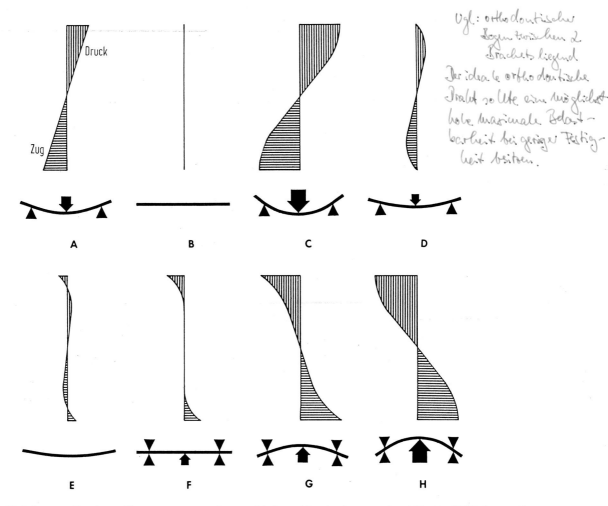

Abb. 2.12 Verteilung von Druck- und Zugspannungen unter verschiedenen Biegebedingungen (nach Thurow 1972); A: normale Biegebelastung; B: keine Restspannung nach Entlastung; C: übermäßige Biegebelastung; D: nach teilweiser Entlastung; E: unbelastet, innere Spannungen sind verblieben; F: umgekehrte Belastung bis zur Begradigung des Drahtes; G: mäßige Biegung in die Gegenrichtung; H: übermäßige Biegebelastung in die Gegenrichtung

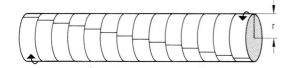

Abb. 2.13 Torsionsbelastung entspricht der Tendenz, „Scheiben" des Drahtes gegeneinander zu verschieben. Es handelt sich also nicht um Zug- oder Druckbelastung, sondern um eine reine Scherbelastung

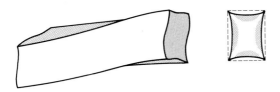

Abb. 2.14 Bei Torsion eines Drahtes mit viereckigem Querschnitt wird seine Oberfläche verformt, auch der Querschnitt ändert sich etwas. Die größten Spannungen finden sich im Zentrum des Drahtquerschnitts

spannungen unter verschiedenen Biegebedingungen.

Bei einer Torsionsbeanspruchung treten ausschließlich Scherbelastungen auf (Abb. 2.13). Wird ein Draht mit einem viereckigen Querschnitt tordiert, wird dabei sowohl seine Oberfläche als auch sein Querschnitt verformt (Abb. 2.14).

2.1.5 Materialverarbeitung

Die genannten Materialien werden in verschiedener Hinsicht weiterverarbeitet und ändern dabei z. T. ihre Eigenschaften.

Biegen

Das Biegen der Drähte ist, wie noch zu zeigen sein wird, eine der wichtigsten Teilaufgaben bei der Verwendung von festsitzenden Apparaturen. Das Biegen hat unter möglichster Schonung des Drahtmaterials mit geeigneten Zangen und den Fingern der freien Hand zu geschehen. Der Draht wird mit der Zange festgehalten (Arbeitshand) und mit der freien Hand um eine Kante oder eine Rundung (mit unterschiedlichem Krümmungsradius) der Zange gebogen (Abb. 2.15). Der Druck eines Fingers der freien Hand erfolgt nach Bedarf in einem engen oder weiten Abstand zum Zangenansatz. Es dürfen nur Instrumente verwendet werden, die für die

jeweilige Drahtstärke geeignet und deren Arbeitsenden nicht zu stark abgenutzt sind.

In den Draht eingebrachte Kerben (Abb. 2.16) vermindern dessen Bruchfestigkeit ebenso wie Korrosion, Abnutzung, Schweiß- und Lötstellen. Biegen ist eine Form der Kaltbearbeitung des Metalls, die zu Verzerrungen im Kristallgitter und zu inneren Spannungen führt. Der Draht wird dadurch im Bereich der Biegungen härter, starrer und spröder. Während die Härtung erwünscht sein kann, ist Versprödung immer ein Nachteil, weil sie zu einer Erhöhung der Bruchgefahr führt.

Umfangreiche Kaltbearbeitung, wie sie bei der Herstellung der Drähte durch Walzen und Ziehen des Rohmaterials vorgenommen werden muß, macht nach jedem Arbeitsgang eine Wärmebehandlung (Glühen) notwendig, bei der es zu einer Rekristallisation und zum Abbau der inneren Spannungen kommt. Die Qualität eines Drahtmaterials hängt teils von den Legierungsbestandteilen, teils aber auch von der Art der Herstellung ab, dem Abkühlen der Schmelze, dem Homogenisieren (Konzentrationsausgleich durch Diffusion unter Wärmeeinwirkung) und der Abfolge von Kaltbearbeitungen und nachfolgenden Wärmebehandlungen zur Rekristallisation.

Verschiedentlich wird empfohlen, auch nach umfangreichen Biegearbeiten (Loop-Bögen) eine

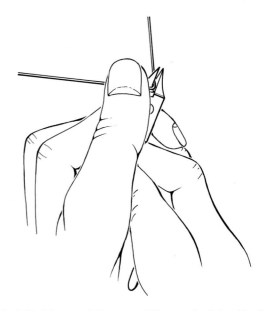

Abb. 2.15 Biegen mit Zange und Fingern der freien Hand

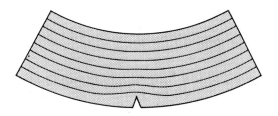

Abb. 2.16 Eine Kerbe im Draht reduziert an dieser Stelle den Querschnitt und führt bei Belastungen zu einer Konzentration der Spannungen

Wärmebehandlung (370–480 °C) zum Spannungsabbau vorzunehmen.

Vergüten

Nicht zu verwechseln mit der erwähnten Wärmebehandlung ist das Vergüten. Auch hier wird das Material einer Wärmebehandlung unterzogen, aber nicht, um den Draht wieder weich zu machen, sondern um Drähte, die zur besseren Verarbeitung primär relativ weich sind, nachträglich zu härten (Abb. 2.17). Vergütbare Legierungen enthalten homogene übersättigte Mischkristalle, die durch rasches Abkühlen in diesem Zustand konserviert wurden. Unter Wärmezufuhr erhöht sich die Eigenbeweglichkeit der Atome, und die unterbrochene Diffusion setzt wieder ein. In einem bestimmten Temperaturbereich wandern Atome aus dem Mischkristall aus und lagern sich zwischen den Kristallen ein. Dadurch kommt es zu einer starken Verspannung im Kristallgitter, die Ursache der sog. Ausscheidungshärtung ist. In geringem

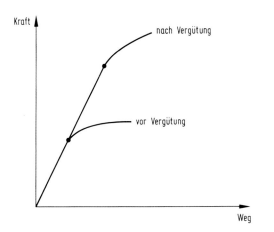

Abb. 2.17 Die durch Vergüten erzielte Materialveränderung im Kraft-Weg-Diagramm. Bei gleicher Steilheit der Kurve liegt die Elastizitätsgrenze nach dem Vergüten wesentlich höher

Maße ist über längere Zeit auch eine „Kaltaushärtung" möglich (Lagerung bei Zimmertemperatur).

Vergütet wird am besten in einem Vorwärmeofen mit vorwählbarer, thermostatgesteuerter Temperatur, und zwar bei 482 °C über eine Zeit von 7–12 min (für Elgiloy nach Angaben des Herstellers). Der Wärmeofen muß ausreichend groß sein. Aufwärmezeit und Energieverbrauch sind Nachteile dieser Methode. Eine zweite Möglichkeit ist das elektrische Aufheizen. Manche Schweißgeräte haben eine spezielle Vorrichtung, in die die Drähte eingespannt werden. Die Methode ist einfach, aber weniger kontrollierbar und nicht für Loop-Bögen geeignet, weil sich der Draht an den Helices stärker erwärmt. An manchen Schweißgeräten können zwei Handelektroden angeschlossen werden. Durch Berührung des Drahtbogens mit den Handelektroden wird der dazwischenliegende Abschnitt einer selektiven Wärmebehandlung unterworfen. Als dritte Möglichkeit wird verschiedentlich das Vergüten über der Flamme eines Streichholzes genannt. Als Anhaltspunkt für das Erreichen der richtigen Temperatur gilt die graubraune Verfärbung des Drahtes. Dieses Vorgehen ist sehr unsicher und kann leicht zum Ausglühen des Drahtes führen.

Das *Ausglühen* (über 600 °C bei Edelstahl, Hellrotglut) ist fast immer unerwünscht; es bewirkt, daß der Draht weich und unelastisch wird. Nur für hart-elastische Drähte wird empfohlen, die Enden eines Drahtbogens auszuglühen, um sie im Mund leichter umbiegen zu können.

Schweißen

Schweißen ist das Verbinden zweier Metalle durch oberflächliches Anschmelzen und Vermischen. Es gibt auch Kaltschweißen. Das durch Hämmern erzeugte Kaltschweißen kommt in der Orthodontie ebensowenig in Frage wie das Heißschweißen mit einer Acetylenflamme. Dagegen ist das *Punktschweißen* eine unverzichtbare Verarbeitungstechnik in der Kieferorthopädie geworden. Hierfür steht eine Reihe geeigneter Punktschweißgeräte zur Verfügung, deren Arbeitsbereich genau auf die in der Orthodontie verwendeten Legierungen und Material-

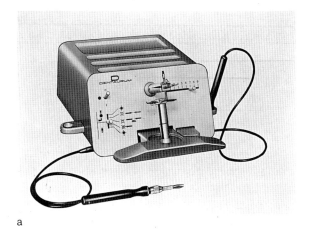

a

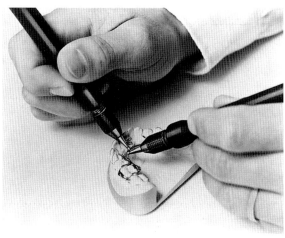

b

Abb. 2.20   Schweißen auf dem Modell mit zwei Handelektroden (Foto: Fa. Dentaurum)

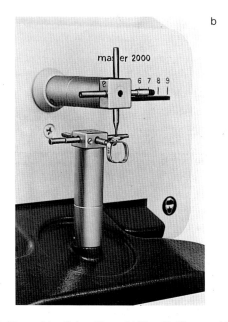

Abb. 2.18a und **b**   Schweiß- und Lötgerät. Die verschiedenen kombinierbaren Kupfer- und Kohleelektroden und die zusätzlichen Handelektroden eröffnen verschiedene Verwendungsmöglichkeiten. Die Stromstärke wird mit einem Schieberegler eingestellt (Foto: Fa. Dentaurum)

stärken abgestimmt ist. Es handelt sich um kapazitive Geräte, d. h., es wird Strom aufgeladen, der durch Tastendruck in entsprechend großer Stärke über sehr kurze Zeit ($\frac{1}{60}$ sec) zwischen zwei Kupferelektroden zum Fließen gebracht wird. Die zu verschweißenden Teile befinden sich unter Druck zwischen den Elektroden. Der größte elektrische Widerstand ergibt sich dort, wo sich die beiden Werkstücke berühren. Dort wird punktförmig eine Temperatur von ca. 1200 °C erreicht, die zum oberflächlichen Verschmelzen der Metalle führt.

Der Arbeitsgang muß exakt vorbereitet werden. Die zu verschweißenden Teile müssen ebenso wie die Elektroden sauber, fettfrei und frei von jeder Oxidschicht sein. Sie müssen eng aufeinanderliegen. Wenn sich die Teile im Bereich der Elektroden nicht berühren, entsteht

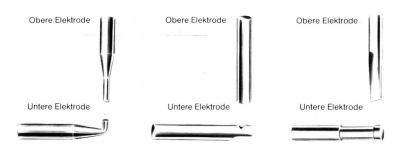

Obere Elektrode   Obere Elektrode   Obere Elektrode

Untere Elektrode   Untere Elektrode   Untere Elektrode

Abb. 2.19   Kombinationen der Kupferelektroden für verschiedene Verwendungszwecke (Bild: Fa. Dentaurum)

ein Lichtbogen, und die Werkstücke beginnen zu schmoren. Der Arbeitsgang ist – abgesehen von gelegentlichem Funkenflug, gegen den man die Augen durch eine Schutzbrille schützen kann – ungefährlich. Man kann die Finger während des Stromflusses ruhig neben den Elektroden auf dem Werkstück liegenlassen. Die gesamte Strommenge ist so klein, daß man davon nichts spürt. Auch die Wärmemenge ist so gering und auf einen winzigen Punkt zwischen den Elektroden konzentriert, daß man daneben allenfalls eine leichte Erwärmung spürt.

Die Schweißgeräte (Abb. 2.18) haben zumeist einen Regler, mit dem sich die Stromstärke einstellen und der Dicke der zu schweißenden Teile anpassen läßt. Die Kupferelektroden werden durch Drehen der Halter verschieden kombiniert (Abb. 2.19). Einige Schweißgeräte sind auch für die Verwendung von zwei beweglichen Handelektroden mit verschiedenen Einsätzen eingerichtet. Damit kann auf einem Gipsmodell geschweißt werden (Abb. 2.20), z.B. ein Band-Drahtgerüst für ein Gaumennahterweiterungsgerät, das anschließend zur Verstärkung noch gelötet wird. Die Punktschweißgeräte eröffnen nach entsprechender Umschaltung auch die Möglichkeit des Lötens. Im übrigen unterscheiden sich die Geräte nur durch einen kleineren oder größeren Bedienungskomfort.

Löten

Löten ist die Vereinigung von nicht schmelzenden Metallteilen durch ein schmelzendes Bindemittel, das Lot. Je nach Höhe der erforderlichen Temperatur unterscheidet man das „Weichlöten" und das „Hartlöten". Das Weichlöten mit Zinnlot und Lötkolben oder Lötlampe bei relativ niedriger Temperatur kommt hier nicht in Betracht, weil die so erzeugten Verbindungen nicht genügend fest sind. Hartlöten ist in der orthodontischen Technik trotz der Vorzüge des Schweißens notwendig, und zwar zur stärkeren Verbindung besonders stark belasteter Teile.

Das Lot sollte nach Möglichkeit aus einer Legierung der Metalle bestehen, die vereinigt werden sollen, auch um Farbunterschiede zu vermeiden. Es muß einen tieferen Schmelz-

punkt aufweisen als die zu vereinigenden Metalle. Je näher der Schmelzpunkt des Lotes an deren Schmelzpunkt herankommt, desto inniger wird die Verbindung. Das Lot geht mit den Metallen, die vereinigt werden, eine Legierung ein, bildet also ein neues Metall mit etwas anderen physikalischen Eigenschaften. Damit die ursprünglichen Eigenschaften des gesamten Werkstücks weitgehend erhalten bleiben, sollte nicht mehr Lot verwendet werden als unbedingt nötig ist. Deswegen ist beim Löten die größtmögliche Annäherung der Teile erforderlich, z.B. durch Anpassung der Oberflächen, die vereinigt werden sollen. Auch für das Löten müssen die Oberflächen frei von Fett und Schmutz sein. Um Oxidschichten abzuätzen und eine weitere Oxidation beim Löten zu verhindern, werden Flußmittel (Fluoride, Borate, Alkalihalogenide) verwendet, die durch Verringerung der Oberflächenspannung auch das Fließen des Lotes verbessern. Nach dem Löten wird das Werkstück in erhitzte Schwefelsäure gelegt, um Oxidschichten und Flußmittelreste zu beseitigen. Der glasige Flußmittelüberzug springt auch sehr gut ab, wenn man das heiße Werkstück im kalten Wasser abschreckt.

Zum Löten kann man eine Gasflamme, ein Hydrolötgerät oder ein Schweißgerät benutzen.

Der Flammenkegel einer Gasflamme mit Preßluft hat verschiedene Zonen mit unterschiedlicher Hitze und unterschiedlicher Oxidierungstendenz (Abb. 2.21). Im mittleren blauen Bereich (B) der Flamme würde praktisch keine Oxidation eintreten, aber diese Zone ist für unsere Zwecke zu heiß. Außerdem ließe sich dort die Hitze kaum auf einen Punkt konzentrieren. Geeignet für den Lötvorgang ist dagegen die äußerste, nicht sichtbare Zone des Flammenkegels. Man nähert sich von außen der Spitze des Flammenkegels, bis das Werkstück Rotglut zeigt und das Lot gerade zu fließen beginnt. Wenn gleich dicke Teile zusammengelötet werden, zentriert man die Flamme genau auf den Kontaktpunkt. Bei ungleich dicken Teilen erhitzt man zuerst mehr den dickeren und nähert sich von dort dem Kontaktpunkt, andernfalls würde der dünnere Teil rasch ausgeglüht werden. Gelötet wird entweder freihändig, indem die Finger der beiden Hände eine Brücke bilden, oder unter Verwendung eines Löthalters.

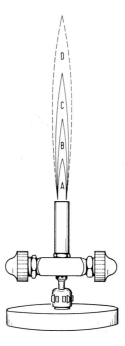

Abb. 2.21 Verschiedene Zonen des Flammenkegels einer Gasflamme. A: innere Zone hell, nur sichtbar, weil von anderen Zonen umschlossen; B: innere blaue Zone; C: äußere hellblaue Zone; D: äußerste, unsichtbare Zone

Hydrolötgeräte sind Gasreaktoren, in denen mittels elektrischen Stroms aus Wasser ein ungiftiges Hydrogen-Oxygen-Gas erzeugt wird (Abb. 2.22). Die Flamme mit spitzem Kegel kann durch ein Handstück exakt auf einen bestimmten Punkt zentriert werden. Damit ist zwar ein erheblicher apparativer Aufwand verbunden, aber das Löten wird sicherer und einfacher.

Wie bereits erwähnt, kann auch mit dem Schweißgerät gelötet werden. Nach Umschalten auf kontinuierlichen Stromfluß wird eine der Kupferelektroden durch eine Kohleelektrode ersetzt (Abb. 2.23). Zwischen die Kupferelektrode und die Kohleelektrode werden die zu verlötenden Teile zusammen mit einem Lotplättchen, das bereits ein Flußmittel enthält, eingeklemmt. Beim Stromfluß liegt der größte Widerstand in der Kohle, die schließlich zu glühen beginnt. Die Teile werden dadurch erwärmt, bis schließlich das Lot fließt.

Eine andere Möglichkeit liegt in der Verwendung einer Handelektrode mit einer Kohlespitze, die an das Gerät angeschlossen werden kann (Abb. 2.24). Dabei ist eine präparierte Messingdraht-Elektrode (Abb. 2.25) erforderlich, an deren Ende sich leichtfließendes Speziallot

befindet. Diese wird in die Lotträgervorrichtung des Schweißgerätes eingesteckt. Das Lot wird durch Anlegen der Kohleelektrode zum Schmelzen gebracht. Das Messingdrahtstück kann auch direkt auf ein Band oder einen Drahtbogen gelötet werden, indem dieser zusammen mit der Handelektrode gegen die mit Lot versehene Stelle gehalten wird. Der Messingdraht kann schließlich gekürzt und zu einem Haken gebogen werden.

Bei jedem Lötvorgang muß darauf geachtet werden, daß die Metallteile nicht ausgeglüht werden und damit ihre wesentlichen Elastizitätseigenschaften verlieren. Schon die unvermeidliche Erwärmung kann zu einer Materialveränderung führen, so kann z. B. bei vergütbaren Legierungen eine Härtung des Materials eintreten.

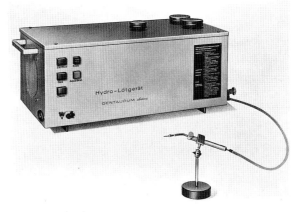

Abb. 2.22 Hydrolötgerät (Foto: Fa. Dentaurum)

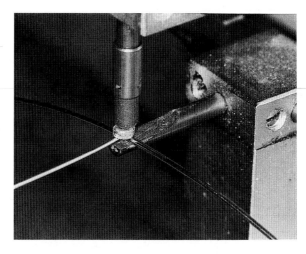

Abb. 2.23 Löten mit dem „Schweißgerät"

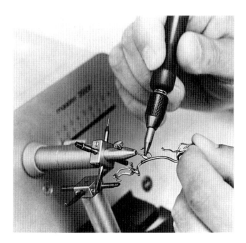

Abb. 2.24 Löten mit „Schweißgerät" und Kohle-Handelektrode (Foto: Fa. Dentaurum)

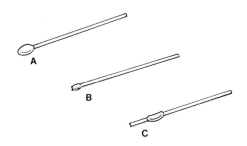

Abb. 2.25 Messingdrahtelektroden mit leicht fließendem Speziallot; A: Ball-Elektrode; B: gekerbte Elektrode; C: gerade Elektrode (Bild: Fa. Dentaurum)

Reduzieren des Drahtquerschnitts

Das Reduzieren des Drahtquerschnitts über die gesamte Länge oder in Teilbereichen durch Abpolieren, durch Einlegen in ein Säurebad oder durch anodische Reduktion in einem elektrolytischen Bad wurde früher viel empfohlen, erscheint jedoch angesichts der großen Palette von Drahtformaten überflüssig.

2.2 Kunststoffe

Kunststoffe spielen in der Kieferorthopädie eine bedeutende Rolle, bei den festsitzenden Apparaturen allerdings in geringerem Maße als bei den herausnehmbaren Geräten.

Die zahnärztlichen Kunststoffe sind Acrylsäureester (Acrylate), meist in der Form des Methylmethacrylats. Für kieferorthopädische Zwecke wird überwiegend autopolymerisierender Kunststoff verwendet (Kaltpolymerisation),

weil dieser wesentlich einfacher zu verarbeiten ist. Dabei werden Monomer-Flüssigkeit und Polymer-Pulver angeteigt oder im Streuverfahren direkt auf dem Gipsmodell vermengt und zu dem geplanten Werkstück geformt. Wenn man das modellierte Werkstück ca. 30 min lang im Drucktopf (22 N/cm^2) in einem $30-35\,°\text{C}$ warmen Wasserbad aushärten läßt, kann man eine Materialverdichtung erreichen und so günstigere physikalische Materialeigenschaften erzielen. Das Problem des Restmonomers und evtl. dadurch bedingter Schleimhautveränderungen ist in der Kieferorthopädie unerheblich, weil die Dauer des Schleimhautkontaktes wesentlich kürzer ist als bei Prothesen.

In der Therapie mit festsitzenden Apparaturen kommen die gebräuchlichen zahnärztlichen Kunststoffe nur dort zum Einsatz, wo zusätzliche Plattenapparaturen, Gaumennahterweiterungsgeräte oder sog. Nance-Geräte verwendet werden.

Autopolymerisierender Kunststoff wird auch als Reparaturmaterial eingesetzt.

Kunststoffkleber

Bedeutsam dagegen sind Kunststoffe in der Klebetechnik, wo es darum geht, Befestigungsteile mit einem geeigneten Kunststoffadhäsiv direkt auf die Zahnoberfläche zu kleben, die vorher durch Anätzen die nötige Rauhigkeit erhalten hat. Diese Materialien werden im Kapitel „Klebetechnik" ausführlich beschrieben.

2.3 Gummi

In der Kieferorthopädie werden zur Krafterzeugung auch nichtmetallische Produkte mit elastischen Eigenschaften verwendet: elastische Fäden, elastische Ringe u.a.

Diese Produkte bestehen aus Natur-Gummi, einer linear-polymeren Substanz mit hohem Molekulargewicht, gewonnen aus dem Milchsaft der Kautschukpflanze (Kautschuklatex), der gereinigt, deproteinisiert und vulkanisiert wird. Das Naturprodukt hat eine hohe Zugfestigkeit $(3500-4700 \text{ N/cm}^2)$ und einen großen Arbeitsbereich – Ausdehnung auf das Drei- bis Sechsfache. Durch lange Luft- und Lichteinwirkung

(Lagerung) verliert der Gummi durch autokatalytische Oxidation an Elastizität. Die Spannung des gedehnten Materials nimmt mit der Zeit ab, am stärksten in den ersten 24 Stunden.

Es gibt auch Produkte, die aus synthetischen Elastomeren auf Polyuretan-Basis (PERRSON et al. 1983) bestehen.

Von einem guten Elastik-Material verlangt man ein gutes Rückstellvermögen, hohe Zerreißfestigkeit und Alterungsbeständigkeit. Es soll aufgrund seiner Farbe möglichst wenig auffallen und farbbeständig sein, ferner keinen Geruch annehmen und nicht im Speichelmilieu durch Feuchtigkeitsaufnahme quellen.

[Handschriftliche Notizen:]

Die Wirkung des Bogens wird bestimmt von:
- der Drahtdicke: Drahtdicke ↑, Festigkeit ↑, Duktilität ↓
- " " länge: Drahtlänge ↑, Festigkeit ↓↑, Belastbarkeit ↓↑ (Bspl.: Loopbogen!)
- dem Drahtquerschnitt: Ein Bogen setzt einer Verformung in labiler/stabiler Richtung größeren Widerstand entgegen als in ebenso geringer Richtung (Bspl. unempfindl. gegen hori-zontal einwirkende Kräfte!)
- dem Drahtmaterial: Stahl (C-Fe), Elgiloy (Cr-Co), Nitinol (Ni-Ti), TMA (Ti/Mo)
- der Bearbeitung:

Kaltverformung (Walzen/Ziehen) = Kalthärtung: Härte ↑, Festigkeit ↑, E-grenze ↑, Belastbarkeit (max) ↑, Duktilität ↓ Gleichgewichtslage der Atome wird gestört, da Metall befindet sich im Spannungs-zustand

Wärmebehandlung: • Vergüten (Aushärten): Spannungen aus der Kaltverformung werden gelöst ↑, P-grenze ↑, Festigkeit bleibt konstant
• Rekristallisation (Weichglühen): sind keine Atomver-schiebungen innerhalb des Kristalls, sondern Veränderungen an der Grenze der Kristallkeime max. Belastbarkeit ↓, Härte ↓, Duktilität ↑
Bspl: Ligaturendraht

3 Physikalische Grundlagen

Kraftapplikation ist in der Kieferorthopädie das dominierende Behandlungsprinzip. Kraft ist eine physikalische Größe. Deshalb gelten überall, wo es um Kräfte geht, die Gesetzmäßigkeiten der Physik, genauer gesagt, der Mechanik. Die Kenntnis der physikalischen Grundlagen ist daher für den Kieferorthopäden unerläßlich.

3.1 Quellen der Kraft

3.1.1 Elastizität verformter elastischer Körper

Als solche sind zu nennen:

- Federn an Plattenapparaturen,
- federnde Drahtbögen,
- Aufrichte-, Rotations- und Torquefedern,
- Zugspiralfedern,
- Druckspiralfedern,
- Latex-Gummiringe,
- sog. Alastics,
- elastische Ligaturen (unter Spannung geknotete Gummifäden – s. Kapitel „Zusätzliche Mechanik").

Diese elastischen Körper werden durch die Muskelkraft dessen, der sie einsetzt – das ist der Behandler oder der Patient – in einen Spannungszustand versetzt; so werden elastische Kräfte erzeugt, die über eine bestimmte Zeit und über einen bestimmten Weg auf die Zähne einwirken.

Die Belastung der Zähne bzw. des Parodontalgewebes kann auch durch das Anlegen „starrer" *Ligaturen* (aus weichem Ligaturendraht) erfolgen, die in mehreren Sitzungen nachgezogen werden. Auf diese Weise wird das Parodontalgewebe auf der Druckseite in einem Kompressionszustand, auf der Zugseite in einem Spannungszustand gehalten. Es ist nicht auszuschließen, daß auf der Zugseite durch die Anordnung der belasteten Bindegewebsfasern auch elastische Kräfte wirksam werden. Derselbe

Wirkungsmechanismus ist auch beim Einsetzen einer durch eine Schraube in ihrer Dimension veränderten Plattenapparatur anzunehmen. Hier ist es die „Keilwirkung" des Gerätes, die das Parodontalgewebe auf der Druckseite in einem Kompressionszustand hält.

3.1.2 Muskelkraft

Körpereigene Muskelkräfte, die sonst in der Kieferorthopädie durch an Plattenapparaturen befindliche Aufbisse, durch schiefe Ebenen und besonders durch bimaxilläre, funktionskieferorthopädische Geräte provoziert werden, treten in der Orthodontie nur bei der Anwendung eines *„Lipbumpers"* auf. Dabei drückt ein Schild, der sich an einem Drahtrahmen befindet, die Lippen nach außen (Abb. 3.1). Der Lippenmuskel reagiert auf Dehnung, wie jeder Muskel, mit einer Tonuserhöhung. Dabei werden Muskelkräfte erzeugt, die über das Gerät auf die Molaren übertragen werden. Diese Wirkung kommt zustande, wenn das Schild frontal von den Zahnreihen absteht und der Drahtbogen am Durchgleiten durch die auf Bändern befestigten Röhrchen gehindert wird.

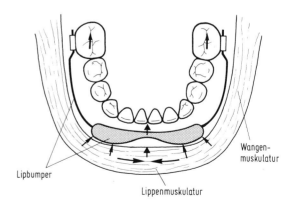

Abb. 3.1 Muskulatur als Kraftquelle; der Lipbumper provoziert eine Tonuserhöhung der abgehaltenen und gedehnten Lippen- und Wangenmuskulatur und überträgt Muskelkräfte auf die ersten Molaren

3.2 Gesetze der Mechanik

3.2.1 Zusammensetzung von Kräften und Bewegungen

Kraft und Bewegung sind gerichtete Größen (Vektoren) im dreidimensionalen Raum. Idealisiert und vereinfacht werden sie zeichnerisch nur in zwei Ebenen dargestellt, und zwar als Pfeile, wobei mit dem Ausgangspunkt des Pfeils der Kraftangriffspunkt, mit dem Schaft die Wirkungslinie und mit dem Kopf des Pfeils die Richtung angegeben wird. Die Länge des Pfeils drückt die Größe der Kraft bzw. der Bewegung in einem vorher festgelegten Maßstab aus.

Zähne werden manchmal von mehreren Kräften gleichzeitig belastet. Wirken zwei Kräfte in dieselbe Richtung, addieren sie sich, wirken zwei Kräfte in entgegengesetzte Richtung, werden sie subtrahiert, d.h., wirksam wird die Kraftdifferenz. Weisen zwei Kräfte in verschiedene Richtungen, dann wirkt nach dem Kräfteparallelogramm deren Resultierende (Abb. 3.2). Wird ein Zahn von zwei Kräften an verschiedenen Punkten getroffen, kann man nach dem Gesetz der Transmissibilität (SMITH und BURSTONE 1984) einen gemeinsamen resultierenden Kraftvektor konstruieren (Abb. 3.3).

Nach demselben Gesetz läßt sich jede gegebene Kraft in zwei oder mehrere Kräfte zerlegen, aber immer so, daß deren Resultierende die gegebene Kraft ist (Abb. 3.4). Damit kann man insbesondere Kraftkomponenten, z.B. parallel zur Kauebene und in axialer Richtung, beurtei-

len. Für Bewegungen gilt dasselbe. Anwendungsbeispiele werden sich im folgenden mehrmals ergeben.

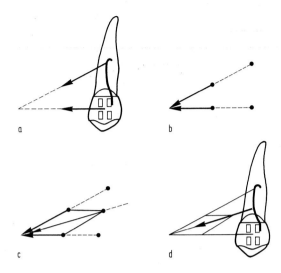

Abb. 3.3 Greifen an einem Körper zwei Kräfte an verschiedenen Punkten an, muß der resultierende Kraftvektor konstruiert werden. a) die Wirkungslinien der Kraftvektoren werden bis zum Schnittpunkt verlängert; b) die Vektoren werden auf diesen Linien so verschoben, daß sie sich im Schnittpunkt berühren; c) nach dem Kräfteparallelogramm wird die Resultante bestimmt; d) auf der verlängerten Diagonalen wird der resultierende Kraftvektor bis zum belasteten Objekt verschoben

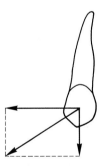

Abb. 3.4 Zerlegung von Kräften und Bewegungen. Wird z.B. ein Zahn nach unten hinten bewegt, läßt sich die Bewegung in eine horizontale und eine vertikale Komponente zerlegen

3.2.2 Kraftwirkung senkrecht zur Oberfläche

Eine Kraft, die auf einen Körper ausgeübt wird, wirkt immer senkrecht zur Oberfläche. Damit kommt bei einem Körper mit gekrümmter Oberfläche der Lokalisation des Kraftangriffspunktes entscheidende Bedeutung für die Bewegungsrichtung zu, ein oft zu wenig beachteter Gesichtspunkt. Gut demonstrierbar ist dieses physikalische Gesetz beim Billardspiel. Geht

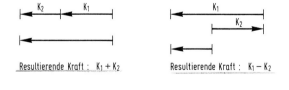

Resultierende Kraft: $K_1 + K_2$ Resultierende Kraft: $K_1 - K_2$

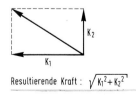

Resultierende Kraft: $\sqrt{K_1^2 + K_2^2}$

Abb. 3.2 Zusammensetzung von Kräften. Für Vektoren, die Bewegungen repräsentieren, gelten dieselben Gesetzmäßigkeiten

die Bewegungsrichtung der gestoßenen Kugel durch den Masseschwerpunkt der ruhenden Kugel, wird die ganze Bewegungsenergie auf diese übertragen; sie weicht in dieselbe Richtung aus (Abb. 3.5 a). Wird die ruhende Kugel im selben Punkt ihrer Oberfläche von einer gestoßenen Kugel mit anderer Bewegungsrichtung getroffen, wird sie sich, wenn man einmal von der Reibung absieht, wiederum in dieselbe Richtung fortbewegen (Abb. 3.5 b). Entscheidend ist also der Berührungspunkt. Im letzteren Fall entsteht jedoch auch eine dynamische Reibung der sich berührenden Oberflächen. Die ausweichende Kugel erhält einen Effet. Ein Teil der Bewegungsenergie geht dafür verloren. Auch bei einer punktförmigen Kraftübertragung auf einen Zahn durch eine Feder ist der Berührungspunkt ausschlaggebend. Die Kraft wirkt senkrecht zur Oberfläche (Abb. 3.6).

3.2.3 Drehmoment

Greift eine Kraft außerhalb des Widerstandszentrums eines Körpers an, entsteht ein Drehmoment, das Produkt aus Kraft K und Kraftarm r ($M = K \cdot r$). Die Form des Körpers ist dabei unmaßgeblich (Abb. 3.7).

Eine Drehbewegung erfolgt dann, wenn ein Drehmoment nicht durch ein gleich großes, entgegengesetzt wirkendes kompensiert wird (Abb. 3.8). Mit den Auswirkungen dieses Gesetzes sind wir in der Kieferorthopädie sehr oft konfrontiert. Es liefert die Erklärung für die

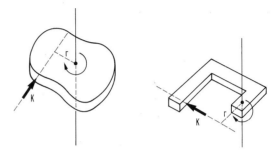

Abb. 3.7 Drehmoment ist das Produkt aus der Kraftgröße K und dem Kraftarm r; der Kraftarm ist der senkrechte Abstand vom Drehzentrum auf die Wirkungslinie der Kraft

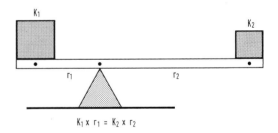

$$K_1 \times r_1 = K_2 \times r_2$$

Abb. 3.8 Wenn sich Drehmomente gegenseitig aufheben, besteht ein Zustand des Gleichgewichtes; bei einem Ungleichgewicht kommt es zu einer Drehbewegung

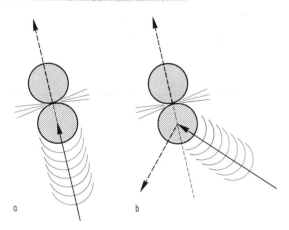

Abb. 3.5 a und b Kraft wirkt immer senkrecht zur Oberfläche. Die im selben Punkt getroffene Kugel bewegt sich in dieselbe Richtung, auch wenn die Bewegungsrichtung der stoßenden Kugel nicht durch den Masseschwerpunkt der gestoßenen Kugel geht; die auftretende Reibung bleibt dabei unberücksichtigt

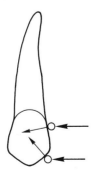

Abb. 3.6 Da Kräfte immer senkrecht zur Oberfläche wirken, ist bei einem punktförmigen Kraftangriff (Feder) der Berührungspunkt ausschlaggebend für die Bewegungsrichtung

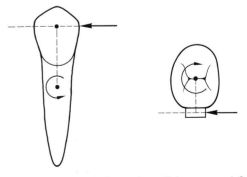

Abb. 3.9 Greift eine Kraft an einem Zahn so an, daß die Wirkungslinie nicht durch das Widerstandszentrum verläuft, kommt es zu einer Kippung bzw. zu einer Rotation des Zahnes

häufig zu beobachtende Kipp- und Rotationsneigung der Zähne (Abb. 3.9).

Man nutzt andererseits dieses Gesetz der Mechanik, um Drehbewegungen auszuführen. Besonders effektiv ist eine Anordnung, bei der zwei entgegengerichtete exzentrische Kräfte an einem Körper angreifen.

3.2.4 Hebelgesetz

Das Hebelgesetz, das für einarmige und zweiarmige Hebel gilt, besagt, daß das Produkt aus Kraft und Kraftarm dem Produkt aus Last und Lastarm entspricht (Abb. 3.10). Technisch interessant und auch für uns nutzbringend anzuwenden ist die Tatsache, daß durch die Verlängerung des Kraftarmes größere Lasten bewegt werden können. Das Hebelgesetz liefert u. a. auch eine Erklärung dafür, warum das Rotieren und das Aufrichten von Zähnen mit herausnehmbaren Geräten kaum, mit festsitzenden Multibandapparaturen (verlängerter Hebel) dagegen gut geleistet werden kann (Abb. 3.11).

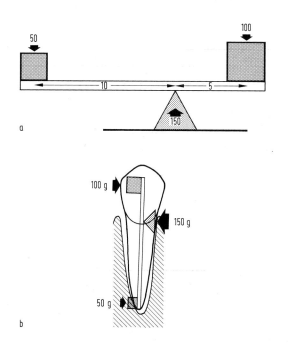

Abb. 3.10   Nach dem Hebelgesetz gilt: Kraft mal Kraftarm ist gleich Last mal Lastarm (a). Bei einer kippenden Zahnbewegung (b) wirkt der Zahn wie ein zweiarmiger Hebel; auf den Alveoleneingang der Druckseite wirkt eine Kraft ein, die der Summe der auf die Zahnkrone ausgeübten Kraft und der Widerstandskraft im apikalen Bereich entspricht

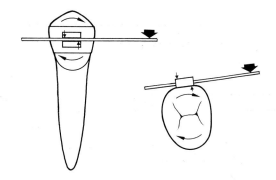

Abb. 3.11   Durch Verlängerung der Hebelarme können Zähne besser aufgerichtet und rotiert werden

3.2.5 „Schwerpunkt und Gleichgewicht"

Dieses Gesetz ist, wie der Name andeutet, auf die Schwerkraft bezogen, weil es sich dort sinnfällig demonstrieren läßt. Wird ein Körper, ein Stück Karton z.B., seitlich außerhalb des Schwerpunktes und des durch die Gravitation gegebenen Kraftvektors unterstützt (Abb. 3.12 a), dann kommt es zu einem Drehmoment und zu einer Drehbewegung, bis sich der Körper so eingependelt hat, daß Unterstützungspunkt, Schwerpunkt und Kraftvektor eine Linie bilden. Damit hat sich ein stabiles Gleichgewicht eingestellt, das auch in Abbildung 3.12 b gegeben ist. Im Gegensatz dazu zeigt Abbildung 3.12 c ein labiles Gleichgewicht. Auch hier fällt der Kraftvektor mit der durch den Unterstützungspunkt und den Schwerpunkt gebildeten Linie

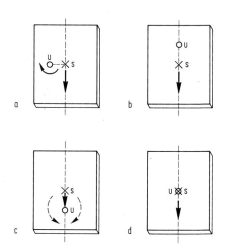

Abb. 3.12   Schwerpunkt und Gleichgewicht; a) Drehmoment, weil der Kraftvektor der Schwerkraft S nicht durch den Unterstützungspunkt U verläuft; b) stabiles Gleichgewicht; c) labiles Gleichgewicht; d) indifferentes Gleichgewicht

zusammen, aber der Schwerpunkt liegt in diesem Fall oberhalb des Unterstützungspunktes. Geringste Anstöße genügen, um das System aus dem Gleichgewicht zu bringen. Dann treten Drehmomente auf, die zu einem Übergang vom labilen zum stabilen Gleichgewicht führen. Wird ein Körper genau im Schwerpunkt unterstützt, sprechen wir von einem indifferenten Gleichgewicht (Abb. 3.12 d)

Dieses Gesetz gilt nicht nur für die Schwerkraft, es gilt für jedes Kraftsystem, genauer gesagt für die Beziehung zwischen Kraftangriffspunkt (= Schwerpunkt), Kraftrichtung und Widerstandszentrum (= Unterstützungspunkt). Bei der Erklärung der Headgearwirkung wird auf dieses Gesetz Bezug genommen werden.

3.2.6 Druckausbreitung in Flüssigkeiten (Pascal-Gesetz)

Die Druckausbreitung in Flüssigkeiten erfolgt allseitig (Abb. 3.13 a). Dieses Gesetz liefert auch eine Erklärung dafür, daß der Zahn beim Kauen starke axiale Kräfte ohne Gewebeschädigung aufnehmen kann. Neben den parodontalen Fasersystemen ist es die Gewebeflüssigkeit im Parodontalspalt, die dafür sorgt, daß die Kraft gleichmäßig auf die gesamte Alveolenfläche verteilt wird (Abb. 3.13 b).

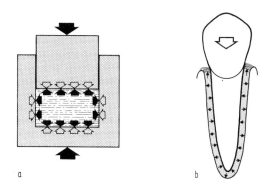

Abb. 3.13 Druck breitet sich in Flüssigkeiten allseitig aus (a). Die Gewebeflüssigkeit im Parodontalspalt (b) führt bei einer Intrusionsbelastung zu einer gleichmäßigeren Druckverteilung

3.2.7 Reibung

Reibung ist das Auftreten von Gegenkräften beim Verschieben zweier sich auf einer Reibe-

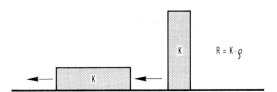

Abb. 3.14 Die Reibekraft R ist proportional der Andruckkraft K und dem Reibungskoeffizienten ϱ und unabhängig von der Fläche. Theoretisch ergibt sich für die Reibung kein Unterschied, wenn der gezeigte Körper über die Breitseite oder über die Schmalseite bewegt wird

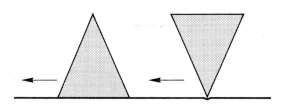

Abb. 3.15 Erhöhung des Reibungskoeffizienten, wenn durch großen Druck Eindrücke in der Oberfläche entstehen. Wenn der gezeigte Körper mit der Spitze aufliegt, ergibt sich ein größerer Reibungswiderstand, als wenn er mit einer Seitenfläche aufliegt

fläche berührender Körper. Sie beruht auf der Verzahnung von Rauhigkeiten und auf Adhäsion. Die Reibekraft R ist proportional der Andruckskraft K und dem Reibungskoeffizienten ϱ $(R = K \cdot \varrho)$ und unabhängig von der Fläche (Abb. 3.14). Der Reibungskoeffizient ist das Verhältnis von Reibekraft und Andruckskraft, das wesentlich von der Oberflächenbeschaffenheit der Reibeflächen abhängt. Spontan würde man vielleicht annehmen, daß die Reibung um so größer sei, je größer die gegeneinander verschobenen Flächen sind. Dabei ist jedoch zu bedenken, daß sich die Kraft auf die größere Fläche verteilt und der Druck (Kraft pro Flächeneinheit) im selben Maße abnimmt. Praktisch wird sogar häufig die Reibung erhöht, wenn sich die Kraft auf eine kleine Fläche verteilt und damit ein großer Druck entsteht, dann nämlich, wenn sich durch den großen Druck die Oberflächenbeschaffenheit ändert (Eindrücke) und so der Reibungskoeffizient zunimmt (Abb. 3.15). Der Bergsteiger z.B. macht sich dieses Prinzip zunutze, wenn er am Gletscher Steigeisen anlegt. Im Kapitel „Gleiten am Bogen" werden wir auf dieses Gesetz Bezug nehmen.

3.2.8 Actio = reactio
(3. Newton-Gesetz) *+ 3. bei Extrusion eines C, Intrusion von I und PM*

Das Gesetz besagt, daß man sich bei jeder Kraftanwendung irgendwo abstützen muß und daß dort gleich große Gegenkräfte auftreten. Dieses Gesetz gilt überall, wo Kräfte eingesetzt werden und damit im gesamten Bereich kieferorthopädischer Behandlung. Es gilt für lineare Kräfte und für Drehmomente und ist die Grundlage für die späteren Überlegungen zur „Verankerung".

3.2.9 Elastizitätsgesetz

Das Hooke-Gesetz $d = \dfrac{K \cdot l}{q} \cdot \dfrac{l}{E}$ besagt, daß die Verformung eines elastischen Körpers innerhalb des Proportionalitätsbereichs (Kraft-Weg-Diagramm) proportional der Kraft K, proportional der Länge l, aber umgekehrt proportional dem Querschnitt q des Körpers ist. Darüber hinaus hängt das Ausmaß der Verformung von einer Materialkonstanten, dem Elastizitätsmodul E, ab.

Bei der Besprechung des *Dehnungs*versuches wurde schon auf das Hooke-Gesetz hingewiesen.

Für die praktischen Belange der Kieferorthopädie noch relevanter sind die *Biege*versuche, wobei der Draht entweder an einem Ende fixiert und am anderen Ende mit einer bestimmten Kraft belastet wird oder an beiden Enden aufliegt und in der Mitte belastet wird. Gemessen wird jeweils die Auslenkung des Drahtes.

Für die *Biegung* eines Drahtes, um die es in der Kieferorthopädie hauptsächlich geht, gilt folgender Zusammenhang zwischen der Kraft K, der Länge des Drahtes l und der Auslenkung des freien Drahtendes δ:

$$K = \frac{3\,E\,I\,\delta}{l^3}$$

E·I ist in dieser Formel die Biegesteifigkeit des Drahtes, definiert als das Produkt von Elastizitätsmodul E und dem Flächenträgheitsmoment I.

Für runde Drähte gilt:

$$I = \frac{\pi \cdot r^4}{4} \ (r = \text{Radius}) \ \text{bzw.} \ I = \frac{\pi \cdot d^4}{64}$$

(d = Durchmesser);

Für Vierkantdrähte:

$$I = \frac{h \cdot b^3}{12} \ \text{oder} \ \frac{h^3 \cdot b}{12},$$

je nachdem, ob der Draht über die Schmalseite h oder über die Breitseite b eines rechteckigen Drahtquerschnittes gebogen wird.

Eingesetzt in die oben genannte Formel gilt dann für Runddrähte:

$$K = \frac{3 \cdot E \cdot \pi \cdot d^4 \cdot \delta}{l^3 \cdot 64}.$$

Die Kraft ist also direkt proportional der vierten Potenz des Drahtdurchmessers und umgekehrt proportional der dritten Potenz der Drahtlänge.

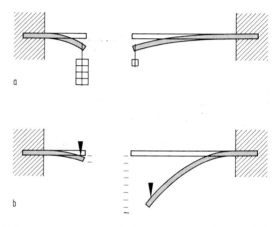

Abb. 3.16 Biegeversuch bei einem freien Federarm; a) Verkleinerung der Federkraft durch eine Verdoppelung der Drahtlänge auf ein Achtel; b) Zunahme der Auslenkung auf das Achtfache durch Verdoppelung der Drahtlänge bei gleicher Kraft

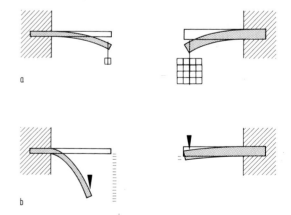

Abb. 3.17 Biegeversuch bei einem freien Federarm; a) Vergrößerung der Federkraft durch eine Verdoppelung des Drahtquerschnitts (Durchmesser) auf das Sechzehnfache; b) Verkleinerung der Auslenkung durch eine Verdoppelung des Drahtquerschnitts (bei gleicher Kraft) auf ein Sechzehntel

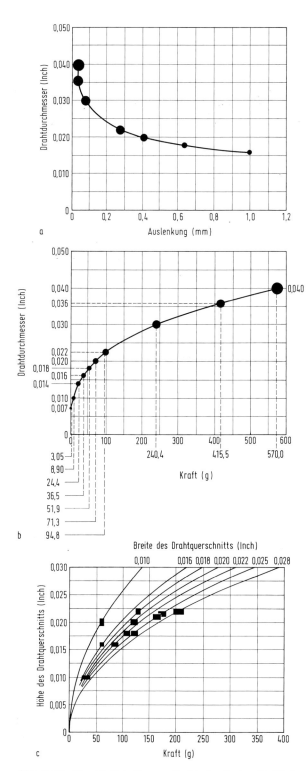

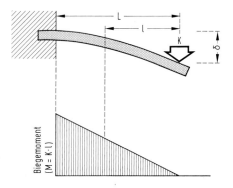

Abb. 3.19 Das Biegemoment (M) einer freiendenden Feder; K: Kraft; δ: Auslenkung; L: Länge des Federarms; l: Länge des Momentarms

Abb. 3.18 Die Steifigkeit von Draht (rostfreier Stahl) in Abhängigkeit vom Drahtquerschnitt; a) Auslenkung verschieden dicker Runddrähte bei konstanter Kraft (36,5 g) und konstanter Drahtlänge (0,5 inch); b) Kraft, erzeugt durch verschieden dicke Runddrähte bei konstanter Drahtlänge und konstanter Auslenkung; c) Kraft, erzeugt durch Drähte mit viereckigem Querschnitt bei konstanter Länge und Auslenkung (aus JARABAK und FIZZELL 1972)

Durch eine Verdoppelung der Drahtlänge sinkt die Kraft bei gleicher Auslenkung auf ein Achtel (Abb. 3.16a), bzw. die Auslenkung steigt bei konstanter Kraft auf das Achtfache (Abb. 3.16b).

Durch eine Verdoppelung des Drahtquerschnitts nimmt die Kraft bei gleicher Auslenkung auf das Sechzehnfache zu (Abb. 3.17a), die Auslenkung dagegen fällt bei gleicher Kraft auf ein Sechzehntel (Abb. 3.17b).

Der *Arbeitsbereich* einer Drahtfeder ist – für Biegungen – proportional dem Quadrat der Länge und umgekehrt proportional dem Durchmesser des Drahtes. Für Torsionen erbringt eine Verdoppelung der Drahtlänge nur eine Verdoppelung des Arbeitsbereiches.

In der klinisch-orthodontischen Anwendung ergibt sich die Länge der Federarme durch die Gestaltung des Drahtbogens und durch den Ort seiner Verformung (zwischen benachbarten Zähnen oder am freien Bogenende). Der Querschnitt des Drahtes wird vom Kieferorthopäden durch die Auswahl des Drahtmaterials festgelegt. Abbildung 3.18 zeigt die Auswirkung des Querschnitts auf die Steifigkeit des Drahtes.

Von Interesse ist in diesem Zusammenhang auch das *Biegemoment;* das ist das Produkt aus der Kraft K und dem Abstand l vom Kraftansatz. Es läßt sich für jeden Ort einer belasteten Stahlfeder (Biegeversuch) angeben und in einem Diagramm festhalten (Abb. 3.19). Je größer das Biegemoment ist, desto mehr biegt sich der Draht – bei gleicher Resilienz – durch. Am Ort des größten Biegemoments herrscht auch die größte Gefahr einer plastischen Verformung bzw. eines Bruchs.

Träger-Typ	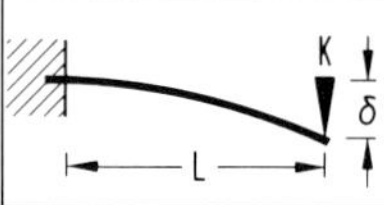	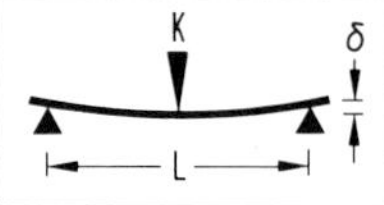	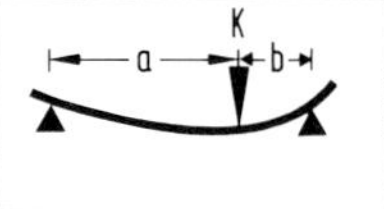	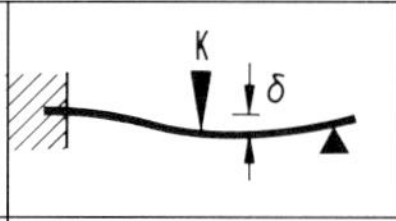	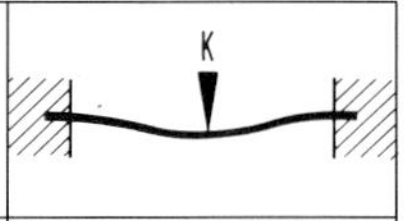
Biegemoment Diagramm	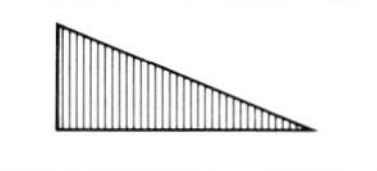	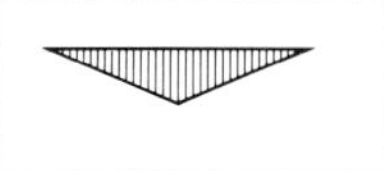	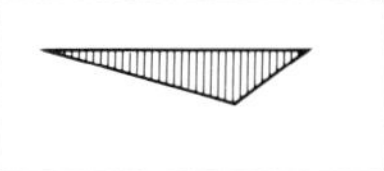	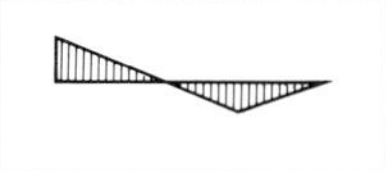	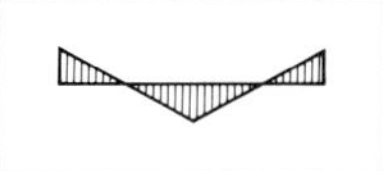
maximales Biegemoment	KL	$\dfrac{KL}{4}$	$\dfrac{K\,a\,b}{L}$	$\dfrac{3\,KL}{16}$	$\dfrac{KL}{8}$
Auslenkung (δ)	$\dfrac{L^3\,K}{3\,E\,I}$	$\dfrac{L^3\,K}{48\,E\,I}$	$\dfrac{K\,b}{3\,E\,I\,L}\left[\dfrac{a\,(b+L)}{3}\right]^{\frac{3}{2}}$	$\dfrac{7\,L^3\,K}{768\,E\,I}$	$\dfrac{L^3\,K}{192\,E\,I}$

Abb. 3.20 Biegemomente für verschiedene Trägertypen (nach Thurow 1972). K: Kraft; δ: Auslenkung; L: Länge; E: Elastizitätsmodul; I: Flächenträgheitsmoment

Abb. 3.20 zeigt die Biegemomentdiagramme für verschiedene Trägertypen. Das maximale Biegemoment ist bei einem freitragenden Träger dort am größten, wo der Draht befestigt ist. Bei einem beiderseitig unterstützten Träger liegt es zwischen den Stützen. Klinisch bedeutsam ist die Tatsache, daß dieselbe Kraft einen freitragenden Träger 16mal mehr durchbiegt als einen gleich langen beiderseits unterstützten bzw. daß dieselbe Auslenkung bei einem beiderseits aufliegenden Draht unter sonst gleichen Bedingungen eine 16mal größere Kraft erzeugt.

3.3 Kraftangriff – Kraftübertragung – Kraftverteilung

Die Kraft, die auf einen Zahn übertragen wird – die Richtung hängt vom Kraftangriffspunkt ab – wird über das Hartgewebe Zahn auf das Parodontalgewebe und den Alveolarknochen übertragen.

Die Kraft kann je nach Kraftrichtung über den Oberkiefer- oder Unterkieferknochen weiter übertragen werden auf Verbindungsstellen zu den benachbarten Schädelknochen (Suturen, Synchondrosen, Kiefergelenke).

Im Bereich des Parodontalspaltes, der uns hier am meisten interessiert, kann es zu einer unterschiedlichen Kraftverteilung kommen.

Kippbewegung (Plattenapp., dünne Rundbögen.)

Bei einer punktförmigen transversalen Belastung des Zahnes (Abb. 3.21) tritt ein Drehmoment auf, weil das Widerstandszentrum – es wird am Übergang vom ersten zum zweiten Drittel des Abstandes zwischen Alveoleneingang und Wurzelspitze angenommen (Burstone und Pryputnievicz 1980) – nicht im Bereich des Kraftvektors liegt; es kommt zur Kippbewegung. In der Anfangsphase der Bewegung entsteht eine Druckzone im Bereich des Alveoleneingangs der sog. Druckseite. Das Gewebe wird dort komprimiert, der Gewebedruck steigt, die Zugspannung der Parodontalfasern nimmt ab. An der gegenüberliegenden Seite wird dagegen die Zugspannung der Parodontalfasern erhöht (Zugzone).

Da der Zahn einen zweiarmigen Hebel bildet mit dem Aufruhpunkt am Alveoleneingang der

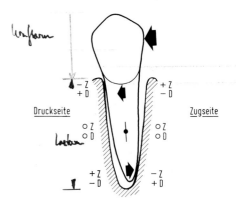

Abb. 3.21 Kraftverteilung bei einer Kippbewegung; Z: Zug; D: Druck

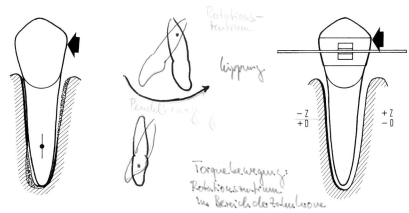

Abb. 3.22 Durch Knochenumbau ändert sich die Situation bei der Kippbewegung; es kommt zu großflächigen Druck- und Zugzonen, der Drehpunkt verschiebt sich nach apikal

Rotationszentrum liegt zwischen mittlerem und apikalem Wurzeldrittel

Abb. 3.23 Kraftverteilung bei einer geführten Translationsbewegung (körperliche Zahnbewegung): *Rotationszentrum im ∞*

Druckseite, wird die Wurzelspitze, entsprechend dem längeren Hebelarm, mit geringeren Kraftwerten zur Gegenseite ausgelenkt. In der Gegend der Wurzelspitze sind also Druckzone und Zugzone entgegengesetzt. In der Höhe des Drehpunktes bleibt der Parodontalspalt, zumindest in der initialen Phase, unverändert; dort kommt es weder zu einer Druckerhöhung noch zu einer Zugerhöhung.

Im Laufe der durch Knochenabbau am Alveoleneingang fortschreitenden Zahnbewegung werden auf der Druckseite immer größere Bereiche zur Druckzone, auf der Zugseite immer größere Bereiche zur Zugzone. Der Drehpunkt verschiebt sich dabei nach apikal (Abb. 3.22).

Translationsbewegung (Parallelführung)
z.B. durch Biegungen 2. Ordnung (Zahlenbiegung)
Bei einer geführten Translationsbewegung (körperliche Zahnbewegung) wird annähernd gleichmäßig Druck auf die gesamte Alveolenwand der Druckseite ausgeübt; der Parodontalspalt wird dort verengt. Auf der gesamten Zugseite wird der Parodontalspalt größer, die Zugspannungen werden verstärkt (Abb. 3.23). Eine derartige Bewegung kann nur durch bestimmte technische Vorkehrungen erreicht werden. In der Kieferorthopädie gab es eine lange Diskussion, ob es eine reine körperliche oder translatorische Zahnbewegung überhaupt gibt. Heute wird die Möglichkeit einer körperlichen Zahnbewegung nicht mehr bestritten. Voraussetzung ist ein geeignetes Moment-Kraft-Verhältnis (FORTIN 1971).

Torque-Bewegung durch
– Drahtverwindung (3. Ordnung)
– durch vorgetorquete Brackets (s.u.)

Besondere mechanische Voraussetzung verlangt auch eine weitere Bewegungsart, bei der der Zahn um eine Achse bewegt wird, die im Kronenbereich senkrecht zur Zahnachse verläuft (Torque-Bewegung). Die Zahnkrone bleibt am Platze, während die Wurzelspitze gegen den apikalen Knochenwiderstand bewegt wird (Abb. 3.24). Dabei treten Druckerhöhungen und, gegenüberliegend, Zugerhöhungen hauptsächlich im Bereich der Wurzelspitze auf.

Gefahr von Wurzel-Resorptionen größer als bei anderen Zahnbewegungen!

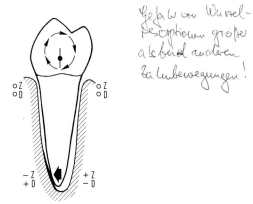

Abb. 3.24 Kraftverteilung bei einer Torque-Bewegung

Extrusionsbewegung (Nivellierungsphase)
wichtig: kontrolliert schwache Kräfte / lange Retention
Bei der Extrusionsbewegung ist die Kraft so gerichtet, daß der Zahn aus der Alveole herausbewegt wird (Abb. 3.25). Hier geraten im Bereich des gesamten Parodontalspaltes die Sharpey-Fasern unter vermehrte Zugspannung. Da der *vollständige Umbau erst nach Retention von mind. 4–5 Mon.*

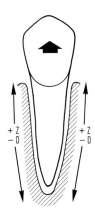

Abb. 3.25 Kraftverteilung bei einer Extrusionsbewegung

Zahn dieser Bewegung verhältnismäßig gerin-gen Widerstand entgegensetzt, ist bei einer sol-chen Behandlung große Vorsicht geboten.

Intrusionsbewegung (Nivellierungsphase)

Dagegen ist der Zahnhalteapparat gut ausgestat-tet, um axiale Belastungen im Sinne der Intru-sionsbewegung aufzufangen. Schließlich muß er ja kurzzeitig erhebliche Kaukräfte bewälti-gen. Dazu dient das System der Sharpey-Fasern und ein hydrodynamisches Dämpfungssystem (BIEN 1966). Bei der Intrusionsbelastung wird ein Teil der Parodontalfasern angespannt, außer-dem wird der Druck auf die gesamte Alveolen-wand gleichmäßig erhöht (Abb. 3.26).

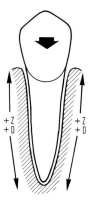

Abb. 3.26 Kraftverteilung bei einer Intrusionsbewegung

Drehbewegung (während Nivellierungsphase)

Bei Drehbewegungen um die Zahnachse (Rota-tion) hängt die Kraftverteilung vom Wurzel- bzw. Alveolenquerschnitt ab. Bei Querschnit-

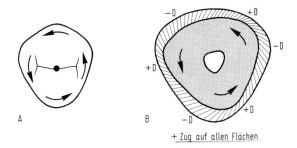

Abb. 3.27 Beispiel für eine Kraftverteilung bei Drehbewe-gungen

ten, die der Kreisform nahekommen, werden fast ausschließlich die Fasersysteme bean-sprucht. Da diese eine Rückstellfähigkeit ha-ben, kommt es nach Drehbewegungen häufig zum Rezidiv. Bei anderen Wurzelquerschnitten gibt es auch Druck- und Zugzonen an der Alveo-lenoberfläche, und es kommt zum Knochenum-bau (Abb. 3.27). Die freien gingivalen u. transseptalen Fasern (≙ supraalveolären Fasern) können über einen Zeit-raum von 7 Mon. und länger gedehnt u. verlagert bleiben!

3.4 Kraft – Widerstand – Bewegung

Wird ein Zahn von einer *Kraft* getroffen, so leistet er im Wurzelbereich aufgrund seiner Ver-ankerung in der knöchernen Alveole Wider-stand. Die Größe des Widerstandes könnte theo-retisch für jeden Punkt der Alveole angegeben werden, ebenso die Kräfte und Drehmomente, die an jedem dieser Punkte wirken. Entschei-dend für die *Bewegung* des Zahnes ist der Netto-effekt des gesamten Kräftesystems.

In Analogie zum Schwerpunkt eines freien Körpers spricht man von einem *Widerstands-zentrum*. Per definitionem löst eine Kraft, deren Wirkungslinie durch diesen Punkt läuft, eine reine Translationsbewegung aus (Abb. 3.28). Das Widerstandszentrum eines einwurzeligen Zahnes liegt auf der Zahnlängsachse ungefähr zwischen einem Drittel und der Hälfte der Wur-zellänge vom Zahnhals entfernt. Bei mehrwur-zeligen Zähnen ist das Widerstandszentrum zwischen den Wurzeln 1–2 mm apikal der Fur-kation anzunehmen (Abb. 3.29). Da die Wider-standsbedingungen für verschiedene Bewe-gungsrichtungen unterschiedlich sind, gilt die

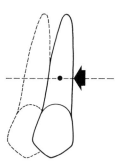

Abb. 3.28 Geht die Wirkungslinie einer Kraft durch das Widerstandszentrum, wird eine reine Translationsbewegung ausgelöst

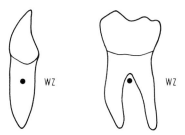

Abb. 3.29 Das angenommene Widerstandszentrum (WZ) bei einwurzeligen und mehrwurzeligen Zähnen

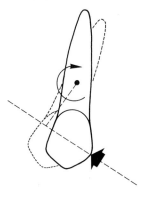

Abb. 3.30 Geht die Wirkungslinie einer Kraft nicht durch das Widerstandszentrum, entsteht ein Drehmoment (Translation + Rotation)

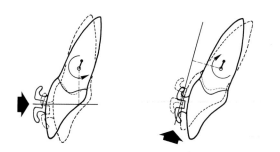

Abb. 3.31 Exzentrische Belastungen eines Zahnmodells bei fixiertem Rotationszentrum

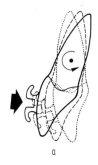 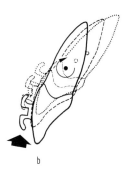

Abb. 3.32 Exzentrische Belastungen eines Zahnmodells mit einer Verbindung zur Unterlage, die eher der Verankerung des Zahnes in der Alveole entspricht. Wenn der Kraftvektor nahe am Widerstandszentrum liegt, macht sich neben der Rotationskomponente eine mehr oder weniger starke Translationskomponente bemerkbar; a) überwiegend Rotation; b) starke Translationskomponente

Angabe eines Widerstandszentrums, genaugenommen, immer nur für eine bestimmte Bewegungsrichtung. Die Lage des Widerstandszentrums hängt auch von der Höhe des Alveolarknochens ab, es verschiebt sich also bei Knochenabbau.

Geht die Wirkungslinie einer angreifenden Kraft nicht durch das Widerstandszentrum (Abb. 3.30), entsteht ein Drehmoment, dessen Größe sich als Produkt aus der Kraftgröße und dem senkrechten Abstand des Widerstandszentrums von der Wirkungslinie ergibt (Maßeinheit z. B. Newton-Millimeter). Wirken mehrere Drehmomente am selben Punkt, summieren sie sich, wenn sie in derselben Drehrichtung verlaufen; andernfalls sind sie voneinander zu subtrahieren.

Würde man ein Zahnmodell aus Pappe mit einer Nadel durch das Widerstandszentrum auf einer Unterlage fixieren, würde jede exzentrische Belastung eine reine Rotation um diesen Drehpunkt auslösen (Abb. 3.31). Das virtuelle Widerstandszentrum eines natürlichen Zahnes aber wirkt nicht in diesem Sinne. Der Widerstand ist auf eine Fläche verteilt. Dieser Umstand ist dafür verantwortlich, daß neben der *Rotation* auch eine *Translation* eintritt. Das läßt sich gut studieren, wenn man das Zahnmodell mit dem Wurzelbereich auf eine Tischplatte legt (Reibungswiderstand) und durch Antippen mit dem Finger verschiedene Kraftrichtungen ausprobiert (Abb. 3.32). Das *Widerstandszentrum* ist also unter den gegebenen Bedingungen nicht gleichbedeutend mit dem *Rotationszentrum.*

Entscheidend für das Ausmaß von Translation und Rotation ist erstens das *Verhältnis von Kraftgröße und Drehmoment* und zweitens der Widerstand, der bei einer bestimmten Kraftrichtung, bedingt durch die anatomischen Verhältnisse, für eine Translationsbewegung und eine Rotationsbewegung zu erwarten ist. Bei einer exzentrischen Belastung wird die Translation um so größer und die Rotation um so geringer sein, je näher die Kraftlinie an das Widerstandszentrum heranrückt (Abb. 3.33) und je größer der Widerstand für eine drehende (kippende) Bewegung ist. Da Molaren bei einer Kippung auch zur Extrusion neigen (Abb. 3.34), können die das verhindernden okklusalen Kräfte eine gewisse Kippmeiderfunktion ausüben.

Eine reine Rotation, also ohne Translationskomponente, ist nur bei zwei entgegengerichteten, nichtkolinearen Kräften zu erwarten, weil hier die translatorischen Effekte sich gegenseitig aufheben. Solche Anordnungen sind zudem für Rotationen besonders effektiv, weil sich die Drehmomente addieren (Abb. 3.35).

Ebenso kann man mit einem Kräftepaar, und zwar von gleichgerichteten nichtkolinearen Kräften, eine reine Translationsbewegung erreichen (Abb. 3.36). Hier addieren sich die Translationseffekte, während sich die einander entgegengerichteten Rotationsmomente ausgleichen.

Eine Rotation bzw. Kippung eines Zahnes kann auch dadurch vermieden werden, daß das durch eine exzentrische Belastung entstehende Drehmoment durch ein mit einer bestimmten Mechanik im Bracket erzeugtes, entgegengerichtetes Drehmoment ausgeglichen wird

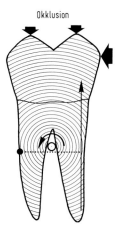

Abb. 3.34 Da das Kippmoment um das Widerstandszentrum auf der Druckseite zu einer Intrusion, auf der Zugseite zu einer Extrusion der Wurzel führen müßte, die Intrusion aber auf stärkeren Widerstand stößt, tendiert der Zahn insgesamt zur Extrusion. Soweit die okklusalen Kräfte dies verhindern, wirken sie in gewissem Maße auch als Kippmeider

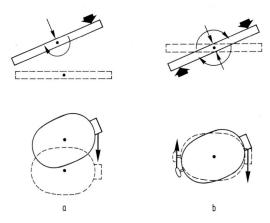

Abb. 3.35 a) Rotation mit Translation; b) reine Rotation; durch entgegengerichtete nichtkolineare Kräfte heben sich die Translationskomponenten auf, die Rotationsmomente addieren sich

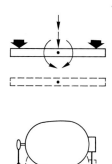

Abb. 3.36 Reine Translationsbewegung durch zwei gleichgerichtete nichtkolineare Kräfte; hier addieren sich die Translationseffekte, während sich die Drehmomente gegenseitig aufheben

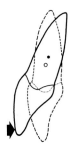 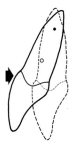

Abb. 3.33 Je näher die Wirkungslinie der Kraft an das Widerstandszentrum heranrückt, desto größer wird die Translationskomponente der Bewegung

(Abb. 3.37). Ein derartiges ausgleichendes Drehmoment entsteht bereits bei geringer Durchbiegung eines dicken Führungsdrahtes, wie sie durch die Kippneigung des Zahnes entsteht. Die Wirkung wird verstärkt, wenn man den Drahtbogen mit einer sog. Giebelbiegung entsprechend aktiviert. Will man eine reine körperliche Zahnbewegung, z.B. bei einer Eckzahnretraktion, erreichen, muß die bewegende Kraft in einem geeigneten Verhältnis zu dem durch den Draht im Bracket erzeugten Drehmoment stehen.

Wenn die Resultierende aller Kräfte, die auf einen festen Körper einwirken, gleich Null ist, und wenn sich alle Momente gegenseitig aufheben (Abb. 3.38), befindet sich das System im Gleichgewicht (statisches Gleichgewicht). Sind die genannten Gleichgewichtsbedingungen nicht gegeben, kommt es zu einer Bewegung.

Bei der Belastung von Zähnen haben wir ein quasi-statisches System. Durch allmähliche Verminderung des Knochenwiderstandes (biologische Reaktion) ändern sich jedoch schrittweise die Bedingungen, und es treten Bewegungen auf (gebremste Bewegungen).

Die *Bewegungen* (Ortsveränderungen in einem bestimmten Zeitraum) selbst lassen sich als Kombinationen von Translations- und Rotationsbewegungen beschreiben (Abb. 3.39) oder als Rotation um einen Punkt, der auch außerhalb des Körpers liegen kann. Den virtuellen Drehpunkt erhält man, indem man nach einer Ortsveränderung korrespondierende Punkte des Zahnes verbindet und auf den Verbindungsgeraden Mittelsenkrechten errichtet. Das Rotationszentrum liegt dort, wo sich die

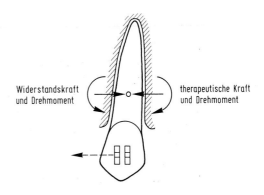

Abb. 3.38 Quasistatisches System; der Widerstand gegen die therapeutische Kraft schafft zunächst ein Gleichgewicht. Der Widerstand nimmt durch biologische Reaktion langsam ab

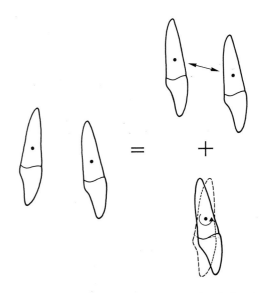

Abb. 3.39 Zahnbewegung zerlegt in eine Translations- und eine Rotationskomponente

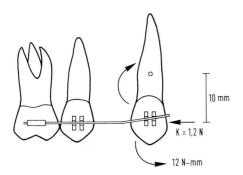

Abb. 3.37 Wenn eine Kraft K der Größe 1,2 N im Abstand von 10 mm vom Widerstandszentrum angreift, entsteht ein Kippmoment von 12 N-mm. Dieses kann durch ein ebenso großes im Bracket erzeugtes Moment ausgeglichen werden

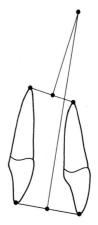

Abb. 3.40 Zahnbewegung als Rotation um einen konstruierten Punkt

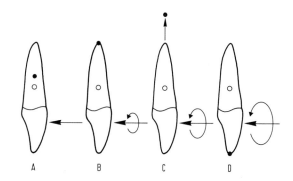

Abb. 3.41 Bei einer Kippbewegung liegt das Rotationszentrum etwas apikal vom Widerstandszentrum (A); durch ein zusätzliches Drehmoment (Torque) kann das Rotationszentrum weiter nach apikal verlegt werden (B), evtl. bis ins Unendliche (C) = reine Translation; überwiegt der Torque, liegt der Drehpunkt inzisal (D)

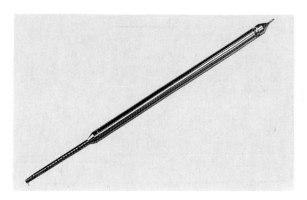

Abb. 3.42 Zug- und Druckwaage, in Unzen geeicht, für einen Meßbereich von 0,28–4,5 N

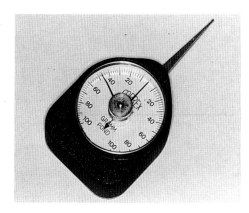

Abb. 3.43 Federwaage mit Schleppzeiger zum Messen von Zug- und Druckkräften; 3 Ausführungen mit Meßbereichen 0,1–1 N, 0,25–2,5 N und 1–5 N

Senkrechten schneiden (Abb. 3.40). Reine Translationsbewegungen kann man in diesem Sinne als Rotation um einen Punkt im Unendlichen beschreiben. Wo das Rotationszentrum im Einzelfall liegt, hängt von dem Verhältnis zwischen Kraft und Drehmoment ab (Abb. 3.41). Aber auch die lokalen anatomischen Gegebenheiten sind mitbestimmend. So konnten GLENN et al. (1983) zeigen, daß nicht nur eine Eckzahnretraktion (bei Katzen) nach Ablösung des gingivalen Attachments schneller verlief, sondern daß sich auch der Drehpunkt bis zu 3 mm nach apikal verlagerte.

Die zwischen zwei Zeitpunkten beobachtete Ortsveränderung eines Zahnes sagt nichts über die Gleichförmigkeit der Bewegung in diesem Zeitabschnitt aus. Es ist sehr wohl möglich, daß der Zahn mit fortschreitender Änderung der mechanischen Bedingungen eine diskontinuierliche Bewegungsbahn beschreibt.

3.5 Kraftgröße

Etwas über die richtigen Kraftgrößen für Zahnbewegungen zu wissen, ist ebenso wichtig, wie es schwierig ist, darüber verbindliche Angaben zu machen.

Prinzipiell ist es kein Problem, elastische Kräfte zu messen, hierfür stehen uns geeignete Meßgeräte zur Verfügung (Abb. 3.42 und Abb. 3.43). Es gibt dabei aber einige praktische Schwierigkeiten. Loopbögen z. B. schaffen ein

relativ kompliziertes System von Kraftsetzungen und gegenseitigen Abstützungen. Wo soll man hier messen? Es ist auch nicht klar, wie eine „Torque-Kraft" gemessen werden soll. Entscheidend ist hier der Hebelarm. Es müßte demnach ermittelt werden, welche Kraft durch die Verwindung eines Bogens in einem Abstand vom Bogen erzeugt wird, der ungefähr der Distanz zwischen Bogen und Wurzelspitze entspricht.

Für die *Wirkung* ist letztlich entscheidend, welcher *Druck* im Parodontalspalt des zu bewegenden Zahnes entsteht. Neben der Primärkraft sind folgende Faktoren bestimmend:

• Der *Reibungsverlust,* der von der Primärkraft in Abzug zu bringen ist. Bei einigen Anordnungen (Gleiten am Bogen) kann die Reibung erheblich sein, andere dagegen (Loopbögen) arbeiten reibungsfrei. *Klinisch* meßbar ist die Reibung leider nicht.

- Die *Wurzeloberflächen* der bewegten Zähne, vor allem jene, die in Bewegungsrichtung liegen. Darüber gibt es Angaben von FREEMAN (1965), CLARK (1969) und LEE (1965), die RIKKETTS et al. (1979) ihren Angaben über die optimalen Kräfte für Zahnbewegungen zugrunde gelegt haben (Abb. 3.44; s. Anhang). Die Unterschiede zwischen den einzelnen Zähnen sind beträchtlich. So verlangt und toleriert ein Molar wesentlich mehr Kraft als ein unterer Schneidezahn.
- Die *Bewegungsart:* Bei kippender Bewegung werden andere Flächen belastet als bei einer geführten körperlichen Zahnbewegung. Es ist mehr Kraft erforderlich, einen Zahn körperlich zu bewegen als ihn zu kippen. Umgekehrt kommt es bei der körperlichen Bewegung aufgrund der gleichmäßigen Kraftverteilung zu geringeren Druckwerten und deswegen seltener zu einer Überbelastung.

Ferner ist zu bedenken, daß jeder Zahn, unabhängig von der kieferorthopädischen Kraftapplikation, sich in einem *Kraftfeld* befindet. Er steht zumindest temporär unter der Krafteinwirkung durch:

- die okklusalen Kaumuskelkräfte,
- den physiologischen Zungendruck,
- den Lippen- und Wangendruck,
- Parafunktionen,
- die Schwerkraft.

Sofern diese Kräfte zu keinen Zahnstellungsänderungen führen, nimmt man an, daß sie aufgrund ihrer Größe und Dauer unterschwellig sind oder daß sich Kräfte mit entgegengesetzter Richtung im Gleichgewicht befinden. Verschiebungen des Kräftegleichgewichts von nur wenigen Gramm (1/100 N) können genügen, um Zahnbewegungen auszulösen (WEINSTEIN et al. 1963, WEINSTEIN 1967).

Für die therapeutischen Kraftapplikationen ist wichtig, ob die genannten physiologischen Kräfte in gleiche oder entgegengesetzte Richtung wirken oder ob sie indifferent sind.

Wenn es auch schwierig ist, zur richtigen Kraftgröße verbindliche Angaben zu machen, so kommt man doch in der Praxis nicht ohne Anhaltszahlen aus. Die von verschiedenen Autoren genannten Zahlen sind schwer ver-

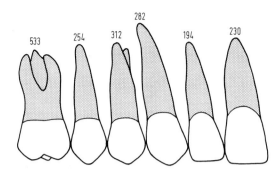

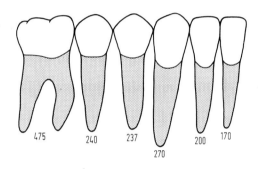

Abb. 3.44 Größe der Wurzeloberflächen (mm^2) verschiedener Zahntypen (nach Angaben von FREEMAN 1965)

Größe der angewandten Kräfte; von wenigen p bis zu 2–3 kp. Grenze zwischen schwachen (= orthodontischen) und starken (= orthopädischen) Kräften: ca. 400 p ≙ 0,4 N

gleichbar, weil sie zum Teil als Kraft pro Zahn, zum Teil als Druck (Kraft/cm^2) angegeben sind.

Nach THUROW (1972) sollen die für die Zahnbewegung verwendeten Kräfte zwischen 0,25 N und 1 N pro Zahn liegen. A. M. SCHWARZ (1956) setzt die Kraft in Beziehung zur Wirkungsdauer. Er meint, daß ein Dauerdruck im Parodontalspalt 0,2 N/cm^2, was dem kapillaren Blutdruck entspricht, nicht übersteigen soll (zweiter biologischer Wirkungsgrad).

Die in Tabelle 3.1 aufgeführten differenzierten Angaben verschiedener Autoren basieren zum Teil auf experimentellen Untersuchungen. Bei den angegebenen Kräften soll es zu keinen Wurzelresorptionen und anderen Schädigungen kommen.

Nach RICKETTS et al. (1979) sollen 1 N/cm^2 auf der Wurzeloberfläche in Bewegungsrichtung notwendig sein, um einen Zahn zu bewegen. LEE (1965) empfiehlt das Doppelte. RICKETTS gibt auf der Basis von 1 N/cm^2 bzw. 1,5 N/cm^2 eine Übersicht über die für verschiedene Zahntypen in verschiedenen Bewegungsrichtungen erforderlichen Kräfte (Abb. 3.45).

Tabelle 3.1   Angaben verschiedener Autoren über die für Zahnbewegungen geeigneten Kraftgrößen

für *kippende* Bewegungen:			
nach JARABAK und FIZZELL	(1972)	0,2–0,3 N	für Frontzähne und Prämolaren
		0,5–0,75 N	für Eckzähne und Molaren
nach FOSTER	(1975)	0,3–0,5 N	
für *körperliche* Bewegungen:			
nach REITAN	(1957)	2,5 N	für Eckzahnretraktion
nach JARABAK und FIZZELL	(1972)	0,4–0,5 N	für Frontzähne und Prämolaren
		1,5 N	für Eckzähne und Molaren
nach MOYERS	(1973)	1,5–2,0 N	für Eckzahnretraktion
nach GRABER und SWAIN	(1975)	0,4–0,5 N	
für *Torque*-Bewegungen:			
nach REITAN	(1964)	0,5 N	für Prämolaren
nach JARABAK und FIZZELL	(1972)	0,5 N	für Schneidezähne und Prämolaren
		1,2–1,5 N	für Eckzähne und Molaren
nach MOYERS	(1973)	0,5–0,6 N	
für *Extrusions*-Bewegungen:			
nach REITAN	(1957)	0,25 N	für Schneidezähne
nach JARABAK und FIZZELL	(1972)	0,25–0,3 N	
nach MOYERS	(1973)	0,25–0,3 N	
für *Intrusions*-Bewegungen:			
nach JARABAK und FIZZELL	(1972)	0,15–0,5 N	
nach MOYERS	(1973)	< 0,25–0,3 N	

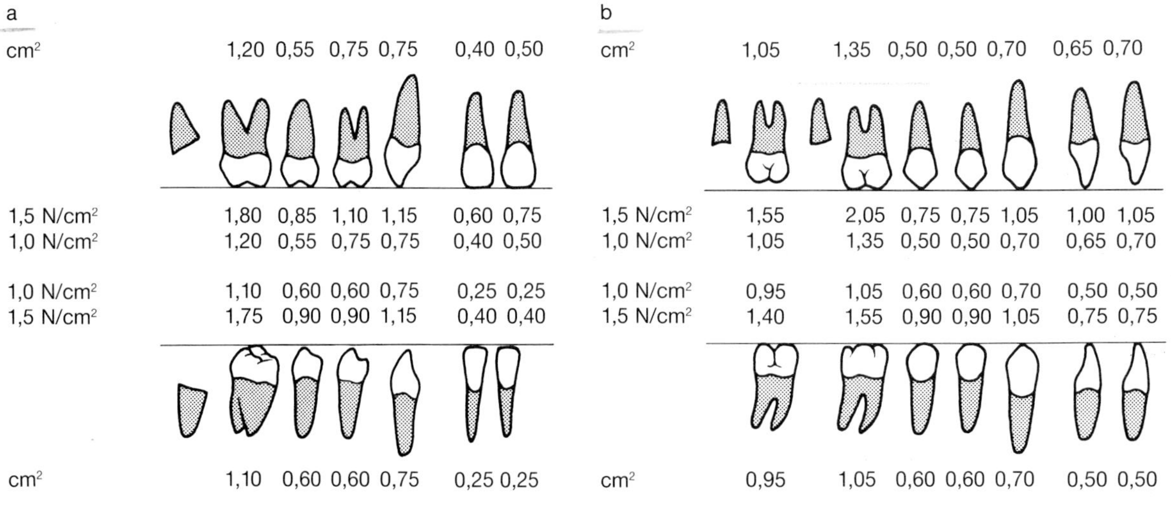

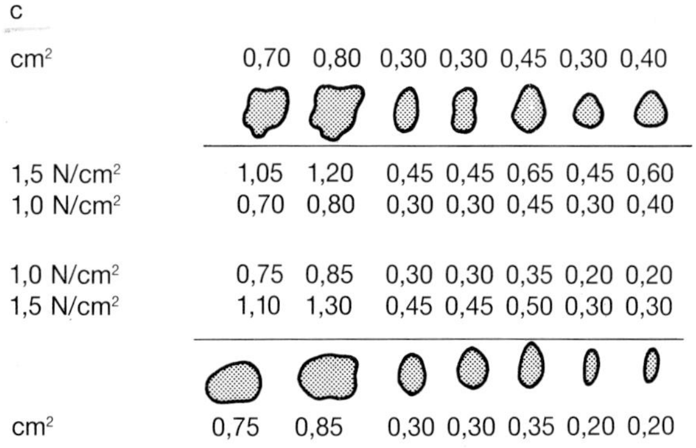

Abb. 3.45 Geeignete Kraftgrößen (N) – teilweise aufgerundet – für die Bewegung von Zähnen in sagittaler Richtung (a), in transversaler Richtung (b) und in vertikaler Richtung (c), basierend auf Druckwerten von 1,5 N/cm² bzw. 1 N/cm² (nach RICKETTS et al. 1979)

3.6 Kraftdauer

Für die Wirkung ebenso wichtig wie die Kraftgröße ist die Kraftdauer. Bei der Kautätigkeit erreichen die Kaukräfte erhebliche Spitzenwerte (ca. 27 N nach EICHNER 1964). Trotzdem wird dadurch keine dauerhafte Zahnstellungsänderung ausgelöst, weil die Einwirkungen insgesamt von zu kurzer Dauer sind (0,1–0,4 sec/Kontakt). Dagegen führen bereits Kräfte von ca. 0,1 N zu einer Zahnbewegung, wenn die Kraft über längere Zeit ständig in derselben Richtung wirkt und nicht durch eine Gegenkraft aufgehoben wird.

Kräfte können über kurze oder über lange Zeit wirken, sie können während der Einwirkung in ihrer Größe fast gleich bleiben, langsam abnehmen oder rasch abnehmen. Bei den in der Literatur zu findenden Bezeichnungen für den zeitlichen Kraftverlauf gibt es Unterschiede, die zu einer Begriffsverwirrung beitragen. Wir empfehlen, alle Kräfte, die durch eine festsitzende Apparatur ausgeübt werden, als kontinuierliche Kräfte oder Dauerkräfte zu bezeichnen, alle Kräfte, die durch herausnehmbare Geräte erzielt werden, als intermittierende Kräfte. Zur weiteren Unterscheidung sollte man die Begriffe langwirkend und kurzwirkend einführen.

Danach ergibt sich folgende Systematik:

- langwirkende (langsam abnehmende) kontinuierliche Kräfte, *: direkte Resorption*
- kurzwirkende (rasch abnehmende) kontinuierliche Kräfte,
- langwirkende (langsam abnehmende) intermittierende Kräfte, *z.B. Bull-Loop*
- kurzwirkende (rasch abnehmende) intermittierende Kräfte, *(Pause bis zur nächsten Aktivierung als Schutz vor Schäden): unterminierende Resorption*
- intermittierende funktionelle Kräfte.

Bei den durch eine festsitzende Apparatur erzeugten kontinuierlichen Kräften wird also unterschieden zwischen den langwirkenden Kräften, gleichbedeutend mit langwegigen oder langhubigen Kräften, und den kurzwirkenden Kräften, gleichbedeutend mit kurzwegigen oder kurzhubigen Kräften. Langwirkende Kräfte werden durch weich-elastische Drähte erzeugt. Sie wirken über eine große Strecke und nehmen beim Ausweichen der Zähne in ihrer Größe nur

geringfügig ab. Praktisch wirkt ständig eine meist nicht zu große, fast gleichbleibende Kraft.

Kurzwirkende Kräfte werden durch relativ starre, hart-elastische Drähte erzeugt. Eine geringe Auslenkung führt bereits zu großen Kraftwerten. Da die Kraft nur über einen kurzen Weg wirkt, führt eine Zahnbewegung und die dadurch bedingte Entspannung des Elements zu einem raschen Kraftabfall, u.U. bis zum Nullpunkt. Auch von Gummizügen gehen eher kurzwirkende Kräfte aus, dies ist aber durch ihre Materialveränderung im Mundmilieu bedingt.

Langwirkende intermittierende Kräfte werden z.B. durch dünne, lange Federn an Plattenapparaturen erzeugt, kurzwirkende intermittierende Kräfte z.B. durch Schrauben.

Intermittierende funktionelle Kräfte sind körpereigene Muskelkräfte, die durch funktionskieferorthopädische Geräte übertragen werden. Entsprechend der Tatsache, daß solche Geräte nicht ständig getragen werden, gibt es Langpausen. Es gibt aber auch Kurzpausen, weil die Muskulatur während des Tragens nicht ständig innerviert wird. Außerdem bringt die Muskelanspannung rasche Schwankungen der Kraftgröße mit sich (Vibration).

Das Kraft-Zeit-Diagramm zeigt schematisiert die Charakteristika der verschiedenen Kräfte (Abb. 3.46–3.48).

An dieser Stelle sei auf den Umstand hingewiesen, daß Zähne gleichzeitig unter der Einwirkung verschiedener therapeutischer Kräfte stehen können. Als Beispiel sei ein Zahn

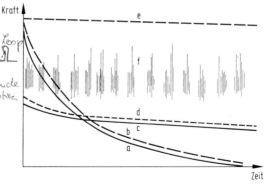

Abb. 3.46 Tendenz des zeitlichen Verlaufs von Krafteinwirkungen (arbiträre Kurven) über einen Zeitraum von einigen Wochen; a) kurzwirkende kontinuierliche Kraft; b) kurzwirkende intermittierende Kraft; c) langwirkende kontinuierliche Kraft; d) langwirkende intermittierende Kraft; e) große, langwirkende intermittierende Kraft, ausgelöst durch einen Headgear; f) intermittierende funktionelle Kraft

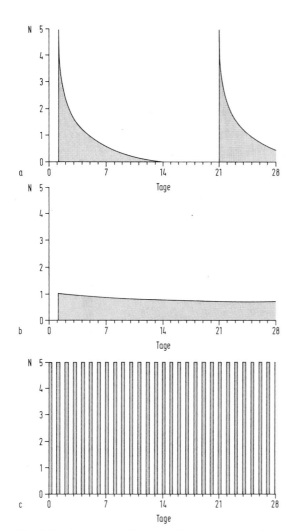

Abb. 3.47 Dauer und Größe der Krafteinwirkung verschiedener Kräfte über einen Zeitraum von 28 Tagen (arbiträre Kurven, nach THUROW 1972); a) kurzwirkende kontinuierliche Kraft, Nachaktivierung nach 3 Wochen; b) langwirkende kontinuierliche Kraft; c) Headgear, nachts 12 Stunden getragen

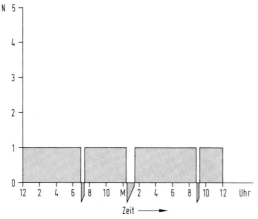

Abb. 3.48 Dauer und Größe der Krafteinwirkung durch einen Gummizug über einen Zeitraum von 24 Stunden (arbiträre Kurve, nach THUROW 1972); wenn die Gummis zu den Mahlzeiten herausgenommen werden, kann durch die elastische Deformierung des Drahtbogens eine Gegenkraft wirksam sein

genannt, der unter der kontinuierlichen Wirkung eines Drahtbogens steht und darüber hinaus intermittierend durch einen Headgear belastet wird.

3.7 Verankerung

Gemäß dem physikalischen Gesetz „actio = reactio" ist bei jeder Kraftapplikation im Bereich der Abstützung mit einer gleich großen, entgegengesetzt wirkenden Kraft zu rechnen. Unter Verankerung verstehen wir alle Maßnahmen, die geeignet sind, eine unerwünschte Rückwirkung von Kräften zu vermeiden. Wir unterscheiden die folgenden Formen von Verankerung.

3.7.1 Verankerung mit dentaler Abstützung

Reziproke Verankerung

Diese ist immer dann gegeben, wenn zwei Zähne oder zwei Zahngruppen unter gegenseitiger Abstützung aufeinander zu oder voneinander weg bewegt werden. Handelt es sich dabei um Elemente mit gleich großem Verankerungswert, ist die Bewegung auf beiden Seiten gleich (Abb. 3.49). Eine differentielle Wirkung an den gegeneinander bewegten Teilen kann dadurch eintreten, daß diese einen unterschiedlichen

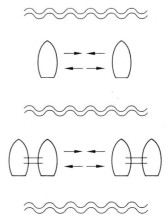

Abb. 3.49 Um das Verankerungsproblem zu verdeutlichen, sind die Zähne durch Boote repräsentiert, die im gemeinsamen Medium Wasser frei beweglich sind. Bei Kraftausübung zwischen zwei Booten oder zwei gleich großen Gruppen miteinander verbundener Boote kommt es zu gleich großen Rückwirkungen (reziproke Verankerung)

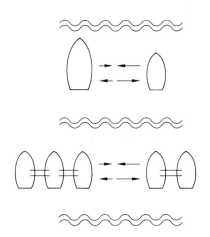

Abb. 3.50 Werden Kräfte zwischen ungleich großen Booten oder ungleich großen Gruppen von Booten ausgeübt, tritt die größere Bewegung jeweils an der kleineren Einheit auf

Verankerungswert besitzen bzw. daß die summierten Verankerungswerte unterschiedlich groß sind (Abb. 3.50).

„Stationäre" Verankerung

Das Ungleichgewicht kann so groß sein, daß auf einer Seite keine nennenswerte Bewegung erfolgt (Abb. 3.51). Wenn ein Zahn oder zwei Zähne (mit geringem Verankerungswert) gegen mehrere zu einem Verankerungsblock zusammengefaßten Zähne bewegt werden, spricht man von einer „stationären Verankerung". Dabei wird unterstellt, daß nur der zu bewegende Zahn reagiert, während die Zähne des Verankerungsblocks an Ort und Stelle bleiben, weil die rückwirkende Kraft sich auf die Summe ihrer Wurzeloberflächen verteilt; so werden nur unterschwellige Druckwerte erreicht.

Den Ausdruck „stationäre Verankerung" in dem Sinne zu gebrauchen, wie es z. T. geschieht, daß damit eine Kippung der Zähne vermieden

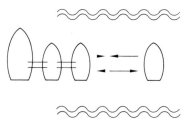

Abb. 3.51 Wird ein Einzelelement gegen einen großen Block verbundener Elemente bewegt, ist eine nennenswerte Rückbewegung des großen Blocks nicht mehr feststellbar („stationäre" Verankerung)

wird (körperliche Bewegung), im Gegensatz zu einer „einfachen Verankerung", bei der Kippen möglich ist, halten wir nicht für sinnvoll, weil es dem Bedeutungsgehalt von stationär (= am Ort bleibend) nicht gerecht wird.

3.7.2 Verankerung mit nicht-dentaler Abstützung

- „Knochenverankerung":
  Dabei werden rückwirkende Kräfte über die Schleimhaut auf die Knochenoberfläche von Alveolarfortsätzen und Gaumenabhängen übertragen (s. Kapitel „Verankerung" S. 260 ff.).
- „Muskelverankerung":
  Bei dieser Verankerungsform sind es die Kräfte gedehnter Lippenmuskeln, die rückwirkende Kräfte aufheben.

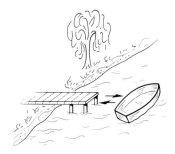

Abb. 3.52 Bei der extraoralen Verankerung erfolgt die Abstützung außerhalb des „Mediums". Eine Rückwirkung auf andere im Wasser befindliche Boote tritt nicht ein

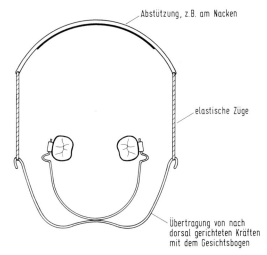

Abb. 3.53 Das Prinzip des Headgears zur extraoralen Verankerung

- **Extraorale Verankerung:**
  Eine andere vom Zahnsystem unabhängige, sehr wirksame Form der Verankerung ist die extraorale Verankerung mit Hilfe des Headgears. Dabei werden durch elastische Züge erzeugte Kräfte unter Abstützung am Nacken oder am Hinterhaupt über einen enoral-extraoralen Doppelbogen (Gesichtsbogen) meist auf die ersten Molaren im Oberkiefer übertragen, um diese an Ort und Stelle zu halten (Abb. 3.52 und Abb. 3.53).

Torque:

Torquewirkung abhg. von — Größe des ⍺ im Draht oder Bracket
— Dicke des Drahtes

Je größer ⍺, umso größer ist der Torque.
Ist der Drahtquerschnitt kleiner als der des Slots, so ist kleine Drehung des Drahts erforderlich, bis die Drahtkanten Kontakt zu inneren Slotoberfläche haben, ⇒ Verlust an effektivem Torque, bei dünnen Drähten größer als bei dicken.

Rotation:

Es empfiehlt sich Anwendung von Kraftpaaren (gleiche Größe/entgegengesetzte Richtung/parallele, nicht übereinstimmende Kraftlinien)
reine Rotation: Kräfte an 2 Seiten des Zahnes
nur eine Kraft: Rotation/Translation/Kippung

Verankerung:

minimale Verankerung: Nachbarzähne schließen nach Extr. die zur Verfügung stehende Lücke je zur Hälfte (kein Verankerungsbedarf)

mäßige (moderate) Verankerung: die Bewegung eines Zahnes soll gefördert, die der anderen gebremst werden (Vergrößerung der Verankerungseinheit auf der Seite, auf der wenige Zahnbewegung erwünscht ist)

maximale Verankerung: Verankerung darf sich nicht bewegen
— intramaxillär (z. B. lingualer (palatinaler) Bügel)
— intermaxilläre
— extraoral

oder einfach/stationär: • Nach dem Ausmaß des Widerstandes, den eine Verankerungseinheit einer Bewegung entgegensetzt, spricht man von minimale/mäßiges/max. Veran.
• Nach der Bewegung, die die Zähne des Verankerungseinheit durchführen, spricht man von einfacher/stationärer Verankerung
• Nach der Lage des Verankerungseinheit unterscheidet man zwischen intramaxillärer/intermaxillärer und extraorale Verankerung

4 Biologische Grundlagen

Wird ein Zahn durch eine Kraft belastet, weicht er zunächst um einen geringen Betrag aus, soweit es die Parodontalspaltbreite (0,2–0,35 mm) und die Kompressibilität des Parodontalgewebes, das zu 70 Vol% aus Bindegewebsfasern, zu 1–2 Vol% aus Gefäßen und zu 28 Vol% aus freien Zellen und Nerven besteht, zuläßt. Hinzu kommt noch der Effekt einer gleichzeitigen geringen elastischen Knochendeformation (Grimm 1972).

Bei relativ großer Knochenelastizität und relativ kleinen Kräften kann der durch die Knochendeformation verursachte Anteil der Initialbewegung größer sein als der durch die Kompression des Parodontalligaments bedingte (Göz 1987).

Alle weiteren Positionsveränderungen eines Zahnes setzen eine biologische Reaktion voraus.

4.1 Kraftinduzierte Reaktion des Parodontalgewebes

Das Parodont zeigt bereits wenige Stunden nach Beginn einer fortdauernden Krafteinwirkung erste Reaktionen:

Auftreten von Mesenchymzellen und Proliferation der Gefäßkapillaren (Zaki und van Huysen 1963).

Zu einer Zahnbewegung kommt es normalerweise dadurch, daß an den Druckzonen der Alveolenoberfläche Knochenabbau und an den Zugzonen Knochenanbau stattfindet (Abb. 4.1). Da diese Vorgänge nicht völlig synchron ablaufen – der Knochenanbau ist verzögert – wird der Parodontalspalt vorübergehend verbreitert, und es tritt eine erhöhte Zahnbeweglichkeit auf, die nach Beendigung der aktiven Krafteinwirkung wieder verschwindet (Böhm 1983). Die Verteilung der Resorptions- und Appositionszonen hängt von der jeweiligen Bewegungsart ab und entspricht der beschriebenen Kraftverteilung (Abb. 4.2–4.7).

Der *Knochenabbau* erfolgt durch die Tätigkeit von *Osteoklasten*. Das sind große, mehrkernige Zellen, die meist in Resorptionslakunen der Knochenoberfläche liegen (Abb. 4.8 und Abb. 4.9). Ihre Funktion ist die Osteoklase.

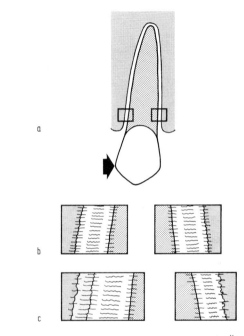

Abb. 4.1 Kraftinduzierter Knochenumbau; a) Übersicht: rechts Druckzone, links Zugzone; b) Ausschnitt aus dem Parodontalspalt vor der Krafteinwirkung; c) Zahnverschiebung durch Knochenabbau an der Druckzone und Knochenanbau an der Zugzone

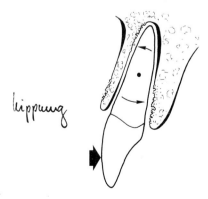

Abb. 4.2 Verteilung von Resorptions- und Appositionszonen (hier dunkel) bei einer kippenden Zahnbewegung

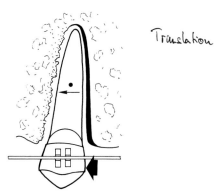

Translation

Abb. 4.3   Verteilung der Resorptions- und Appositionszonen bei einer geführten, körperlichen Zahnbewegung

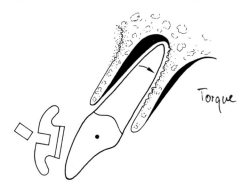

Torque

Abb. 4.4   Verteilung der Resorptions- und Appositionszonen bei einer Torquebewegung

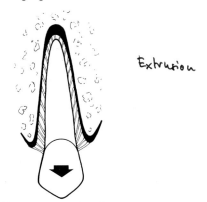

Extrusion

Abb. 4.5   Appositionszonen bei einer Extrusionsbewegung

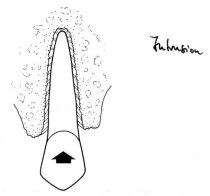

Intrusion

Abb. 4.6   Resorptionszonen bei einer Intrusionsbewegung

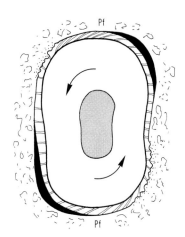

Abb. 4.7   Verteilung der Resorptions- und Appositionszonen bei einer Rotationsbewegung; in manchen Bereichen (Pf) werden vorwiegend die Parodontalfasern gedehnt

Resorptionsflächen des Knochens sehen im histologischen Bild wie angenagt aus. Bereits in einer einfachen Lupenvergrößerung heben sich solche Flächen durch ihre Rauhigkeit von der glatten Oberfläche der normalen Alveolenwand ab.

Auf der Zugseite kommt es zunächst zu einer Anspannung und Ausrichtung der Parodontalfasern in Bewegungsrichtung des Zahnes, d. h. der kollagenen Bindegewebsfasern und der Oxytalanfasern, deren biomechanische Bedeutung verschiedentlich diskutiert wird (FULLMER und LILLIE 1958; RANNIE 1963; JONAS 1978). Die Oxytalanfasern, die im Parodont ein Netzwerk bilden, ähneln histochemisch, enzymatisch und ultrastrukturell den elastischen Fasern. Unter verstärkter mechanischer Beanspruchung nimmt ihr Volumenanteil, der im jugendlichen Parodont 3% beträgt, zu.

Der *Knochenanbau* erfolgt durch *Osteoblasten*tätigkeit. Osteoblasten sind kleine, einkernige Zellen, die in einer Reihe an der Oberfläche von Appositionsstellen liegen (Abb. 4.10 und Abb. 4.11). Die Osteoblasten lagern eine Schicht von osteoidem Gewebe ab, das erst später verkalkt. Der so gebildete primäre Faserknochen wird später nochmals umgebaut und durch den typisch strukturierten, lamellären Knochen ersetzt. Im histologischen Bild erkennt man Appositionszonen an dem hellen Saum von unverkalktem Osteoid, begrenzt von der Reihe der Osteoblasten.

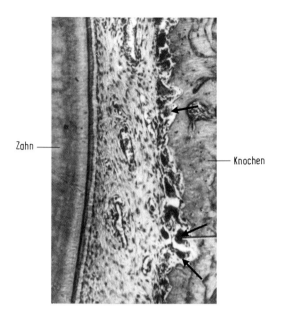

Abb. 4.8 Knochenabbau; an der resorptiven Knochenoberfläche der Alveole eines bewegten menschlichen Zahnes liegen zahlreiche Osteoklasten (z. B. Pfeile) in Howship-Resorptionslakunen.
Präparat von REITAN, von P. RYGH freundlicherweise zur Verfügung gestellt.

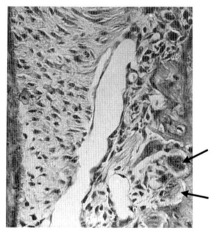

Abb. 4.9 Osteoklasten sind mehrkernige Riesenzellen (Pfeile); Rattenpräparat, von P. RYGH freundlicherweise zur Verfügung gestellt.

Diese typische Gewebereaktion konnte im Tierexperiment bereits 24 Stunden nach Beginn der Krafteinwirkung registriert werden; nach drei Tagen hatte sie bereits ihren Höhepunkt erreicht (ROTHBLATT und WALDO 1953).

Osteoblasten und Osteoklasten differenzieren sich aus pluripotenten Mesenchymzellen, die man vor allem in der Nähe von Gefäßkapillaren antrifft. Auch eine Umwandlung von Osteoblasten zu Osteoklasten und umgekehrt soll beobachtet worden sein.

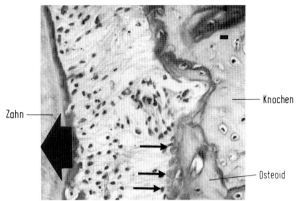

Abb. 4.10 Knochenanbau; ein heller Saum von neu gebildetem unverkalktem Osteoid wird von einer Reihe von Osteoblasten (Pfeile) begrenzt, der große Pfeil gibt die Bewegungsrichtung des Zahnes an.
Rattenpräparat, von P. RYGH freundlicherweise zur Verfügung gestellt.

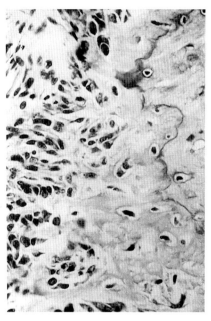

Abb. 4.11 Beginnende Knochenneubildung an einer Zugzone ist oft durch direkte Ossifikation von Faserbündeln charakterisiert; diese primären Knochentrabekeln ragen in den Alveolarspalt hinein, später wird eine neue Knochenschicht abgelagert; Präparat von E. KVAM freundlicherweise zur Verfügung gestellt

Nach STUTZMANN und PETROVIC (1981) differenzieren sich die knochenbildenden und -resorbierenden Zellen zum Teil aus Zellen, die von außen einwandern (extrinsische Zellen, zirkulierende Monozyten). Da das Einwandern nur bei guter Durchblutung des Parodonts möglich ist, soll die größte Knochenumbaurate und damit die schnellste Zahnbewegung durch leichte, intermittierende Kräfte ausgelöst werden.

Bedeutung für die kontinuierliche Anheftung der Parodontalfasern an Resorptionsflächen könnte den von KURIHARA und ENLOW (1980) beschriebenen Osteoklasten-Companion-Zellen zukommen, die den Fibroblasten ähneln. Sie sollen Proteoglykane auf die Knochenoberfläche sezernieren, die als Verbindung zwischen alten und neuen Kollagenfasern und als Bindeglied zwischen diesen und dem Alveolarknochen dienen sollen.

Die beschriebenen Mechanismen der normalen Zahnbewegung setzen ein funktionsfähiges Parodont voraus. Dies wird durch die Tatsache belegt, daß es kaum möglich ist, ankylosierte Zähne oder Implantate kieferorthopädisch zu bewegen (SHERMAN 1978).

4.2 Theorien über die Ursachen des Knochenumbaus

Was die Zellen veranlaßt, sich zu differenzieren und ihre spezielle Tätigkeit aufzunehmen, ist bisher nicht hinreichend erforscht.

Für die Erklärung der Umbauvorgänge könnten *biochemische Vorgänge* im Parodontalligament bedeutsam sein. BAUMRIND und BUCK (1970) fanden bei orthodontischer Zahnbewegung die allgemeine Stoffwechselaktivität und die Zellteilungsrate erhöht, während die Kollagensynthese vermindert erschien, und zwar auf der Druckseite wie auf der Zugseite. Im Hinblick auf die Kollagenbildung machten KOUMAS und MATTHEWS (1969) allerdings die gegenteilige Beobachtung.

DAVIDOWITCH et al. (1972) fanden im Tierexperiment auf der Druckseite orthodontisch bewegter Zähne einen Anstieg des CAMP (Cyclic adenosine 3'5' monophosphate), auf der Zugseite initial einen leichten Abfall. Dieser biochemische Mechanismus ist ähnlich dem, der das Parathormon aktivieren soll. Über histochemische Unterschiede im Vergleich von Zug- und Druckseite berichteten auch DIAZ (1978) und LILJA et al. (1983).

Eine lebhafte Diskussion wird darüber geführt, welche Rolle die von YASUDA (1954) gefundenen und von BASSETT und BECKER (1962) untersuchten *Potentialdifferenzen* spielen, die

im Sinne des piezoelektrischen Phänomens bei Biegebelastungen an Knochenoberflächen auftreten (Abb. 4.12). Nach FROST (1964) wirkt der Knochen wie ein Halbleiter, wegen der Halbleitereigenschaften seiner beiden Hauptkomponenten Apatit und Kollagen in Verbindung mit strukturiertem Wasser (H_3O^+ und OH^-). Zu den elektrischen Strömen, deren Größe proportional der Belastung ist, kommt es aufgrund der Streßsensibilität der sog. PN-Verbindungen, d.h. der funktionellen Einheiten zwischen Kollagenfasern (N-Typ) und den Apatitkristallen (P-Typ).

Potentialdifferenzen wurden von GILLOOLY et al. (1968) und von ZENGO et al. (1973) auch an Alveolarknochen in der Nachbarschaft orthodontisch belasteter Zähne gefunden. In beiden Fällen waren die positiven Ladungen dort lokalisiert, wo bei der gegebenen Belastungssituation erfahrungsgemäß Knochenresorption zu erwarten war, die negativen Ladungen dagegen dort, wo es zu Knochenapposition kommen sollte (Abb. 4.13). Damit in guter Übereinstimmung stehen die Untersuchungsergebnisse von KLAPPER und HENRIQUES (1970), die kleine Batterien unter die Kopfhaut auf die Schädelkalotte von Kaninchen pflanzten und jeweils am negativen Pol eine Knochenbildung fanden.

BAUMRIND (1969) fand im Tierexperiment eine *elastische Deformierung des Alveolarknochens* bereits bei relativ geringer Belastung der Zähne. Im Blick auf das piezoelektrische Phänomen knüpfte er daran die Frage, ob nicht ein Teil der auf die Kraftapplikation hin beobachteten

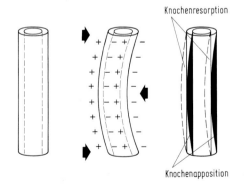

Abb. 4.12 Durch eine Biegebelastung treten an den konkaver werdenden äußeren oder inneren Knochenoberflächen negative, an den konvexer werdenden Knochenoberflächen positive elektrische Ladungen auf. Im Bereich der positiven Ladungen kommt es zur Knochenresorption, im Bereich der negativen Ladungen zur Knochenapposition

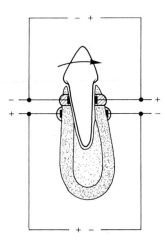

Abb. 4.13 Potentialdifferenzen wurden u. a. von GILLOOLY et al. (1968) auch bei kippenden Zahnbewegungen an den Alveolenoberflächen bzw. an den äußeren Oberflächen des knöchernen Alveolarfortsatzes beobachtet. Die Bereiche mit positiven Ladungen entsprachen den Resorptionszonen, jene mit negativen Ladungen den Appositionszonen

Zahnbewegung durch die elastische Deformierung des Knochens verursacht sein könnte, wie dies bereits KINGSLEY (1880) und FARRAR (1888, zit. bei BAUMRIND 1969) angenommen hatten. Er unterstellt, daß die im Knochen entstehenden Spannungen zu einer Änderung im Ausmaß und in der Ausrichtung der ständig ablaufenden Umbauvorgänge führen würden. BAUMRIND nennt eine Reihe von Phänomenen, die besser erklärbar sind, wenn man seine Hypothese akzeptiert.

Auch die „*Erschütterungstheorie*" von ROUX (1894), die HÄUPL (1955) zur Erklärung der Zahnbewegung ganz in den Vordergrund gestellt hat, darf in diesem Zusammenhang Erwähnung finden. Danach soll die Zellaktivität durch die aus der Muskulatur stammenden Vibrationsreize in besonderer Weise angeregt werden. HÄUPL (1955) freilich vertrat die Auffassung, daß derartige funktionelle Reize nur durch funktionskieferorthopädische Geräte provoziert und übertragen werden könnten.

Neuerdings gibt es Hinweise, daß „Erschütterungen" auch für die orthodontische Zahnbewegung bedeutsam sein könnten. So fanden SHAPIRO et al. (1979) bei Einwirkung pulsierender Kräfte eine größere Bewegung und größere Mobilität. Die Autoren weisen darauf hin, daß eine bei der mechanischen Knochenbiegung im Sinne des piezoelektrischen Phänomens

erzeugte elektrische Spannung nur während der Veränderung zu einem Mikrostromfluß und der dadurch ausgelösten Knochenveränderung führt, nicht aber, wenn der Knochen unter Belastung gehalten wird. So könnte eine Vibration, d. h. eine Vielzahl von Spannungsänderungen, einen elektrisch induzierten Prozeß der Knochenveränderung in Gang halten (SERGL 1983).

4.3 Hyalinisierung und unterminierende Resorption

Bei *starkem Dauerdruck* wird das Parodontalgewebe auf der *Druckseite* so komprimiert, daß schließlich die Lumina der Blutgefäße verschlossen sind (Abb. 4.14; GIANELLY 1969). Nach einer Mitteilung von MIURA (1973) ergab sich in einem Experiment mit ausgewachsenen Katzen ein Druckgrenzwert von 0,83 N/cm², bis zu dem die Blutzirkulation im Parodontalspalt nicht beeinträchtigt war. Neben der Kraftgröße spielte der Kraftweg eine entscheidende Rolle. Eine Einengung von ⅓ der Parodontalspaltbreite hatte keinen Einfluß auf die Blutversorgung. Bis zu einer Einengung von ⅔ kam die Zirkulation nach Absetzen der Kraft wieder in Gang. Darüber hinaus kam es zu einer dauerhaften Störung.

Sobald die Blutzirkulation sistiert, ist auch die Sauerstoffzufuhr für das Gewebe unterbunden. Das Gewebe reagiert mit einer Veränderung, die man wegen des glasigen Aussehens im histologischen Bild *Hyalinisierung* nennt (SANDSTEDT 1904). Es verliert seine Struktur, die Zellgrenzen verschwimmen (Abb. 4.15 und Abb. 4.16). Als Ergebnis dieses Vorgangs entsteht eine amorphe Masse toten Gewebes, das zu keiner Zelleistung, z. B. Osteoklase, mehr fähig ist.

RYGH (1975) hat die bei der Hyalinisierung eintretenden feinstrukturellen Veränderungen aufgrund seiner Experimente an Ratten ausführlich beschrieben. Schon nach 30 Minuten konnte er eine Ansammlung von Erythrozyten in dilatierten Blutgefäßen mit zunächst intakten Gefäßwänden beobachten. Nach einer Zeitspanne von 2 Stunden bis 3 Tagen war eine Auflockerung der Gefäßwände mit einem Aus-

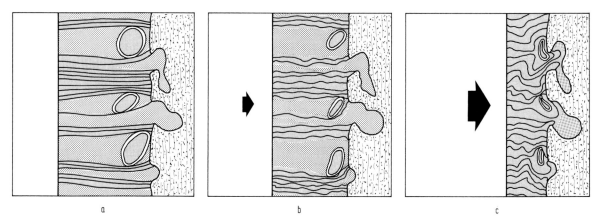

Abb. 4.14 Die Auswirkungen einer Druckerhöhung im Parodontalspalt; a) im passiven Zustand sind die Fasern in einem physiologischen Spannungszustand, die Gefäßlumina haben normale Weite; b) durch leichten Druck kommt es zu einer Entspannung der Fasern, die Gefäßlumina werden enger; c) bei starkem Druck kommt es zu einer totalen Kompression der Gefäße und so zu einem Sistieren der Blutversorgung (nach THUROW 1972)

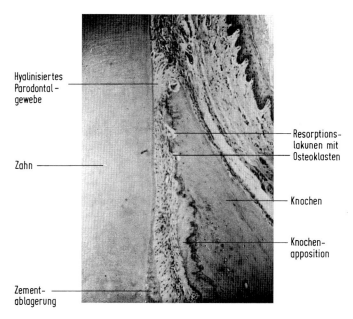

Abb. 4.15 Hyalinisiertes Gewebe am Alveoleneingang eines kippend bewegten Zahnes (Tierexperiment), in der Nachbarschaft sieht man Knochenresorption; weiter apikal findet man neugebildeten Knochen; Präparat von E. KVAM freundlicherweise überlassen

tritt und Zerfall der Blutzellen festzustellen. In dem betroffenen Gewebebezirk kam es nach Veränderungen im Zellplasma und an den Mitochondrien zu einer Kernpyknose und schließlich zum Zelltod. Letztlich waren nur noch isolierte Zellkerne oder Reste von Zellkernen übrig; hyalin-veränderte Bezirke werden deswegen auch als *zellfreie Bezirke* bezeichnet. Die Fasern des kollagenen Bindegewebes waren zerfallen, die Fibrillen mit ihrer Querstreifung jedoch weitgehend erhalten geblieben.

Durch die Hyalinisierung wird das eigentliche Ziel, die Zahnbewegung, verhindert. Trotz großer Belastung bleibt der Zahn klinisch stehen (SKILLEN und REITAN 1940), bis er schließlich plötzlich und nachhaltig zu wandern beginnt (Abb. 4.17). Dies ist der Zeitpunkt, an dem die sog. *unterminierende Resorption* eingesetzt hat. Von dem dem hyalinisierten Gewebebezirk benachbarten gesunden Gewebe und von den Markräumen aus wird die anliegende Knochenlamelle durch Osteoklastentätigkeit untermi-

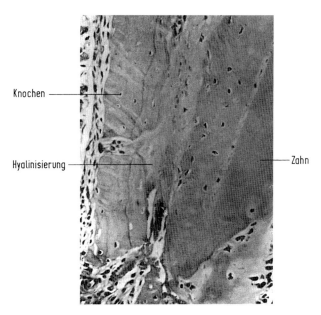

Abb. 4.16 Hyalinisierter Gewebebezirk in der apikalen Druckzone eines kippend bewegten Zahnes (Tierexperiment); Präparat von E. KVAM freundlicherweise überlassen

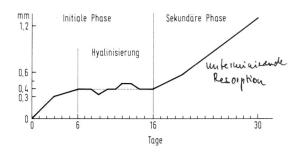

Abb. 4.17 Zahnbewegung mit einer starken Dauerkraft im Weg-Zeit-Diagramm (nach REITAN, aus GRABER und SWAIN 1975)

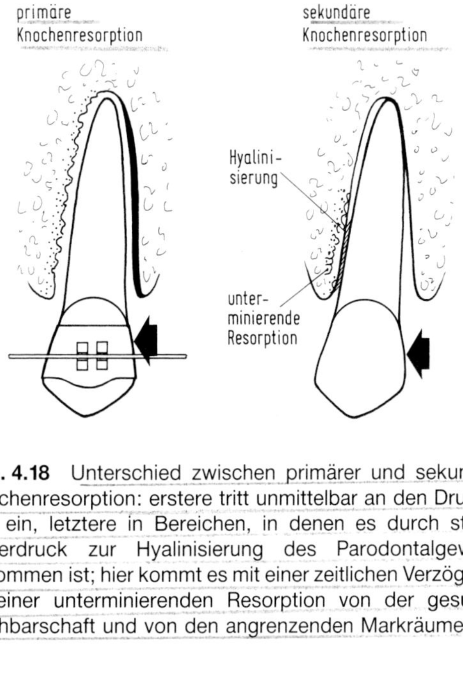

niert und schließlich zum Einbruch gebracht (Abb. 4.18).

In der *Reparationsphase* (Abb. 4.19) wird der hyalinisierte Gewebebezirk revaskularisiert. Aus der intakten Umgebung dringen Gefäße und Zellen (Fremdkörper-Riesenzellen, Makrophagen, Fibroblasten) ein, die das nekrotische Gewebe durch Phagozytose abbauen. Manche Zellen, die sich in dieser Phase stark vermehren, haben zugleich eine synthetisierende Funktion. Es kommt zur Neubildung funktionell ausgerichteter Fasern. Durch Ablagerung neuen Hartgewebes, die während der hyalinen Degeneration unterbrochen war, werden im Wurzelzement und am Alveolarknochen Ansatzstellen

Abb. 4.18 Unterschied zwischen primärer und sekundärer Knochenresorption: erstere tritt unmittelbar an den Druckzonen ein, letztere in Bereichen, in denen es durch starken Dauerdruck zur Hyalinisierung des Parodontalgewebes gekommen ist; hier kommt es mit einer zeitlichen Verzögerung zu einer unterminierenden Resorption von der gesunden Nachbarschaft und von den angrenzenden Markräumen aus

für die neu gebildeten kollagenen Fasern geschaffen (RYGH 1975).

Auf der *Zugseite* können zu starke Kräfte das Wurzelhautgewebe zerreißen. Der Reparationsprozeß wird dadurch eingeleitet, daß die Protoplasma- und Faserlücke durch ein Fibrinnetz ausgefüllt wird, während Phagozyten die Zelltrümmer beseitigen (STOREY 1973).

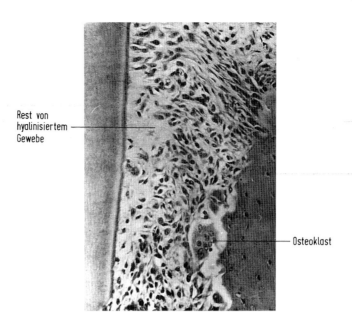

Rest von
hyalinisiertem
Gewebe

Osteoklast

Abb. 4.19 Beseitigung von hyalinisiertem Gewebe durch eindringende proliferierende Zellen; Präparat von E. KVAM freundlicherweise überlassen

4.4 Reaktionen am Zahn

4.4.1 Zahnwurzelresorption

Die wichtigste biologische Voraussetzung für eine kieferorthopädische Zahnbewegung ist, daß der Knochen auf Belastungen schneller reagiert als das Wurzelzement.

Trotzdem gibt es Zahnwurzelresorptionen, und zwar vereinzelt auch schon bei der Einwirkung geringer Dauerkräfte, besonders bei kippenden Bewegungen. Sogar bei intermittierenden Belastungen mit herausnehmbaren Behandlungsgeräten sind Wurzelresorptionen beobachtet worden (REITAN 1957).

KVAM (1972) konnte in einer elektronenmikroskopischen Untersuchung experimentell bewegter Prämolaren zeigen, daß die Lokalisation resorbierter Wurzeloberflächen weitgehend der Lokalisation hyalinisierter Gewebebezirke entspricht.

Nach REITAN (1972, 1974) sind Ausmaß und Lokalisation von Wurzelresorptionen wichtig im Hinblick auf deren Prognose (Abb. 4.20). Resorptionslakunen im Seitenbereich der Wurzeln, auch wenn sie bis in das Dentin reichen,

werden nach Beendigung der Kraftwirkung im Sinne der Reparation mit Osteozement aufgefüllt. Ein Substanzverlust am Apex ist nach abgeschlossenem Wurzelwachstum irreversibel. Die apikale Resorption verhindert dagegen eine Weiterentwicklung der Wurzel nicht, wenn noch eine ausreichend dicke Prädentinschicht vorhanden ist (REITAN 1972).

Im Bereich von Zugzonen kann es durch die Aktivität von Zementoblasten in geringem Umfang zur Auflagerung neuen Wurzelzementes kommen (Abb. 4.20).

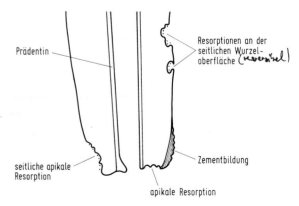

Prädentin

Resorptionen an der
seitlichen Wurzel-
oberfläche (*reversibel*)

seitliche apikale
Resorption

Zementbildung

apikale Resorption

Abb. 4.20 Lokalisation von Wurzelresorptionsstellen (nach REITAN 1974)

bes. bei Erwachsenen mit
– rel. engem Foramen apicale
– zellarmem Knochen
– verlangsamte Umbauvorgänge

4.4.2 Reaktion der Zahnpulpa

Wie reagiert das Pulpengewebe auf Belastungen und Bewegungen der Zähne? OPPENHEIM (1936) fand als Folge von Zahnbewegungen in der Pulpa viele hyperämische Gefäße, teilweise auch Zerfall der Odontoblastenschicht mit Vakuolenbildung. KARWETZKY (1970) stellte darüber hinaus retikuläre Atrophie und kalkige Degeneration fest. Aufgrund von Vergleichen sieht er darin jedoch einen Reaktionszustand innerhalb physiologischer Grenzen.

Nach Intrusionsbelastung fanden STENVIK und MJÖR (1970), abhängig von der Kraftgröße, unterschiedlich starke Veränderungen des Pulpengewebes. Zähne mit abgeschlossenem Wurzelwachstum zeigten gravierendere Veränderungen als solche mit weit offenem Foramen apicale.

HAMERSKY et al. (1980) untersuchten die Pulpen orthodontisch bewegter Zähne mit biochemischen und respirometrischen Methoden. Sie fanden die Respirationsrate um 27% abgefallen. Vermutlich führte eine Strangulation der Blutgefäße zu einer Abnahme des O_2-Gehaltes im Blut und zu einer Übersäuerung des Gewebes, die ihrerseits eine Inaktivierung von Enzymsystemen nach sich ziehen kann, die für die Ausnutzung des O_2-Angebotes verantwortlich sind.

In diesem Zusammenhang ist der Hinweis wichtig, daß pulpentote Zähne mit intaktem Parodont prinzipiell ebenso gut bewegt werden können wie vitale Zähne.

4.5 Fernwirkungen

Neben den Reaktionen innerhalb der Alveole gibt es auch reaktiven Knochenan- und -abbau an den *äußeren Oberflächen des Alveolarfortsatzes* (vgl. Abb. 4.2). Da vor allem die labialen Knochenlamellen des Ober- und Unterkiefers sehr dünn sind, wie ein Blick auf die Knochenquerschnitte zeigt (Abb. 4.21 und Abb. 4.22), wäre ohne dieses Mitreagieren viel häufiger eine Knochenperforation oder eine Knochendehiszenz am Alveoleneingang zu erwarten.

Bekannt ist auch das Mitreagieren der den *Markhöhlen* zugewandten *endostalen Knochenoberflächen*, wo ein der Bewegungsrichtung des Zahnes entsprechender, verstärkter Knochenan- und -abbau (Abb. 4.23) in Gang gesetzt wird (RAHN und JONAS 1980).

Weitere Fernwirkungen werden durch die über die Kieferknochen fortgeleiteten Kräfte in *Suturen, Synchondrosen* und am *Kiefergelenk* ausgelöst.

Zugkräfte in Suturen führen, ähnlich wie im Parodont, zur Anspannung der dort befindlichen Bindegewebsfasern und schließlich zur vermehrten Knochenbildung an den die Sutur begrenzenden Knochenrändern. Ebenso kann durch fortgeleiteten Druck auf Suturen oder Synchondrosen dort das Wachstum vermindert werden.

Ob und in welchem Umfang es zu solchen Fernwirkungen kommt, hängt von der Kraftgröße und von der allgemeinen skelettalen Reife des Patienten ab. Kräfte über 4 N, die zu merklichen Reaktionen im Bereich der Suturen, Syn-

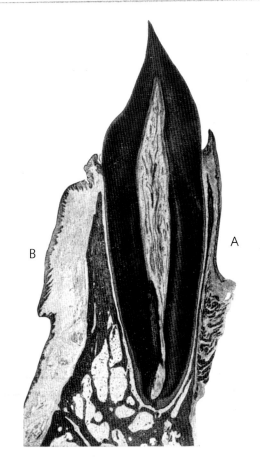

Abb. 4.21 Unterer Inzisivus eines Erwachsenen: dünne begrenzende Knochenlamellen labial (A) und lingual (B) (aus MEYER 1951)

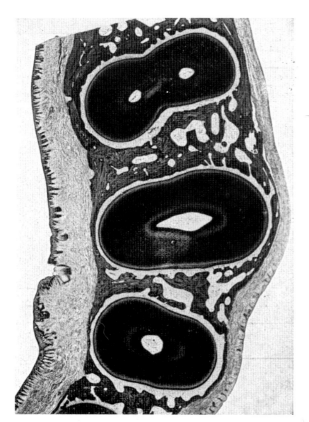

Abb. 4.22 Querschnitt durch den Alveolarfortsatz in der Gegend des seitlichen Schneidezahnes, Eckzahnes und ersten Prämolaren des Oberkiefers; relativ dünne Knochenlamellen labial/bukkal und palatinal (aus MEYER 1951)

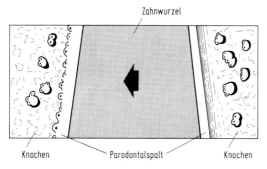

Abb. 4.23 Auch die Oberflächen der Markräume lassen tendenziell ein Resorptions- und Appositionsmuster erkennen, das der Bewegungsrichtung des Zahnes entspricht

chondrosen und Kiefergelenke führen, werden auch „*orthopädische Kräfte*" genannt. Die Kräfte, die nur zu Zahnbewegungen führen, nennt man im Gegensatz dazu „*orthodontische Kräfte*".

Da auch die orthopädischen Kräfte über die Zähne auf den Knochen übertragen werden – ausgenommen sind die Kräfte, die von einer

Kopf-Kinn-Kappe direkt auf den Unterkiefer übertragen werden –, könnte es leicht zu einer Überbelastung im Bereich der Parodontalgewebe kommen. Um dies zu verhindern, sollten orthopädische Kräfte, z.B. erzeugt durch einen Headgear, nicht auf einzelne Zähne übertragen werden, sondern möglichst auf alle durch einen Bogen zusammengefaßten Zähne des gesamten Oberkiefers oder Unterkiefers.

4.6 Kraftgröße – Gewebereaktion – Zahnbewegung

In den vorangegangenen Kapiteln wurde bereits darauf hingewiesen, daß z.B. die Kraftgröße für die Art der Gewebereaktion bestimmend ist. Aber gibt es genauere Kenntnisse über die verschiedenen Antworten des Gewebes und das damit im Zusammenhang stehende Ausmaß der Zahnbewegung in Abhängigkeit von Kraftgröße und Kraftdauer?

Aus verschiedenen Untersuchungen ist bekannt, daß sehr geringe Kräfte ($<0,1$ N) unterschwellig sind und, auch über längere Zeit appliziert, zu keinen nennenswerten Reaktionen führen. Bei einer kontinuierlich einwirkenden Kraft von 0,1 N pro Zahn (*minimale Kraft; threshold* force nach JARABAK und FIZZELL 1972) kann es danach bereits deutliche Effekte geben.

Eine Steigerung der Kraft führt nicht zu einem linearen Anstieg der Bewegungsgröße. An einem bestimmten Punkt tritt sogar ein paradoxes Phänomen auf. Eine weitere Steigerung der Kraft führt zu einer Verminderung der Bewegung bis hin zum Stillstand. Als Ursache dafür ist eine Hyalinisierung des Parodontalgewebes anzunehmen. Kräfte, die gerade noch tolerierbar sind, nennen JARABAK und FIZZELL „*maximal forces*". Die darüber hinausgehenden „*excessive forces*" führen zu der unerwünschten Hyalinisierung.

Ein Diagramm von BURSTONE (1975) zeigt den Verlauf von zwei Zahnbewegungen (Abb. 4.24), die eine ausgelöst durch eine Kraft von 2 N, die andere ausgelöst durch eine Kraft von 0,1 N. In beiden Fällen erfolgt der Großteil der Bewegung in den ersten Tagen nach Beginn der Krafteinwirkung, und zwar durch die Kraft von 2 N so-

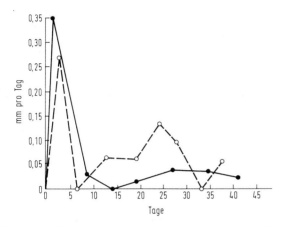

Abb. 4.24 Vergleich von zwei Zahnbewegungen, ausgelöst durch eine Kraft von 2 N (gestrichelte Linie) bzw. durch eine Kraft von 0,1 N (ausgezogene Linie); die Kurven zeigen die Bewegungsraten in Abhängigkeit von der Zeit (nach BURSTONE, aus GRABER und SWAIN 1975)

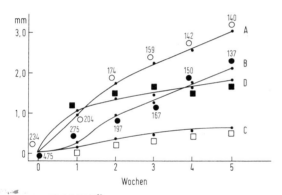

Abb. 4.25 Zeit-Weg-Diagramme bei verschiedenen Zahnbewegungen. A: kippende Eckzahnbewegung mit leichter Kraft (2,34 N); B: kippende Eckzahnbewegung mit starker Kraft (4,75 N); C: körperliche Molarenbewegung mit leichter Kraft; D: körperliche Molarenbewegung mit starker Kraft, konstruiert nach Daten von SMITH und STOREY (1952), aus GRABER und SWAIN (1975)

gar etwas weniger als durch die Kraft von 0,1 N. Im weiteren Verlauf hält die stärkere Kraft eine größere kontinuierliche Bewegung in Gang.

Jeder Behandler möchte sich natürlich am liebsten im Bereich der *„optimalen Kräfte"* bewegen; das sind Kraftgrößen, die eine relativ rasche Zahnbewegung bei größtmöglicher Gewebeschonung auslösen. Leider lassen sich darüber keine generellen Angaben machen, die Kraftangabe muß sich vielmehr beziehen auf die Wurzeloberfläche des zu bewegenden Zahnes, auf die Bewegungsrichtung und die Bewegungsart. Empfehlungen verschiedener Autoren zur Wahl der optimalen Kraftgröße wurden bereits

im Kapitel „Kraftgröße" zitiert. Die durch eine optimale Kraft ausgelöste durchschnittliche Zahnbewegung wird von STOREY (1973) mit 0,5 mm pro Woche angegeben.

Optimale Zahnbewegung ist natürlich nur dort verlangt, wo Zähne verschoben werden sollen. Zähne, auf denen man sich im Sinne der Verankerung abstützt, sollten sich gerade nicht bewegen. Mit der Frage differentieller Kraftwirkungen haben sich SMITH und STOREY (1952) sehr eingehend auseinandergesetzt. Nach ihren Untersuchungen (Abb. 4.25) bringt bei einer kippenden Distalbewegung eines Eckzahnes eine leichte Kraft die stärkste Bewegung (A). Eine starke Kraft (B) dagegen läßt den Eckzahn in den ersten Wochen fast unbewegt, wahrscheinlich durch eine Hyalinisierung am besonders stark belasteten distalen Alveoleneingang des kippenden Eckzahnes, in den weiteren Wochen erfolgt eine gleichmäßige Bewegung. Das gesamte Bewegungsausmaß bis zur 5. Woche ist allerdings geringer als bei A.

Bei einer körperlichen Molarenbewegung dagegen führt die kleinere Kraft (C) fast zu einem Stehenbleiben des Zahnes, die größere Kraft (D) zu einer nachhaltigen Bewegung.

Man kann also theoretisch Kräfte so wählen, daß sie – bei einer bestimmten Bewegungsart – den einen Zahn optimal bewegen, den anderen dagegen wegen unterschwelliger Druckwerte oder wegen bereits eintretender Hyalinisierung stehenlassen. Aus den Ergebnissen von STOREY und SMITH (1952) hat BEGG (1956) die *Theorie der „differential forces"* abgeleitet und seinem Behandlungssystem zugrunde gelegt.

Die von BEGG angenommene schöne Regelmäßigkeit hielt verschiedenen Nachprüfungen jedoch nicht stand (HIXON et al. 1969, ANDREASEN und JOHNSON 1967 u.a.). Meistens ergab eine höhere Kraft auch eine raschere Bewegung. HIXON et al. (1970) nennen dafür mögliche Gründe. So gebe es wegen einer leichten Durchbiegung des Führungsdrahtes selten eine rein körperliche Zahnbewegung. Dazu kämen interindividuelle Unterschiede in der Zahnwurzelmorphologie und in der Reaktionsbereitschaft. Diese Faktoren seien bedeutsamer als die Kraftgröße.

Auch das Ausmaß des *Rückfalls* nach Beendigung einer Krafteinwirkung wurde in Abhängigkeit von der Zeit untersucht. Aus den Ergebnissen von REITAN (1967) geht hervor, daß ein großer Teil des Rezidivs in der Zeit unmittelbar nach Absetzen der Kraft (ohne Retention) eintritt (Abb. 4.26). Man kann bei dem Vorgang drei Phasen unterscheiden:

1. Eine schnelle Rückbewegung in wenigen Minuten.
2. Eine langsamere Rückbewegung durch Verschwinden des Ödems nach schneller Zahnbewegung.
3. Eine langsamere Rückbewegung, die mit Knochenumbau zusammenhängt.

Die den Rückfall bewirkenden Kräfte können u. U. so stark sein, daß es an ehemals appositionellen Flächen zu einer Hyalinisierung kommt, eventuell ein Grund für das Sistieren der Rückfallbewegung zwischen dem dritten und dem siebenten Tag.

Die Frage, ob *langwirkende* (langwegige) oder *kurzwirkende* (kurzwegige) Kräfte *biologisch günstiger* zu bewerten sind, ist schwer zu entscheiden. Nach FORTIN (1971) erwiesen sich relativ geringe, gleichmäßig und kontinuierlich einwirkende, langwegige Kräfte – bei körperlicher Zahnbewegung – unter biologischen Gesichtspunkten als besonders geeignet. Sie führten zu direkter Knochenresorption und kaum zur Hyalinisierung.

Andererseits haben *kurzwirkende* Kräfte den *Vorteil des raschen Kraftabfalls*. Da in kurzer Zeit der Nullpunkt oder ein sehr niedriges Kraftniveau erreicht werden kann, sind diese Kräfte im Hinblick darauf, daß der Patient einmal längere Zeit nicht zur Kontrolle erscheint, *sicherer*; es kann nichts Unkontrolliertes passieren.

Wenn die Kraft auf wenig Widerstand stößt, wie dies bei *Extrusionsbewegungen*, z. B. bei der Verlängerung freigelegter retinierter Zähne, nicht selten der Fall ist, sollten unbedingt *kurzwegige Kräfte* zum Einsatz kommen. Andernfalls besteht die Gefahr, daß das Gefäß-Nerven-Bündel am Apex Schaden nimmt und der Zahn devitalisiert wird.

Ultrakurzwegige Kräfte, wie sie bei der geringen Aktivierung einer Schraube auftreten, könnten den Vorteil haben, daß der Parodontalspalt nur geringfügig eingeengt wird und die

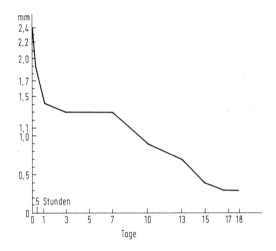

Abb. 4.26   Das Ausmaß der Rückfallbewegung nach Absetzen einer Kraft von 0,4 N am oberen seitlichen Schneidezahn eines 12jährigen Jungen in einem Zeit-Weg-Diagramm (nach REITAN 1967)

Blutzirkulation allein aus diesem Grund erhalten bleibt.

4.7 Zur Frage der „Reaktionsbereitschaft" und ihrer Beeinflussung

Daß die Anpassungsbereitschaft des Zahnhalteapparates im Sinne des Knochenumbaus aufgrund geweblicher *Alterungsprozesse* mit dem Alter abnimmt, wird heute allgemein angenommen. Schon REITAN (1957) hat darauf hingewiesen, daß sich das histologische Bild des Zahnhalteapparates eines Zwölfjährigen von dem eines Dreißigjährigen deutlich unterscheidet. Beim Jugendlichen findet man Zellreichtum im Parodont, neu gebildetes osteoides Gewebe und große Markräume mit wenig Fasern. Beim Älteren weist das zellarme Parodontalgewebe dicke Faserbündel auf. Der Knochen zeigt Ruhelinien und wenig Umbauaktivität. In den Markräumen findet sich vermehrt Fasermark.

Während es bei Jugendlichen schon nach 1 – 2 Tagen orthodontischer Therapie zur Gewebsproliferation kommt, wird dies bei Erwachsenen erst nach über 8 Tagen beobachtet (REITAN 1957). Hier tritt auch aufgrund größerer Knochendichte und damit erhöhten Widerstandes eher eine Hyalinisierung des Gewebes auf.

REITAN empfiehlt daher, bei Erwachsenen Zähne, zumindest anfangs, langsam und mit geringen Kräften zu bewegen.

Es gibt aber auch klinische Beobachtungen, wonach verschiedene gleichaltrige Patienten bei annähernd gleicher Kraftapplikation ein unterschiedliches Maß an Zahnbewegung zeigen; sie führten zu der Annahme einer *individuellen Reaktionsbereitschaft.*

Diese zu erklären, fällt keineswegs leicht. Die nächstliegende Erklärung wäre der Hinweis auf Unterschiede in der Knochenstruktur. Es ist bekannt, daß sich die Zähne des Oberkiefers, wo wir eine lockere Spongiosa vorfinden, bei gleicher Krafteinwirkung rascher bewegen als die Zähne des kompakteren Unterkiefers. Der im Parodontalligament erreichte Druck bleibt daher geringer, und es kommt weniger leicht zur Hyalinisierung (FURSTMAN et al. 1971). Interindividuelle Unterschiede in der Dichtigkeit des Knochens sind ebenso denkbar. In tierexperimentellen Untersuchungen (Ratten) fanden GOLDIE und KING (1984) bei säugenden Muttertieren, die eine kalziumarme Kost erhielten, die Zahnbewegung aufgrund geringerer Knochendichtigkeit signifikant erhöht; das Ausmaß der Zahnwurzelresorption war entsprechend vermindert.

Wenn man weiß, daß ein Hyperparathyreoidismus zu einer Abnahme der Knochendichtigkeit führt, müßte man dem Parathormon, das den Kalzium-Stoffwechsel steuert, größere Bedeutung beimessen. MIDGETT et al. (1981) stellten eine Erhöhung der Zahnbewegungsgeschwindigkeit fest, wenn bei den Versuchstieren zuvor experimentell ein Hyperparathyreoidismus erzeugt worden war.

Aus einer Untersuchung von HUGGINS (1972) geht hervor, daß die Gabe geringer Dosen verschiedener Hormone die Zahnbewegungsrate veränderte. ROTHBLATT und WALDO (1953) fanden bei hypophysektomierten Ratten die osteoklastischen Prozesse vermehrt. STOREY (1973) ist aufgefallen, daß sich bei Mädchen eine gewisse Periodizität der Zahnbewegungsgeschwindigkeit ergab, die dem Menstruationszyklus entsprach.

STUTZMANN et al. (1980) fanden eine Abhängigkeit der Umbaugeschwindigkeit des Alveolarknochens vom Alter, der Wachstumsrich-

tung und von der Jahreszeit (erhöht von April bis Juli). Die Erneuerungsrate des Alveolarknochens, die höher als die des übrigen Skeletts war, schien zwar bei 20–30jährigen etwas vermindert, aber noch ausreichend, um Zahnbewegungen zu ermöglichen.

Wenn es Substanzen gibt, die in den Stoffwechsel eingreifen und den Knochenumbau beeinflussen, dann könnte man an eine *medikamentöse Beeinflussung der Reaktionsbereitschaft,* z.B. bei Erwachsenen, denken. Ein klinisch ausreichend erprobtes Präparat steht z.Zt. noch nicht zur Verfügung. Die in diese Richtung zielenden Versuche verdienen Beachtung.

So fanden YAMASAKI et al. (1984) bei neun kieferorthopädisch behandelten Patienten nach Injektion von Prostaglandin E_1 (PGE_1) in die Gingiva eine Verdoppelung der Zahnbewegungsrate. Umgekehrt stellten SANDY und HARRIS (1984) nach Gabe von Flurbiprofen, einem Prostaglandin-Cyclogenase-Hemmer, eine Verminderung der Osteoklase fest. HELLER und NANDA (1979) experimentierten bei Ratten mit Lathyrogen-beta-aminopropionitrile (BAPN) und stellten als Ergebnis der Medikation unter orthodontischer Krafteinwirkung an den Zugseiten eine vermehrte Knochenbildung fest.

In diesem Zusammenhang müssen auch die Versuche genannt werden, Knochenbildung und Knochenumbau mit Hilfe *elektrischen Stroms* oder durch die Anwendung von *induktiven, pulsierenden elektromagnetischen Feldern* zu beeinflussen (NORTON et al. 1984). Eine Stimulation durch sog. Soft-Laser-Strahlen könnte in Zukunft ebenfalls zur Diskussion stehen.

Es wäre bereits ein Gewinn, wenn man die *Gefahr schädigender Einflüsse auf das Parodontalgewebe,* die von Zahnbewegungen ausgehen können, *medikamentös reduzieren* könnte. CHARASKIN et al. (1978) glauben als Ergebnis von Vitamin-C-Gaben die Gewebeverträglichkeit orthodontischer Kräfte verbessert zu haben. Die Vitamin-C-behandelten Patienten wiesen in geringerem Umfang Wurzelresorptionen auf als Patienten, die ein Placebo erhalten hatten. JONAS und RIEDE (1979) sehen im Flavichromin eine Substanz, die aufgrund ihrer antinekrotischen und antiphlogistischen Eigenschaften destruktive Bindegewebsveränderungen unterdrücken kann.

5 Das Wesen der festsitzenden Bandapparaturen

Vor dem Hintergrund der besprochenen Grundlagen sollen nun Überlegungen über das Wesen der festsitzenden Bandapparaturen angestellt werden. Wesentliche Merkmale sind:

- fehlende Entfernbarkeit der Geräte durch den Patienten,
- guter Halt der Geräte,
- bessere Lenkbarkeit der Zähne,
- vermehrte Verankerungsprobleme.

5.1 Fehlende Entfernbarkeit der Geräte durch den Patienten

Das bedeutet zunächst, daß die Einwirkungsdauer nicht der Willkür des Patienten unterliegt. Der Behandler kann mit der Wirkung gut dosierbarer Kräfte über eine von ihm bestimmte Zeit sicher rechnen, in manchen Fällen ein entscheidender Vorteil. Es bedeutet allerdings nicht, daß man hier auf die Mitarbeit und vor allem auf die Zuverlässigkeit des Patienten verzichten kann.

Die fehlende Entfernbarkeit bringt auch eine Erschwerung der Zahnreinigung und der Reinigung des Gerätes mit sich.

5.2 Guter Halt der Geräte

Die mechanische Retention gut angepaßter Bänder und die Klebekraft des Zements, bei der Klebetechnik die Verzahnung des Kunststoffklebers mit der angerauhten Zahnoberfläche und der Bracketbasis, bewirken, daß die Apparatur sicher an den Zahnreihen hält. Im Gegensatz dazu ist bei herausnehmbaren Plattenapparaturen der Halt des Gerätes in manchen Fällen kaum zu gewährleisten, besonders bei ungünstigen Kronenformen oder, wenn sich die Kronen nur wenig über das Zahnfleischniveau erheben, wie nicht selten bei Patienten mit Lippen-Kiefer-Gaumenspalten.

5.3 Bessere Lenkbarkeit der Zähne

Die sphärisch gekrümmte Zahnoberfläche erlaubt im allgemeinen nur einen punktförmigen Kraftangriff, wobei die angreifende Kraft, wie schon gesagt, immer senkrecht zur Oberfläche wirkt. Die Bewegungsrichtung hängt bei einer solchen Art der Kraftübertragung wesentlich von der Lage des Punktes ab, an dem das kraftübertragende Element den Zahn berührt. Abgesehen von der damit gegebenen Unsicherheit ist für einige Bewegungsrichtungen, z.B. für jene aus der Alveole heraus, kein geeigneter Kraftangriffspunkt zu finden.

Der Therapeut wünscht sich daher so etwas wie einen auf der glatten Zahnoberfläche installierten Haltegriff, mit dessen Hilfe der Zahn in alle Richtungen des Raumes gedrückt oder gezogen werden kann (Abb. 5.1). Die festsitzenden Behandlungsmethoden kennen solche Haltegriffe, es sind die Befestigungselemente oder Attachments. Diese werden auf ein Stahlband aufgeschweißt, das seinerseits den Zahn ringförmig umfaßt und als angepaßte Hülse auf den Zahn aufzementiert wird, oder sie werden, mit einer geeigneten Basis versehen, mit einem Kunststoffkleber unmittelbar auf die Zahnoberfläche aufgeklebt. Die Brackets oder Schlösser, die Tubes oder Röhrchen und verschiedene Hilfsteile sind solche Befestigungselemente.

Der Therapeut hätte darüber hinaus am liebsten, wenn der Haltegriff so gestaltet wäre, daß sich daran ein Hebel anbringen ließe, mit dem man den Zahn besser rotieren und aufrichten kann. Auch diese Funktionen werden von den Brackets und Röhrchen bestens erfüllt (Abb. 5.2).

Nun ist allerdings das oben erwähnte Drük-ken und Ziehen des Zahnes in alle Richtungen des Raumes zuweilen Wunschdenken. Im Einzelfall können manche Bewegungsrichtungen nicht realisiert werden, weil dafür eine geeignete Abstützung (Verankerung) fehlt.

Die Lenkung der Zähne kann auch in der Weise geschehen, daß man das Attachment als Führungselement benutzt, während man die Zähne entlang dem Bogen bewegt. Eine Grundgegebenheit der Kieferorthopädie ist die Kippneigung horizontal bewegter Zähne. Diese Kippneigung resultiert aus der Tatsache, daß wir mit der Kraft im Bereich der Zahnkrone angreifen müssen, während der Zahn im Bereich der Wurzel Widerstand leistet.

Auch bei einem punktförmigen Kraftangriff, z.B. durch eine einfache Stahlfeder an einer Plattenapparatur, kann man eine, wenn auch bescheidene, Lenkung eines Zahnes erreichen, indem man ihn im spitzen Winkel gegen eine als „Bande" wirkende Fläche drückt, d.h. ihn dem entsprechend gestalteten Plattenrand entlang bewegt. Bei einer Anordnung, wie sie die herausnehmbare Apparatur bietet, bleibt dem Zahn freilich noch viel Freiheit im Sinne des unkontrollierten Ausweichens, insbesondere des Kippens.

Wenn man nun statt einer Begrenzungsfläche zwei oder mehrere hätte, könnte man die Freiheitsgrade immer mehr einschränken, man hätte eine Schiene (Abb. 5.3). Diese Führungsfunktion – der Vergleich mit auf Schienen bewegten Waggons drängt sich hier auf – erfül-

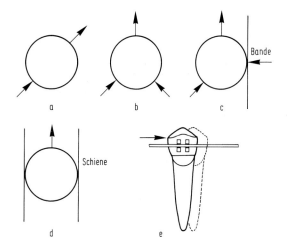

Abb. 5.3 Verschiedene Grade der Kontrolle bei der Kraftübertragung; a) punktförmiger Kraftangriff; b) gleichzeitige Kraftübertragung an zwei Angriffspunkten; c) Bewegung entlang einer Begrenzungsfläche; d) Wirkung von zwei parallelen Begrenzungsflächen; e) Führungsfunktion eines Brackets

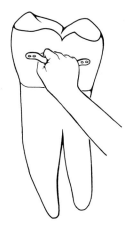

Abb. 5.1 Die Funktion eines Attachments als Angriffspunkt für eine bessere Kraftübertragung

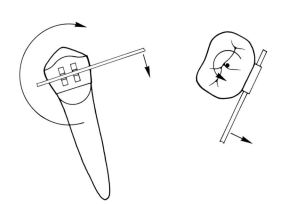

Abb. 5.2 Die Verbindung von Attachment und Drahtbogen erlaubt es, Hebelkräfte auf den Zahn auszuüben

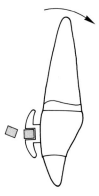

Abb. 5.4 Möglichkeit einer Torque-Bewegung durch Verwendung eines rechteckigen Drahtformats in einem Bracket oder Röhrchen mit rechteckigem Querschnitt

len die Brackets und Röhrchen, in denen der Bogen gleitet, ebenfalls.

Je mehr der Querschnitt des Bogens den im Schlitz des Brackets oder Röhrchens gegebenen Raum ausfüllt, desto geringer sind die Freiheitsgrade, in denen sich der Zahn unkontrolliert bewegen kann, desto größer ist somit das Lenkungsvermögen. Am größten ist es bei einem Vierkantbogen entsprechenden Querschnitts in einem Edgewise-Bracket. Eine solche Kombination bietet darüber hinaus die Möglichkeit, die Zahnachsenneigung bei einer Bewegung der Wurzel gegen den apikalen Knochenwiderstand zu verändern (Torque-Bewegung, Abb. 5.4).

5.4 Vermehrte Verankerungsprobleme

Die Kehrseite der guten mechanischen Möglichkeiten sind die vermehrten Verankerungsprobleme. Verankerungsüberlegungen sind bei jeder kieferorthopädischen Therapie notwendig, bei der Behandlung mit festsitzenden Apparaturen aber in ganz besonderem Maße. Diesem Thema wird deswegen noch ein ganzes Kapitel gewidmet sein.

Daß sich die Verankerung schwieriger gestaltet und größere Anstrengungen erfordert, hängt damit zusammen, daß wir uns bei den orthodontischen Zahnbewegungen ausschließlich auf den Zähnen abstützen und die durchgeführten Bewegungen meist umfangreicher und komplizierter sind.

6 Die Befestigungselemente (Attachments)

Betrachten wir nun das Element, das zugleich Haltegriff zur Kraftübertragung, Hebelansatz und Führungsschiene ist, näher.

6.1 Brackets

Das Bracket hat eine lange Entwicklung hinter sich. Eines der ersten derartigen Attachments war das in der Ribbon-arch-Technik (ANGLE 1916) verwendete (Abb. 6.1); von diesem leitet sich auch der Name Bracket (Winkelstütze) her. Aus den vielfältigen Versuchen (Abb. 6.2) hat sich schließlich eine Form herauskristallisiert, die die Grundform der meisten heute auf dem Markt befindlichen Brackets darstellt, das Edgewise-Bracket (Abb. 6.3).

Die *Bracketbasis* dient zum Aufschweißen auf ein Band oder zum Aufkleben auf die Zahnoberfläche. In letzterem Fall muß sie besonders gestaltet sein und geeignete Retentionen für den Kunststoffkleber haben. Die Unterseite der Bracketbasis ist für verschiedene Zahntypen unterschiedlich gekrümmt. Es folgt der Bracketschaft, dessen Höhe die Entfernung des Bracketschlitzes (slot) von der Zahnoberfläche festlegt. Die Bracketflügel hängen zur Basis hin über und ermöglichen damit das Einbinden des Bogens (Abb. 6.4).

Der *Bracketschlitz* hat einen rechteckigen Querschnitt, meist 0,45 × 0,63 mm bzw. 0,018 × 0,025 inch. Dieser rechteckige Querschnitt eröffnet in Verbindung mit einem rechteckigen Format des Drahtbogens die besonders guten Möglichkeiten der Lenkung, die für die „Edgewise-Technik" charakteristisch sind.

Es gibt ein weiteres System mit einem Querschnitt des Bracketschlitzes von 0,55 × 0,71 mm bzw. 0,022 × 0,028 inch. Die für die Bögen verwendeten Drahtformate sind natürlich auf das Format des Bracketschlitzes abgestimmt.

Wir empfehlen das heute meistgebrauchte System mit dem 0,45 mm breiten Bracketschlitz. Seine Lenkfähigkeit ist voll ausreichend.

Die dabei verwendeten dünneren Drahtformate führen weniger leicht zu einer Überbelastung der Zähne. Für die Ricketts-Technik gibt es Bracketschlitze, die eine größere Tiefe aufweisen, 0,48 × 0,76 mm bzw. 0,0185 × 0,030 inch (Abb. 6.5). In ihnen finden zwei dünne Drähte übereinander Platz. Die Tiefe des Bracketschlitzes hat keinen Einfluß auf den Spielraum des Bogens in ihm, weil die Drahtligatur, die den Bogen im Schlitz festhält, später die Begrenzung nach außen darstellt.

Es gibt *einfache Brackets* (Single Bracket) und *Doppelbrackets* (Twin- oder Siamese Bracket) unterschiedlicher Breite (Abb. 6.6 und Abb. 6.7). Die einfachen Brackets sind kompakter und haben den Vorteil einer glatten Oberfläche. Speisen können sich dort weniger leicht festsetzen. Andererseits haben sie den Nachteil, daß das Anbringen zusätzlicher Elemente, z.B. spezieller Aufrichtefedern, nicht möglich ist. Auch ein differenziertes Heranziehen eines gedrehten Zahnes an den Bogen, mit einer gewissen Rotationswirkung, ist mit Doppelbrackets besser möglich, die wir deswegen bevorzugen.

Die *Bracketbreite* (1,3–4,5 mm) ist zum Teil durch die Zahnbreite festgelegt. Darüber hinaus gibt es Wahlmöglichkeiten. Breitere Brackets geben eine bessere Führung als schmälere (Abb. 6.8). Im Hinblick auf die Reibung ist, wie später noch erklärt werden wird, eher dem breiten Bracket der Vorzug zu geben. Beim breiteren Bracket wäre nur dann eine stärkere Reibung zu erwarten, wenn es beim Einbinden des Bogens zu einer stärkeren Verformung des Drahtes und

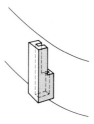

Abb. 6.1 Ribbon-arch-Bracket

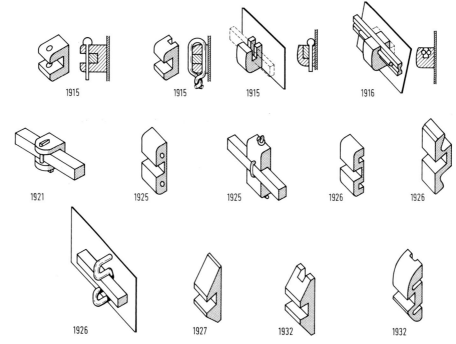

Abb. 6.2 Entwicklung verschiedener Bracketformen durch ANGLE

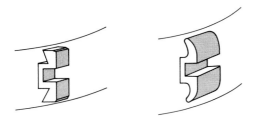

Abb. 6.3 Das Edgewise-Bracket in seiner Originalform (links) und in verbesserter Form mit abgerundeter Oberfläche

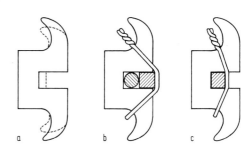

Abb. 6.5 Das Ricketts-Bracket hat im Vergleich zum Edgewise-Bracket einen tieferen Schlitz (a); darin finden zwei Drähte übereinander Platz (b); die Begrenzung nach außen wird durch die Ligatur festgelegt (c)

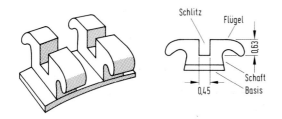

Abb. 6.4 Aufbau des Edgewise-Brackets

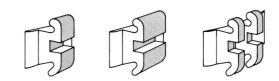

Abb. 6.6 Verschieden breite einfache Brackets und Doppelbracket

damit zu einem stärkeren Andruck im Bracketschlitz käme. Dies ist jedoch nur in der sog. Nivellierungsphase der Fall, in der keine wesentlichen Bewegungen entlang dem Bogen vorgenommen werden. Bei gleicher Breite ist es im Hinblick auf die Reibung unmaßgeblich, ob ein Einzel- oder ein Doppelbracket verwendet wird (Abb. 6.9).

Daß ursprünglich nur sehr schmale Einzelbrackets üblich waren, hatte einen einfachen Grund: sie mußten in Gold gegossen werden. Zur Verbesserung der Lenkung wurden damals routinemäßig Ösen (Staples) auf die Bänder gelötet; von diesen aus wurden Ligaturen um den Drahtbogen gelegt.

In diesem Zusammenhang ist auch zu beden-

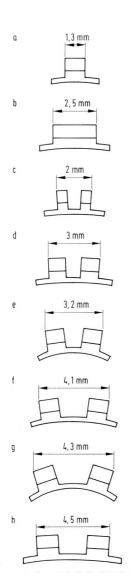

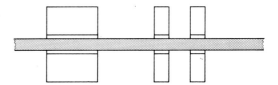

Abb. 6.9 Im Hinblick auf die Reibung ist es unmaßgeblich, ob ein Einzel- oder Doppelbracket verwendet wird, da ihre Größe von der Fläche unabhängig ist

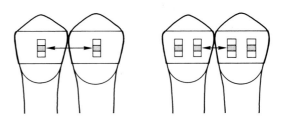

Abb. 6.10 Eine Verbreiterung der Brackets bedeutet zugleich eine Verminderung des Bracketabstandes

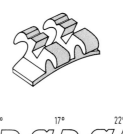

Abb. 6.11 Torque-Bracket

Abb. 6.7 Brackets in verschiedener Ausführung und Breite aus dem Sortiment eines Herstellers (Fa. Rocky Mountain), für untere Inzisivi (a, b, c), für obere seitliche Schneidezähne (b, d), für obere mittlere Schneidezähne (f), für Prämolaren und untere Eckzähne (e), für obere Eckzähne (g) und für Molaren (h)

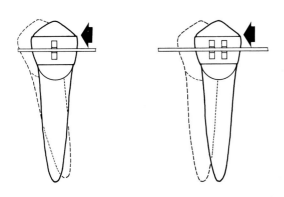

Abb. 6.8 Ein breites Bracket ist besser in der Lage, das Kippen zu verhindern

ken, daß bei Verwendung breiterer Brackets die freie interdentale Strecke eines Drahtbogens vermindert ist (Abb. 6.10). Da der Draht bei Inkongruenz zwischen Zahnbogen und Drahtbogen somit auf kürzerer Strecke elastisch deformiert wird (kürzerer Federarm), werden die auftretenden Kräfte größer, d. h., unter sonst gleichen Voraussetzungen sollten dann dünnere Drähte verwendet werden.

In Verbindung mit dem Straight-wire-Prinzip haben Brackets Bedeutung erlangt, bei denen der Schlitz in einem bestimmten Winkel zur Bracketbasis steht (Torque-Brackets, Abb. 6.11).

Spezielle Bracketformen

Broussard-Brackets (Abb. 6.12) haben zusätzlich einen Vertikal-Schlitz in der Bracketbasis. Diese sehr zu empfehlende Bracketform gestattet es, einen Ligaturendraht durchzuziehen und

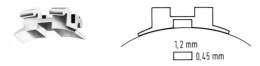

Abb. 6.12a und **b** Broussard-Bracket mit Vertikalschlitz

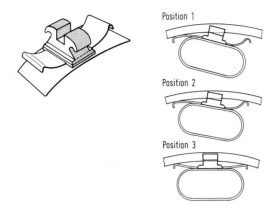

Abb. 6.13 Steiner-Federflügel-Bracket

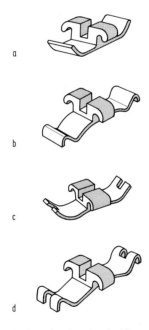

Abb. 6.14 Lewis-Rotationsbracket (a, b), c und d in Antitip-Ausführung

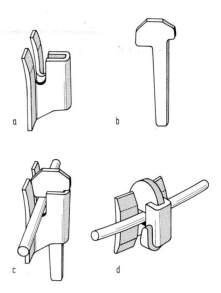

Abb. 6.15 Begg-Light-wire-Bracket (a) mit Verriegelungsstift (b); nach Einlegen des Drahtbogens wird der Stift eingesteckt (c) und umgebogen (d)

den Zahn damit langsam (in mehreren Sitzungen) an den Bogen heranzuziehen. Auch Aufrichte- und Rotationsfedern können in den Vertikalschlitz eingeschoben werden.

Das *Lewis-Bracket* und das *Steiner-Bracket* (Abb. 6.13 und Abb. 6.14) sind spezielle Rotations-Brackets mit seitlichen Auslegern zur Vergrößerung des Drehmoments. Mit diesen Kon-

struktionen soll es möglich sein, Rotationen leichter zu korrigieren und der Kipptendenz der Zähne noch wirksamer zu begegnen (Anti-tip-Ausführung).

Ein Bracket ganz anderer Art ist das *Light-wire-Bracket* für die Begg-Technik (Abb. 6.15). Das schmale, vertikal ausgerichtete Bracket hat einen Schlitz, der von okklusal zugänglich ist. Bei der üblichen Verwendung von Runddrähten bleibt dem Zahn viel Bewegungsmöglichkeit, insbesondere die Möglichkeit des Kippens. Der Bogen wird mit einem vertikal eingeführten Stift (pin) verriegelt.

Darüber hinaus gibt es eine Reihe von Spezialbrackets für verschiedene Spezial-Techniken.

6.2 Fixieren eines Drahtbogens im Bracketschlitz

Es gibt verschiedene Möglichkeiten, einen Drahtbogen im Bracketschlitz zu fixieren:

Drahtligatur

Dies ist ein ringförmiger, zusammengedrehter Ligaturendraht, der den Bogen zweimal (mesial und distal) außen überkreuzt und sonst hinter den Bracketflügeln verläuft (Abb. 6.16). Dadurch wird der Bogen im Schlitz festgehalten. Die

Ligatur wird aus einem 0,25–0,30 mm starken weichen Draht vorgeformt (Abb. 6.17 und Abb. 6.18). Auch fertige Ligaturen sind erhältlich. Der vorgeformte Draht wird in einen Mathieu-Nadelhalter (Abb. 6.19) oder ein ähnliches Instrument eingespannt, um das Bracket

gelegt, angespannt und festgedreht (Abb. 6.20). Die Stelle, an der die Drahtenden zusammengedreht werden, soll nicht genau auf dem Bogen liegen, sondern etwas nach oben oder unten versetzt sein, weil sie dort weniger stört. Das zusammengedrehte Ende wird mit dem Ligatu-

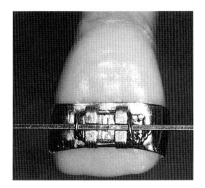

Abb. 6.16 Ligatur zum Fixieren des Bogens

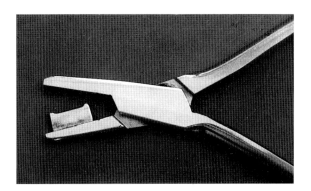

Abb. 6.17 Ligaturenformzange

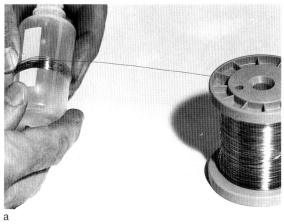

a

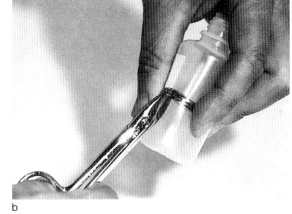

b

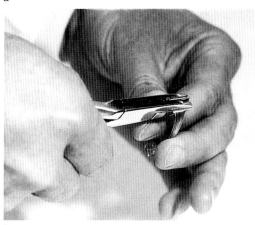

c

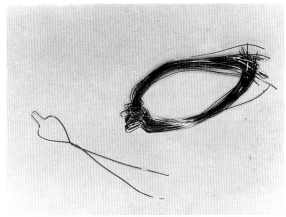

d

Abb. 6.18 Vorformen der Ligaturendrähte; Abwickeln des Ligaturendrahtes von der Rolle auf eine Plastikflasche (a); nach dem Aufschneiden (b) wird das Drahtbündel zwischen die Branchen der Ligaturenformzange gelegt (c); die Enden der geformten Ligatur werden ein wenig zusammengedreht, die Spitze leicht angewinkelt (d)

renschneider (Abb. 6.21) auf eine Länge von 2–3 mm gekürzt und mit einem Ligaturenadapter hinter dem Bogen verwahrt (Abb. 6.22). Auch ein kürzeres Abschneiden des Drahtendes und anschließendes Umbiegen mit einem „Amalgam-Stopfer" wird empfohlen.

Drahtligatur unter Verwendung einer Ligaturen-Spannzange (Ligature tying plier)

Dafür werden vorgeformte Ligaturendrähte (meist 0,30 mm) mit langen Enden verwendet. Die Ligatur wird von Hand um das Bracket

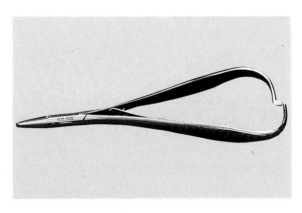

Abb. 6.19 Mathieu-Nadelhalter

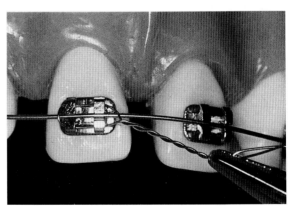

c

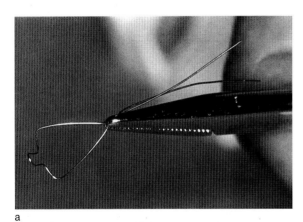

a

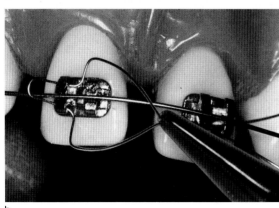

b

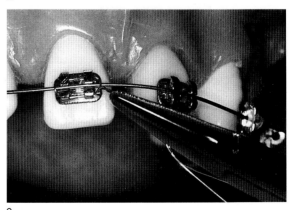

d

e

Abb. 6.20 Eine im Nadelhalter festgeklemmte Ligatur (a) wird angelegt (b); Anspannen (c), Abwinkeln und Zusammendrehen (c, d) – es empfiehlt sich, nach einigen Drehungen den Nadelhalter zu lösen, das Drahtende kürzer zu fassen und festzudrehen (e)

herumgelegt, die Enden werden einmal ver- dreht. Dann wird die Zange so angelegt, daß die Drähte durch je eine der gabelförmigen Zangenspitzen verlaufen, während die Enden an der Zange fixiert werden. Durch Betätigung der Branchen wird die Ligatur stark angespannt, dann kann man mit der Zange weiter zusammendrehen (Abb. 6.23).

Wir sind vom Gebrauch der Spannzange abgekommen, weil durch das starke Anspannen der Ligatur im Bracket zuviel Reibung entsteht, außerdem ist dieses umständlichere Vorgehen

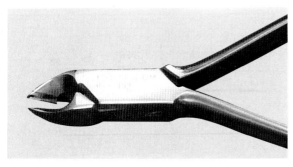

Abb. 6.21 Ligaturenschneidezange

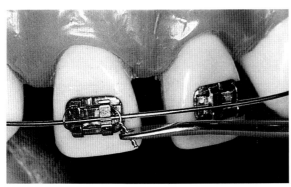

a

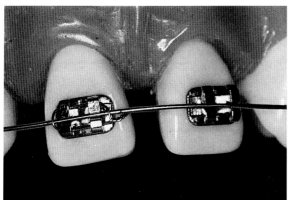

b

Abb. 6.22a und **b** Verwahren des gekürzten Ligaturenendes hinter dem Bogen

nicht notwendig. Wenn ein Bogen nur dann voll eingebunden werden kann, wenn man große Kraft ausübt, sollte man ohnehin davon Abstand nehmen.

Neben den genannten Zangen wurden verschiedene andere Instrumente zum Anlegen von Ligaturen entwickelt, die sich ebenfalls bewährt haben (Abb. 6.24).

Alastic-Ringe

Diese werden mit einer Mosquito-Klemme am Rand gefaßt und um das Bracket herumgelegt (Abb. 6.25). Bei Doppelbrackets genügt es, wenn man den Ring um einen Bracketteil legt. Dabei wird man immer den Bracketteil wählen, an dem der Zahn nachhaltiger an den Bogen herangezogen werden muß. Um diese leichte Rotationswirkung zu verstärken, kann man um den anderen Bracketteil vor Einbringen des Bogens einen Ring oder ein spezielles Element legen (Abb. 6.26). Damit wird der Zahn in diesem Bereich etwas vom Bogen elastisch weggedrückt. Die Reibung im Bracketschlitz ist nur unmittelbar nach dem Anbringen der Alastic-Ringe etwas erhöht. Diese Methode kann insgesamt sehr empfohlen werden, sie ist einfach und zeitsparend. Nachteilig ist, daß sich die Alastics mit der Zeit verfärben.

Verriegelungssysteme

- Verriegelung mit einem *Stift* im Light-wire-Bracket (s. Abb. 6.15) nach der Methode Begg.
- Verriegelung mit einem *Schnappring* (Abb. 6.27) oder einer *Blattfeder* (SPEED-System nach HANSON 1980; Abb. 6.28).
- Verriegelung mit einem *verschiebbaren Bracketteil*. Im Laufe der Zeit wurden verschiedene „Lock-Systeme" entwickelt. Von den heute gebräuchlichen sind zu nennen das Edgelok-System[1] (Abb. 6.29) und das Mobil-Lock-System[2] (Abb. 6.30). Das Mobil-Lock-System ist insofern interessant, als hier durch Drehen eines Exzenters nicht nur der Bracketschlitz verriegelt werden kann, man kann auch wahlweise den Drahtbogen im Bracket festklemmen oder ein Gleiten des Bogens

---

[1] Fa. Ormco, z. Zt. nicht im Angebot
[2] Fa. Forestadent

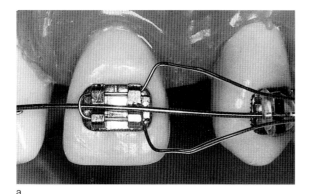

a

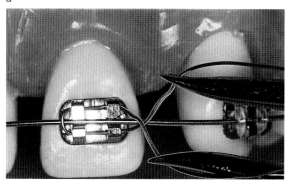

b

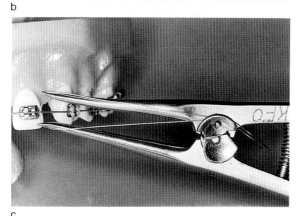

c

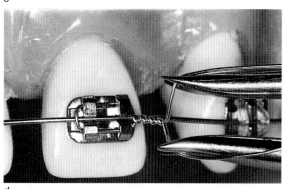

d

Abb. 6.23 Anlegen einer Ligatur mit der Spannzange; die Ligatur wird von Hand um das Bracket gelegt (a); nach einmaligem Verdrehen der Enden wird die Spannzange angesetzt (b); nach Fixierung der Enden wird der Draht gespannt (c) und durch Drehen der Zange zusammengedreht (d)

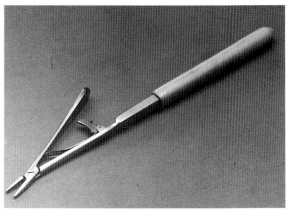

Abb. 6.24 Ligaturenklemme nach STEVENS; Fa. Dentaurum

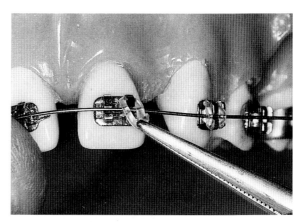

Abb. 6.25 Fixieren des Bogens mit Alastic-Ringen; ein Ring wird in eine Mosquito-Klemme eingeklemmt und um die Flügel eines Brackets gespannt

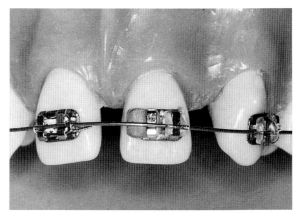

Abb. 6.26 Verstärkte Rotationswirkung durch Heranziehen eines Bracketflügels eines Doppelbrackets an den Bogen mit einem Alastic-Ring, während man den anderen Flügel durch Unterlegen eines Rings oder eines elastischen Spezialelements wegdrückt

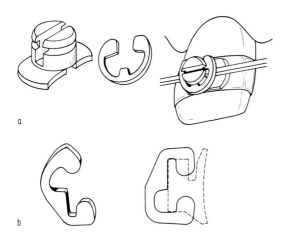

a

b

Abb. 6.27 Verriegelung eines Spezialbrackets mit einem Schnappring (a); auch für das Begg-Bracket gibt es ein vergleichbares Element (b)

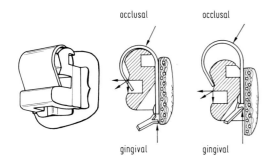

occlusal   occlusal

gingival   gingival

Abb. 6.28 Verriegelung mit einer Blattfeder im sog. SPEED-System nach HANSON (Fa. Orec Corporation)

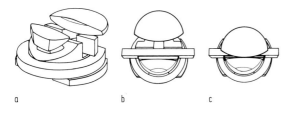

a   b   c

Abb. 6.29 Edgelok-Bracket (a); der Bracketschlitz wird mit einem Gleitriegel verschlossen (b, c)

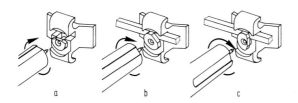

a   b   c

Abb. 6.30 Mobil-Lock-System, mit einem Schlüssel wird der Exzenter auf „offen" (a), „geschlossen-gleitend" (b) oder „klemmend" (c) gestellt

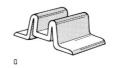

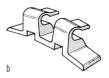

a   b

Abb. 6.31 Selbstklemmende Attachments, wie das Carman-Bracket (a) oder das Wilson-Bracket (b), werden heute kaum noch verwendet

ermöglichen. Andere Verriegelungssysteme waren Twin-wire-Lock, Slide pin, Ford-Lock und Russel-Lock.
* Verwendung eines *selbstklemmenden Attachments* (Snap channel bracket, Lever snap bracket[1], Abb. 6.31).

6.3 Röhrchen (Tubes)

An den letzten bebänderten Molaren werden statt Brackets Röhrchen verwendet, in die die Enden des Bogens eingeschoben werden (Abb. 6.32). Der Querschnitt dieser Bukkalröhrchen ist identisch mit dem der Bracketschlitze. Auch bei den Röhrchen gibt es Ausführungen mit einem Vertikal-Schlitz (Abb. 6.33).

Verschiedentlich werden Röhrchen verwendet, die entsprechend der Kontur der oberen Molaren distal etwas nach außen abgewinkelt sind (Abb. 6.34). Bei der Ricketts-Technik kommt eine Kombination von zwei Vierkantröhrchen zur Anwendung, um sowohl einen Allzweckbogen (Utility arch) als auch einen aktiven Teilbogen einsetzen zu können (Abb. 6.35).

Eine überaus wichtige Funktion haben die Röhrchen-Kombinationen mit ein oder zwei Vierkantröhrchen und einem Rundröhrchen mit einem Durchmesser von 1,15 mm (Abb. 6.36). Die runden Tubes dienen zur Aufnahme eines Headgears oder eines Lipbumpers.

Eine Zwischenstellung zwischen einem Bracket und einem Röhrchen nimmt das Convertible-Bracket ein. Bei diesem nützlichen Element sind über den Bracketschlitz kleine Blechstreifen geschweißt (Abb. 6.37). Zunächst dient es als Röhrchen auf dem ersten Molaren. Nach Durchbruch und Bebänderung des zweiten

---

[1] Fa. Rocky Mountain

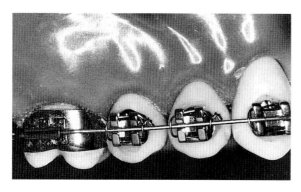

Abb. 6.32   Bukkalröhrchen am endständigen, bebänderten Molaren

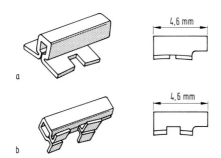

Abb. 6.33   Bukkalröhrchen ohne (a) und mit (b) Vertikalschlitz (nach Broussard)

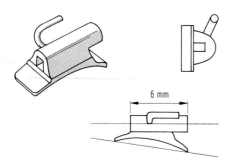

Abb. 6.34   Beispiel für ein Bukkalröhrchen mit Abwinkelung

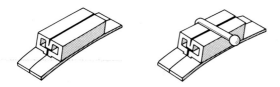

Abb. 6.35   Kombination von zwei Bukkalröhrchen für die Ricketts-Technik

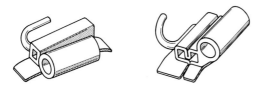

Abb. 6.36   Zwei- und Dreifach-Kombinationen von Vierkantröhrchen mit einem Rundröhrchen zur Aufnahme eines Headgears

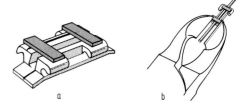

Abb. 6.37   Convertible Bracket; durch aufgeschweißte Laschen zum Bukkalröhrchen umfunktioniertes Bracket (a); Umwandlung in ein Bracket durch Abscheren der Laschen (b)

Molaren werden die Blechstreifen entfernt, und das Element wird weiter als Bracket benutzt. Die Verwendung des Convertible-Brackets macht die Neubebänderung der ersten Molaren überflüssig.

6.4 Weitere Attachments

- *Lingual sheath;* das horizontal verlaufende, auf der Palatinalseite oberer Molaren aufgeschweißte Röhrchen dient zur Aufnahme eines Palatal bar nach Goshgarian oder einer herausnehmbaren Quad-helix. Es ist in verschiedenen Ausführungen lieferbar (Abb. 6.38).
- *Schlösser* zur Aufnahme eines Innenbogens (s. Abb. 12.76).
- *Lingualknöpfchen* (Lingual button); diese Knöpfchen gibt es langgestielt und kurzgestielt (wir bevorzugen die langgestielten) mit runder oder eckiger Basis zum Aufschweißen (Abb. 6.39). An den Lingualknöpfen können Gummizüge, elastische oder starre Ligaturen befestigt werden.
- *Häkchen* oder Doppelhäkchen (Lingual cleat) verschiedener Ausführung (Abb. 6.40); sie dienen demselben Zweck wie die Lingualknöpfchen.
- *Ösen* (Eyelet, Staple); diese werden angebracht, um Drahtligaturen zu befestigen, wie sie z. B. zur Vermeidung von Rotationen verwendet werden (Abb. 6.41).
- *Bandaufsetzlaschen* (Seating lug); das sind kleine Blechstreifen, die auf den Bändern aufgeschweißt sind, um das Setzen der Bänder zu erleichtern (Abb. 6.42).

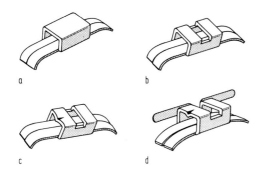

Abb. 6.38 Verschiedene Ausführungen eines Lingual sheath; einfach (a), offen (b), offen mit Stopkerbe (c), offen mit Stopkerbe und Häkchen (d)

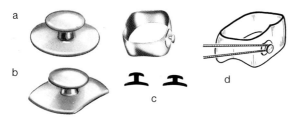

Abb. 6.39 Lingualknopf mit runder (a) oder eckiger (b) Basis, lang-/kurzgestielt (c), zum Einhängen von Gummizügen (d) (Bild: Fa. Dentaurum)

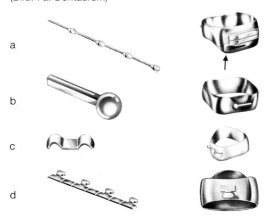

Abb. 6.40 Häkchen; a) einfaches Häkchen; b) Kugelhäkchen (ball hook); c) Doppelhäkchen (lingual cleat); d) Universalhäkchen (Bild: Fa. Dentaurum)

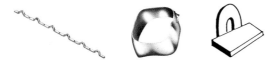

Abb. 6.41 Ösen zum Anbringen von Ligaturen

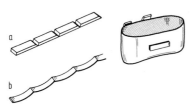

Abb. 6.42 Bandaufsetzlaschen, gerade (a) und gekrümmt (b)

6.5 Aufschweißen der Attachments

Die Befestigungsteile werden, wenn man nicht einen Aufschweißdienst in Anspruch nimmt, im Anschluß an das erste Adaptieren der Bänder (s. folgendes Kapitel) vom Behandler oder einer Hilfsperson aufgeschweißt. Zu diesem Zeitpunkt muß Klarheit darüber bestehen, welche Teile an welchen Stellen anzubringen sind; das richtet sich nach therapeutischen Überlegungen. Im allgemeinen wird man nach einem System vorgehen, von dem man nur in bestimmten Situationen abweicht.

Das Bracket ist normalerweise in der Mitte der Bukkalfläche des Bandes so aufgeschweißt, daß die Längsachse des Brackets die Bandhöhe halbiert und die Querachse in der Mitte der mesiodistalen Ausdehnung der Bukkalfläche des Zahnes verläuft (Abb. 6.43). Dasselbe gilt auch für die Lage der Röhrchen. Dabei muß man sich ausschließlich von der Lage des Vierkantröhrchens leiten lassen. Die manchmal asymmetrisch dazu liegende Basis könnte leicht zu einer Täuschung führen. Ferner ist zu beachten, daß der etwas abstehende oder abgewinkelte Teil des Röhrchens distal liegt (Abb. 6.44).

Bei Röhrchenkombinationen schweißen wir so auf, daß das runde Röhrchen im Oberkiefer nach okklusal kommt, um Gingivairritationen zu vermeiden. Im Unterkiefer legen wir es aus Gründen der Okklusion nach gingival (Abb. 6.45).

Von der oben genannten Regel gibt es einige *Ausnahmen*. So kommt man z.B. nicht umhin, das Bracket oder Röhrchen weiter nach gingival zu versetzen, wenn bei ungünstiger Kronenneigung sonst die Okklusion stark gestört würde (Abb. 6.46). Manchmal ist es auch notwendig, bei benachbarten, gegeneinander gedrehten Prämolaren das Bracket weiter nach distal bzw. mesial zu versetzen, weil sonst die Bänder gar nicht aufgesetzt werden könnten (Abb. 6.47). Dies sind jedoch Ausnahmefälle, die u.U. nach Behandlungsfortschritt eine Neubebänderung der betreffenden Zähne, dann unter normalen Bedingungen, erforderlich machen.

Attachments, wie Knöpfchen und Häkchen, werden meist in der Mitte der Lingualfläche des

Bandes aufgeschweißt. Auch hiervon kann es aus Gründen extremer Zahnstellung oder extremer Okklusionsverhältnisse Abweichungen geben. Lingualknöpfe an Molaren werden regelmäßig etwas nach mesial versetzt aufgeschweißt. Das Element darf aber nicht so weit in die mesiolinguale Rundung kommen, daß ein eingehängter Gummizug aufgrund der Schräglage des Knopfes nicht mehr hält (Abb. 6.48).

Das Aufschweißen geschieht in der Weise, daß man das Band und das Element zwischen die dünn ausgezogenen Kupferelektroden klemmt und nach entsprechender Ausrichtung zunächst an einer Ecke der Attachment-Basis *einen* Schweißpunkt setzt (Abb. 6.49). Dann wird die Lage kontrolliert und u.U. durch Drehung um den Punkt korrigiert. Wenn erforderlich, wird das Element durch weiteres Drehen wieder gelöst und in korrekter Lage erneut mit einem Schweißpunkt fixiert. Erst wenn es sich in richtiger Lage zum Band befindet, wird es auch an den übrigen Ecken der Basis fixiert. Vier Schweißpunkte sind im allgemeinen ausreichend. Beim Lingualknöpfchen, das sehr leicht aus den Fingern gleitet, wird man das erste Fixieren besser mit einer dickeren Kupferelektrode, direkt auf der Kuppe des Knopfes aufgesetzt, vornehmen (Abb. 6.50).

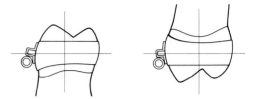

Abb. 6.45   Das runde Röhrchen liegt im Unterkiefer gingival, im Oberkiefer okklusal

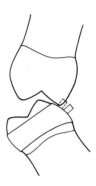

Abb. 6.46   Beispiel für ein temporäres Versetzen eines Bukkalröhrchens nach lingual, um die Okklusion nicht zu stören

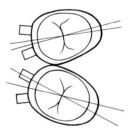

Abb. 6.47   Temporäres Versetzen der Brackets, um das Aufsetzen der Bänder auf die gedrehten Zähne zu ermöglichen

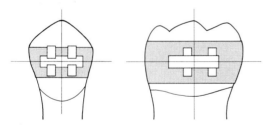

Abb. 6.43   a) Richtige Lage eines Brackets; b) richtige Lage eines Bukkalröhrchens

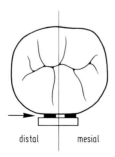

distal   mesial

Abb. 6.44   Das abstehende Ende des Bukkalröhrchens (Pfeil) muß distal liegen

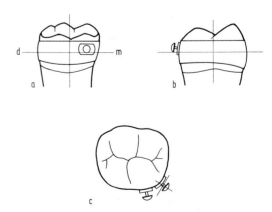

Abb. 6.48   Bei Molaren werden Lingualknöpfe meist an die mesiolinguale Ecke gesetzt, aber nicht so weit in die Rundung, daß Gummizüge nicht mehr halten (c)

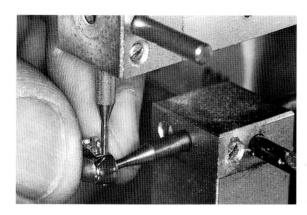

Abb. 6.49 Aufschweißen eines Brackets; zunächst wird nur ein Schweißpunkt an einer Ecke der Bracketbasis gesetzt

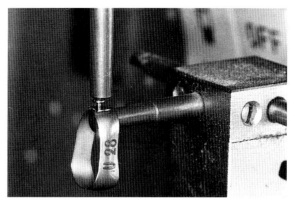

Abb. 6.50 Fixieren eines Lingualknopfes zunächst mit einem Schweißpunkt auf der Kuppe des Knöpfchens

Die Firmen bieten einen kostenlosen Aufschweißdienst an, der für den Behandler eine Arbeitsersparnis mit sich bringt. Andererseits sind Bänder mit aufgeschweißten Elementen etwas schwerer zu adaptieren. Vor allem aber werden dadurch die Kosten für die Lagerhaltung erheblich gesteigert.

Das Angebot der Firmen beinhaltet, daß man eines der angebotenen Standard-Systeme wählen, aber auch nach einem eigenen System, dessen Plan bei der betreffenden Firma hinterlegt wird, aufschweißen lassen kann.

7 Die Bandtechnik

7.1 Das Band

Das Band als Befestigungsmittel für eine kieferorthopädische Apparatur ist beinahe so alt wie kieferorthopädische Geräte überhaupt. 1841 führte SCHANGÉ das verschraubbare Klampenband ein. FULLER verwendete 1872 erstmals glatte, gelötete Bänder (Abb. 7.1); MAGILL empfahl, diese einzuzementieren (zit. bei RENFROE 1975).

Das Band ist eine Hülse aus konturiertem Stahlblech, die möglichst eng um die Zahnkrone gelegt wird. Die Blechdicke beträgt zwischen 0,10 und 0,15 mm. Die Bandhöhe variiert zwischen 3 und 5 mm. Es gibt zwei Möglichkeiten der Herstellung:

- die individuelle Herstellung aus Blechstreifen, die heute kaum mehr geübt wird,
- die Auswahl vorgefertigter Bänder aus einem Bandsortiment mit anschließender Bandanpassung.

Die *Vorteile* der vorgefertigten Bänder liegen auf der Hand: Das Bebändern geht rascher, die vorgefertigten Bänder sind besser gearbeitet.

Die *Nachteile* des Bandsortiments liegen in der umfangreichen Lagerhaltung und den damit verbundenen Kosten. Außerdem ist es schwierig, für extreme Zahnformen geeignete Bänder zu erhalten.

Die Bänder werden in der Fabrik aus einer Rohhülse gezogen. Die *Gütekriterien* eines Bandes sind: anatomisch korrekt, elastisch, duktil, hart und kantenbeständig, korrosionsbeständig, mit geglänzter äußerer Oberfläche. Bei den Eigenschaften konkurrieren hauptsächlich die Anpassungsfähigkeit und die Stabilität des Bandes. Nur wenn das Material duktil ist, läßt sich das Band leicht anpassen. Ein solches Band hat aber keine ausreichende Stabilität, und die Kanten knicken leicht ein. Unter der Kaulast lockern sich solche Bänder leichter. Elastisch sollten vor allem die gingivalen Ränder eines Bandes sein, damit sie sich besser in unter sich gehende Bereiche der Zahnkrone legen. Ein gutes Band stellt einen Kompromiß aus den genannten Gesichtspunkten dar.

7.2 Vorbereitung

Bevor man mit dem Bebändern beginnt, muß das gesamte Gebiß klinisch (Spiegel und Sonde) und röntgenologisch (Orthopantomogramm oder Bißflügelaufnahmen) untersucht werden. Kariöse Läsionen müssen vor der Bebänderung behandelt werden, ebenso Parodontalerkrankungen. Zahnstein ist ebenfalls vorher zu entfernen.

7.3 Separieren

Unter Separieren versteht man das Auseinanderdrängen der Zähne als Vorbereitung des Interdentalraums zur Aufnahme der Bänder. Separieren ist erforderlich, wenn die Zähne nicht lückig stehen und mehrere Zähne nebeneinander bebändert werden. In anderen Fällen genügt ein einfaches Auseinanderdrücken der Zähne durch die Bänder selbst. Das Separieren ist oft schon notwendig, um das Gefühl zu bekommen, daß das Band genau paßt und nicht nur zwischen den Zähnen klemmt. Ein Platz, der für die Einzelbandanpassung u.U. ausreicht, ist zu gering, wenn mehrere Bänder eingesetzt werden müssen.

Abb. 7.1 Klampenbänder (a), gelötete Bänder (b) und vorgeformte Bänder (c), Stationen in der Entwicklung dieser Geräteteile

7.3.1 Methoden des Separierens

Eine vielgeübte Möglichkeit stellt die Verwendung eines *weichen Messingdrahtes* (brass wire) der Stärke 0,38–0,65 mm dar. Für den Seitenzahnbereich empfehlen wir einen Draht der Stärke 0,50–0,65 mm, für den Frontzahnbereich einen Draht der Stärke 0,38 mm.

Dabei geht man folgendermaßen vor: Man bereitet sich gebogene Drahtstücke in der Weise vor, daß man den Draht um einen runden Stab wickelt und dann die Windungen aufschneidet (Abb. 7.2). Auch vorgeformte Drahtstücke sind erhältlich. Das Drahtstück klemmt man in einen Nadelhalter und fädelt es unter dem Kontaktpunkt durch, ohne dabei die Zahnfleischpapille anzustechen (Abb. 7.3). Die Drahtenden werden bukkal bzw. labial zusammengeführt und unter Spannung festgedreht. Durch langsames Vorgehen und Befragen des Patienten sollte es möglich sein, den Vorgang vor Erreichen der Schmerzschwelle zu beenden. Dann werden die Drahtenden auf 3–4 mm gekürzt und im Interdentalraum verwahrt.

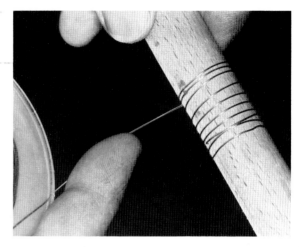

Abb. 7.2 Herstellung von Separierdrahtstücken; der Messingdraht wird um einen Rundstab gewickelt, die Windungen werden aufgeschnitten, jeweils ein Ende wird mit einer Zange flachgedrückt

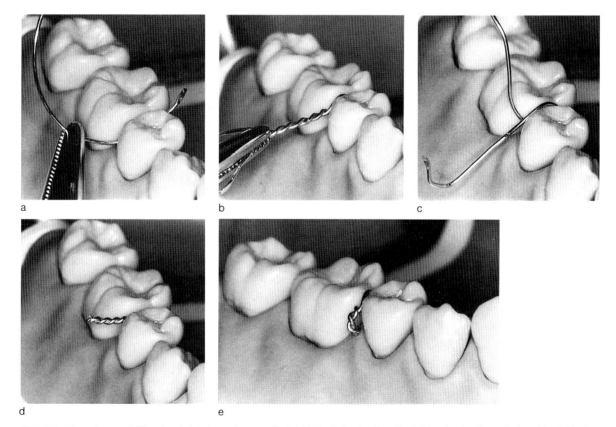

a   b   c

d   e

Abb. 7.3 Separieren mit Messingdraht; das gebogene Drahtstück wird unter dem Kontaktpunkt durchgeschoben (a); die Enden werden zusammengeführt (b) und mit dem Nadelhalter festgedreht (c); nach dem Kürzen (d) wird das Drahtende im Interdentalraum verwahrt (e)

Auf anschließende Beschwerden (Druckgefühl, Empfindlichkeit der Zähne) ist der Patient hinzuweisen.

Dieser Draht kann bis zu 4 Wochen liegenbleiben. Der Vorteil besteht darin, daß die

Zähne nicht mehr empfindlich sind, wenn man an das Bebändern geht, ein besonders unter psychologischen Gesichtspunkten empfehlenswertes Vorgehen. Bei längerem zeitlichen Intervall kann die Ligatur so locker werden, daß sie herausfällt und die Zähne wieder zusammenrücken.

Zähne lassen sich auch durch das interdentale Einbringen elastischer Gebilde separieren. Ein um den Kontaktpunkt geknoteter *Elastik-*

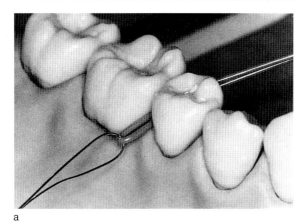

a

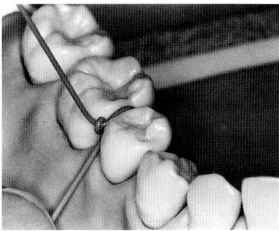

b

Abb. 7.4 Separieren mit Elastik-Faden; der Gummifaden wird mit einer Drahtschlinge interdental durchgefädelt (a), um den Kontaktpunkt gelegt und unter Spannung geknotet (b)

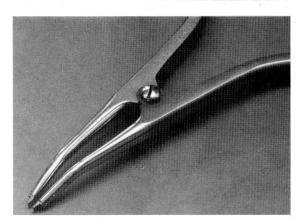

Abb. 7.5 Separierzange zum Anlegen von Alastic-Separatoren

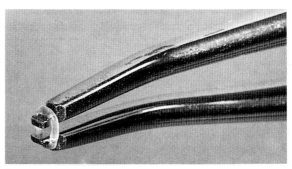

a

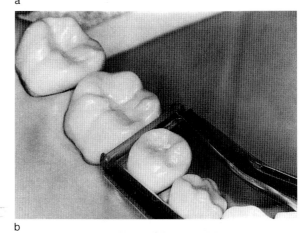

b

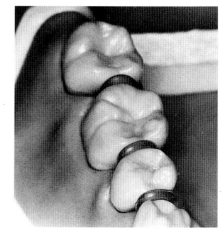

c

Abb. 7.6 a–c Anlegen von Alastic-Separatoren

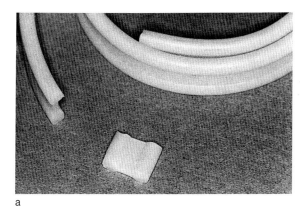

a

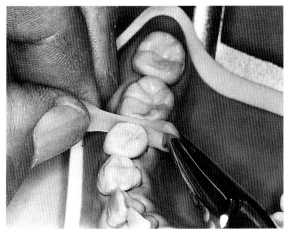

b

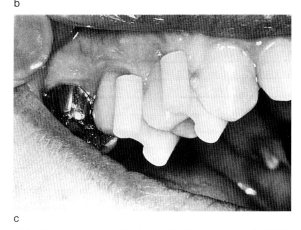

c

Abb. 7.7 Separieren mit einem Profilgummi; von der Rolle werden ca. 1 cm lange Stücke geschnitten (a), diese werden mit Fingern und How-Zange gespannt (b) und zwischen die Zähne geschoben (c)

Faden darf maximal 24 bis 48 Stunden liegen, damit es nicht zur Gingivitis kommt. Beim Anlegen der Ligatur wird erst eine Drahtschlinge unterhalb des Kontaktpunktes durchgeschoben und damit der Faden durchgezogen (Abb. 7.4).

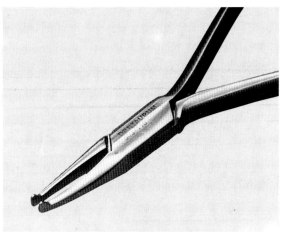

Abb. 7.8 How-Zange, ein vielseitig verwendbares Instrument

Ähnlich ist die Wirkung der *Feder-Separatoren nach* KESLING (Abb. 7.5 a) und der *Alastic-Separatoren* (2 Stärken für Front- und Seitenzahnbereich), die 1–4 Tage vor dem Bebändern mit einer Spezialzange (Abb. 7.5) um den Kontaktpunkt (nicht um die Zahnkrone!) gelegt werden (Abb. 7.6).

Für kurzfristiges Separieren eignet sich das *Profilgummiband* („Maxian"), das 30 min (maximal 24 Stunden) vor der Bebänderung eingesetzt wird. Von einer Rolle aus weich-elastischem Profilgummiband (2 Stärken für Front- und Seitenzahnbereich) werden ca. 1 cm lange Stücke abgeschnitten (Abb. 7.7). Die Gummistücke werden in der Weise angelegt, daß man sie mit zwei Fingern einer Hand und mit einer How-Zange (Abb. 7.8) faßt, anspannt und so in den Zahnzwischenraum schiebt.

Als letztes ist noch die Möglichkeit des „*Strippens*" zu erwähnen, d.h. Wegnahme von Substanz im Bereich des Kontaktpunktes mit ein- oder beidseitig diamantbelegten Stahlbandstreifen, die hin- und herbewegt werden. Dies ist besonders dann zu verantworten, wenn approximal eine Füllung liegt.

Von den genannten Möglichkeiten *empfehlen* wir für *umfangreiche Separierungsmaßnahmen* (Vollbebänderung bei engstehenden Zähnen) das Anlegen der Messingdrahtligaturen 4–8 Tage vor der Bebänderung, für *kleinere Maßnahmen* die Verwendung des Profilgummis unmittelbar (30 min) vor dem Setzen der Bänder.

7.3.2 Nebenwirkungen des Separierens

Beim Separieren und Bebändern ergibt sich unbeabsichtigt im Zahnbogenverlauf eine radiäre Expansion, die sich überwiegend in einer meist unerwünschten Protrusion der Front äußert (Abb. 7.9). Da in jedem Interdentalraum zwei Blechstärken und Zement zu liegen kommen, ergibt das bei 14 Zähnen und 26 Kontaktpunkten ca. 3 mm Bandmaterial im Bogenverlauf, bei Überkonturierung sogar bis zu 6 mm.

Wegen dieses besonderen Problems gibt es Bänder, die im Bereich des Kontaktpunktes dünner gezogen sind, aber sonst dieselbe Stabilität aufweisen.

Eine Möglichkeit, die Expansion zu verhindern und zugleich die Arbeit des Separierens zu umgehen, liegt in der Klebemethode, auf die wir noch eingehen werden. Diese hat darüber hinaus den Vorteil, daß nach Abnahme der Apparaturen keine interdentalen Lücken geschlossen werden müssen.

In diesem Zusammenhang sei darauf hingewiesen, daß man auch durch sukzessives Bebändern in Verbindung mit einer Extraktionstherapie diesem Problem begegnen kann. So können z. B. nach einer Prämolarenextraktion zunächst die ersten Molaren und Eckzähne bebändert und letztere an einem Teilbogen retrahiert werden. Die Schneidezähne und zweiten Prämolaren werden erst dann bebändert, wenn sich der Engstand der Front spontan aufgelockert hat.

7.4 Aussuchen der Bänder

Es gibt Bänder für verschiedene Zahntypen: obere und untere Inzisivi, obere und untere Eckzähne, obere Prämolaren, untere Prämolaren, obere Molaren, untere Molaren (Abb. 7.10 und Abb. 7.11). Für obere Schneidezähne werden auch seitenungleiche Bänder angeboten (Abb. 7.12). In letzter Zeit ist ein verstärktes Bemühen der Hersteller erkennbar, Bandformen anzubieten, die der anatomischen Zahnform besser angepaßt sind (Abb. 7.13).

Die Bestückung der Sortimente mit verschiedenen Bandgrößen (bis zu 32) richtet sich nach der empirisch gefundenen Verteilung der Zahnumfänge (Abb. 7.14). Da für jeden Zahntyp ein Standardsortiment von ca. 300 Bändern bereitgehalten werden muß, bedeutet das bei 8 Sortimenten eine Lagerhaltung von mindestens 2400 Bändern. Nimmt man den erwähnten Aufschweißdienst in Anspruch, erhöht sich die Zahl der Bandsortimente, da sich beim Aufschweißen z. T. Seitenunterschiede ergeben, auf 10–15. Das ergibt für ca. 4500 Bänder und die entsprechenden Attachments beträchtliche Kosten.

Die richtige Bandgröße kann bestimmt werden mit Hilfe eines Ringmaßes, eines Kronenmaßes oder durch Schätzung der Größe nach dem Prinzip von Versuch und Irrtum. Dabei empfiehlt es sich, an den Kiefermodellen des

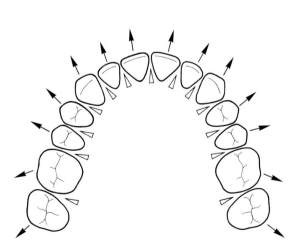

Abb. 7.9 Nebenwirkungen des Separierens: Es kommt zur radiären Expansion des Zahnbogens und insbesondere zur Protrusion der Front

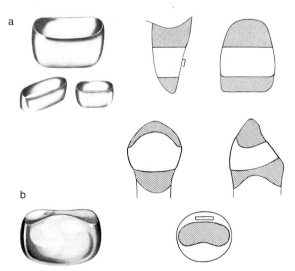

Abb. 7.10 Frontzahnbänder (a) und Eckzahnbänder (b) (Bild: Fa. Dentaurum)

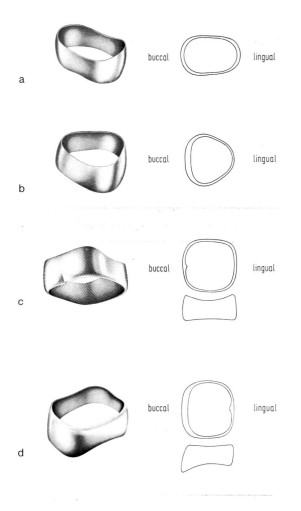

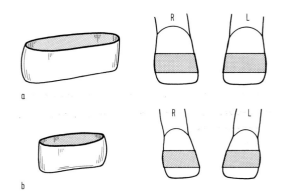

Abb. 7.12   Seitenungleiche Bänder für obere mittlere (a) und seitliche (b) Schneidezähne

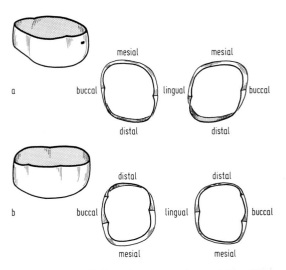

Abb. 7.11   Bänder für obere Prämolaren (a), untere Prämolaren (b), obere Molaren (c) und untere Molaren (d) (Bild: Fa. Dentaurum)

Abb. 7.13   Anatomisch verbesserte, seitenungleiche Bänder für obere (a) und untere (b) Molaren

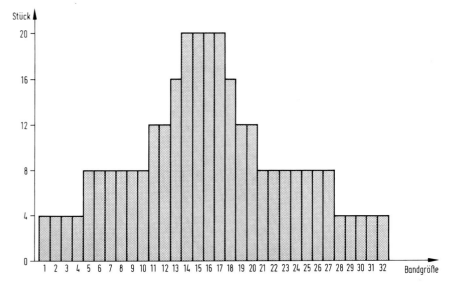

Abb. 7.14   Beispiel für die Bestückung der einzelnen Bandgrößen in einem 300 Bänder umfassenden Standardsortiment (untere Molaren, Fa. Dentaurum)

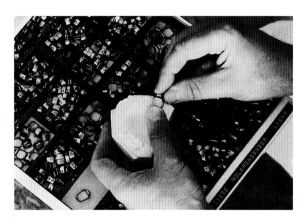

Abb. 7.15   Auswahl der Bänder durch Schätzung der richtigen Größe; Kiefermodelle erleichtern die Wahl

Patienten eine Vorauswahl zu treffen. Das letztere Vorgehen ist, wenn man geübt ist, eine einfache und probate Methode (Abb. 7.15). Für den weniger Geübten ist es eine Hilfe, die voraussichtlich richtige Größe anhand von Tabellen der Hersteller zu bestimmen, die von den am Modell gemessenen mesio-distalen Durchmessern ausgehen.

Kriterium für die richtige Bandgröße ist: Bei guter Anpassung muß das Band am anatomisch richtigen Ort der Krone liegen. Wenn das Band allein mit dem Finger dorthin geschoben werden kann, ist es zu groß. Wenn es trotz entsprechender Bemühungen nicht auf die richtige Höhe gebracht werden kann, ist das Band zu klein, oder der Interdentalraum ist zu eng. Deshalb ist es so wichtig, vor der Bandanpassung ausreichend zu separieren. Im allgemeinen weiß man aus Erfahrung, ob das Band die richtige Größe aufweist, auch bevor man es im Detail adaptiert hat.

Die Verwendung eines Banderweiterers ist durch gut abgestimmte Bandsortimente überflüssig geworden.

Die Größe der ausgesuchten Bänder sollte man auf der Karteikarte vermerken, damit sich bei einem Bandverlust ein erneutes Aussuchen erübrigt.

Die anprobierten, aber nicht verwendeten Bänder werden gesammelt, gereinigt, sterilisiert und wieder in die Aufbewahrungsfächer einsortiert.

7.5 Richtige Lage der Bänder

Die richtige Lage des Bandes auf der Zahnkrone (Abb. 7.16) ist nicht nur für eine optimale Anpassung wichtig, sie entscheidet insbesondere auch über die Höhe und die Neigung des Bracketschlitzes, weil die Lage des Brackets auf dem Band festgelegt ist.

Brackets und Röhrchen sind, wie wir gesagt haben, normalerweise in der Mitte der Bukkalfläche des Bandes so aufgeschweißt, daß ihre Längsachse die Bandhöhe halbiert und die Querachse in der Mitte der mesiodistalen Ausdehnung der Bukkalfläche verläuft. Wenn also die Lage des Brackets auf dem Band festliegt, entscheidet die Lage des Bandes auf dem Zahn über die Höhe und Neigung des Bracketschlitzes. Ein anatomisch falsch gesetztes Band führt zu einer Falschlage des betreffenden Zahnes gegenüber seinen Nachbarzähnen. Liegt das gesamte Band, oder auch nur seine Bukkalfläche, zu weit okklusal, wird dieser Zahn nach Nivellierung der Zahnreihe mit einem Bogen das Okklusionsniveau nicht erreichen. Dagegen wird er zu stark extrudiert, wenn das Band zu weit zervikal zu liegen kommt (Abb. 7.17). Eine Drehung um eine mesiodistale Achse bewirkt außerdem, daß der rechteckige Querschnitt des Bracketschlitzes oder Röhrchens eine unerwünschte Neigung erhält (Abb. 7.18). Bei Verwendung rechteckiger Drahtbogenformate führt das zu einer unerwünschten bukkolingualen Zahnachsenneigung (Torque). Bei einer Drehung des Bandes um eine bukko-linguale Achse kommt es zu einer Zahnkippung, d. h. zu einer falschen mesiodistalen Neigung (Abb. 7.19).

Das Band muß auch deswegen „richtig" liegen, damit es ein gewisses Maß von Selbstretention erhält – es muß auch ohne Klebekraft des Zementes gut halten –, die Okklusion nicht stört und die Gingiva nicht verletzt. Da der Gingivalsaum im Hinblick auf die Zahnreinigung immer eine kritische Zone darstellt, wäre es wünschenswert, den gingivalen Rand des Bandes bis 1 mm unter den Zahnfleischrand reichen zu lassen oder ihn so weit davon entfernt zu halten, daß dieser Bereich gut gereinigt werden kann.

Für die richtige Höhenlage des Bandes kann man sich bestimmter Maße bedienen. So soll der

inzisale bzw. okklusale Rand des Bandes ca.
2 mm von den Inzisalkanten bzw. Höckerspitzen entfernt sein, je nach Höckerhöhe etwas
mehr oder etwas weniger. Das entspricht einer
Entfernung des Bracketschlitzes bzw. Bukkalröhrchens von den Inzisalkanten bzw. Höckerspitzen von 3,5–5 mm. Bei den Molaren ist der
Abstand um 0,5 mm geringer als bei den Prämolaren. Bei den Eckzähnen soll der Abstand
jeweils ca. 0,5–1 mm größer, bei den oberen
seitlichen Schneidezähnen und allen unteren
Schneidezähnen um 0,5 mm kleiner sein. Bei
den oberen mittleren Schneidezähnen ergibt
sich ungefähr derselbe Abstand wie bei den
Prämolaren. Legt man diese Höhenrelation
zugrunde, ergeben sich z.B. die in Abbildung
7.20 gezeigten Abstände. Diese stellen einen
Anhaltspunkt dar und müssen nach individuellen Gegebenheiten variiert werden. Zu berücksichtigen sind Kronenform, Kronenfrakturen,
Überbiß und therapeutische Gesichtspunkte,
z.B. die Front stärker zu verlängern oder zu
verkürzen.

Die Abstände können geschätzt, genauer
jedoch mit einem Zirkel gemessen oder mit
einer Bracket-Positionslehre kontrolliert werden (Abb. 7.21). Die Positionslehre ist so anzulegen, daß die Auflage senkrecht zur Labialfläche
des Brackets verläuft. Bei angulierten Brackets
ist die Slotmitte maßgeblich. Dort muß die
Markierungsspitze angelegt werden (Abb. 7.22).

Im Seitenzahngebiet ist es einfacher, anato-
mische Kriterien zur Lagebestimmung heranzuziehen. Es empfiehlt sich folgendes Vorgehen:
Zunächst werden die Seitenzähne bebändert,
wobei man darauf achtet, daß einerseits die
Kontaktflächen gänzlich vom Band bedeckt
sind, andererseits aber die marginalen Randlei-
sten nicht überragt werden. Gleichzeitig wird
darauf geachtet, daß das Band in mesiodistaler
und bukkolingualer Richtung achsengerecht
aufgebracht wird. In der Höhe werden dann die
Frontzähne weiter nach den Seitenzähnen ausgerichtet (Abb. 7.23), wobei man sich, um die
Höhenrelationen besser einhalten zu können,
einer Positionslehre bedienen sollte. Je nach
Höckerhöhe, bzw. nach Abstand der okklusalen
Kanten der Bänder von den Höckerspitzen,
wählt man einen Abstand des Bracketschlitzes
beim oberen Eckzahn von 4,5 oder 5 mm zur

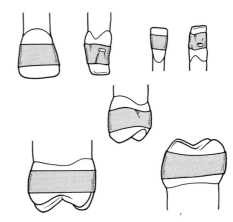

Abb. 7.16 Richtige Lage der Bänder auf verschiedenen Zahntypen

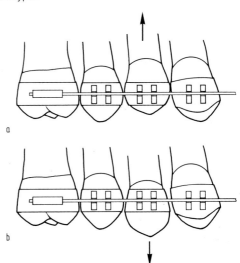

Abb. 7.17 Ein Zahn, dessen Band zu weit okklusal liegt, wird intrudiert (a); ein Zahn, dessen Band zu weit zervikal liegt, wird extrudiert (b)

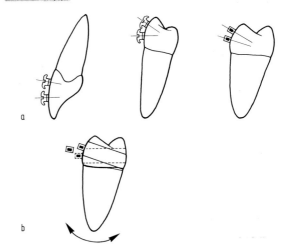

Abb. 7.18 Mit der Höhenlage der Brackets oder Röhrchen variiert auch die Neigung der Schlitze (a); eine fehlerhafte Schwenkung des Bandes um eine mesio-distale Achse führt zu einer falschen Zahnneigung (Torque) (b)

Eckzahnspitze. Danach soll dann der Bracketschlitz beim oberen seitlichen Schneidezahn 3,5
bzw. 4 mm und der Bracketschlitz des oberen
mittleren Schneidezahnes 4 bzw. 4,5 mm von
der Schneidekante entfernt sein. Im Unterkiefer
soll entsprechend der Abstand des Bracketschlitzes von der Eckzahnspitze 4,5 oder 5 mm
betragen und die Abstände der Bracketschlitze
von den Schneidekanten der Inzisivi 3,5 bzw.
4 mm.

Bei richtiger Lage der Bänder bringt ein einge-
spannter horizontal verlaufender Außenbogen

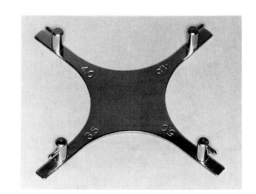

a

b

Abb. 7.21 Bracket-Positionslehren nach BOONE (a) und
ANDERSON (b)

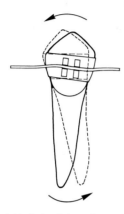

Abb. 7.19 Eine fehlerhafte Schwenkung des Bandes um eine
bukko-linguale Achse führt zu einer falschen mesio-distalen
Neigung des Zahnes

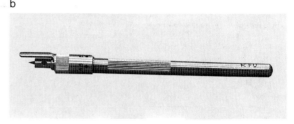

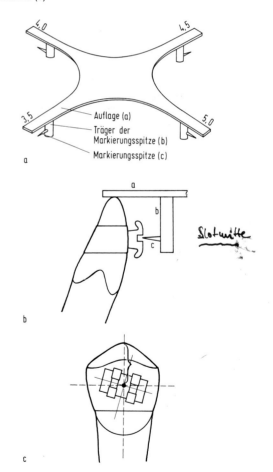

Auflage (a)
Träger der
Markierungsspitze (b)
Markierungsspitze (c)

a

a

b

c

Slotmitte

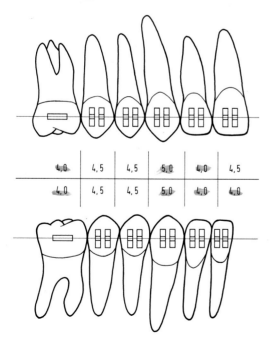

| 4,0 | 4,5 | 4,5 | 5,0 | 4,0 | 4,5 |
| 4,0 | 4,5 | 4,5 | 5,0 | 4,0 | 4,0 |

Abb. 7.20 Beispiel für die Abstände zwischen Bracketschlitz
bzw. Röhrchen von den Inzisalkanten bzw. Höckerspitzen bei
richtiger Höhenrelation

Abb. 7.22 Richtiges Anlegen der Positionslehre (a); die Auflage verläuft senkrecht zur Labialfläche des Brackets (b), die
Markierungsspitze zeigt auf die Slotmitte (c)

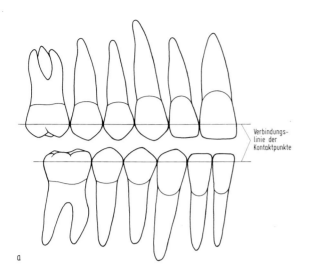

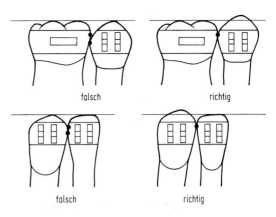

falsch   richtig

falsch   richtig

Abb. 7.24 Werden die richtigen Abstände zwischen Brakkets bzw. Röhrchen und Inzisalkanten bzw. Höckerspitzen nicht eingehalten, kommen die Kontaktpunkte auf unterschiedliche Höhe

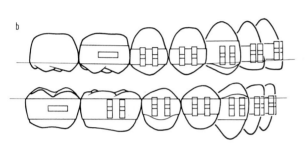

Abb. 7.23 Für die Okklusion ist wichtig, daß sich in der Zahnreihe die Kontaktpunkte auf gleicher Höhe befinden. Daraus ergibt sich die bekannte Höhenrelation der Schneidekanten und Höckerspitzen

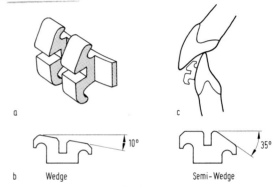

b   Wedge   Semi-Wedge

Abb. 7.25 Die Wedge-Brackets (a) sind nach okklusal abgeflacht (b) und stören weniger die Okklusion (c)

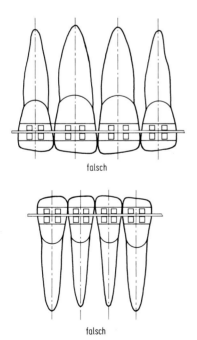

falsch

falsch

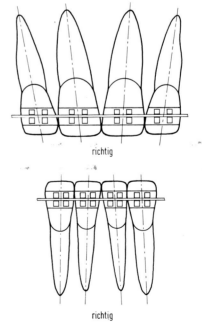

richtig

richtig

Abb. 7.26 Wenn die Bänder mit ihren inzisalen Rändern und Bracketschlitzen parallel zu den Schneidekanten ausgerichtet werden, ergeben sich die anatomisch richtigen Zahnachsenneigungen

die Zähne auf die richtige Höhe und in richtige Achsenstellung. Dabei muß die *Kontaktpunktreihe*, nicht die Höcker- bzw. Inzisalkantenreihe, eine Linie bilden (Abb. 7.23 und Abb. 7.24).

Die Höhenlage der Frontzahnbänder kann bei offenem Biß mehr nach zervikal, bei tiefem Biß mehr nach okklusal verändert werden, um einen nachhaltigeren Extrusions- bzw. Intrusionseffekt zu erzielen. Andererseits zwingt bei tiefem Biß manchmal die Interferenz mit der Okklusion dazu, Bänder und Brackets der unteren Inzisivi weiter nach zervikal zu versetzen. Die Verwendung nach okklusal abgeflachter Brackets (Wedge bracket) kommt dem entgegen (Abb. 7.25). Bei extremen Deckbißfällen wird man die unteren Inzisivi zunächst unbebändert lassen; ein Unterkieferbogen kann frontal mit einer fortlaufenden Ligatur an den Zähnen fixiert werden. Sobald die oberen Frontzähne etwas aufgerichtet und intrudiert sind, wird die Bebänderung der unteren Inzisivi nachgeholt.

Bei den Inzisivi ist darauf zu achten, daß die inzisalen Ränder der Bänder und entsprechend auch die Bracketschlitze parallel zu den Inzisalkanten der Zähne verlaufen. Damit wird zugleich die richtige Achsenneigung dieser Zähne hergestellt (Abb. 7.26).

7.6 Adaptieren der Bänder

Unter Adaptieren versteht man alle Maßnahmen, die dazu dienen, die vorgegebene Form des vorgefertigten oder individuell hergestellten Bandes der Kronenform des Zahnes anzugleichen.

7.6.1 Ziel der Bandanpassung

- Okklusal soll nach dem Einzementieren kaum ein Zementrand bleiben, sonst wird der Zement ausgewaschen, und es tritt eine Speisenretention ein.
- Gingival soll das Band nicht überstehen (keinesfalls über die Schmelz-Zementgrenze hinaus), sonst besteht die Gefahr einer Parodontalerkrankung.

- Gingival soll das Band nicht abstehen, andernfalls kommt es leicht zu Karies, Zahnfleischirritation und Parodontalerkrankung.
- Das Band soll eine anatomisch richtige Position einnehmen.
- Die Position der Bänder soll insbesondere so sein, daß die Zähne später richtig zueinander liegen; besonders in der Vertikalen muß sich die Kontaktpunktreihe auf derselben Höhe befinden.
- Das Band soll zu keiner Interferenz mit der Okklusion führen.

Wie man leicht anhand der Literatur nachweisen könnte, wurde bisher auf die erste Forderung größter Wert gelegt, während die zweite und dritte vernachlässigt worden sind, vermutlich weil dieser Bereich, z. T. unter dem Gingivalrand oder im Interdentalraum gelegen, der Beobachtung weitgehend entzogen ist.

7.6.2 Grundproblem der Bandanpassung

Die Schwierigkeit der Bandanpassung liegt in der Form der Zähne. Die Form des Bandes sollte idealerweise kongruent sein mit der Zahnform. Vor allem der Umfang des inzisalen und des zervikalen Randes sollte dem jeweiligen Zahnumfang entsprechen.

Eine Ausmessung der Umfänge von Zahnkronen in verschiedenen Höhen ergibt, daß es Zähne mit ungefähr gleich großem Umfang im inzisalen wie im zervikalen Bereich gibt, solche, die ihren größten Umfang zervikal, und solche, die ihren größten Umfang inzisal bzw. okklusal haben. Im letzten Fall ist es nicht möglich, eine Kongruenz zwischen Bandform und Zahnform zu erreichen. Eine zusätzliche Komplizierung ergibt sich dadurch, daß die Zähne keine einfachen geometrischen Formen, sondern komplizierte dreidimensionale Gebilde mit unterschiedlichen Querschnittsformen in verschiedenen Höhen darstellen. Am ehesten läßt sich ein sattes Anliegen der Bänder inzisal garantieren, wenn ein entsprechendes Band zur Verfügung steht. Wie aber soll man ein Abstehen der Bänder zervikal verhindern, wenn die größte Zirkumferenz im inzisalen oder mittleren Bereich der Krone liegt?

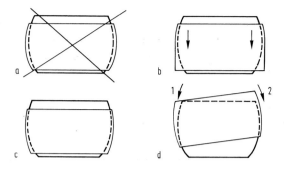

Abb. 7.27 Bei einem Zahn, der seine größte Zirkumferenz okklusal oder in der Mitte hat, kann das Band nicht allseits gut anliegen (a). Ein Band, das über die größte Zirkumferenz geschoben werden kann, steht zwangsläufig zervikal ab (b). Man kann das Band gingival etwas verengen und damit das Abstehen vermindern (c), wenn man die günstigste Einschubrichtung beachtet (d)

Folgende Möglichkeiten, die Kongruenz zwischen Band und Zahn zu verbessern, sind denkbar:

- Verengung des Bandes durch Konturieren mit der Konturenzange oder allmähliches Andrücken des entsprechenden Randes und schließlich das Anbringen von „Einziehern" okklusal bzw. gingival (s. Kap. 7.6.4). Wenn das Band etwas weiter bleibt, sollte die Ausbuchtung nicht in den Bereich der Kontaktflächen gelegt werden.
- Ausnutzung der besten Einschubrichtung (zuerst unter den größten Überhang, dann Rollen des Bandes zur gegenüberliegenden Seite, Abb. 7.27).
- Verbesserung der Federung des Bandmaterials durch den Hersteller.
- Beschneiden oder Beschleifen des Bandes, besonders gingival im Bereich des Kronenüberhangs, ferner okklusal an den oberen ersten Molaren bei stark ausgeprägtem Tuberculum carabelli.

7.6.3 Arbeitsgang

1. Phase

Ausgangssituation ist, daß das Band eine von der Kronenform abweichende Gestalt aufweist. Nun wird zunächst das Band mit den Fingern unter Beachtung der günstigsten Einschubrichtung so weit wie möglich vorgeschoben (Abb. 7.28). Dabei wird es wie über einen Leisten

gespannt. Soweit dabei das Bandmaterial über seine Elastizitätsgrenze hinaus beansprucht wird, kommt es zu einer plastischen Verformung im Sinne des Anpassens.

2. Phase

Das Anpassen wiederum ermöglicht es, das Band weiter in Richtung auf seine endgültige Lage vorzuschieben. Dies geschieht mit sog. Adaptern, z. B. dem Mershon-Bandandrücker (band pusher; Abb. 7.29 und 7.30). Gut geeignet ist hierfür auch ein Amalgamstopfer mit flacher, geriffelter Stirnseite (Abb. 7.31).

Beim Hochdrücken sollte man möglichst nicht auf den Rändern des Bandes aufsetzen, weil diese aus hygienischen Gründen möglichst glatt und unversehrt bleiben sollen und weil dabei in dieser Phase leicht der Rand eingedrückt und damit die weitere Anpassung erschwert wird. Man kann aufsetzen auf speziell angebrachten Aufsetzlaschen sowie auf der Bracketbasis (nicht auf den Bracketflügeln!) und auf aufgeschweißten Hilfsteilen, soweit solche bereits vorhanden sind (Abb. 7.32). Da z. T. größere Kraftanwendung erforderlich ist, sollte man die Arbeitshand in jedem Fall gut abstützen, um den Patienten nicht zu verletzen.

Das weitere Vorschieben wird durch die Härte und die Elastizität des Bandes verhindert. Zuweilen kann man beobachten, wie es nach dem Hochdrücken wieder zurückfedert. Deshalb wird die Anpassung durch seitliches Andrücken an den Stellen unterstützt, die noch von der Zahnkontur abstehen (Abb. 7.33). Dies hat nicht vehement zu geschehen, sondern behutsam in kleinen Schritten um die ganze Krone herum und im Wechsel mit dem nunmehr möglichen weiteren Hochschieben des Bandes. Die Reihenfolge, in der man bei diesem Vorgehen an verschiedenen Stellen des Bandes ansetzt, hat wiederum im Sinne eines Rollens, der Einschubrichtung entsprechend, zu geschehen.

3. Phase

Die dritte und letzte Phase der Anpassung, die man auch als Vortreiben (drive) bezeichnet, erfolgt ebenfalls im Wechsel von seitlichem Andrücken und Hochschieben. Da sich aber die

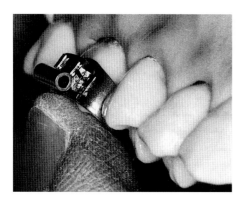

Abb. 7.28   Das Band wird mit den Fingern so weit wie möglich vorgeschoben

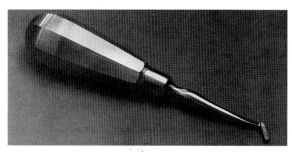

Abb. 7.29   Mershon-Bandandrücker

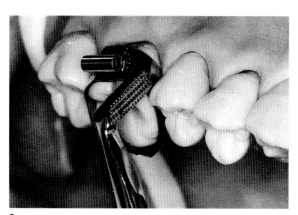

a

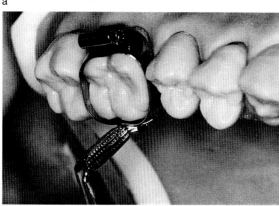

b

Abb. 7.30a und **b** Vorschieben des Bandes mit dem Mershon-Bandandrücker

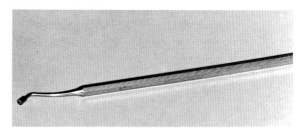

Abb. 7.31   Der Amalgamstopfer mit flacher, geriffelter Stirnseite ist ein vielseitig verwendbares Bandsetzinstrument

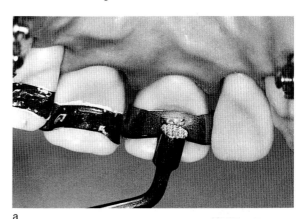

a

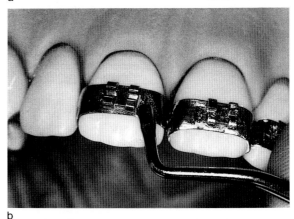

b

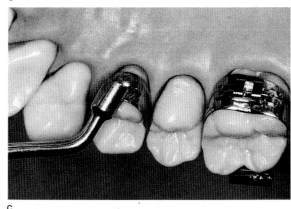

c

Abb. 7.32   Möglichkeiten des Ansatzes, um ein Band mit einem Instrument vorzuschieben; Aufsetzlasche (a), Bracketbasis (b), Hilfsteile (c)

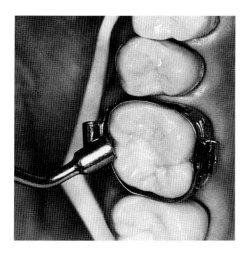

a

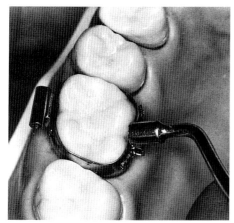

b

Abb. 7.33a und **b** Anpassen an die Zahnkontur durch seitliches Andrücken

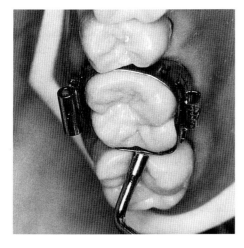

Abb. 7.34 Mit einem kleineren Amalgamstopfer kann man interdental das Band besser adaptieren

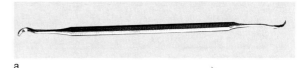

a

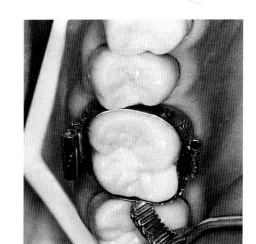

b

Abb. 7.35 Doppelseitiges Bandaufsetz- und Abnahmeinstrument nach Schure (a), im Einsatz (b)

okklusalen Ränder schon weitgehend der Zahnoberfläche angelegt haben, kann man nun, wenn nötig, auch vorsichtig am Rand des Bandes ansetzen, ohne daß dieser einknickt. Um interdental noch an den Rand des Bandes heranzukommen, werden dort kleiner dimensionierte Amalgamstopfer oder das doppelseitige Bandaufsetz- und Abnahmeinstrument nach Schure verwendet (Abb. 7.34 und 7.35).

Für das Banddriving, das bei Molaren relativ viel Kraft erfordert, manchmal auch schon für die zweite Phase, wird gerne ein Molarenbandaufsetzer (molarband seater) – das ist ein Beißstäbchen mit einem Hartmetallkopf – verwendet (Abb. 7.36). Während man den Metallkopf an geeigneter Stelle aufsetzt, läßt man den Patienten zubeißen (Abb. 7.37). Da der Patient die Kraft selbst steuert, fühlt er sich wesentlich sicherer als bei gleich großer Kraftanwendung durch den Behandler.

In dieser Phase finden auch Instrumente Anwendung, durch die das Band stoßweise vorgetrieben wird, z.B. ein Eby-Bandaufsetzer (Abb. 7.38 und 7.39) mit eingebauter Feder, deren Schnellkraft Stöße auf die auswechselbaren Arbeitsenden überträgt. Damit der Patient nicht erschrickt, sollte man mit leichten Stößen beginnen.

Auch ein elektrisches Hämmergerät (Clev-Dent-Band Driver[1]) wurde für diesen Zweck entwickelt. Ein Band-Driver-Kopf[2] als Aufsatz für ein Winkelstück soll demselben Zweck dienen (LEGER 1980). Wichtig ist, daß diese Instrumente möglichst parallel zur Zahnoberfläche angesetzt werden. Die Zähne selbst, besonders die unteren Schneidezähne, sollte man dabei mit der freien Hand abstützen (Abb. 7.40).

---

[1] Hersteller: Fa. Cavitron; Vertrieb: Fa. Unitek; inzwischen eingestellt
[2] Fa. KaVo

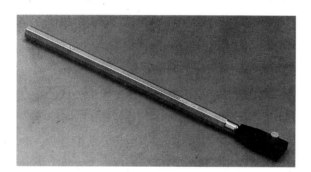

Abb. 7.36 Molarenbandaufsetzer mit Hartgummikopf und Hartmetallspitze

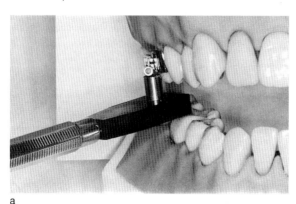

a

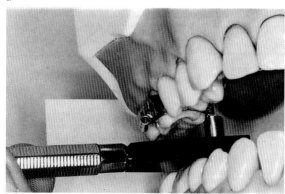

b

Abb. 7.37 a und **b**   Verwendung des Molarenbandaufsetzers

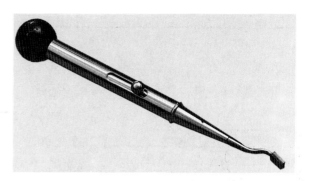

Abb. 7.38   Eby-Bandaufsetzer mit abgekröpftem oder geradem Aufsatz

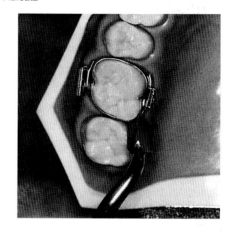

Abb. 7.39   Banddriving mit dem Eby-Instrument

a

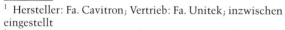

richtig   falsch

b

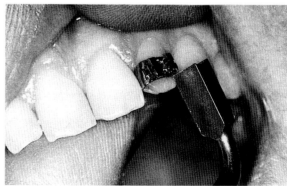

Abb. 7.40   Um dem Patienten Beschwerden zu ersparen, muß die stoßweise erzeugte Kraft möglichst parallel zur Zahnoberfläche ansetzen (a), die Zähne sollen lingual und labial abgestützt werden (b)

7.6.4 Besondere Probleme beim Bebändern

Bereits aufgeschweißte Attachments sind vorteilhaft im Hinblick auf die Kraftübertragung mit den Instrumenten. Sie können das Adaptieren andererseits aber auch erschweren. Ein Band mit aufgeschweißtem Teil ist nämlich insgesamt starrer. Deswegen ist besonders darauf zu achten, daß die Bracketbasen durch Biegen mit der Zange der Zahnkontur angeglichen werden (Abb. 7.41).

Auch wenn die Befestigungsteile *nach* dem Adaptieren aufgeschweißt werden, ist dies zu beachten. Andernfalls wird das Band an einigen Stellen von der Zahnoberfläche abgezogen mit der Folge, daß es nicht mehr paßt. In jedem Fall ist nach dem Aufschweißen ein Nachadaptieren der Bänder erforderlich.

Besondere Probleme ergeben sich, wie schon gesagt, aus einer stärkeren Inkongruenz von Bandform und Zahnkronenform, vor allem bei besonders ungünstigen Kronenformen.

Sitzt das Band bei richtiger Höhenposition gingival straff, steht aber am okklusalen Rand ab, ist dies weniger verhängnisvoll, weil dieser Bereich der Reinigung und Kontrolle gut zugänglich ist. Trotzdem sollten die Möglichkeiten genutzt werden, das Band auch hier besser anzupassen. Es besteht z. B. die Möglichkeit, das Band durch Konturieren mit der Konturenzange (Abb. 7.42) in diesem Bereich etwas zu verengen; dabei wird die Konturenzange unter leichtem Andrücken der Zangenbranchen dem Rand entlang gezogen (Abb. 7.43). Auch durch sukzessives leichtes Andrücken rundum, mit einem Bandadapter, kann der okklusale Rand der Kronenkontur angenähert werden (Abb. 7.44). Dabei ist darauf zu achten, daß der Rand nicht durch punktuelles starkes Andrücken einknickt. Schließlich kann das Band durch einen „Einzieher" verengt werden, d. h., das Band wird an einer oder an zwei Ecken (nicht genau bukkal oder lingual, aber vor allem nicht im Kontaktpunktbereich) von okklusal her um ca. ⅔ der Bandhöhe eingeschnitten. Dann wird es auf dem Zahn adaptiert, wobei sich die Ränder im Bereich der Schnittstelle übereinanderlegen. Diese übereinanderliegenden Ränder werden miteinander verschweißt, dann wird die Schweißstelle mit einem Karborundstein geglättet (Abb. 7.45).

Um ein *Abstehen gingival* zu vermeiden oder zu mildern, kann man ebenfalls Einzieher anbringen und zwar im Bereich überhängender Kronenpartien, unter die dann das Band beim Einsetzen jeweils zuerst geschoben wird. Bei oberen Molaren ist das unter dem mesio-bukkalen Höcker, bei unteren Molaren lingual zwischen der Bifurkation.

Auch durch Konturieren kann man das Band hier geringfügig verengen. Das Andrücken aber, wie für den okklusalen Rand beschrieben, scheidet wegen der Nähe zum Gingivalsaum meist aus.

Im übrigen bleibt nur, die abstehenden Teile des Bandes durch Abschneiden bzw. Abschleifen von gingival her zu beseitigen (Abb. 7.46). Gegen dieses Vorgehen bestehen oft Hemmungen, aber man sollte es im Hinblick auf die Karies- und Parodontalprophylaxe tun.

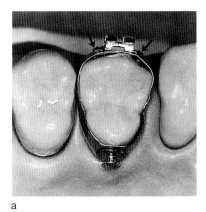 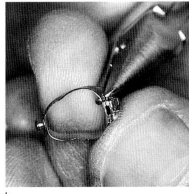 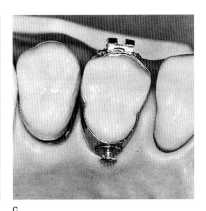

a   b   c

Abb. 7.41 Durch das aufgeschweißte Bracket wird das Band von der Zahnoberfläche abgezogen (a), daher muß die Bracketbasis der Zahnkontur durch Biegen angepaßt werden (b, c)

Bei niedrigen Zahnkronen müssen die Bänder ebenfalls niedriger geschliffen werden, denn das Band darf nicht über die Schmelz-Zementgrenze hinaus nach gingival geschoben werden. Das Kürzen der Bänder hat allerdings Grenzen, die Stabilität des Bandes darf dadurch nicht gefährdet werden. Ein unstabiles, sich verwindendes Band wird leicht unter der Kaulast locker.

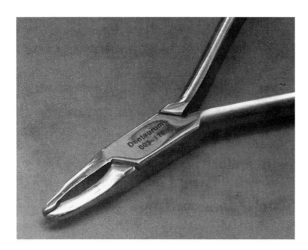

Abb. 7.42 Konturenzange nach JOHNSON

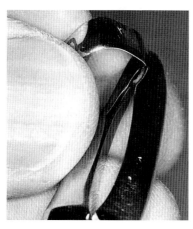

Abb. 7.43 Verengen des Bandes mit der Konturenzange. Unter leichtem Drücken wird die Zange dem Rand des Bandes entlang geführt. Dabei werden die Ränder verstärkt nach innen gezogen

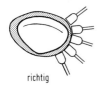

richtig   falsch

Abb. 7.44 Auch durch sukzessives seitliches Andrücken kann das okklusal abstehende Band etwas verengt werden; das soll nicht stark und punktuell erfolgen, sondern leicht und rundum

a

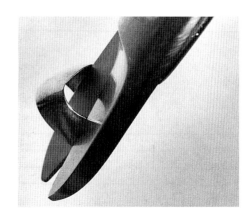

b

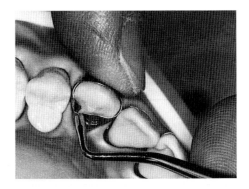

c

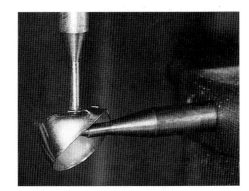

d

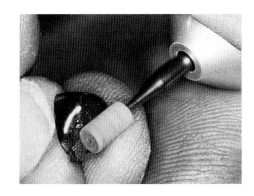

Abb. 7.45 Anbringen eines Einziehers: Das Band wird eingeschnitten – ca. ⅔ der Bandhöhe – (a), anschließend auf dem Zahn adaptiert (b); die überlappenden Ränder werden verschweißt (c) und geglättet (d)

a

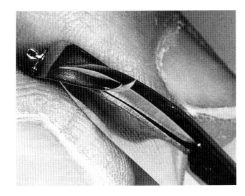

b

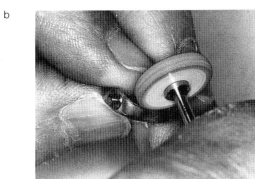

Abb. 7.46 Abschneiden (a) oder Abschleifen (b), um die Bandhöhe zu vermindern

7.6.5 Besonderheiten bei der Bebänderung einzelner Zahntypen

Obere Inzisivi

Das Band kommt im allgemeinen zwischen mittlerem und inzisalem Kronendrittel zu liegen. Die exakte Lokalisation hängt von der Länge der klinischen Krone und von der okklusalen Ausgangssituation ab. Ein gutes Adaptieren stößt bei den mittleren Schneidezähnen kaum auf Schwierigkeiten, besonders wenn Bänder verwendet werden, die für rechts und links unterschiedlich sind.

Der inzisale Rand des Bandes soll nicht senkrecht zur Zahnachse, sondern parallel zur Schneidekante verlaufen. Nur so kommt die natürliche Mesialinklination der Zähne zustande. Bei stärkerer Konkavität der Palatinalfläche soll das Band nicht in diesen konkaven Bereich hineingedrückt werden, weil es sich sonst u. U. unter der Kaubelastung spannt; dabei kann der Zement in diesem Bereich abspringen (Abb. 7.47).

Der Vorteil des Seitenunterschiedes in der Bandform ist noch deutlicher bei den etwas schwieriger anzupassenden seitlichen oberen Schneidezähnen; sie haben distal eine etwas konvexere Kontur. Wenn man sich bemüht, die Kanten des Bandes parallel zur Inzisalkante einzustellen, kommt es wegen der größeren Divergenz von Inzisalkante und Zahnlängsachse distal zu einem Abstehen (sog. Hundeohreneffekt). Um das zu verhindern, kann man einen Einzieher anbringen oder das Band distal-inzisal etwas tiefer schleifen.

Beim Adaptieren tendiert das Band dazu, mesial zu weit nach zervikal unter den größten Überhang zu rutschen. Dann muß man es mesial anheben, dort beim weiteren Adaptieren festhalten und vor allem distal mehr vortreiben. Will man diese Schwierigkeit umgehen, verzichtet man auf die Parallelität von Band und Schneidekante; das Bracket schweißt man dann leicht angewinkelt auf, so daß der Bracketschlitz wieder parallel zur Schneidekante verläuft (Abb. 7.48).

Obere Eckzähne

Der obere Eckzahn ist der am schwierigsten zu bebändernde Zahn. Er hat oft eine ausgeprägt konische Kronenform mit weit zervikal liegenden Kontaktpunkten. Um eine gute Retention zu erhalten, ist es oft nötig, ein etwas größeres Band zu wählen und dieses weiter nach zervikal vorzuschieben. Diese Lageänderung muß durch ein Versetzen des Brackets nach inzisal ausgeglichen werden (Abb. 7.49). Die Behandlung des hier oft abstehenden inzisalen Randes wurde bereits besprochen. Auch hier tendiert das Band beim Adaptieren dazu, mesial zu weit nach zervikal zu rutschen. Das Band muß aber unbedingt parallel zur Verbindungslinie der Kontaktpunkte liegen.

Obere Prämolaren

Die oberen Prämolaren bereiten kaum Schwierigkeiten, es muß lediglich darauf geachtet werden, daß das Band nicht mesial zu tief rutscht. Wenn dies geschehen ist, muß es angehoben und neu adaptiert werden. Damit es nicht nach zervikal abgleitet, kann man es über dem Kontaktpunkt am Abhang der marginalen Randleiste

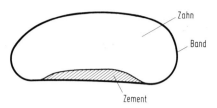

Abb. 7.47 Querschnitt eines Schneidezahnes in Höhe des okklusalen Randes eines Bandes; das Band soll nicht in die palatinale Konkavität hineingedrückt werden

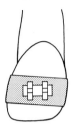

Abb. 7.48 Zum Ausgleich dafür, daß der Rand des Bandes nicht parallel zur Inzisalkante ausgerichtet wird, ist das Bracket angewinkelt aufgeschweißt worden

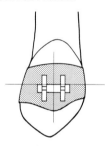

Abb. 7.49 Das Band eines Eckzahnes muß oft weiter nach zervikal versetzt werden; zum Ausgleich ist das Bracket auf dem Band nach okklusal versetzt

andrücken. Dasselbe gilt auch für andere Seitenzähne.

Obere Molaren

Für obere erste Molaren werden meist relativ hohe Bänder angeboten. Bei kurzen klinischen Kronen muß man das Band gingival kürzen. Die meisten Bänder haben zur besseren Orientierung am okklusalen Rand eine Kerbe, die bukkal liegen muß. Das Band wird zunächst mesiobukkal hochgeschoben und dann nach distopalatinal gerollt.

Für obere zweite Molaren wären eigentlich niedrigere Bänder erforderlich. Spezielle Bänder für zweite Molaren werden jedoch selten angeboten. Bei besonders niedrigen Kronen muß die Bandhöhe distal vermindert werden. Beim Einsetzen schiebt man das Band zuerst mesial ein und rollt es dann nach distal.

Untere Inzisivi

Untere Inzisivi bereiten im allgemeinen keine Schwierigkeiten. Die inzisale Kante des Bandes soll ebenso wie der Bracketschlitz parallel zur Schneidekante verlaufen.

Untere Eckzähne

Untere Eckzähne sind etwas weniger schwierig zu bebändern als obere, weil sie distal weniger konvex sind. Aber auch hier gibt es manchmal konische Kronenformen mit den Kontaktpunkten weit zervikal. Auch diese Zähne sind leicht nach mesial geneigt. Insofern gilt das, was für die oberen Eckzähne ausgeführt wurde, auch für die unteren.

Untere Prämolaren

Bei den ersten Prämolaren muß das Band u. U. lingual etwas verkürzt werden. Wünschenswert, aber nicht immer möglich ist es, den bukko-okklusalen Rand außer Okklusion zu halten.

Die unteren zweiten Prämolaren neigen oft zur Bandlockerung. Diese Zähne variieren stark in der Kronenform; manchmal sind sie lingual stark unter sich gehend; dann wird das Band beim Einsetzen lingual eingeschoben und nach bukkal gerollt.

Besonders wichtig ist es, die okklusalen Bandränder in richtiger Höhenrelation zur marginalen Randleiste zu halten.

Untere Molaren

Hier ist nur der erste Molar etwas schwieriger zu bebändern, eigentlich wäre ein spezielles Band dafür erforderlich. Das Band wird zunächst lingual vorgeschoben und dann nach bukkal rotiert. Die Kerbe im okklusalen Rand markiert hier die linguale Seite.

7.7 Indirekte Bandtechnik

Bei der indirekten Bandtechnik werden die Zähne aus dem Gipsmodell herausgesägt und im Labor bebändert. Ein Gewinn an Präzision ist damit nicht verbunden. Das Verfahren ist umständlich und hat sich *nicht* bewährt.

7.8 Zementieren

Die Mühe eines exakten Adaptierens der Bänder ist vergeblich, wenn nicht dieselbe Sorgfalt beim Zementieren geübt wird. Das Hauptproblem ist, daß dabei leicht die Übersicht verlorengeht und das Band nicht in die gewünschte Lage gebracht wird.

Nach dem Adaptieren werden die Bänder abgenommen. Das hat mit Vorsicht und ohne große Schaukelbewegungen zu geschehen, damit die adaptierten Ränder nicht wieder deformiert werden. Soweit sich die Bänder nicht mit den Fingern abziehen lassen, benutzt man das erwähnte Schure-Instrument oder einen Zahnsteinreiniger. Auch die Verwendung einer geraden How-Zange oder einer speziellen Bandsetzzange (Band seating plier) wurde empfohlen (Abb. 7.50). Anschließend werden die Bänder von Speichel gesäubert, mit Alkohol entfettet, getrocknet und sortiert bereitgehalten (Abb. 7.51). Sofern an einem Band gelötet wurde, was sicher selten vorkommt, muß die Oxidationsschicht abgeätzt werden.

Zur Vorbereitung werden die Bracketschlitze, die Öffnungen der Röhrchen und die unter sich gehenden Stellen der Attachments mit Protektionswachs oder mit einem „Labellostift"[1] vor dem Eindringen von Zement geschützt (Abb. 7.52) – nicht auf die Bandinnenseite bringen. Die Bänder werden dann mit Leukosilk-Streifen[1], die an den beiden Enden umgelegt werden, okklusal abgedeckt (klebende Seite zum Band) und in der gewünschten Reihenfolge aufgelegt (Abb. 7.53).

Es empfiehlt sich, mit den Seitenzähnen zu beginnen – von hinten nach vorn – und zum Schluß die Frontzähne aufzusetzen. Wenn zwei benachbarte Zähne gegeneinander gekippt stehen, ist es u. U. nach dem Plazieren des einen Bandes nicht mehr möglich, das zweite aufzusetzen. In diesem Fall sollte man beide Bänder gleichzeitig aufsetzen und dann gemeinsam in Position bringen (Abb. 7.54).

Die Zähne werden vor dem Zementieren gesäubert – eine Bearbeitung mit Bimssteinpulver ist nicht erforderlich (MIZRAHI et al. 1981) –, mit

Alkohol entfettet und durch Applikation einer 1%igen Fluoridlösung, z. B. Elmex-fluid[1] fluoridiert. Anschließend wird unter Verwendung von Watterollen und Speichelsauger sorgfältig trockengelegt. Die Gabe von Atropin zur Hemmung des Speichelflusses oder die Verwendung einer speichelhemmenden Mundspülflüssigkeit ist nur in seltenen Fällen notwendig.

Zum Aufsetzen der Bänder werden meist Zinkoxid-Phosphatzemente (z. B. Orthostan[2]), eventuell mit Fluoridzusatz (z. B. Orthocent plus[3]), verwendet. Auch Kupferoxid-Phosphatzemente (z. B. Ames red copper, Ames black copper), Kombinationen von Zinkoxid- und Silikat-Phosphatzementen (Fluoro-Thin[4]), Polykarboxylatzement (PCA[4]) und Polymaleinat-Glasionomer-Zement (Ketac-cem[5], Aqua cem[6]) werden empfohlen.

---

[1] Fa. Wybert
[2] Fa. Stratford-Cookson
[3] Fa. Dentaurum
[4] Fa. S. S. White
[5] Fa. Espe
[6] Fa. De Trey

a

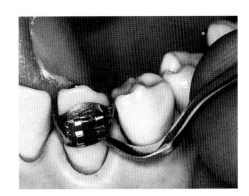

b

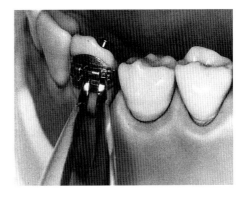

Abb. 7.50   Abziehen der adaptierten Bänder mit dem Schure-Instrument (a) und mit der geraden How-Zange (b)

---

[1] Fa. Beiersdorf

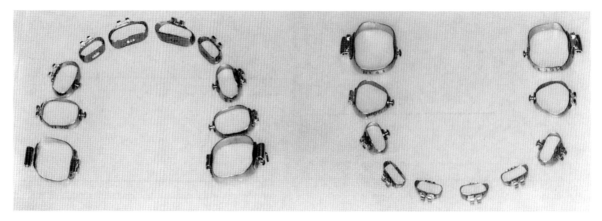

Abb. 7.51   Die adaptierten Bänder werden nach der Abnahme entsprechend dem Zahnbogen auf eine Wachsplatte gedrückt

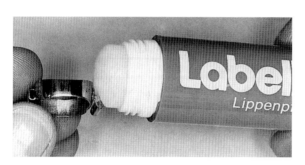

Abb. 7.52   Mit einem Labello-Stift werden Schlitze, Röhrchen und unter-sich-gehende Partien vor dem Eindringen von Zement geschützt

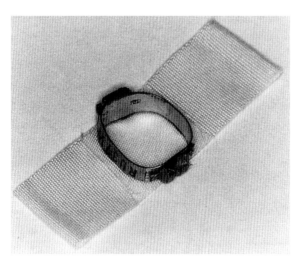

Abb. 7.53   Abdecken der okklusalen Öffnung des Bandes mit einem Leukosilk-Streifen

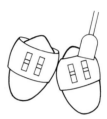

Abb. 7.54   Manchmal ist es nur möglich, Bänder benachbarter Zähne in Position zu bringen, wenn man sie gleichzeitig aufsetzt

diese Weise wird der Abbindevorgang stark verzögert. Durch Verwendung einer gekühlten Glasplatte wird das Abbinden – trotz raschen Anrührens – ebenfalls hinausgezögert (lange Verarbeitungszeit); im Mund dagegen härtet der Zement durch die höhere Temperatur rasch aus.

Wie viele Bänder in einem Arbeitsgang aufzementiert werden, hängt von der Geschicklichkeit des Behandlers und von der Tüchtigkeit der Helferin ab. Wenn die Helferin den Zement in mehreren Portionen sukzessiv anrührt und sich dabei dem Arbeitstempo des Behandlers anpaßt,

Damit mehrere Zähne in einem Anrührvorgang zementiert werden können, wird der Phosphatzement so angerührt, daß in eine größere Menge Flüssigkeit (ca. 1 Tropfen pro Zahnwurzel) kleine Portionen von Pulver über längere Zeit verteilt eingerührt werden (Abb. 7.55). Auf

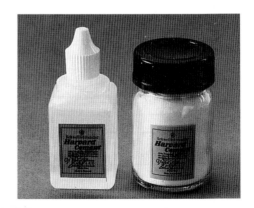

Abb. 7.55 a

ist es durchaus möglich, alle Bänder beider Kiefer in einem Arbeitsgang zu zementieren. In schwierigen Fällen oder wenn ein einzelnes gelockertes Band rezementiert wird, ist ein rasches Abbinden erwünscht. In diesem Fall verwendet man schnellhärtenden Zement (z.B. Ames red copper), konventionell angerührt.

Beim Einfüllen des Zementes durch die Helferin müssen die Frontzahnbänder mit Zement ausgefüllt werden, bei den Seitenzähnen werden nur die Innenflächen der Bänder ausreichend mit Zement bestrichen.

Das Band wird so auf den Zahn aufgedrückt, daß der Zement unter Sichtkontrolle über

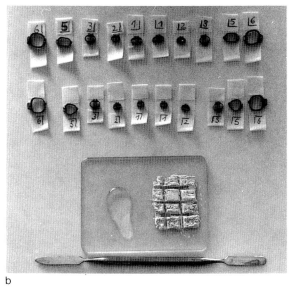

b

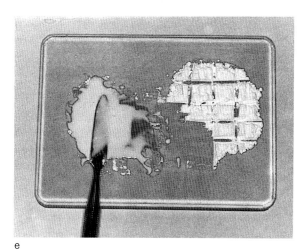

e

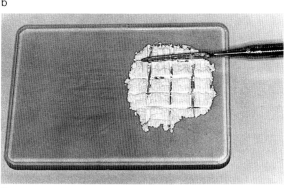

c

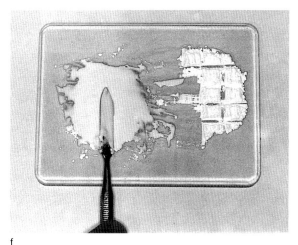

f

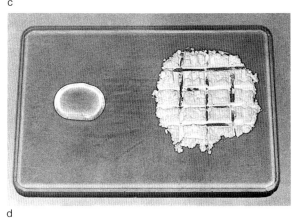

d

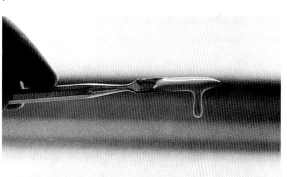

g

Abb. 7.55   Vorbereitung für das Zementieren (a, b); langsames Einrühren kleiner Portionen von Pulver in eine größere Menge Flüssigkeit verzögert den Abbindevorgang des Zements (c–g)

a

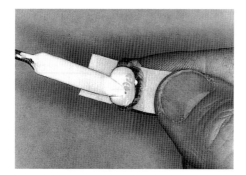

b

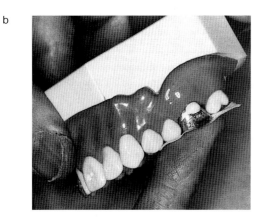

Abb. 7.56 Molarenband mit Zement beschickt (a); beim Auf-schieben muß der Zement über den zervikalen Rand quellen (b)

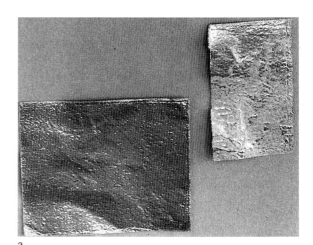

a

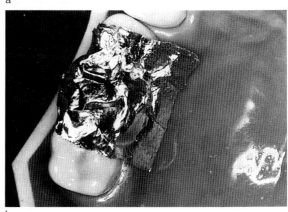

b

Abb. 7.58 Um Feuchtigkeit abzuhalten, wird Trockenfolie (a) über den Zahn gefaltet (b)

a

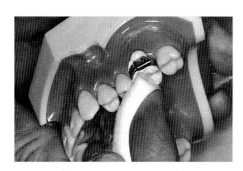

b

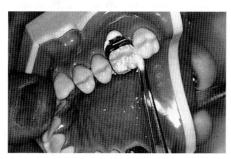

Abb. 7.57 Abwischen des Zementüberschusses mit Watte-rolle (a) oder Wattepellet (b)

den zervikalen Rand hinausquillt (Abb. 7.56). Gerade wenn das Band gingival etwas absteht, ist es besonders wichtig, daß der Zwischenraum mit Zement ausgefüllt ist.

Da sich der Überschuß an Zement nach Abziehen des Klebestreifens auch okklusal verteilt, ist es notwendig, diesen Überschuß mit einer Watterolle oder einem Wattepellet sorgfältig abzuwischen (Abb. 7.57), damit die Ränder sichtbar werden und das Band weiter durch Andrücken an die richtige Stelle gebracht werden kann. Das Aufsetzen geschieht, ähnlich wie das Bandanpassen, mit der Hand, mit Bandadapter und mit einem Banddriver.

Abschließend ist die Lage des Bandes von okklusal und von bukkal bzw. labial unter Verwendung des Mundspiegels zu kontrollieren, u. U. zu korrigieren.

Um Feuchtigkeit während des Abbindevorgangs vom Zahn fernzuhalten, wird Trockenfo-

lie (Dryfoil), eine Zinnfolie mit einer hygrosko-
pischen Beschichtung auf der Innenseite, über
die Zähne gefaltet. Diese Zinnfolienstücke
schneidet man am besten in kleinere Stücke, die
jeweils einen Zahn bedecken (Abb. 7.58).

Nach dem Abbinden wird der überschüssige
Zement mit einem Zahnsteinreiniger entfernt.
Im Bereich der Bandränder führt man die scharfe
Spitze des Instruments unmittelbar den Rand
entlang. Die Benutzung eines Ultraschallreini-
gers ist nicht anzuraten, weil man nicht mit
Sicherheit ausschließen kann, daß sich der
Zement unter dem Band durch die Erschütte-
rung löst. Um Gingivairritationen zu vermeiden, sind Zementreste aus den Zahnfleischta-
schen und dem Interdentalraum sorgfältig zu
entfernen.

7.9 Bandabnahme

Das Entfernen der Bänder am Ende der aktiven
Behandlung geschieht im allgemeinen unter
Verwendung der Oliver-Jones-Bandabnehmezange (Abb. 7.59). Sie hat ein knopfförmiges
Ende, das mit einer auswechselbaren Kunst-
stoffkappe überzogen ist, und ein scharfkantiges
Metallende. Während man sich mit dem erste-
ren auf den Okklusalflächen bzw. Inzisalkanten
der Zähne abstützt (evtl. unter Zwischenlegen
einer Watterolle), bringt man das scharfkantige
Ende unter den zervikalen Rand des Bandes oder
unter ein Attachment und drückt es nach okklusal (Abb. 7.60). Dabei biegt sich das Band etwas
auf und lockert sich. Dieser Vorgang wird unter
Beachtung der Einschubrichtung, d. h. in umgekehrter Reihenfolge, bukkal und lingual
abwechselnd, ausgeführt. Beim endgültigen
Abziehen des Bandes hat man es zu sichern,
d. h., man muß verhindern, daß es unkontrolliert abspringt.

Bei der Abnahme von Frontzahnbändern, für
die es auch eine spezielle Abnehmezange gibt,
ist darauf zu achten, daß nicht zu starke Kräfte
auf die Schneidekanten übertragen werden. Dies
ist auch im Hinblick auf die nicht selten zu
beobachtende leichte Lockerung dieser Zähne
anzuraten. Wenn sich die Bänder von solchen
Zähnen nicht ohne stärkere Kraftentfaltung

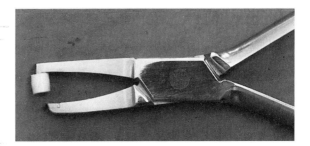

Abb. 7.59   Oliver-Jones-Bandabnehmezange

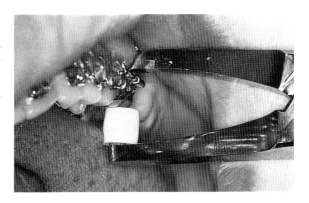

Abb. 7.60   Bandabnahme

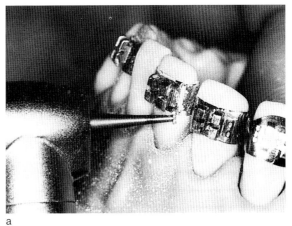

a

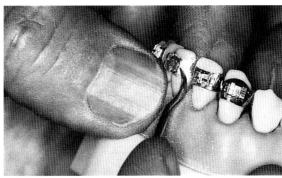

b

Abb. 7.61   Möglichkeit der schonenden Bandabnahme: Einschneiden mit dem Radbohrer (a) und Aufsprengen mit dem
Zahnsteinreiniger (b)

lösen lassen, sollte man sie mit einem Radbohrer, unter guter Abstützung, so weit einschneiden (Abb. 7.61), daß man sie mit einem Zahnsteinreiniger aufsprengen kann. Es gibt auch
eine Spezialzange, mit der Bänder aufgeschnitten werden können (Abb. 7.62 und Abb. 7.63).

Nach der Bandentfernung werden die Zementreste entfernt und die Zähne poliert.

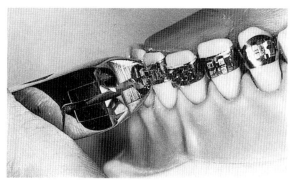

a

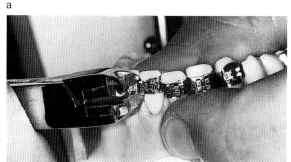

b

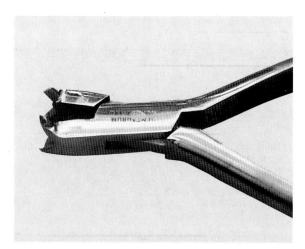

Abb. 7.62 Bandschneide- und Entfernungszange

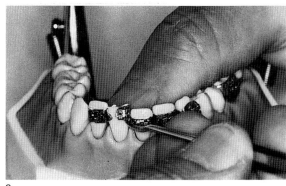

c

Abb. 7.63 Einkerben (a) und Aufschneiden (b) eines Front-
zahnbandes mit der Bandschneide- und Entfernungszange
und Entfernen (c) mit dem Scaler.

8 Die Klebetechnik

Den in einem früheren Kapitel so bezeichneten „Haltegriff", das Attachment also, ohne Vermittlung des Bandes direkt auf dem Zahn befestigen zu können, mag schon lange der Wunschtraum der Kieferorthopäden gewesen sein. Da Materialien und Technik seit der grundlegenden Arbeit von BUONOCORE (1955) bekannt waren und mit der Entwicklung neuer Kunststoff-Füllungsmaterialien Praxisreife erreicht hatten, war es naheliegend, diese Mittel als „Kleber" für die Orthodontie zu benutzen bzw. auf der chemischen Basis solcher Materialien neue, für die Orthodontie noch geeignetere Mittel zu entwickeln. NEWMAN (1964) dürfte der erste gewesen sein, der diese Möglichkeiten für orthodontische Zwecke nutzte.

Das Prinzip der Klebetechnik besteht darin, mit einem polymerisierenden Kunststoff eine Verbindung zwischen den mikroskopischen Vertiefungen einer angeätzten Schmelzoberfläche und der Bracketbasis herzustellen.

8.1 Ätzen des Schmelzes

Voraussetzung für das Zustandekommen einer haltbaren Verbindung ist die Vorbereitung der Schmelzoberfläche im Bereich der vorgesehenen Klebestelle. Die relativ glatte, strukturarme Schmelzoberfläche würde wenig Retention bieten. Durch die Einwirkung von Säurelösungen kommt es über komplizierte chemisch-physikalische Vorgänge zu einer Eröffnung der inter- bzw. intraprismatischen Spalträume und damit zu einer Aufrauhung. Die dadurch bedingte erhebliche Oberflächenvergrößerung ist die entscheidende Voraussetzung für die Adhäsionsverbindung.

Die Geschwindigkeit, mit der die Säure das Hydroxylapatit aus dem Schmelz herauslöst und weiter in die Tiefe vordringt, hängt vom pH-Wert und der Säurekonzentration ab. Parallel zur Lösung des Hydroxylapatits kommt es zu Rekristallisationsvorgängen, zur Bildung von Präzipitaten verschiedener saurer Kalziumphosphate, die den weiteren Apatitabbau verzögern.

Bereits CHOW und BROWN (1973) wiesen auf das Phänomen hin, daß hohe Säurekonzentrationen weniger Apatit lösen und wenig retentive Ätzmuster erzeugen. Die ausgeprägteste Ätzwirkung zeigte eine 30%ige Lösung (bei einer Einwirkungsdauer von 1 min).

Im Laufe der Zeit gab es von verschiedenen Seiten sehr unterschiedliche Empfehlungen zur Wahl der Säurekonzentration. Heute wird zumeist eine 30- bis 50%ige Phosphorsäurelösung verwendet, flüssig oder in gelförmigem Zustand.

Nach rasterelektronenmikroskopischen Untersuchungen von DIEDRICH (1983) kann man nach dem Ätzvorgang auf der Schmelzoberfläche verschiedene Ätzmuster beobachten (Abb. 8.1):

- einen „zentralen Ätztyp" mit der Auflösung zentraler Anteile der Schmelzprismen (Honigwabenmuster),
- einen „peripheren Ätztyp" überwiegend mit Spaltbildungen in den Randbezirken der Prismenköpfe,
- einen strukturarmen Ätztyp mit einer porösen, granuliert aussehenden Oberfläche, der in der prismenfreien äußersten Schicht frisch durchgebrochener Zähne vorkommt,
- stern- und farnähnliche Muster, die wahrscheinlich durch irregulären Prismenverlauf zu erklären sind.

Darüber hinaus findet man zuweilen bizarre Spalten, Röhren und Gräben; die Variabilität ihres Aussehens ist beachtlich.

Die Tatsache, daß es zu einem Ätzrelief kommt, und die lokalen Unterschiede im Ätztyp müssen zunächst in der Schmelzstruktur und der damit zusammenhängenden selektiven Löslichkeit ihre Erklärung finden. So werden die Kristallite, deren Orientierung in den Prismenköpfen eine andere ist als in peripheren Bereichen, immer entlang ihrer Achse abgebaut.

Weiterhin hat die Ätzzeit Einfluß auf die Ätzmuster und ihre Verteilung. Nach DIEDRICH

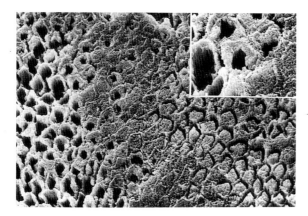

Abb. 8.1 Verschiedene Ätzmuster nach Einwirkung einer 50%igen Phosphorsäure (aus DIEDRICH 1983; von DIEDRICH freundlicherweise zur Verfügung gestellt)

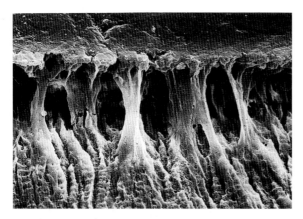

Abb. 8.2 Schnitt durch die Zahnoberfläche; Kunststoffzapfen des Klebers reichen tief in die durch das Anätzen geschaffenen Spalten. Rasterelektronenmikroskopische Aufnahme aus DIEDRICH 1983; von DIEDRICH freundlicherweise zur Verfügung gestellt

(1983) sind anfangs nur Spaltbildungen und Mikroporositäten zu beobachten, dann kommt es überwiegend zum Auftreten des zentralen Ätztyps mit bevorzugtem Substanzverlust im Bereich der Prismenkerne und weitgehender Erhaltung säureresistenter Randbezirke. Bei weiterem Fortschreiten des Prozesses treten mehr die peripheren Ätztypen in den Vordergrund. Die im Hinblick auf das Ausmaß und die Tiefe der Retentionen optimale Ätzzeit liegt danach bei 2 min; dabei kommt es zu vielen, gleichmäßig verteilten, retentiven Ätzmustern.

Eine weitere zeitliche Ausdehnung der Säureexposition führt zu einer signifikanten Abnahme des retentiven Ätzreliefs und zu einer Zunahme von porösen, granulierten Oberflächenarealen ohne wesentliche Spaltbildungen.

Bei fluoridiertem Schmelz, bei dem eine höhere Säureresistenz anzunehmen ist, ist eine längere Ätzzeit notwendig, um ein annähernd vergleichbares Ätzrelief zu erzielen. Fluoridierungen sollten einige Wochen vor der Klebemaßnahme eingestellt werden.

Einen gewissen Einfluß scheint auch die Auflösungskinetik zu haben. In einem ungestörten Lösungssystem kommt es zur Akkumulation von Präzipitaten verschiedener Kalziumphosphate. Dies ist nicht in gleicher Weise der Fall, wenn man z.B. die Säure mit einem Pinsel in Bewegung hält.

Damit das Ätzrelief später für die Aufnahme des Kunststoffs frei ist, müssen die Säurereste und Kristallpräzipitate mit einem Wasser-Luft-Spray (5–10 sec pro Zahn) ausgespült werden; sie mit einem feuchten Wattepellet abzuwischen, ist falsch, weil dabei die feinen Schmelzzacken abbrechen und die Prismenstruktur von den Kalziumphosphatkristallen zugedeckt wird.

Die Schmelzoberfläche muß nicht nur vorbereitet, sie muß bis zum Aufbringen des Klebers auch in diesem Zustand erhalten werden. Jede Berührung mit den Fingern oder der Mundschleimhaut zerstört das Ätzrelief. Schon die Benetzung mit Speichel genügt, daß sich ein Schleier von Glykoproteinen darüberlegt. Ein ähnlicher Effekt ergibt sich, wenn beim abschließenden Trocknen Ölrückstände aus der Dentaleinheit auf die Zahnoberfläche geblasen werden.

Daß der Kunststoff, eine geeignete Verarbeitung vorausgesetzt, tatsächlich in die durch das Ätzen geschaffenen Vertiefungen gelangt, belegen rasterelektronenmikroskopische Bilder von DIEDRICH (1983) sehr eindrucksvoll (Abb. 8.2). Die durchschnittliche Länge der so entstehenden Kunststoffzapfen beträgt ca. 15 µm, einzelne Kunststoffausläufer erreichen eine Tiefe von 100 µm und mehr. So kommt es zu einer engen Verzahnung zwischen dem Kleber und dem geätzten Schmelz.

Dies schlägt sich in einer Haftintensität nieder, die mit ca. 7 N/mm^2 im Durchschnitt fast doppelt so hoch liegt wie die Festigkeit der Verbindung zwischen einem Kunststoffkleber und einer Metallbracketbasis mit ca. 4 N/mm^2 (DIEDRICH 1981). Die Verbindung zwischen

Schmelz und Kunststoff bedarf keiner Verbesserung. Im Gegenteil, je stärker die Verzahnung ist, desto mehr wächst die Gefahr von Schmelzausrissen bei der Abnahme der Brackets. Da eine Kette nicht stärker ist als ihr schwächstes Glied, ist das Erreichen der maximalen Haftintensität zwischen Kleber und Schmelz nicht notwendig. Mit diesem Argument sind manche Praktiker dazu übergegangen, die Dauer der Säureexposition stark zu reduzieren. BRÄNNSTRÖM et al. (1982) fanden bereits nach 15 sec Säureeinwirkung ausreichende Retentionen.

Im Gegensatz zu der herkömmlichen Vorbereitung des Schmelzes zielen die Versuche mit einem neuen Präparat (Crystal-Bond[1]) nur auf ein oberflächliches Anlösen des Schmelzes. Durch einen Kristallisator wird erreicht, daß das herausgelöste Kalzium auf der Schmelzoberfläche auskristallisiert und, dort verankert, als Retention dient. Der Kunststoff dringt nicht mehr in den Schmelz ein, sondern umfließt die bizarren Kristallgebilde. Damit wird der Schmelzverlust reduziert, nach der Bracketabnahme verbleiben keine Kunststoffzapfen im Schmelz. Durch eine definierte Bruchfläche sollen Schmelzausrisse vermieden werden. Die Bewährungsprobe hat dieses System bisher nicht bestanden (DIEDRICH 1983; ARTUN und BERGLAND 1984). Es ist jedoch denkbar, daß die Methode noch entscheidend verbessert werden kann.

8.2 Kunststoffkleber

Die Klebemittel unterscheiden sich in der Art des verwendeten Kunststoffs, der Art der Füllstoffe und in der Verarbeitungsweise.

8.2.1 Arten von Kunststoffen

Verwendet werden zwei verschiedene Arten von Kunststoffen (Resine):

1. Methylmethacrylat

Es besteht aus Methylmethacrylat-Monomer (MMA) und dem Polymerisationsprodukt Polymethylmethacrylat (PMMA) und ist den zahn-

ärztlichen Prothesen-Kunststoffen ähnlich. Dem Polymerpulver sind Copolymere (Polystyrol) zur Verbesserung seiner Verarbeitungseigenschaften zugesetzt. Ein Initiator im Pulver (Benzoylperoxid) und ein Akzelerator (tertiäres Amin) in der Monomerflüssigkeit bilden beim Mischen ein Redoxsystem, das die Polymerisation startet. Hydrochinon als Stabilisator schützt die Flüssigkeit während der Lagerung vor vorzeitiger Polymerisation (VIOHL 1981).

Methylmethacrylat hat kleine Moleküle mit niedrigem Molekulargewicht und bildet beim Polymerisationsvorgang lineare Molekülketten. Der Vorteil dieses Kunststoffs liegt u.a. darin, daß damit die Rückseite der Basis von Polykarbonat-Plastik-Brackets angelöst wird, d.h., es kommt zu einer chemischen Verbindung zwischen Bracket und Kleber. Nachteilig ist, daß dieser Kunststoff mehr Mundflüssigkeit absorbiert und weniger dimensionsstabil ist.

2. Dimethacrylate

Diese Kunststoffart wurde von BOWEN (1962) in Form des Bisphenol-A-Glycidylmethacrylats (Bis-GMA) eingeführt. Zur Verminderung seiner Viskosität wird ein Comonomer (z.B. aliphatisches Dimethacrylat) verwendet. Auch hier sind Initiator, Akzelerator und Stabilisator notwendige Bestandteile.

Die hochmolekularen Dimethacrylate bilden beim Polymerisieren ein dreidimensionales, verschränktes Netzwerk. Sie nehmen weniger Wasser auf, schrumpfen weniger und erreichen höhere Festigkeitswerte.

8.2.2 Füllstoffe

Den Kunststoffen werden meist *Füllmaterialien* zugesetzt, weil der Kunststoff allein nicht genügend fest ist, weil er zu stark schrumpft und zu stark abradiert. Als Füllstoffpartikel werden Keramikmassen, Quarze, Silikate oder winzige Polykarbonatkugeln unterschiedlicher Körnung verwendet. Je größer die Partikel sind, desto sandiger ist die Oberfläche des ausgehärteten Klebematerials; das begünstigt die Plaquebildung. Größere Füllpartikel bewirken andererseits eine geringere Abrasion und eine größere Festigkeit der Verbindung.

---

[1] Fa. Ormco; z.Zt. nicht lieferbar

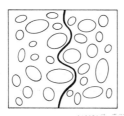

Abb. 8.3 Funktion der Füllpartikel im Kunststoffkleber: Sie vergrößern die Oberfläche einer potentiellen Bruchlinie und erhöhen dadurch die Festigkeit

Im Hinblick auf die Festigkeit schreibt man den Füllstoffen eine ähnliche Funktion zu wie dem Kies im Beton. Sie vergrößern die Oberfläche für potentielle Bruchlinien (Abb. 8.3). Die Festigkeit des Materials wird durch eine chemische Verbindung der Füllstoffe mit dem Kunststoff noch verbessert. So lösen die Methylmethacrylate die Polykarbonatkugeln an und bewirken eine chemische Adhäsion. Bei den Dimethacrylat-Kunststoffen wirken Silane (organische Siliziumverbindungen) als Haftvermittler, indem sie eine chemische Verbindung mit den anorganischen Füllpartikeln eingehen.

Bei Kunststoffklebern mit relativ großkörnigen Füllstoffen (z. B. bei Concise[1]) soll die Eindringtiefe des Kunststoffs in die Mikrovertiefungen des Schmelzes vermindert sein. Deswegen schreiben die Verarbeitungshinweise das vorherige Auftragen einer Siegelflüssigkeit (Sealant, reines Resin) vor. In den experimentellen Untersuchungen von DIEDRICH (1983) hat dieses Vorgehen jedoch zu keiner größeren Eindringtiefe des Kunststoffes und zu keiner Erhöhung der Haftintensität geführt.

Die Verwendung eines Sealants hat aber noch andere Vorteile. Da die Verbindung zwischen Kleber und Sealant sehr hydrophob ist, verdrängt sie evtl. vorhandene Feuchtigkeit. Sobald Sealant trocken auf die geätzte Zahnoberfläche aufgebracht ist, was unter Verwendung eines kleinen Pinsels sehr rasch möglich ist, ist der Kampf gegen die Feuchtigkeit weitgehend gewonnen. Die Verwendung des Sealants hat darüber hinaus den Vorteil, daß weniger Kleber benötigt wird und daß die über die Bracketbasis hinausragenden geätzten Flächen gleichzeitig versiegelt werden.

Wenn ein Dimethacrylat-Kleber in Verbindung mit einem Plastikbracket verwendet wird, ist es notwendig, die Bracketbasis mit einem sog. Primer anzulösen, bevor man den Kleber aufträgt. Neuerdings sind spezielle Primer auf dem Markt (Silane), die, auf Porzellankronen aufgetragen, die Haftung eines Klebers mit Porzellan ermöglichen (Porcelain Bonding Primer[1]). Facett On[2] und Enamelite 500[3] sind Kleber, die in Verbindung mit einem Primer, speziell für das Kleben auf Amalgam, Gold und Keramikverblendkronen geeignet sein sollen.

8.2.3 Verarbeitungsweise

Die Klebemittel unterscheiden sich auch in der Verarbeitungsweise:

Autopolymerisierende Kunststoffkleber (chemische Aktivierung)

Diese Kunststoffe bestehen aus *zwei Komponenten*, deren Vermengung einen chemischen Vorgang auslöst und die Polymerisation startet. Bei den Methylmethacrylaten werden ein *Pulver und eine Flüssigkeit* vermengt. Ein Vertreter dieser Gruppe ist Genie[3], das 49% Kunststoffpartikel als Füllstoff aufweist. Das Material zeichnet sich durch eine glatte Oberfläche aus. Es ist primär für Plastikbrackets geeignet, wird aber auch für Metallbrackets verwendet. Bei dem Anrühren von Pulver und Flüssigkeit ist darauf zu achten, daß keine Luftblasen eingerührt werden. Dies würde die Festigkeit des Materials mindern, weil die Kunststoffschicht, die mit Luft in Berührung kommt, nicht aushärtet.

Bei anderen Zweikomponentenklebern, durchweg Dimethacrylaten, wird der Polymerisationsvorgang durch das Vermengen von *zwei Pasten* in Gang gesetzt. In diese Gruppe gehört Concise[4], das 8 μm große Quarz-Partikel als Füllstoff (80 Vol.-%) enthält, hohe Festigkeitswerte erreicht und primär für Metallbrackets

[1] Fa. 3 M

[1] Fa. Ormco
[2] Fa. Bona Dent
[3] Fa. Lee Pharmaceuticals
[4] Fa. 3 M

verwendet wird. Von der Verarbeitungstechnik und dem Anwendungsbereich her damit vergleichbar sind Prestige Ortho[1], Dyna-Bond[2] und Saga-Bond[3]. Der Vorteil dieser Kleber liegt in ihrer guten Lagerfähigkeit. Die nach dem Anmischen zur Verfügung stehende Verarbeitungszeit aber ist begrenzt; sie reicht normalerweise für das Aufbringen von 1–4 Brackets. ARTUN und ZACHRISSON (1982) haben für Concise ein Anmischverfahren beschrieben, mit dem man die Verarbeitungszeit wesentlich beeinflussen kann.

Druckpolymerisierende Kunststoffkleber

Bei diesen *„Einkomponenten"-Klebern* wird die Polymerisation durch eine kombinierte *chemisch-physikalische Aktivierung* eingeleitet. Zunächst wird ein Haftvermittler (Primer) auf die geätzte Schmelzoberfläche sowie auf die Bracketbasis aufgebracht, dann das mit der Kleberpaste (Dimethacrylat) beschickte Bracket plaziert. Wenn die richtige Position erreicht ist, wird das Bracket kurzfristig fest angedrückt. Der durch den Druck erzeugte enge Kontakt beschleunigt die Polymerisation und führt zu einer raschen Aushärtung. Vertreter dieser Gruppe sind Mono-Lok[4], Unite[2], Lee Unique Clear[1], Lee Insta Bond[1], Lee Bona Bond[1] und Solo Bond[3].

Die Konsistenz dieser Kleber ist, da ein Anmischen entfällt, stets gleichbleibend. Ein Vorteil der druckpolymerisierenden Kunststoffe liegt darin, daß der nicht voll aushärtende Überschuß leicht entfernt werden kann. Anderseits ist die Aushärtung aber auch dort nicht gesichert, wo die Bracketbasis, bedingt durch die Anatomie des Zahnes, von der Zahnoberfläche absteht.

Photopolymerisierende Kunststoffkleber

Diese *Einkomponentenkleber* enthalten *strahlungsempfindliche Initiatoren* (z.B. aromatische Ether). Der Polymerisationsvorgang wird durch eine Bestrahlung mit UV-Licht oder mit Licht aus dem blauen Bereich gestartet. Deshalb kann das Plazieren der Attachments ohne Hast geschehen. Erst wenn das Bracket richtig liegt, wird die Strahlenquelle eingeschaltet. Ein Vorteil ist auch die kurze Polymerisationszeit (20 sec bei Lee-Bond[1]). Da das Licht Metallbrackets nicht durchdringen kann, ist die Methode, die einen gewissen apparativen Aufwand erfordert, nur bei Verwendung von Plastikbrackets geeignet.

In diesem Zusammenhang sei darauf hingewiesen, daß sich der Markt auf dem Gebiet der Kunststoffkleber relativ rasch wandelt.

8.2.4 Forderungen an einen Kunststoffkleber

- Der Kleber soll gut verarbeitbar sein, damit die Brackets exakt plaziert werden können. Die Viskosität darf nicht zu gering sein. Die Verarbeitungszeit sollte lang, die Zeit bis zur völligen Aushärtung aber kurz sein.
- Eine ausreichende Festigkeit muß erreicht werden, im Kunststoff selbst und an den Verbindungen des Klebers zum Schmelz und zum Attachment.
- Die Oberfläche sollte möglichst glatt sein, die Wasseraufnahme gering bleiben.
- Der Kleber sollte möglichst volumenstabil sein, mit geringer Polymerisationsschrumpfung und geringer thermischer Expansion.
- Der Kleber darf nicht toxisch oder allergisierend sein.
- Der Kleber sollte möglichst farbbeständig sein.

8.3 Klebe-Attachments

Die meisten der früher genannten Attachments sind, mit einer geeigneten Basis versehen, auch für die Klebetechnik präpariert erhältlich.

Während man früher annahm, daß sich nur der Frontzahnbereich für die Klebetechnik eigne, haben wir inzwischen ihren Anwendungsbereich auf das ganze Gebiß ausgeweitet: Neben Brackets werden auch Röhrchen und

---

[1] Fa. Lee Pharmaceuticals
[2] Fa. Inter-Unitek
[3] Fa. American Orthodontics
[4] Fa. Rocky-Mountain

[1] Fa. Lee Pharmaceuticals

Röhrchenkombinationen auf die Bukkalflächen der Zähne geklebt. Lingual kann man, wenn erforderlich, Knöpfchen oder Haken aufkleben.

Die Ausweitung des Anwendungsbereiches geschah u. a., um die Grenzen der Methode zu testen. Aus den gesammelten Erfahrungen raten wir, die Molaren, vor allem, wenn eine Röhrchenkombination zur Aufnahme eines Headgears aufgebracht werden muß, zu bebändern. Auch stark gedrehte Zähne sollte man besser mit einem Band versehen, das bukkal und lingual ein Attachment trägt.

Unter Beachtung der Verlusthäufigkeit von Klebeattachments auf verschiedenen Zahntypen (DIEDRICH 1981) wäre es sinnvoll, auch die Prämolaren, besonders die zweiten Prämolaren, die noch sehr nahe dem Kauzentrum liegen, mit Bändern zu versehen.

Andererseits ist es bemerkenswert, daß in einer Reihe von Fällen sogar Attachments auf ersten und zweiten Molaren über eine relativ lange Behandlungszeit hinweg unversehrt blieben. Dazu paßt die Feststellung von DIEDRICH (1981), daß 40% der klinisch beobachteten Bracketabrisse nur bei 3 von 38 Patienten auftraten. Man darf annehmen, daß die individuelle Schmelzstruktur oder evtl. vorhandene Parafunktionen für diese Häufung von Attachmentverlusten verantwortlich zu machen sind.

In einer neuen Version werden spezielle Brackets durchweg lingual geklebt (Lingual-Technik), um sie für besondere Ansprüche in der Erwachsenenbehandlung aus dem sichtbaren Bereich herauszunehmen.

Es ist eines der Hauptanliegen jeder Klebetechnik, das ästhetische Erscheinungsbild des Patienten zu verbessern. Das wird bereits mit der Verwendung von Metallbrackets erreicht, noch eindeutiger aber ist die Verbesserung bei der Verwendung von Plastikbrackets (Abb. 8.4) oder Keramikbrackets.

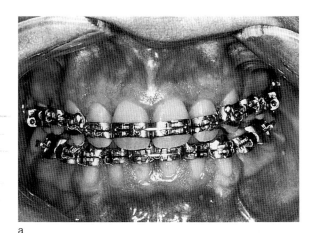

a

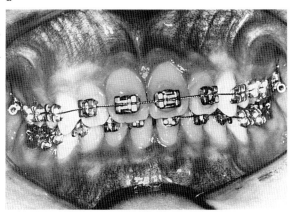

b

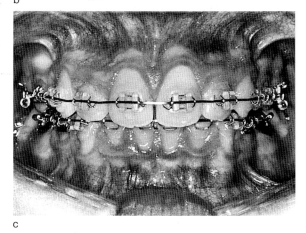

c

Abb. 8.4 Der ästhetische Effekt von Bändern (a), Metall-Klebebrackets (b) und Plastik-Klebebrackets (c)

8.3.1 Metall-Attachments

Metall-Attachments erfüllen zwar nicht dieselben hohen Ansprüche an die Ästhetik wie Plastik-Attachments, aber sie vereinigen viele Vorteile der Bandtechnik (exakte Führung) mit denen der Klebetechnik (verbessertes Aussehen, reduzierte Lagerhaltung). Die Metall-Attachments haben dieselben Formen wie jene, die von der Bandtechnik her bekannt sind. Ihr einziger Unterschied besteht darin, daß die Teile auf Metallbasen aufgeschweißt sind, die für den Kleber geeignete Retentionen bieten. Früher waren die Basen aus diesem Grund perforiert, was sich allerdings nicht bewährt hat. Eine

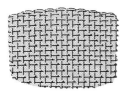

Abb. 8.5 Metallgitterbasis für Klebebrackets

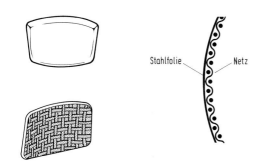

Abb. 8.6 Metallgitter mit Abdeckplatte als Basis für Klebebrackets

bessere Retention ist gegeben, wenn das Attachment auf eine Metallgitterbasis aufgeschweißt oder aufgelötet ist (Abb. 8.5). Damit sind zwar gute Retentionsmöglichkeiten und insofern eine ausreichend feste Verbindung gewährleistet, aber die Oberfläche neben dem Bracket ist rauh und begünstigt die Plaquebildung.

Die beste, aber auch aufwendigste Form ist jene, bei der sich das Metallgitter unter einer glatten, geglänzten Abdeckplatte befindet (Abb. 8.6). Weniger empfehlenswert sind Attachments, bei denen die Retentionen durch Aussparungen an der Unterseite der kompakten Metallbasis erreicht werden sollen. Hier besteht die Gefahr von Lufteinschlüssen, die die vollständige Aushärtung des Kunststoffes in diesem Bereich verhindern und damit die Festigkeit der Verbindung herabsetzen.

Bei Attachments auf offenen oder abgedeckten Metallgittern scheint deren Maschengröße für die Qualität der Retention weniger bedeutsam zu sein als Fehler in der Fabrikation (DICKINSON und POWERS 1980; MAIJER und SMITH 1981). Verbesserungen wurden erzielt durch die Laserschweißtechnik bzw. eine verfeinerte Technik, mit der die Areale, die aufgrund großer Schweiß- oder Lötstellen der Retention verlorengehen, äußerst gering gehalten werden können.

Die Bemühungen um eine Verkleinerung der Bracketbasis – aus Gründen der Ästhetik – sind von der Industrie sehr weit getrieben worden, mit der Verkleinerung wächst jedoch die Gefahr des Bracketverlustes. Die Basisgröße der meisten heute angebotenen Standard-Brackets erscheint optimal und bedarf keiner weiteren Reduzierung.

Metallbrackets können nach der Abnahme u. U. wieder aufbereitet (Recycling), sterilisiert und neu verwendet werden; dies ist jedoch mit einem Qualitätsverlust verbunden.

8.3.2 Plastik-Attachments

Plastik-Attachments werden heute durchweg aus relativ widerstandsfähigem Polykarbonat hergestellt. Die chemische Adhäsion zwischen Methylmethacrylat-Kleber und Attachment-Basis schafft eine gute Verbindung und insgesamt eine brauchbare klinische Festigkeit.

Das Problem liegt darin, daß nicht selten Bracketflügel abbrechen oder so stark abradiert werden, daß keine Ligatur mehr hält. Außerdem ist der Bracketschlitz nicht genügend widerstandsfähig für eine Torquebelastung.

Zur Verbesserung wurden kompakte, abgerundete Formen mit entsprechender Materialverstärkung in den kritischen Bereichen entwickelt (Abb. 8.7). Das Lee-Fischer-Bracket (Abb. 8.8) besitzt darüber hinaus in okklusaler Richtung eine Keilform, damit es den Kaukräften weniger Angriffsfläche bietet; die Anwendbarkeit dieser speziellen Bracketform ist jedoch eingeschränkt. Um die Stabilität des Bracketschlitzes zu erhöhen, wurden manche Brackets durch Drahteinlagen verstärkt oder mit einem integrierten Metallschlitz[1] ausgestattet (Abb. 8.9).

Trotz dieser Verbesserungen sind wir wegen des Abrasionsverhaltens von der Verwendung von Plastikbrackets im Rahmen einer länger dauernden „Multiband-Behandlung" weitgehend abgekommen. Wir verwenden sie aber weiterhin gern für kurzdauernde Teilbehandlungen, besonders im oberen Frontzahnbereich bei Jugendlichen und Erwachsenen.

---

[1] Fa. Dentaurum

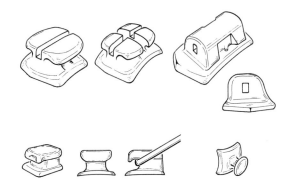

Abb. 8.7 Plastik-Attachments; verbesserte, abgerundete Formen

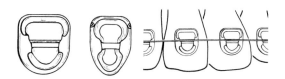

Abb. 8.8 Lee-Fischer-Bracket

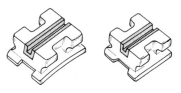

Abb. 8.9 Plastik-Brackets mit integriertem Metallschlitz

8.3.3 Keramik-Brackets

Porzellanbrackets sind seit längerer Zeit bekannt, aber erst in letzter Zeit werden verstärkt Brackets aus Porzellan oder Glaskeramik auf dem Markt angeboten. Neben der vorteilhaften ästhetischen Wirkung sagt man ihnen Härte (hohe Kantenbeständigkeit, Torquemöglichkeit), hohe Abriebfestigkeit, Farbbeständigkeit, eine glatte, reibungsarme und hygienische Oberfläche und gute Gewebeverträglichkeit nach. Ein Nachteil ist der relativ hohe Preis. Als Befestigungsmaterial werden die üblichen Zweikomponenten-Kleber empfohlen. Probleme der Bracketabnahme (erhöhte Gefahr von Schmelzausrissen) werden derzeit diskutiert.

8.4 Arbeitsgang – Direktes Kleben

Um den Halt der Attachments zu gewährleisten, ist es empfehlenswert, die Basiskontur der Zahnkontur anzugleichen. Bei Metall-Attachments kann dies durch Biegen, bei Plastik-Attachments durch Fräsen geschehen. Selbstverständlich müssen die Teile vor Aufbringen des Klebers trocken und sauber sein. Sie werden mit Alkohol entfettet, getrocknet und auf einem geeigneten Träger für den Klebevorgang bereitgelegt. Um auszuschließen, daß Kleber unter die Bracketflügel gelangt, kann man Alasticringe um die Brackets legen.

Zur *Vorbereitung der Schmelzoberfläche* müssen zunächst Zahnstein und Beläge entfernt werden. Besonders wichtig ist es, das Schmelzoberhäutchen, als relativ säureresistente organische Substanz, mit rotierenden Gummikelchen unter Verwendung von mit Wasser angerührtem Bimssteinpulver (5–10 sec pro Zahn) zu beseitigen (s. Abb. 8.14 a).

Dann folgt das *Trockenlegen.* Um ein gut überschaubares und zugängliches Arbeitsfeld zu haben, verwenden wir den „Clear and Dry"-Lippen-Wangen-Halter[1] (Abb. 8.10), unter dessen Wangenfortsatz sog. The Dri Angle[2] (Abb. 8.11) gelegt werden. Diese dreieckigen Plättchen weisen eine der Schleimhaut zugekehrte Saugschicht und eine zur Mundhöhle zeigende, mit einer Metallfolie beschichtete Seite auf, die durch die Lichtreflexion zur besseren Ausleuchtung der Mundhöhle beiträgt. Zusätzlich kann man in die Umschlagfalte hinter den letzten Molaren beiderseits eine Watterolle einlegen.

Als Speichelsauger benutzen wir die in Abbildung 8.12 gezeigten und als Einmalartikel verwendeten schneckenförmigen Ansatzstücke (Hygoformic[3]). Über eine aus hygienischen Gründen ebenfalls als Einmalartikel verwendete Schlauchverzweigung schließen wir zwei dieser Ansatzstücke an und klemmen sie überkreuzt unter das Kinn. Die schneckenförmigen

---

[1] Fa. Caulk-Dentsply
[2] Fa. Dental Health Products
[3] Fa. Hager und Werken

Anteile mit den saugenden Perforationen liegen dann lingual zwischen Zunge und Unterkiefer-Alveolarfortsatz (Abb. 8.13). Auf diese Weise wird gleichzeitig die Zunge abgehalten.

Bei Patienten mit starkem Speichelfluß ist es empfehlenswert, insbesondere, wenn im Seitenzahnbereich geklebt wird, mit Atropin, Banthin oder Probanthin zu prämedizieren (Atropinumsulfuricum-Compretten 0,5–1 mg 1 Stunde vor der Bebänderung oder Probanthine-Tabletten[1] 30 mg am Vorabend und 15 mg 30 bis 60 min vor der Bebänderung bei Erwachsenen). WHITE (1975) empfiehlt, unmittelbar vor dem Klebevorgang eine Probanthin-Lösung in die Umschlagfalte zu injizieren. Die Nebenwirkungen und Kontraindikationen der genannten Medikamente sind – entsprechend den Angaben der Hersteller – genau zu beachten.

Nach dem Trockenlegen wird mit einem kleinen Schwämmchen und einer Pinzette eine 35–50%ige Phosphorsäurelösung an die Stellen der Zahnoberfläche aufgebracht, an denen später geklebt werden soll (Abb. 8.14); zweckmäßigerweise wird hierfür der Patient in die Liegeposition gebracht.

Die Ätzflüssigkeit hat gegenüber dem Ätz-Gel den Vorteil, daß sie leicht und schnell aufzutragen ist, auch ist sie kostengünstiger. Die Oberflächenspannung des aufgebrachten Flüssigkeitstropfens verhindert zumeist die unerwünschte Benetzung des Interdentalraums und das Erreichen des Zahnfleischsaums. Selbst wenn die Flüssigkeit in den Interdentalraum gelangt, ist dort später keine Ätzung nachweisbar, vermutlich weil die Cuticula dentis dort nicht abpoliert wurde.

Eventuell freiliegendes Dentin wird nicht mitgeätzt, dies wäre auch nicht sinnvoll.

---

[1] Fa. Searle

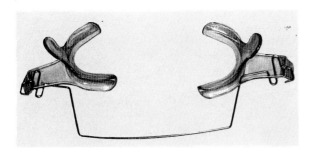

Abb. 8.10 Lippen-Wangen-Halter

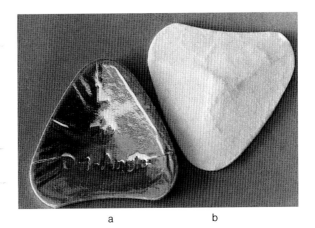

a   b

Abb. 8.11 The-Dri-Angle, orale (a) und bukkale (b) Seite

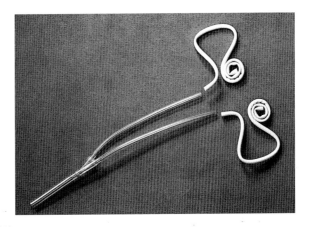

Abb. 8.12 Speichelsaugeransätze mit Schlauchverzweigung

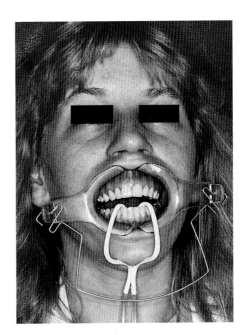

Abb. 8.13 Trockenlegung der Mundhöhle zur Vorbereitung des Klebens

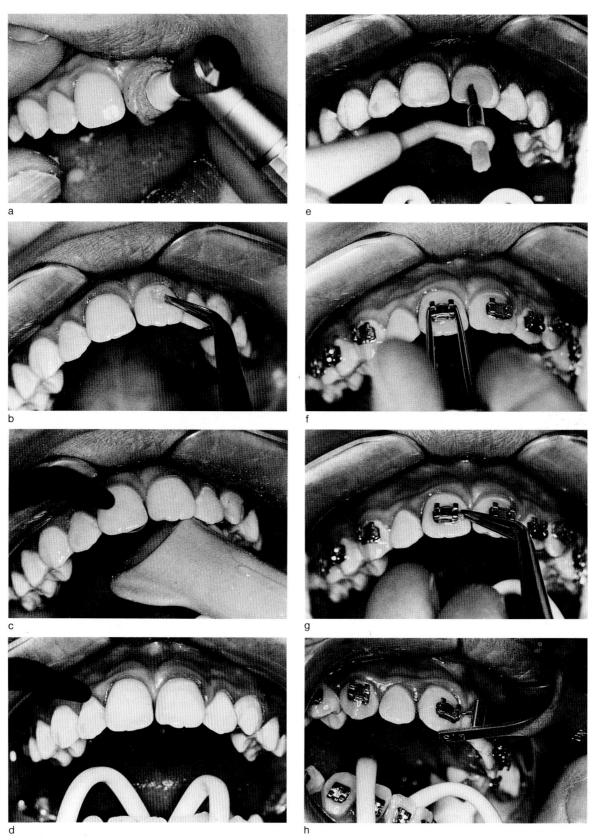

Abb. 8.14 Direktes Kleben; Vorbereiten der Zahnoberfläche (a), Ätzen (b), Abspülen (c), Trockenlegen (d), Aufbringen des Sealant (e), Positionieren des Brackets (f), Entfernen des Kleberüberschusses (g), Ausrichten des Brackets (h)

Als Einwirkungsdauer für 37%ige Phosphorsäure empfehlen wir 45 sec bei Kindern und 60 sec bei Erwachsenen, bei stark mineralisierten und regelmäßig fluoridierten Zähnen bis 1½ min. Anschließend wird die Säurelösung mit einem Luft-Wasser-Spray sorgfältig (10 sec pro Zahn) abgespült (Abb. 8.14 c); die Flüssigkeit wird mit einem normalen Speichelsauger und einer zusätzlichen leistungsstarken Sprayabsaugung entfernt.

Von diesem Zeitpunkt an darf die geätzte Zahnoberfläche in keiner Weise mehr kontaminiert werden, deshalb wird dem Patienten auch das Ausspülen verwehrt.

Unter gleichzeitiger Verwendung eines Luftbläsers und der Sprayabsaugung wird dann sorgfältig trockengelegt. Meist erübrigt sich der Wechsel der The Dri Angle, lediglich die Watterollen werden gewechselt.

Die Oberflächen der getrockneten, ausreichend geätzten Stellen müssen nun leicht kreidig aussehen (Abb. 8.14 d); ist dies nicht der Fall, muß der Ätzvorgang wiederholt werden.

Für manche Klebematerialien ist das vorherige Aufbringen einer Siegelflüssigkeit vorgeschrieben. Wir empfehlen, dies aus Gründen der Feuchtigkeitsabwehr auch bei den übrigen Klebemitteln zu tun (Abb. 8.14 e).

Beim Anrühren der Kunststoffkleber sind die Verarbeitungsvorschriften der Hersteller unbedingt zu beachten. Es bedarf eines gewissen Trainings der Helferin, daß sie gut abschätzt, wieviel Klebematerial auf die Bracketrückseite gebracht werden muß, damit der Raum unter dem Attachment mit Kleber ausgefüllt ist und trotzdem nicht zuviel Überschuß über die Ränder der Bracketbasis hinausquillt. Sie muß auch richtig beurteilen, ob das angerührte Material noch geeignet ist, um ein weiteres Element zu kleben, oder ob es bereits abzubinden beginnt.

Für das Positionieren der Brackets wurden verschiedene Instrumente entwickelt. Wir haben die meisten Spezialpinzetten (Abb. 8.15) erprobt und sind immer wieder gern zur zahnärztlichen Pinzette mit gutem Branchenschluß zurückgekehrt, weil sie beim Applizieren die beste Übersicht gewährleistet (Abb. 8.14 f).

Nach dem Positionieren eines Elements im Seitenzahngebiet kontrolliert man die Lage mit einem Mundspiegel von bukkal und okklusal.

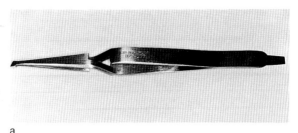

a

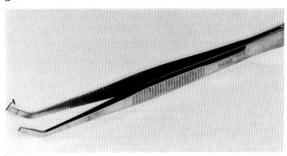

b

Abb. 8.15 Spezialinstrumente zum Plazieren der Brackets beim direkten Kleben; a) Klemmpinzette (Fa. Dentaurum); b) Edgewise Tweezer nach MASUNAGA (Fa. Rocky Mountain)

Die richtige Lage der Brackets wurde an anderer Stelle ausführlich besprochen.

Unverzichtbar ist uns die Boone-Bracket-Positionslehre, die sog. Spinne, mit der der Abstand der Bracketschlitze von den Schneidekanten bzw. Höckerspitzen festgelegt wird. Eine andere Orientierungshilfe ist das Anbringen kleiner Bleistiftmarkierungen auf der Zahnoberfläche, die den Verlauf des Bracketschlitzes angeben.

Das Klebematerial muß so viskös sein, daß die einmal plazierten Attachments ihre Lage nicht mehr verändern. Wenn der Abbindevorgang startet, dürfen die Elemente nicht mehr berührt werden, dies würde unweigerlich zu ihrer Lösung führen.

Beim Applizieren der Attachments ist darauf zu achten, daß man den Materialüberschuß nicht in die Zahnfleischtasche preßt. Das Attachment soll so aufgesetzt werden, daß der Überschuß mehr nach okklusal quillt, wo er besser entfernt werden kann. Das Entfernen überschüssigen Klebematerials mit der Pinzettenspitze oder mit einer Sonde muß sorgfältig vorgenommen werden, insbesondere sind Stufenbildungen und Überhänge zum Gingivalsaum hin zu vermeiden. Sie würden die Plaquebildung begünstigen und einen chronischen Reiz für den Gingivalsaum darstellen. Hier ist darauf hinzuweisen, daß TERHUNE et al. (1983) beim In-vitro-Versuch mit Gewebekulturen eine gewisse Zytotoxizität von Klebern und besonders von Versieglern gefunden haben, und zwar nicht nur unmittelbar nach dem Anmischen, sondern über längere Zeit. Die Autoren raten zu sorgsamem Umgang mit den Klebematerialien und zur Entfernung von Überschüssen, besonders in Nähe der Gingiva.

Das freihändige Plazieren der Attachments an „richtiger Stelle" erfordert viel Verständnis, Geschicklichkeit und Sorgfalt. Der Anfänger tut gut daran, Übungsmöglichkeiten am Modell zu nutzen und vor allem zuerst die Bandtechnik zu erlernen. Wenn er die Bedeutung der Lage der Attachments durch eigene Erfahrung erfassen kann, ist er für die direkte Klebetechnik besser vorbereitet. Er sollte trotzdem nicht überrascht sein, wenn ihm Fehler unterlaufen, die das Entfernen und Wiederbefestigen von Attachments erforderlich machen. Zuweilen werden die Fehler erst in einem fortgeschrittenen Stadium der Behandlung offenkundig. Handelt es sich dann nur um wenige und geringfügige fehlerhafte Positionierungen, können sie unter Belassung der Attachments auch durch Ausgleichsbiegungen im Bogen berücksichtigt werden.

Wie bereits erwähnt, sollte die geätzte Schmelzoberfläche, die nicht vom Attachment bedeckt wird, mit Siegelflüssigkeit benetzt sein. Da das nicht immer der Fall ist und der dünne Sealant-Film nicht sehr abrasionsfest ist (CEEN und GWINNETT 1980), empfehlen wir wiederholte Fluoridierungsmaßnahmen im Anschluß an das Kleben.

Die Wiederbefestigung von abgebrochenen Attachments wird nicht einheitlich gehandhabt. Die sicherste Methode besteht darin, die Kleberreste von der Zahnoberfläche zu entfernen und den weiteren Arbeitsgang genauso ablaufen zu lassen wie beim ersten Bekleben.

Wenn der Abriß zwischen Kleber und Bracketbasis erfolgt ist, soll es genügen, die Kleberschicht mit einem Hartmetallbohrer zu reduzieren und ohne neuerliches Präparieren der Zahnoberfläche ein neues Attachment mit dem gleichen Klebertyp darauf zu befestigen. Ob auf diese Weise eine ausreichend feste Verbindung zustande kommt, scheint von der Art des Klebematerials abzuhängen.

8.5 Arbeitsgang – Indirektes Kleben

Auf die Schwierigkeit, die Attachments im Mund, insbesondere unter Zeitdruck, exakt zu plazieren, wurde bereits hingewiesen. Daher ist es ein wesentlicher Vorteil des „Indirekten Klebens", daß die Teile im Labor auf dem Gipsmodell aufgebracht werden. So können die Brackets unter optimalen Sichtbedingungen und der Verwendung von Positionslehren ausgerichtet werden. Der entscheidende Nachteil dieser Methode liegt in der mangelhaften Kontrolle der Kleberüber- oder Kleberunterschüsse. In der Festigkeit der Klebeverbindung unterscheidet sich die indirekte Methode nicht von der direkten (ZACHRISSON und BROBAKKEN 1978). Auch in der Arbeitsökonomie bietet das indirekte Kleben keine Vorteile.

Bei der indirekten Methode werden die Attachments auf trockenen und nicht geglänzten Gipsmodellen adaptiert und mit einem wasserlöslichen Haftmittel, wie Pelikanol oder karamelisiertem Zucker, aufgeklebt (Abb. 8.16).

Um die Situation vom Modell auf das Gebiß zu übertragen, wird eine Matrize hergestellt. Aus einem Abformmaterial, z.B. Optosil[1] oder Silaplast[2], wird ein Fixationswall geformt, der die labialen und okklusalen Flächen überdeckt. Als Matrize kann auch eine weiche Tiefziehfolie über das Modell gezogen und anschließend beschnitten werden (Abb. 8.17). Das Ablösen der Attachments vom Gipsmodell geschieht durch kurzzeitiges Einlegen des Modells in heißes Wasser. Die Attachments, die zusammen mit der Matrize entfernt werden, werden dann im Ultraschallbad von Haftmittelresten gereinigt und anschließend getrocknet.

Zur Kontrolle der Paßgenauigkeit wird die Matrize im Mund einprobiert. Dabei können zur besseren Orientierung Markierungen im Bereich der Zahnbogenmitte angebracht werden. Nach dem letzten Entfetten der Attachmentrückseiten ist die Matrize für den Klebevorgang vorbereitet.

[1] Fa. Bayer, Leverkusen
[2] Fa. Detax

Die Zahnoberfläche wird in gleicher Weise präpariert wie bei der direkten Methode. Auf alle geätzten Zahnoberflächen wird ein Sealant aufgebracht. Das angerührte Klebematerial, vorzugsweise ein druckpolymerisierender Einkomponentenkleber, wird zweckmäßigerweise mit einer kleinen Spritze portionsweise auf die Rückseiten der Attachmentbasen gedrückt

(Abb. 8.18). Anschließend wird die Matrize in Position gebracht (Abb. 8.19) und für 5 bis 10 sec fest angedrückt. Nach ca. 15 min kann die Matrize vorsichtig abgezogen werden, der Optosil- oder Silaplastvorbiß am besten, indem man ihn durch Entlastungsschnitte mit einem Skalpell separiert. Schließlich wird der Kleberüberschuß mit einem Zahnsteinreiniger (Scaler) entfernt.

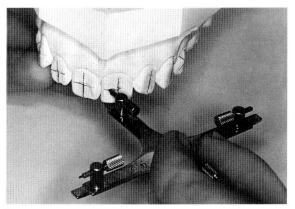

a

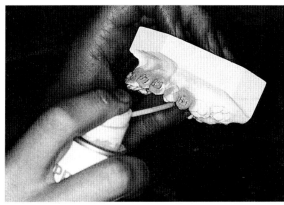

a

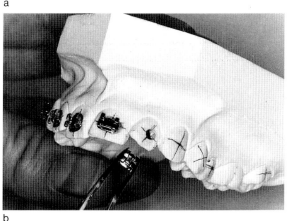

b

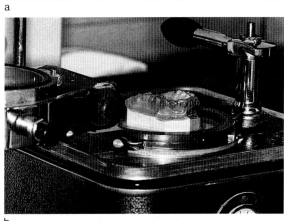

b

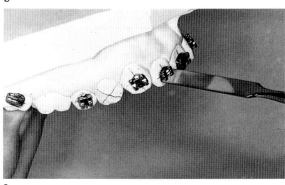

c

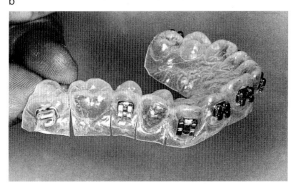

c

Abb. 8.16 Indirektes Kleben: Die Brackets werden mit karamelisiertem Zucker auf das Gipsmodell geklebt (b), auf dem zuvor Markierungen zur besseren Orientierung der Brackets angebracht wurden (a); durch Anlegen eines erwärmten Spatels kann man die Lage der Brackets korrigieren (c)

Abb. 8.17 Herstellen einer Matrize aus Tiefziehfolie: Isolieren des Modells (a), Tiefziehen (b), fertige Matrize mit Einschnitten von gingival (c)

Bei Verwendung verschiedener Klebemittel in Verbindung mit der indirekten Klebemethode ergeben sich materialspezifische Verarbeitungsvarianten, die von den Herstellern meist detailliert beschrieben werden.

Eine interessante Modifikation der indirekten Klebemethode haben GERKHARDT und SCHOPF (1988) vorgestellt (Abb. 8.20). Sie verwenden neben einer Überträgermatrize aus Copyplast

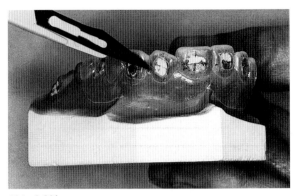

Abb. 8.20b

S. Artikel darüber: „Fortschritte der SAT - kontrolliertes Ätzen beim direkten und indirekten Kleben"

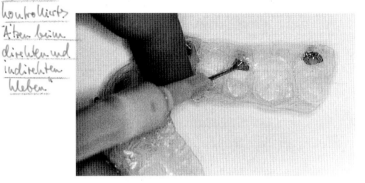

Abb. 8.18 Aufbringen des Klebers mit einer Spritze

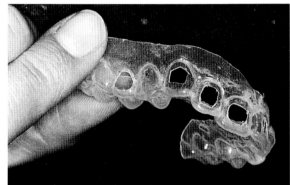

Abb. 8.20c

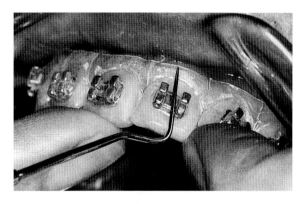

Abb. 8.19 Matrize mit den Brackets in Position gebracht

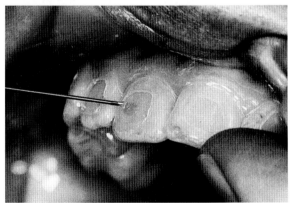

Abb. 8.20d

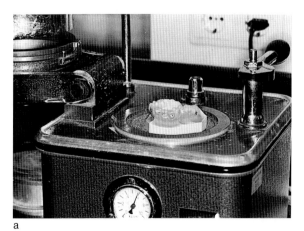

a

Abb. 8.20 Modifikation des indirekten Klebens nach GERK-HARDT und SCHOPF: Herstellen einer Ätzschablone (a, b, c), Aufbringen des Ätzgels (d), Plazieren der Überträgermatrize (e)

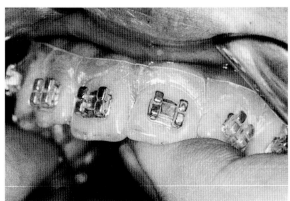

Abb. 8.20e

(0,5 mm)[1] eine zweite Tiefziehfolie (Copyplast 1,0 mm), aus der nach einer Markierung mit dem Skalpell oder speziell entwickelten Stanzen Fenster in der Größe der Bracketbasen ausgeschnitten werden. Mit dieser Ätzschablone werden unter Verwendung eines aus einer Einmalspritze aufgetragenen Ätzgels ausschließlich die Zahnflächen im Bereich der Bracketbasen angeätzt.

8.6 Entfernen der Attachments

Nach Beendigung der aktiven Behandlungsphase werden die Attachments entfernt. Wir empfehlen, die Attachments eines Zahnbogens gemeinsam mit dem letzten Drahtbogen zu entfernen (Abb. 8.21). Dies bietet am besten

Gewähr dafür, daß die Einzelteile nicht unkontrolliert abspringen mit der Gefahr des Verschluckens oder Aspirierens.

Zum Entfernen werden Spezialinstrumente verwendet. Mit den scharfkantigen Schneiden der Bracketentfernungszange (Abb. 8.22) versucht man zwischen Kleber und Zahnoberfläche zu gelangen und das Attachment abzusprengen (Abb. 8.23). Im Seitenzahnbereich können auch abgewinkelte Zangen verwendet werden (Abb. 8.24). Es gibt auch Zangen, die nur ein scharfkantiges Ende aufweisen, während das andere, mit einer Plastikkappe versehen, auf der Okklusalfläche abgestützt wird (Abb. 8.25).

Bei den Schneidezähnen, besonders bei den mit einer grazilen Wurzel verankerten und oft leicht gelockerten unteren Schneidezähnen, ist vorsichtiges und feinfühliges Vorgehen unbe-

---

[1] Fa. Scheu-Dental

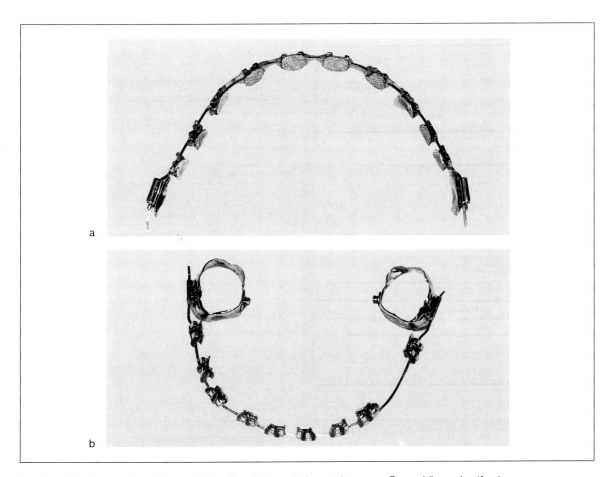

Abb. 8.21 Die Brackets werden, nachdem sie gelockert sind, gemeinsam am Bogen hängend entfernt

dingt notwendig. Die Zähne sollten mit dem Zeigefinger der freien Hand von hinten abgestützt werden.

Wünschenswert wäre ein Abriß exakt zwischen dem Kleber und der Schmelzoberfläche. Ein Bruch im Kleber selbst, d.h. das Verbleiben von Kunststoffresten auf dem Zahn, ist eher die Regel. Nicht selten löst sich das Attachment an der Grenze zwischen seiner Basis und dem Kunststoffkleber. Das ist für den Zahn ungefährlich, bedeutet aber eine Mehrarbeit beim Entfernen der Kleberreste. Gänzlich unerwünscht ist ein Abriß im Schmelz mit Schmelzaussprengungen.

Mit einem neuen Gerät (De-bond 200[1]) werden die Brackets durch einen kurzen elektrischen Impuls erhitzt, wobei der Kleber seine Haftfähigkeit verliert.

Die Kleberreste werden am besten mit einer „Bandabnehmezange" (Abb. 8.26) entfernt, indem man das kunststoffüberzogene Ende auf der Schneidekante bzw. der Okklusalfläche aufsetzt und mit dem anderen, scharfkantigen Ende über die Zahnoberfläche schabt. Im günstigen Fall springen dabei ganze Schilfen des verbliebenen Kunststoffes ab. Auch die vergleichbare Bracketentfernungszange wird verwendet.

Kleinere Reste, besonders interdental und am Zahnfleischrand, werden mit einem Scaler entfernt (Abb. 8.27).

Dicke, relativ großflächige Kleberreste, die stark haften und sich mit der Bandabnehmezange nicht absprengen lassen, entfernen wir mit einem flach aufgesetzten Hartmetallfinierer (Abb. 8.28).

Unter verschiedenen Entfernungsmethoden erbrachte in einer Untersuchung von ZACHRISSON und ARTUN (1979) der Abtrag mit einem spiralgeriffelten planen Wolframcarbid-Bohrer (Nr. 1171 oder 1172 von Beavers) – hochtourig mit Luftkühlung – die glatteste Oberfläche.

Zur weiteren Glättung empfiehlt DIEDRICH (1980) aufgrund seiner Untersuchungen die Verwendung eines grünen Gummipolierers[1]. Am Ende der Behandlung steht immer die Politur mit einem Bimsstein-Wasser-Gemisch, dem wir eine fluoridhaltige Zahnpasta beimengen, unter

Verwendung eines niedertourig rotierenden Gummikelches. Das Ergebnis ist eine glatte, klinisch einwandfreie Zahnoberfläche; dabei ist jedoch davon auszugehen, daß Kunststoffzapfen in der Schmelzoberfläche verbleiben.

Die Klebetechnik hat in kurzer Zeit in der Kieferorthopädie eine beachtliche Verbreitung erlangt. Im folgenden sollen die Vor- und Nachteile dieser Technik aufgezeigt werden.

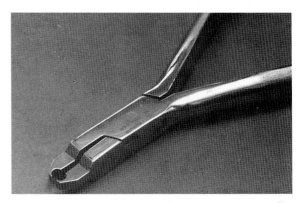

Abb. 8.22   Bracketentfernungszange

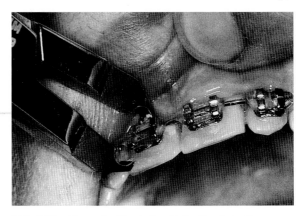

Abb. 8.23   Lösen des Brackets mit der Bracketentfernungszange

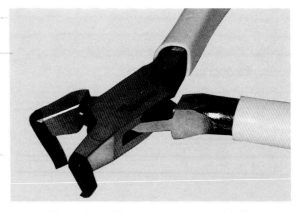

Abb. 8.24   Bracketentfernungszange, abgewinkelt

[1] Fa. Scheu-Dental
[1] Fa. Dedeco

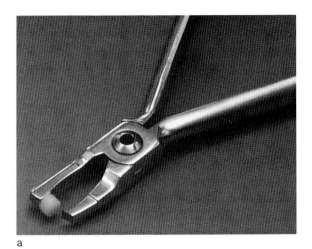

a

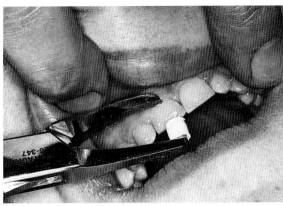

Abb. 8.26 Verwendung der „Bandabnehmezange" zum Abscheren von Kleberresten

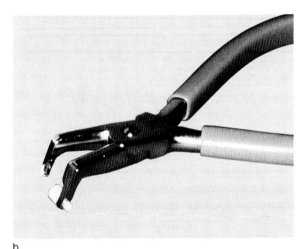

b

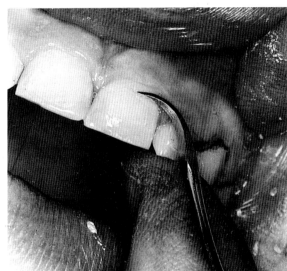

Abb. 8.27 Entfernung von Kleberresten mit dem Scaler

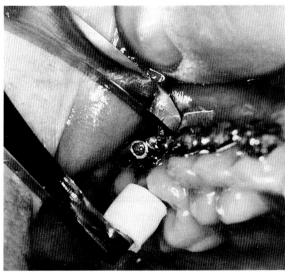

c

Abb. 8.25 Bracketentfernungszange mit Kunststoffeinsatz, gerade (a) und abgewinkelt (b), im Gebrauch (c)

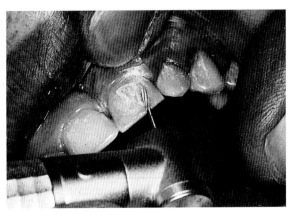

Abb. 8.28 Entfernung stark haftender Kleberreste mit dem Finierer

8.7 Vorteile der Klebetechnik

Die Vorteile der Klebetechnik gegenüber der Bandtechnik sind zahlreich und eindrucksvoll.

1. *Die Gefahr der Entkalkung der Schmelzoberfläche und nachfolgender Karies ist geringer.* Natürlich ist auch bei Verwendung von Klebebrackets die physiologische Selbstreinigung behindert und die Zahnreinigung erschwert. Außerdem sind die approximalen Kariesprädilektionsstellen nicht durch ein Band geschützt. Am Übergang von der Bracketbasis zur freien Zahnoberfläche gibt es sogar neue Retentionsmöglichkeiten für die Bildung von Plaque und nicht selten Anzeichen einer beginnenden Entkalkung (GEIS und LAMPERT 1980). Trotzdem läßt sich das Entkalkungsproblem mit der Klebetechnik besser beherrschen. Es gibt hier nicht das Problem des „gelockerten Bandes", das bei guter mechanischer Retention lange unentdeckt bleiben kann, und auch nicht das Problem der ausgewaschenen Ränder und der Spaltbildung zwischen Band und Zahn. Die kritischen Stellen rund um das Bracket liegen im sichtbaren und zugänglichen Bereich. Bei guter und sachgerechter Mundhygiene muß es nicht zur Ausbildung von mikrobieller Plaque kommen. Darüber hinaus ist fast die ganze Zahnoberfläche regelmäßigen Fluoridierungsmaßnahmen zugänglich, auch die klinische und röntgenologische Karieskontrolle durch den Zahnarzt ist gewährleistet. Selbst die konservierende Versorgung mit Füllungen ist während der Behandlung grundsätzlich möglich.

2. *Es besteht eine geringere Gefahr von Parodontalerkrankungen.* Die besseren Kontrollmöglichkeiten im Hinblick auf die Plaqueentstehung wirken sich auch günstig auf die Parodontitisprophylaxe aus. Vor allem aber entfällt hier das Problem der Gingivairritation durch den zervikalen Rand des Bandes, der an manchen Stellen subgingival liegt. Wie bereits erwähnt, läßt sich beim Band das Problem der abstehenden Ränder mildern, aber nicht immer vollständig beseitigen. Trotz intensiver Bemühungen läßt sich auch nicht ausschließen, daß im wenig kontrollierbaren Interdentalbereich das Band zuweilen unter Verletzung des Saumepithels über den Sulcus gingivae hinausgeschoben wird. Die ständige Irritation des Zahnfleischrandes kann zu marginaler Gingivitis, zu Gingivahyperplasien und, da das Parodont während einer Zahnbewegung aufgelockert und besonders anfällig ist, zu einer rasch fortschreitenden Parodontitis führen. Diese Probleme fallen bei der Klebetechnik weitgehend weg.

3. Bei der Klebetechnik *entfällt das problematische Separieren der Zähne.* Das bedeutet nicht nur einen Zeitgewinn, es kommt auch nicht zu den unerwünschten Nebenwirkungen in Form der Zahnbogenexpansion oder Protrusion der Frontzähne. Auch das sonst notwendige Schließen der Restlücken nach Abnahme der Bänder entfällt.

4. Das Aufkleben der Brackets und anderer Hilfsteile *nimmt* wesentlich *weniger Zeit in Anspruch* und ist bei ungünstigen Kronenformen einfacher durchführbar als das Bebändern; außerdem entfällt bei der Klebetechnik die kostspielige Lagerhaltung umfangreicher Bandsortimente.

5. Für den Patienten ist besonders das Argument ausschlaggebend, daß aufgeklebte Brackets, besonders wenn es sich um Kunststoffbrackets handelt, weniger auffällig und damit *ästhetisch vorteilhaft* sind. Mit dieser Methode kann man gerade in der Erwachsenenbehandlung den Ansprüchen der Patienten weitgehend entgegenkommen. Einschränkend muß festgestellt werden, daß einige Kleber sich mit der Zeit stärker verfärben als andere (RABCHINSKY und POWERS 1979).

6. Es ergeben sich *neue Anwendungsmöglichkeiten.* Operativ freigelegte, retinierte Zähne – meist intra operationem – mit einem aufgeklebten Befestigungselement zu versehen, stellt ein sicheres und schonendes Vorgehen dar, das allen anderen Methoden (Umschlingen, Durchbohren, Einzementieren eines Häkchens) eindeutig überlegen ist. Auch bei der Befestigung von Retainern (s. Kapitel „Retention"), bei der Schienung gelockerter Zähne und der Verankerung eines provisorischen oder dauerhaften Zahnersatzes (Maryland-Brücke) wird die Klebetechnik immer häufiger verwendet.

8.8 Nachteile der Klebetechnik

Den Vorteilen stehen Nachteile gegenüber, die man bedenken sollte, auch wenn man vom Überwiegen der Vorteile überzeugt ist.

1. Es ist *schwieriger, Brackets exakt zu plazieren*, zumindest bei der direkten Methode, als Bänder anatomisch korrekt aufzusetzen.

2. Das Verfahren ist zwar inzwischen wesentlich verbessert worden, aber man muß trotzdem davon ausgehen, daß es *etwas mehr gelöste Brackets* (nach DIEDRICH 1981 ca. 7,5%) als gelockerte Bänder gibt, vor allem im Seitenzahnbereich.

3. *Ein Band kann mehrere Attachments tragen* (Bracket, Knöpfe, Haken, Ösen). Bei der Klebetechnik muß man entweder darauf verzichten, was die technischen Möglichkeiten einengt, oder zusätzliche Elemente, auch lingual, aufkleben.

4. Das dem Kleben vorausgehende Anätzen der Schmelzoberfläche und die Oberflächenbearbeitung nach Abnahme der Attachments führen zu einem gewissen *Substanzverlust* (20–50 µm) und zwar von der fluoridreichen obersten Schmelzschicht (BROWN und WAY 1978). Auch die Möglichkeit von Schmelzausrissen bei der Entfernung der Klebeelemente ist hier zu nennen. An solchen Stellen kann der gesamte Schmelzverlust bis zu 150 µm und damit $\frac{1}{10}$ der Schmelzdicke betragen.

Noch ungeklärt sind die Folgen der von SMITH et al. (1976) in einer autoradiographischen Untersuchung festgestellten fortdauernden Säurewirkung in tieferen Schmelzschichten (50 µm) nach abgeschlossenem Spülvorgang.

In diesem Zusammenhang interessiert auch die Frage, was mit geätzten, aber nicht abgedeckten oder versiegelten Schmelzstellen geschieht. Nach Untersuchungen von LAMPERT (1980) sind säurebedingte Vertiefungen in der Schmelzoberfläche auch noch 6 Monate nach der Ätzung nachweisbar. Eine Glättung der Oberfläche geschieht nur an den Zahnoberflächen, die starken mechanischen Abrasionskräften ausgesetzt sind. Eine Einebnung der übrigen Bereiche wird nach 2 Monaten erkennbar, sie entsteht durch Auflagerung von Niederschlägen, die vermutlich aus dem Speichel stammen. Die autoradiographische Untersuchung, bei der die Einlagerung des radioaktiven Ca-45-Isotops in die Schmelzoberfläche geprüft wurde, ergab keinen zwingenden Hinweis auf eine mögliche Remineralisation. Im Tierexperiment glaubt LAMPERT (1980) eine größere Kariesanfälligkeit geätzter und nicht mit Kunststoff bedeckter Schmelzoberflächen nachgewiesen zu haben, vor allem dann, wenn Kariesprädilektionsstellen betroffen waren. Er wollte deswegen die Säureanwendung nicht als harmlos qualifizieren.

Die Befunde der rasterelektronenmikroskopischen Untersuchungen von DIEDRICH (1983) belegen, daß das Ätzrelief durch Abrasion und Auffüllung mit organisch-anorganischen Präzipitaten rasch eingeebnet wird. Die Frage einer echten Remineralisation erscheint noch nicht endgültig beantwortbar. Klinisch bedeutsame Nachteile der Klebetechnik konnten wir bisher nicht feststellen. Die Frage möglicher Langzeitwirkungen muß noch untersucht werden.

5. In der neueren Literatur finden sich auch Hinweise, daß bei der Klebetechnik nach Entfernen der Brackets bräunliche oder grünliche *Verfärbungen der Zahnoberfläche* zurückbleiben. Diese nicht entfernbaren Verfärbungen sollen auf Korrosionsprodukte von Eisen, Chrom und Nickel der Metallbrackets zurückzuführen sein. Eisenoxid, Chromoxid, Eisenchlorid u. a. sollen sich auf Brackets und Klebematerial ablagern und in die durch das Anätzen entkalkte Oberfläche des Zahnschmelzes eindiffundieren. Gleichzeitig werde durch die Korrosion die Bracketoberfläche rauh, was bei schlechter Mundpflege die Plaquebildung begünstigt. In diesem Zusammenhang wird auch die Frage diskutiert, ob die Korrosionsprodukte nicht die Ursache zuweilen auftretender Metallallergien bei kieferorthopädischen Patienten sein könnten (KAPPERT et al. 1984).

6. Soweit sich bei Klebematerialien eine *Zytotoxizität* (TERHUNE et al. 1983) oder mutagene Eigenschaften (CROSS et al. 1983) nachweisen ließen, muß auch das zu den Nachteilen der Klebemethode gezählt werden.

9 Unmittelbare Befestigung des Bogens an den Zähnen mit Ligaturen

Die Möglichkeit, ohne Verwendung von Bändern oder Klebemitteln eine Verbindung zwischen Bogen und Zahn herzustellen, besteht im Festbinden des Bogens mit zirkumdentalen Ligaturen oder fortlaufenden Ligaturen.

Zur temporären Befestigung eines durchgehenden Bogens an den Frontzähnen, wenn diese noch nicht bebändert sind, ist das Vorgehen akzeptabel. Einfache zirkumdentale Ligaturen können unerwünschte Nebeneffekte haben, die bei Verwendung der in Abbildung 9.1 gezeigten Form und bei der in Abbildung 9.2 gezeigten fortlaufenden Ligatur vermieden werden.

Für die fortlaufende Ligatur wird, je nach der Zahl der anzubindenden Zähne, ein 15–20 cm langes Stück eines 0,25 mm dicken, weichen Ligaturendrahtes zunächst um den Bogen herum und dann mit beiden Enden nach lingual geführt – oberhalb bzw. unterhalb des Kontaktpunktes. Dort werden beide Enden einige Male verdreht. Im nächsten Interdentalraum wird ein Ende nach labial um den Außenbogen herum und wieder zurück nach lingual geführt, wo wieder beide Enden zusammengedreht werden. Der Vorgang wiederholt sich in den folgenden Interdentalräumen. Nach dem letzten einbezogenen Zahn werden beide Enden nach labial gebracht und dort über dem Bogen zusammengedreht.

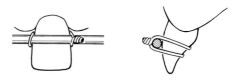

Abb. 9.1 Zirkumdentale Ligatur, die so um den Zahn gelegt wird, daß Nebeneffekte im Sinne der Zahnkippung vermieden werden

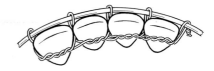

Abb. 9.2 Fortlaufende Ligatur zum Festbinden des Bogens an den Frontzähnen

10 Die Bogentechnik

Das Band allein oder das Bracket allein ist noch keine kieferorthopädische Apparatur. Ein oder zwei Attachments in Verbindung mit einem elastischen Gummizug kann man durchaus schon als solche bezeichnen, die vollen Möglichkeiten des Systems werden aber erst dort genutzt, wo mehrere Brackets bzw. Röhrchen mit einem Drahtbogen verbunden werden, genauer gesagt, mit einem Außenbogen (nicht zu verwechseln mit dem äußeren Anteil eines Gesichtsbogens!), welcher der Zahnreihe bukkal bzw. labial folgt.

10.1 Unterscheidungsmerkmale

Nach der Ausdehnung kann man unterscheiden zwischen einem *Gesamtbogen* und einem *Teilbogen* oder Sektionsbogen. Jeder Teilbogen ist, was seine Form betrifft, als Ausschnitt aus einem Gesamtbogen aufzufassen. Die nachfolgend zu besprechenden Prinzipien beziehen sich auf Gesamtbögen, sie gelten aber ebenso für Teilbögen. Anwendungsbeispiele für Teilbögen finden sich im Kapitel „Kleine orthodontische Maßnahmen".

Nach der *Funktion* unterscheiden wir zwischen einem *aktiven Bogen* oder Federbogen und einem *passiven Bogen* oder Führungsbogen.

Das Prinzip des *aktiven Bogens* besteht darin, daß eine Inkongruenz zwischen dem Zahnbogen und dem Drahtbogen beim Einbinden desselben zu einer elastischen Verformung führt. Dabei werden Kräfte auf die Zähne ausgeübt, und zwar unter multipler gegenseitiger Abstützung. Durch den induzierten Knochenumbau weichen die Zähne aus und beschreiben dabei komplizierte Bewegungsbahnen, weil sich mit den Zahnbewegungen auch die Abstützungssituation laufend ändert. Der Zahnbogen nähert sich dabei kontinuierlich der durch den Drahtbogen vorgegebenen Form.

Das Prinzip des *passiven Bogens* besteht darin, daß Zähne durch zusätzliche aktive Elemente, z.B. Gummizüge, entlang dem Drahtbogen bewegt werden, wobei dieser eine Führungsfunktion ausübt. Der Bogen schreibt dem zu bewegenden Zahn die Bewegungsrichtung vor und verhindert insbesondere sein Kippen und Rotieren.

Ein Bogen kann auch beide Funktionen ausüben; dabei ist allerdings zu berücksichtigen, daß die Spannung des aktiven Bogens die Reibung im Bracketschlitz so sehr erhöhen kann, daß es zu einer Bewegung des Zahnes entlang dem Bogen – ausgelöst durch einen Zug – zumindest in der Anfangsphase nicht oder kaum kommt. Erst wenn sich der Bogen entspannt hat, tritt mehr die Bewegung entlang dem Bogen und damit die Führungsfunktion in den Vordergrund.

Die verwendeten Bögen unterscheiden sich auch hinsichtlich ihrer *Drahtqualität* und ihrer *Drahtstärke*.

Wie im Kapitel 2, „Materialtechnische Voraussetzungen", beschrieben, gibt es Drähte aus verschiedenen Metallegierungen und mit verschiedenen physikalischen Eigenschaften. Für Außenbögen verwenden wir zumeist Drähte aus rostfreiem Stahl, und zwar verseilte Drähte der Stärke 0,38 oder 0,45 mm (super-federhart, vergütet), Runddrähte mit einem Durchmesser von 0,35, 0,40 oder 0,45 mm (extrafederhart), quadratische Drähte des Formates 0,40 × 0,40 mm und rechteckige des Formates 0,40 × 0,55, 0,43 × 0,55, 0,45 × 0,55 mm und 0,45 × 0,63 mm (federhart). Für Utility-Bögen benutzen wir Elgiloy blue unvergütet. Die Elastizität der genannten Drähte ist für die gewünschte Kraftentfaltung ausreichend. Die Drähte sind relativ gut biegbar. Ihre Plastizität bedeutet zugleich ein besonders für den Anfänger erwünschtes Sicherheitsmoment gegen Überbelastungen. Bevor beim Einbinden eines Bogens zu hohe Kraftwerte erreicht werden, wird der Draht plastisch verformt.

Bezogen auf das Drahtformat gilt folgender Zusammenhang: Je dünner der Draht ist, desto elastischer ist er, desto größere Bewegungen können mit ihm ausgeführt werden, desto kleiner sind die wirkenden Kräfte und desto schlechter ist die Lenkung der Zähne. Je dicker dagegen der Draht ist, desto starrer ist er, desto geringer sind die Bewegungen, die durch den Bogen vermittelt werden, desto größer sind seine Kräfte und desto besser ist die Führung.

Kantige Drähte vermitteln mehr Führung als runde. Das gilt bereits für das quadratische, mehr aber noch für die rechteckigen Formate. Mit letzteren sind auch Torque-Bewegungen möglich, d.h. Zahnbewegungen um die Drahtlängsachse gegen den apikalen Knochenwiderstand.

Die Lenkfähigkeit eines Bogens hängt wesentlich von seiner Starrheit und von dem Verhältnis zwischen dem Querschnitt des Drahtes und dem des Bracketschlitzes ab (freies Spiel).

Die Bögen unterscheiden sich auch in ihrer *Form*. Die Formgebung erfolgt, wenn man von vorgeformten Bögen absieht, durch die Biegetechnik des Behandlers. Im Verlauf einer Behandlung kommen mehrere Bögen zur Anwendung, beginnend mit dünnen, weich-elastischen Drähten, die die Bogenform nur grob vorgeben, bis hin zu immer starreren, immer mehr lenkenden, immer mehr der Idealform des Zahnbogens angenäherten Drahtbögen. Ziel ist es, letztlich die Zähne mit dem Bogen in die Idealstellung zu führen. Die konkrete, dem Bogen zu gebende Form hängt von der Art des verwendeten Drahtes, von der jeweiligen Behandlungsphase und damit von den Behandlungsaufgaben ab.

Die verschiedenen Behandlungstechniken unterscheiden sich u.a. in der Zahl der verwendeten Bögen und in den Behandlungsaufgaben, die einem Bogen in einer bestimmten Behandlungsphase zugeordnet werden. Eine Wertung sei in diesem Zusammenhang bereits hier vorgenommen: Bögen, in die aufgrund ihrer Formgebung „viel Mechanik eingebaut" ist, die langwegige Kräfte erzeugen und umfangreiche Zahnbewegungen auslösen, sind in ihrer Wirkung schwerer überschaubar, es kommt leichter zu unkontrollierten Reaktionen; je einfacher die Form, desto besser! Das bedeutet aber in der Regel eine größere Zahl von Bögen, verbunden mit dem Nachteil des größeren Arbeitsaufwan-

des und der Schwierigkeit, beim Übergang von einem Bogen zum anderen die Formelemente so exakt zu übernehmen, daß es nicht zu einer unnötigen Hin- und Herbewegung von Zähnen kommt.

10.2 Der aktive Bogen

Ein Bogen wird aktiv, wenn er beim Einbinden elastisch deformiert wird. Dies ist dann der Fall, wenn die Form, die ihm der Behandler gegeben hat, nicht mit der des anomalen Zahnbogens übereinstimmt.

10.2.1 Aufgaben

Nach den gültigen Normvorstellungen müssen sich die Zähne eines Zahnbogens zueinander in einer bestimmten Lagebeziehung befinden. Dazu gehört u.a., daß die „Kontaktpunkte" in horizontaler Richtung eine gleichmäßige, parabelförmige Kurve bilden. In vertikaler Richtung muß die Kontaktpunktreihe einen leichten Bogen beschreiben (Spee-Kurve).

Hiervon gibt es Abweichungen, die bestimmte Behandlungsaufgaben mit sich bringen. So können die Zähne in horizontaler und vertikaler Richtung völlig irregulär zueinander stehen, eventuell verbunden mit Zahndrehungen und Zahnkippungen. Die Zähne berühren sich in solchen Fällen nicht an ihren anatomischen Kontaktpunkten, und diese bilden, zu einer Linie verbunden, keine gleichmäßigen Kurven. Es können auch einzelne Zähne bukkal oder lingual außerhalb der Zahnreihe stehen, die Okklusionsebene nicht erreichen oder über diese hinausragen.

In den geschilderten Situationen besteht die Aufgabe des Bogens darin, die außerhalb stehenden Zähne in den Bogen einzuordnen und den Zahnbogen auszurichten (Abb. 10.1 und Abb. 10.2). Die Frage der Platzbeschaffung und einer evtl. Extraktionstherapie sei hier zunächst ausgeklammert.

Aber auch bei gleichmäßigem Bogenverlauf können Größe und Grundform eines Zahnbogens von der Norm abweichen. Das bedeutet, daß der aktive Bogen dem Zahnbogen auch die

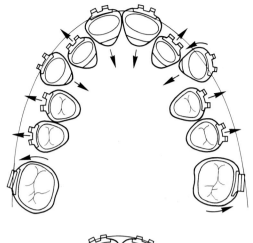

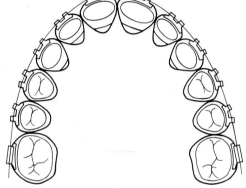

richtige Größe und Grundform vermitteln soll (Abb. 10.3).

Betrachtet man einen normalen Zahnbogen genauer, dann erkennt man eine Reihe von besonderen Details, die funktionelle und ästhetische Bedeutung haben können. Solche Details müssen, je stärker und formgebender die Drahtbögen in aufsteigender Reihe werden, immer genauer berücksichtigt werden.

Schließlich können auch Unstimmigkeiten in der Okklusion (z. B. Kreuzbiß) bestehen, weil der obere und untere Zahnbogen in Form und Größe nicht miteinander harmonieren. Lagedis-

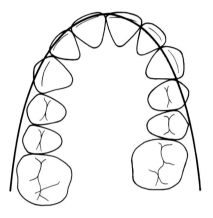

Abb. 10.1 Aufgabe eines aktiven Bogens: Ausrichten der Zähne in der Horizontalen. Die Kontaktpunkte müssen schließlich eine gleichmäßige parabelförmige Kurve beschreiben

Abb. 10.3 Der aktive Bogen soll dem Zahnbogen auch die richtige Größe und Grundform vermitteln

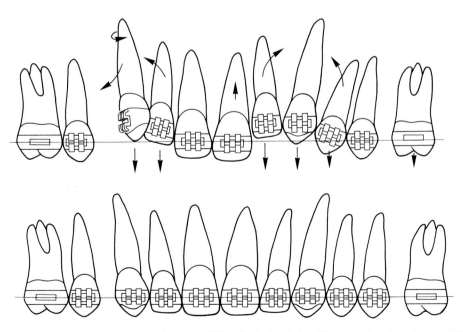

Abb. 10.2 Aufgabe eines aktiven Bogens: Ausrichten der Zähne in der Vertikalen. Die Kontaktpunkte müssen schließlich in einer Ebene liegen, bzw. einen leichten Bogen im Sinne der Spee-Kurve beschreiben

krepanzen der Kiefer, bedingt durch skelettale Anomalien, die umfangreiche Kompensierungsmaßnahmen – meist in Verbindung mit einer Extraktionstherapie – erfordern, bleiben dabei zunächst außer Betracht. Die erwähnte Disharmonie von Zahnbogenform und -größe erfordert therapeutisch eine *Bogenkoordination*, d.h. ein Aufeinanderabstimmen des Oberkiefer- und Unterkiefer-Drahtbogens, sobald stärker formgebende Drahtformate verwendet werden.

10.2.2 Mechanische Wirkungen

Ein Drahtbogen besitzt große Elastizität und verursacht bei einer bestimmten Auslenkung relativ geringe elastische Kräfte, wenn der Federarm lang ist.

Wenn man z.B. an einem im posterioren Bereich sehr schmalen Zahnbogen einen „ideal" geformten Draht einbindet, wird er geringfügig deformiert. Entsprechend dem langen Federarm werden die auftretenden Kräfte sehr gering sein, sie verteilen sich zudem auf mehrere Zähne mit relativ großer Wurzeloberfläche. Daher werden die Druckwerte mit großer Wahrscheinlichkeit unterschwellig bleiben. Wie ein einfacher Versuch zeigt, bringt selbst bei einem rechteckigen Drahtformat der Stärke 0,40 × 0,55 mm die Auslenkung des freien Bogenschenkels im Molarenbereich um 1 cm erst eine Kraft von 0,4 N (Abb. 10.4). Bei elastischer Verformung eines Bogens in transversaler Richtung treten also am Bogenende ganz geringe Kräfte auf. Diese nehmen aber stark zu, wenn man sich dem Scheitelpunkt des Bogens nähert (Abb. 10.5).

Das bedeutet, daß der Außenbogen für eine beabsichtigte Veränderung der hinteren Zahnbogenbreite schlechte Voraussetzungen bietet. Um hier einen Effekt zu erzielen, muß er weit überkompensiert, d.h., über die Idealform hinaus, auf Expansion bzw. Kompression eingestellt werden. Auch das reicht manchmal nicht aus; dann werden Zusatzgeräte verwendet, die später ausführlich zu besprechen sind.

Im Prämolarenbereich sind die Möglichkeiten einer transversalen Veränderung bereits wesentlich günstiger. Im Eckzahnbereich kehrt sich das Problem um, hier kommt es sehr leicht unbeabsichtigt zu einer Vergrößerung der Eck-

zahndistanz. Da die Meinung vorherrscht, man könne die Eckzahndistanz, besonders im Unterkiefer, nicht ohne Rezidivgefahr vergrößern, bedeutet das, daß man beim Biegen eines jeden Bogens die Eckzahndistanz genau kontrollieren muß.

Die Kraftsituation ändert sich wesentlich, wenn ein Draht zwischen zwei Befestigungspunkten elastisch deformiert wird. Hier sind die Kräfte bei gleicher Auslenkung sechzehnmal größer als bei einem gleichlangen freiendenden Federarm. Das macht sich ganz besonders stark dann bemerkbar, wenn die Distanzen und damit die Federarme sehr kurz sind. Will man z.B. einen außerhalb der Zahnreihe stehenden Zahn zwischen seine beiden Nachbarzähne einordnen und versucht, einen nur 0,40 mm starken runden Draht einzubinden, so erbringt die Deformierung des Drahtes von nur 1 mm bereits eine Kraft von ca. 4–5 N (Abb. 10.6). Die Nachbarzähne des einzuordnenden Zahnes werden jeweils mit der Hälfte dieser Kraft belastet. Die Kräfte, die bei der elastischen Deformation eines Drahtes auf kurzer Strecke entstehen, werden zumeist unterschätzt.

Der hier gezeigte Zusammenhang gilt in gleicher Weise, wenn sich die Deformierung wegen eines verkürzten Zahnes in vertikaler Richtung ergibt.

Bei einer Inkongruenz zwischen dem Kurvenverlauf des gesamten Zahnbogens und dem des Drahtbogens in *vertikaler* Richtung ist folgendes zu beachten: Im Unterkieferzahnbogen mit ausgeprägter Spee-Kurve belastet bereits ein völlig planer Drahtbogen die Frontzähne und die letzten Molaren auf Intrusion. Bei dem Verankerungswert der Molaren werden diese natürlich nicht wirklich intrudiert. Im Prämolarenbereich wirkt dieser Bogen extrudierend (Abb. 10.7). Diese Wirkung wird verstärkt, wenn der Bogen entgegen der Spee-Kurve gekrümmt ist.

Um dieselbe bißhebende Wirkung im Oberkiefer zu erzielen, muß die Krümmung im Sinne der Spee-Kurve, aber ausgeprägter als diese gestaltet werden (Abb. 10.8). Ein völlig planer Bogen hätte hier u.U. sogar eine elongierende Wirkung auf die Front und eine verkürzende für den Prämolarenbereich.

Die Kräfte, die bei einer Inkongruenz im verti-

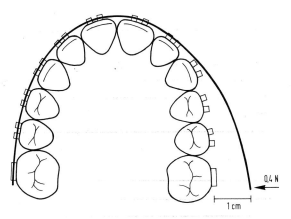

Abb. 10.4 Ein Drahtbogen des Formates 0,40 × 0,55 mm erzeugt bei einer Auslenkung des freien Bogenendes von 1 cm eine Kraft von nur ca. 0,4 N

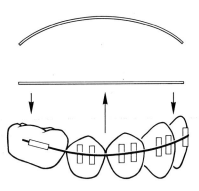

Abb. 10.7 Nivellierung des Unterkieferzahnbogens mit einem planen Bogen oder einem Bogen mit umgekehrter Spee-Kurve

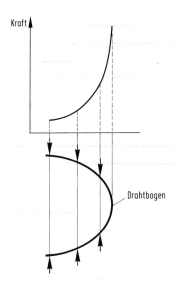

Abb. 10.5 Die Komprimierung eines Drahtbogens in transversaler Richtung – im Sinne einer elastischen Deformierung – schafft bei gleicher Auslenkung am Bogenende relativ geringe Kräfte. Diese nehmen sehr stark zu, wenn man sich dem Scheitelpunkt des Bogens nähert

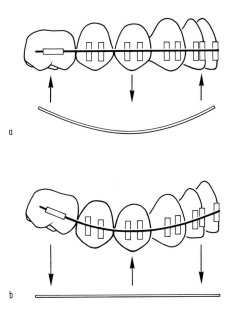

Abb. 10.8 Im Oberkiefer kann eine Intrusion der Front und Extrusion im Prämolarenbereich mit einem verstärkt im Sinne der Spee-Kurve gekrümmten Bogen erreicht werden (a); ein planer Bogen kann die umgekehrte Wirkung auslösen (b)

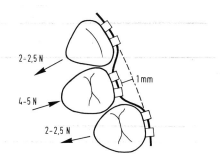

Abb. 10.6 Die Deformierung eines Runddrahtes mit 0,40 mm Durchmesser zwischen benachbarten Zähnen ergibt bereits bei einer Auslenkung von 1 mm eine Kraft von ca. 4–5 N

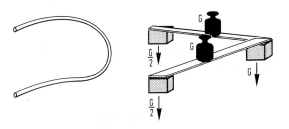

Abb. 10.9 Wird z. B. im Unterkiefer zum Nivellieren ein Bogen mit umgekehrter Spee-Kurve eingespannt, ergibt sich die hier gezeigte Belastungssituation; die Front ist doppelt so stark belastet wie der Molarenbereich

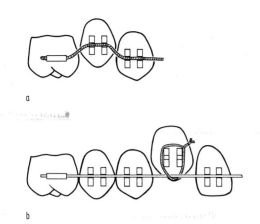

Abb. 10.10 Zwei Möglichkeiten, stärker abweichende Zähne einzuordnen: Verwendung sehr weich-elastischer Drähte (a) und allmähliches Heranziehen an einen starreren Bogen (b)

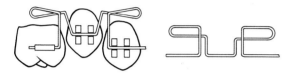

Abb. 10.11 Möglichkeit, stärker abweichende Zähne einzuordnen: Die Elastizität des Bogens wird durch Einbiegen von Schlaufen erhöht

kalen Kurvenverlauf wirksam werden, verteilen sich auf den ganzen Zahnbogen, wobei allerdings die Front doppelt so stark belastet wird wie die Molaren (Abb. 10.9). Auch das ist ein wichtiger Sachverhalt, der oft nicht genügend beachtet wird.

Wir stellen also fest, daß ein Drahtbogen viel oder wenig Elastizität besitzt und damit schwache oder starke elastische Kräfte erzeugt, je nachdem, wie der Bogen beim Einbinden deformiert wird. Er hat überhaupt keine nutzbare Elastizität im Verlauf der Drahtlängsachse. Eine solche Elastizität wird jedoch benötigt, wenn der Zahnbogen insgesamt vergrößert oder verkleinert werden soll.

Zähne dürfen auf keinen Fall zu stark belastet werden. Die *erste Möglichkeit*, bei stärkeren Einzelzahnabweichungen eine Überbelastung zu vermeiden, besteht in der *Verwendung eines sehr dünnen, weich-elastischen Drahtes*, z.B. Twistflex 0,38 mm, der u.U. auch nicht sofort fest einligiert wird und dem nach Behandlungsfortschritt weitere Drahtbögen mit zunehmender Drahtstärke folgen (Abb. 10.10a). Von dieser Möglichkeit machen wir in den meisten Fällen

Gebrauch. Bei sehr starken Einzelzahnabweichungen hat aber auch dieses Vorgehen seine Grenzen, ganz abgesehen von den Nebenwirkungen, die noch zu besprechen sein werden.

In solchen Fällen besteht *zweitens die Möglichkeit*, soweit es sich um einzelne lingual/palatinal außerhalb der Zahnreihe stehende oder verkürzte Zähne handelt, diese nicht mit einzubinden, sondern sie *allmählich an den Bogen heranzuziehen* (Abb. 10.10). Das kann geschehen unter Verwendung von mehrmals nachgezogenen Drahtligaturen mit mittleren, aber kurzwegigen Kräften oder unter Verwendung elastischer Ligaturen mit leichten langwegigen Kräften.

Die *dritte Möglichkeit*, Überbelastungen zu vermeiden, besteht darin, die Elastizität des Bogens zu vergrößern, indem man *Schlaufen (Loops) einbringt* (Abb. 10.11). Schlaufen bedeuten eine Verlängerung des Drahtmaterials und damit auch der Federarme.

Unverzichtbar ist die Verwendung solcher Loops dort, wo der Draht im Bogenverlauf Elastizität erhalten muß, weil es darum geht, den Zahnbogen insgesamt zu vergrößern oder zu verkleinern.

10.2.3 Form und Funktion von Loops

Die Loops werden jeweils in der Mitte zwischen zwei Zähnen, meistens senkrecht zur Bogenebene, nach gingival gebogen, als einfache Loops oder, zur weiteren Erhöhung der Elastizität mit einer zusätzlichen kreisförmigen Rundung (Helix) am Scheitel der Schlaufe versehen, als Helical-Loops (Abb. 10.12).

Die Elastizität des Bogens wird auch durch die Schenkellänge der Schlaufen bestimmt (Abb. 10.13). Eine Verdoppelung der Schenkellänge ergibt eine Vervierfachung der Elastizität (Kraftabgabe ein Viertel). Loops können aber nicht beliebig verlängert werden, sie sind für den Patienten um so hinderlicher, je höher sie sind. Bei der Verwendung von Helices kann man die Schenkellänge etwas reduzieren, ohne Elastizität zu verlieren. Die Helix vermindert zugleich die Gefahr einer irreversiblen Deflexion bei einer Auslenkung in bukko-lingualer bzw. labio-lingualer Richtung.

Die *Vertikal-Loops* erhöhen die Federung in horizontaler (transversaler und sagittaler), nicht aber in vertikaler Richtung. Die Schenkel der Schlaufen sollen immer senkrecht zur beabsichtigten Kraftrichtung verlaufen. Für vertikale Bewegungen werden also Loopformen benötigt, die horizontal verlaufende Anteile haben. Das sind die *Horizontal-Loops* in Form der *Boot-Loops* (Stiefel-Schlaufe) und der *T-Loops* (T-förmige Schlaufe) (Abb. 10.14). Auch bei diesen Formen können die Schlaufen am Scheitel der jeweiligen Rundung mit einer Helix versehen werden.

Die Horizontal-Loops gibt es in einfacher und überkreuzter Form (Abb. 10.15). Die Loopform wird immer so gewählt, daß die Scheitelrundung beim Einbinden des Bogens nicht auseinandergezogen, sondern zusammengedrückt wird (Abb. 10.16). Das ist materialtechnisch günstiger. In dieser Richtung besteht mehr Elastizität, es kommt weniger leicht zu einer plastischen Verformung, d. h. in diesem Fall zu einer bleibenden Aufbiegung der Schlaufe (Sicherheitsnadelprinzip, Abb. 10.17).

Bewegungen in bukko-lingualer bzw. labiolingualer Richtung können unter Verwendung einfacher Vertikal-Loops vorgenommen werden (Abb. 10.18). Bei einer stärkeren Auslenkung aber werden einfache Loops, besonders solche mit kurzen Schenkeln, am Scheitel in einer für das Material ungünstigen Weise auf Torsion beansprucht (Abb. 10.19). Um diese rotierenden Scherkräfte auf eine längere Strecke zu verteilen, werden Helical-Loops oder deltaförmige Schlaufen empfohlen (Abb. 10.20). Auch die Transversal-Loops (Abb. 10.21), eine Form, bei der die Helix senkrecht zum Alveolarbogen verläuft, wurden für diesen Zweck entworfen. Auch sie bewirken eine materialtechnisch günstige Belastung (Sicherheitsnadelprinzip) in bukko-lingualer Richtung. Eine ähnliche Schlaufenform haben JARABAK und FIZZELL (1972) zur Verlängerung retinierter Eckzähne angegeben (Abb. 10.22).

Andere Loops besitzen eine ausgewogene Beweglichkeit in allen Richtungen des Raumes. Dazu gehören, neben den bereits erwähnten deltaförmigen Schlaufen, die Omega-Loops und die Box-Loops (Schachtel-Schlaufe) (Abb. 10.23). Box-Loops werden vornehmlich zur Aufrich-

tung einzelner in der geschlossenen Zahnreihe gekippt stehender Zähne verwendet. Im Sinne des Überkorrigierens kann man den Anteil, der im Bracketschlitz zu liegen kommt, in die Gegenrichtung neigen (Abb. 10.24).

Wenn es darum geht, dem Bogen *Elastizität in mesio-distaler* Richtung, die ihm sonst gänzlich fehlt, zu geben, um den Zahnbogen insgesamt oder in Teilbereichen *zu verlängern oder zu verkürzen,* sind die folgenden Schlaufenformen geeignet:

Zum Verlängern des Zahnbogens und *zum Lückenöffnen* werden *offene Vertikal-Loops* (evtl. mit Helix) verwendet, die beim Einbinden des Drahtbogens in den kürzeren Zahnbogen,

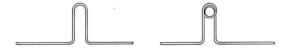

Abb. 10.12 Vertikal-Loop mit und ohne Helix

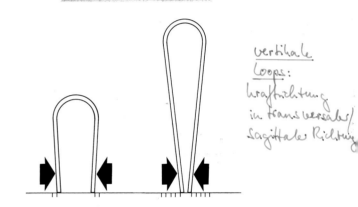

Abb. 10.13 Eine Verdoppelung der Schenkellage eines Loops ergibt eine Vervierfachung seiner Elastizität

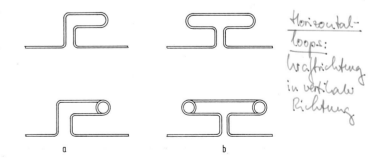

Abb. 10.14 Boot-Loop (a) und T-Loop (b) mit und ohne Helix

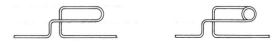

Abb. 10.15 Boot-Loop in überkreuzter Form mit und ohne Helix

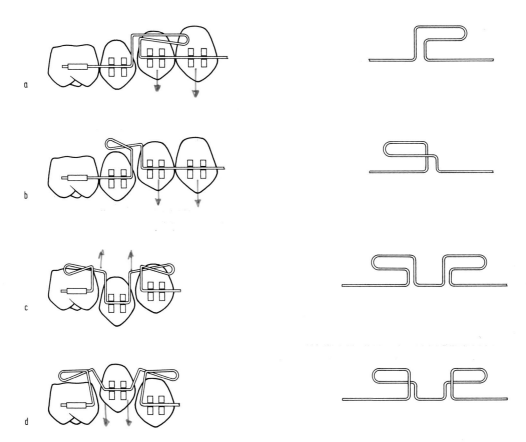

Abb. 10.16 Die verschiedenen Formen von Loops sollen so ausgewählt und ausgerichtet werden, daß die Scheitelrundungen beim Einspannen nach Möglichkeit komprimiert werden; einfaches Boot-Loop (a), überkreuztes Boot-Loop (b), Kombination von einfachen Boot-Loops (c), Kombination von überkreuzten Boot-Loops (d)

bzw. Zahnbogenabschnitt, komprimiert werden (Abb. 10.25). Wegen der offenen Form, die den genannten materialtechnischen Gesichtspunkten entspricht, nennen wir sie einfach *offene Loops*. Auch Omega-Loops, bei denen sich die Schenkel im spannungslosen Zustand nicht berühren, und verschiedene kompliziertere Formen können für diesen Zweck Verwendung finden (Abb. 10.26).

Zum Verkürzen des Bogens und zum *Schließen von Lücken* werden *geschlossene Vertikal-Loops*, auch *Closing-Loops* oder *Kontraktionsschlaufen* genannt, verwendet, die nach dem Einbinden des Bogens erst aktiviert werden (Abb. 10.27). Am häufigsten werden diese Loops bei der Extraktionstherapie nach Retraktion der Eckzähne benutzt, um das Frontzahnsegment nach hinten zu bewegen. Dabei wird beiderseits je eine solche Schlaufe unmittelbar distal vom Bracket des seitlichen Schneidezahnes eingebogen. Der Bogen wird aktiviert, indem er nach hinten durch das Röhrchen gezogen und durch

Umknicken in dieser Stellung fixiert wird. Die Kontraktionsschlaufe wird dabei zusammengedrückt.

Demselben Zweck wie die Kontraktionsschlaufen dienen die *Squash-Loops* und *Bull-Loops* (Abb. 10.28). Ihre Form ist etwas graziler. Sie entspricht zwar nicht dem oben beschriebenen materialtechnischen Prinzip, wonach die Belastung nicht im Sinne einer Öffnung der Schlaufe erfolgen soll, durch das Zusammendrücken beim Biegevorgang erfährt der Scheitel dieser Schlaufe jedoch eine Härtung, die sie für den genannten Zweck geeignet macht. Aktiviert werden soll ohnehin nur jeweils um einige Millimeter.

Auch die in Abbildung 10.29 gezeigten Formen können als Closing-Loops verwendet werden.

Die Schlaufenformen aus der Burstone-Technik gehören ebenfalls in diese Kategorie. Die Doppeldeltaschlaufe (Abb. 10.30) mit unterschiedlich langen Schenkeln ist darüber hinaus

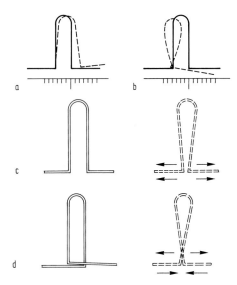

Abb. 10.17   Die Elastizitätsgrenze wird viel schneller erreicht, wenn eine Schlaufe beim Einspannen auseinandergezogen wird (a); es ist günstiger, wenn sie komprimiert wird (b), deshalb ist die offene Loopform (c) geeignet, Zähne auseinanderzudrücken, die geschlossene Form ist geeignet, Zähne zusammenzuziehen (d)

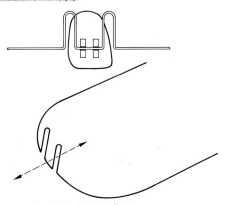

Abb. 10.18   Erhöhung der Elastizität in labio-lingualer Richtung durch Vertikal-Loops

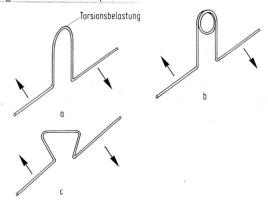

Abb. 10.19   Bei labio-lingualer Auslenkung tritt an einfachen Vertikal-Loops hauptsächlich eine Torsionsbelastung am Scheitel der Rundung auf (a); um diese auf eine größere Strecke zu verteilen, wählt man bei stärkerer Auslenkung gerne Helical-Loops (b) oder Delta-Loops (c)

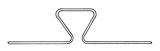

Abb. 10.20   Delta-Loop

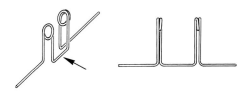

Abb. 10.21   Transversal-Loop; Schlaufe und Helix stehen senkrecht zum Alveolarbogen

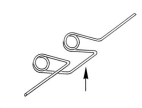

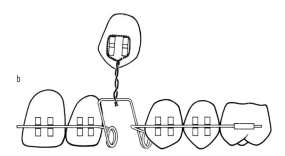

Abb. 10.22a und **b**   Schlaufe zum Einstellen verlagerter retinierter Eckzähne nach JARABAK und FIZZELL (1972)

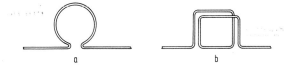

Abb. 10.23   Omega-Loop (a) und Box-Loop (b)

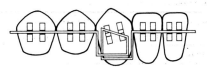

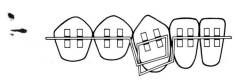

Abb. 10.24   Box-Loop zum Überkorrigieren einer Zahnkippung

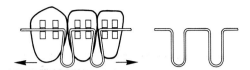

Abb. 10.25 Offene Vertikal-Loops haben, wenn sie beim Einspannen komprimiert werden, eine expandierende Wirkung, sie verlängern den Zahnbogen

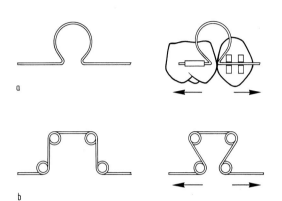

Abb. 10.26 Weitere Schlaufenformen mit expandierender Wirkung: Omega-Loop (a), ein Loop aus der Ricketts-Technik (b)

Kontraktionsloops:

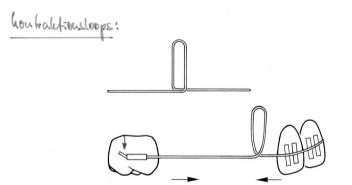

Abb. 10.27 Geschlossenes Vertikal-Loop – Kontraktionsschlaufe

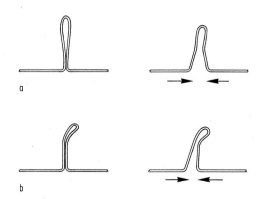

Abb. 10.28 Squash-Loop (a) und Bull-Loop (b)

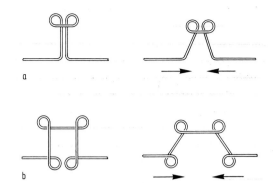

Abb. 10.29 Weitere Loop-Formen, die als Closing-Loops verwendet werden können

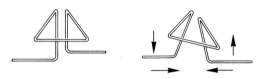

Abb. 10.30 Doppel-Delta-Loop mit unterschiedlich langen Schenkeln

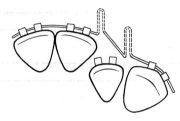

Abb. 10.31 Zur Korrektur von Zahndrehungen wird das entsprechende Segment zwischen zwei Vertikal-Loops im Sinne der Überkorrektur eingestellt

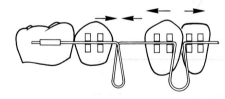

Abb. 10.32 Kombination von offenem und geschlossenem Vertikal-Loop

besonders geeignet, Niveauunterschiede der gegeneinander bewegten Zahnbogensegmente auszugleichen.

Bei den noch zu besprechenden Loopbögen werden Loops je nach Art der Zahnstellungsanomalie in verschiedenen Kombinationen verwendet. So wird für die Bewegung eines Zahnes nach oral oder vestibulär beiderseits ein Vertikal-Loop oder ein Transversal-Loop, für eine okklusale oder apikale Bewegung beiderseits ein Horizontal-Loop vorgesehen. Um Rotationen zu korrigieren, ist ein Box-Loop oder beiderseits eine

Vertikal-Schlaufe notwendig. Der Bogenanteil zwischen den Vertikal-Loops wird auf Überkorrektur eingestellt (Abb. 10.31). Zur Aufrichtung gekippter Zähne werden Horizontalschlaufen oder Box-Loops verwendet. Für mesio-distale Verschiebungen können offene und geschlossene Vertikal-Schlaufen kombiniert werden (Abb. 10.32). Solche Kombinationen werden auch gerne zur Mittellinienkorrektur verwendet.

10.2.4 Wirkungen und Nebenwirkungen

Betrachten wir zunächst die Situation beim Einbinden eines *verseilten Drahtbogens* in einen Zahnbogen mit stark irregulärer Zahnstellung. Eine vereinfachte Anordnung weniger benachbarter Zähne soll die Prinzipien verdeutlichen (Abb. 10.33). Sowohl bei Abweichungen in transversaler wie in vertikaler Richtung ist ein volles Einligieren des sich dabei deformierenden Bogens nur möglich, wenn die entsprechende Drahtbogenlänge zur Verfügung steht.

Sofern die Brackets durch starke Reibung im Bracketschlitz blockiert sind und das Durchgleiten des Bogens daher nicht möglich ist, müssen die benachbarten Zähne bei der Zahnbewegung entsprechend der größeren Drahtbogenlänge zur Seite hin ausweichen. Das kann erwünscht sein, wenn zuwenig Platz für die Einordnung des außerhalb der Zahnreihe stehenden Zahnes vorhanden ist; andernfalls kommt es zu einer unerwünschten Lückenbildung.

Wenn unter derselben Annahme (kein Gleiten im Bracket) die Nachbarzähne gar nicht zur Seite ausweichen können, weil der Widerstand weiterer Zähne in der geschlossenen Zahnreihe dies nicht zuläßt, dann kommt es zur Blockierung des Systems (Abb. 10.34). Die Einordnung ist erschwert, obwohl der Platz für den außerhalb stehenden Zahn vorhanden ist. Wenn dagegen der Bogen durch die Brackets gleiten kann, kommt es zu einer derartigen Blockierung nicht. Die Nachbarzähne müssen dann auch nicht auseinanderweichen, bzw. entsprechend den Kraftvektoren nur in der Anfangsphase, die meist rasch durchschritten wird, um einen geringen Betrag.

Die Problematik eines möglichen unerwünschten Nebeneffektes bei der Einordnung weit außerhalb der Zahnreihe stehender Zähne kann man, ebenso wie die Gefahr der Überbelastung, dadurch umgehen, daß man den Zahn nicht in den Bogen einbindet, sondern ihn mit Ligaturen allmählich an den Bogen heranzieht (Abb. 10.35).

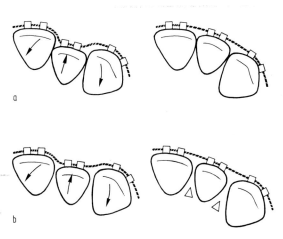

Abb. 10.33 Durch die „expandierende" Wirkung des „Nivellierungsdrahtes" entsteht mehr „Zahnbogenlänge" (a). Besteht primär kein Engstand, kommt es zur Lückenbildung (b)

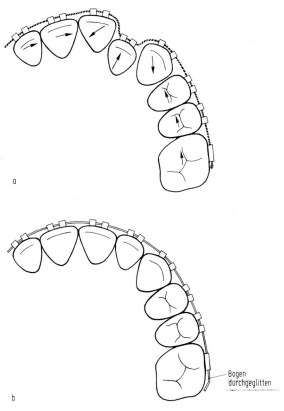

Abb. 10.34 Reibung im Bracket kann u.U. die Einordnung eines Zahnes erschweren (a). Die Möglichkeit des Gleitens erleichtert die Zahnbewegung (b)

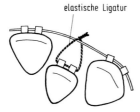

Abb. 10.35 Heranziehen eines außerhalb stehenden Zahnes an den Bogen

Bezieht man das beschriebene Phänomen, demzufolge die Einordnung von außerhalb der Zahnreihe stehenden Zähnen zu einem Auseinandertreten der benachbarten Zähne führt, auf den Gesamtbogen, so bedeutet dies eine Vergrößerung des Zahnbogens. Da die Zahnbewegungen nach distal meist auf stärkeren Widerstand treffen, kommt es mehr zur Expansion des Zahnbogens und vor allem zur Protrusion der Frontzähne (Abb. 10.36).

Die Zahnbogenerweiterung ist nicht unerwünscht, wenn ein Engstand vorliegt und keine Extraktionstherapie geplant ist. Bei Gebissen ohne Platzmangel dagegen kommt es zur Lückenbildung; primär vorhandene Lücken werden vergrößert. Das bedeutet, daß die Lücken später wieder geschlossen werden müssen. Dieser Nebeneffekt kann beim verseilten Drahtbogen auch durch ein Umbiegen des Drahtes hinter den Bukkalröhrchen nicht verhindert werden.

Ein *Loopbogen* dagegen, dessen Gesamtlänge durch Umbiegen des Drahtes hinter dem Bukkalröhrchen begrenzt ist, kann Lückenbildungen und unnötige Zahnbewegungen vermeiden. Er „gibt nicht mehr Bogenlänge her", als für die Einordnung der außerhalb stehenden Zähne nötig ist.

Um in Fällen mit Engstand und Extraktionstherapie beim Ausrichten und Nivellieren eine unnötige Expansion des Zahnbogens und Protrusion der Frontzähne, die dann wieder rückgängig gemacht werden müßte, zu vermeiden, kann man auch den frontalen Engstand zunächst durch *Retraktion der Eckzähne mit einem Teilbogen* auflockern (s. Kapitel 14.3 „Kleine orthodontische Maßnahmen").

Nebenwirkungen anderer Art können sich aus der *Inkongruenz der Grundform von Zahnbogen und Drahtbogen* ergeben. Diese Nebenwirkungen sind tendenziell immer vorhanden,

auch wenn sie sich wenig bemerkbar machen, weil die Kräfte auf mehrere Zähne verteilt sind. Wir haben diese Nebenwirkungen an einem vereinfachten Modell systematisch studiert. Einige Beobachtungen seien hier wiedergegeben.

Wenn der Drahtbogen insgesamt größer ist als der Zahnbogen, so tendiert er dazu, sofern er durch die Brackets und Röhrchen gleiten kann, nach hinten auszuweichen. Dabei nimmt er die Seitenzähne mit nach außen und belastet die Front in dorsaler Richtung. Ist der Drahtbogen insgesamt kleiner als der Zahnbogen, tendiert der Bogen dazu, nach vorn auszuweichen. Die Front wird in ventraler Richtung belastet, die Seitenzähne nach innen (Abb. 10.37).

Die Wirkung des größeren bzw. kleineren Drahtbogens ändert sich, wenn man ihn am Durchgleiten durch die Bukkalröhrchen der endständigen Molaren hindert, indem man im einen Fall eine Stop-Schlaufe vor dem mesialen Eingang des Bukkalröhrchens anbringt, im anderen Fall den Draht hinter dem Röhrchen umbiegt. Dann kommt es beim größeren Bogen (evtl. mit offenen Loops) zum radiären Auseinandertreten, beim kleineren Bogen (mit Kontraktionsschlaufen) zum radiären Zusammenziehen der Zähne (Abb. 10.38). Dies sind jedoch beabsichtigte Wirkungen, die in Fällen erwünschter Zahnbogenerweiterung oder Zahnbogenverkleinerung mit entsprechend gestalteten Bögen herbeigeführt werden.

Auch die Intrusion der Front durch eine entsprechende Bogengestaltung in der Vertikalen hat eine beachtenswerte Nebenwirkung: Die

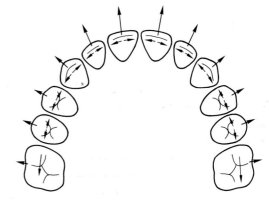

Abb. 10.36 Expandierende und vor allem protrudierende Wirkung des Ausrichtens und Nivellierens mit einem weich-elastischen Draht

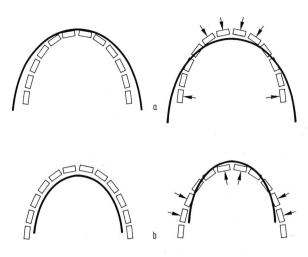

Abb. 10.37 Tendenzen, die sich aus dem Einbinden eines Bogens ergeben, der größer (a) bzw. kleiner (b) ist als der Zahnbogen, sofern der Bogen durchgleiten kann

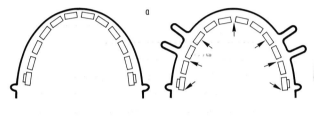

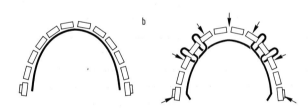

Abb. 10.38 Wirkung eines größeren (a) bzw. kleineren (b) Bogens, der durch Stopschlaufen bzw. Umbiegen hinter den Röhrchen am Durchgleiten gehindert wird

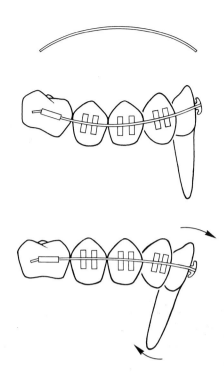

Abb. 10.39 Beim Intrudieren der Frontzähne kann sich eine Tendenz zur Protrusion der Front ergeben

Frontzähne neigen zur Protrusion (Abb. 10.39), was dann besonders unangenehm ist, wenn sie ohnehin schon protrudiert stehen.

Nicht leicht verstehbar, aber besonders wichtig sind die Nebenwirkungen von Giebelbiegungen, die in einen Bogen eingebracht wurden. Sind zwei Zähne z. B. mit einem Teilbogen verbunden, der in der Mitte eine Giebelbiegung aufweist, ergibt sich die in Abbildung 10.40 a gezeigte Situation. In den Attachments der beiden Zähne entstehen Drehmomente, die gleich groß, aber entgegengesetzt gerichtet sind (Abb. 10.40 b). Die Form des Teilbogens, der beim Einbinden elastisch verformt wird,

schreibt den Zähnen eine Bewegung auf einem gemeinsamen Kreisbogen um den Knick des verbindenden Drahtes vor. Da die Vertikalkomponente dieser Bewegung auf Widerstand stößt, entfernt sich statt dessen der Knickpunkt des Bogens. Am Ende des Vorgangs haben sich beide Zähne um eine Achse in der Mitte der Attachments gedreht und, sofern man sie nicht reziprok zur Seite ausweichen läßt, leicht angenähert. Dabei wurde unterstellt, daß die Widerstände für die Drehungen und für die potentielle Intrusion auf beiden Seiten gleich groß sind.

Wird nun die Giebelbiegung nicht in der Mitte, sondern nach einer Seite verschoben angebracht, so ändert sich die Situation (Abb. 10.41 a). Der durch den Knick veränderte Draht erhält bei der elastischen Verformung ein seitenungleiches Biegemoment (Abb. 10.41 b). Damit entsteht im Attachment links ein hoher Andruck und ein entsprechend großes Drehmoment. Im rechten Attachment kommt es nur zu einem geringen Andruck und einem entsprechend kleinen Drehmoment. Im Zuge der Entspannung würde der Draht, sofern kein Widerstand vorhanden wäre, die beiden Zähne auf unterschiedlichen konzentrischen Kreisbahnen um den Knickpunkt herum bewegen. Die tatsächlichen Bewegungen hängen davon ab, welchen Widerstand die Gewebe den unterschiedlichen Bewegungen entgegensetzen und wie die Alveolenoberflächen zur Bogenebene geneigt sind. Da man annehmen darf, daß für die mehr intrudierende Bewegung an dem rechts abgebil-

deten Zahn der Widerstand größer ist, ergibt sich reziprok eine Extrusionstendenz an dem linken Zahn, die um so größer ist, je näher der Knick an dessen Attachment heranrückt. Diese Tendenz kann ausgeschaltet werden, wenn man eine entsprechende Biegung auch vor dem rechten Zahn anbringt (Tip-back-Biegung, s. MULLIGAN 1980).

Der noch zu besprechende Frontzahntorque ist in gewisser Weise der Extremfall des Beispiels von Abbildung 10.41. Auch hier ist mit einer Extrusionstendenz zu rechnen, der man jedoch wirksam begegnen kann. Die Nebenwirkungen von Torquebiegungen werden in einem späteren Kapitel beschrieben.

Einer Überlegung wert sind auch die Kraftkomponenten, die bei der Anwendung verschiedener Loops auftreten. Betrachten wir zunächst die Situation bei der Aktivierung von geschlossenen und offenen Loops. Hier ist zu beachten,

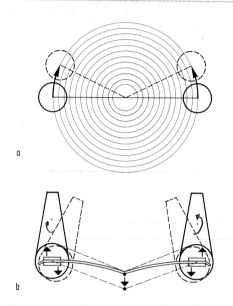

a

b

Abb. 10.40a und **b**   Wirkungen einer Giebel-Biegung in der Mitte zwischen zwei Zähnen (s. Text)

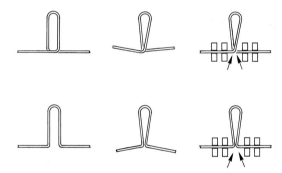

Abb. 10.42   Die Kompression geschlossener und offener Vertikal-Loops würde zu einer Änderung des Verlaufs der horizontalen Schenkel führen, wenn die Führung der Brackets dies nicht verhindern würde; dabei kommt es zu einer elastischen Verformung am Übergang von den vertikalen zu den horizontalen Schenkeln

mögliche Drehmomente

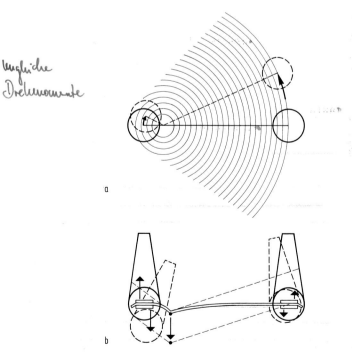

a

b

Abb. 10.41a und **b**   Wirkungen einer Giebel-Biegung exzentrisch zwischen zwei Zähnen (s. Text)

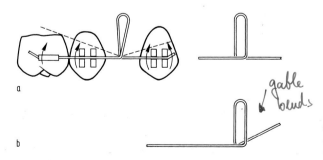

a

b

gable bends

Abb. 10.43   Nebenwirkung der Kontraktionsschlaufe: Es treten Drehmomente auf, die ganz oder teilweise die Kippneigung der Zähne kompensieren (a); das Drehmoment läßt sich durch eine Giebel-Biegung vergrößern (b)

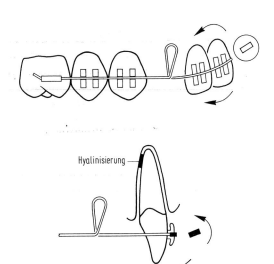

Hyalinisierung

Abb. 10.44 Beim Kontraktionsbogen muß der Frontzahntorque das notwendige Drehmoment erzeugen, das die Kippung der Zähne nach hinten verhindert. Ob dieses ausreicht, hängt von der Lenkfähigkeit des Bogens, aber auch vom Widerstand des Gewebes (Hyalinisierung) und von der Größe und dem zeitlichen Ablauf der Aktivierungen ab

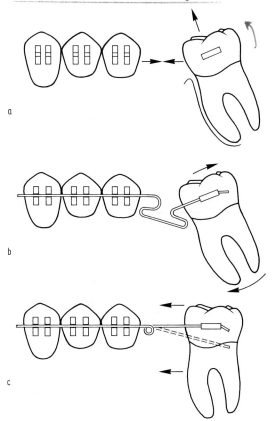

a

b

c

Abb. 10.45 Wird bei einem gekippten Molaren ein forcierter Lückenschluß betrieben, wird die Kippneigung stärker sein als das Drehmoment, das erforderlich wäre, um den Zahn gegen den starken Knochenwiderstand aufzurichten; der Zahn wird außerdem zur Extrusion neigen (a). Es ist besser, den Zahn zuerst aufzurichten (b) und dann die Lücke zu schließen (c)

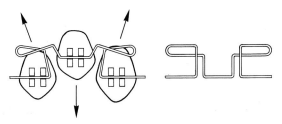

Abb. 10.46 Durch die gezeigte Loop-Kombination wird der verkürzte Zahn extrudiert, gleichzeitig werden die Nachbarzähne auf Intrusion belastet; sie weichen darüber hinaus in der ersten Phase der Bewegung etwas auseinander, um am Ende wieder zusammenzurücken

daß nicht nur die Schlaufen komprimiert werden, es kommt zu einer elastischen Verformung am Übergang vom horizontal verlaufenden Drahtbogenanteil zu den vertikalen Schenkeln der Schlaufen; ohne diese Anspannung müßten die horizontalen Drahtenden anders verlaufen (Abb. 10.42).

An den benachbarten Zähnen treten auf diese Weise Drehmomente auf, die bei geeigneter Größe in der Lage sind, die im Zuge der Kippneigung der Zähne auftretenden Drehmomente zu kompensieren und so die Zähne aufrecht zu halten. Wie an anderer Stelle bereits ausgeführt, ist in diesem Zusammenhang die Kraft-Moment-Relation von Bedeutung. Das Drehmoment kann vergrößert werden, indem man am horizontalen Schenkel des Drahtbogens eine Giebelbiegung (gable bend) anbringt. Abbildung 10.43 zeigt die Situation für die Retraktion eines Eckzahnes mit einem Teilbogen unter Abstützung auf einem Seitenzahnblock. Beim Kontraktionsbogen zum Zurückholen der Schneidezähne muß der Frontzahntorque für das notwendige Drehmoment sorgen (Abb. 10.44). Die Größe des Drehmoments ist auch abhängig von der Starrheit des Bogens (Drahtformat) und von der Größe und Form der Schlaufe, die die Lenkfähigkeit des Bogens beträchtlich vermindern kann. Ob diese ausreicht, d. h., ob es tatsächlich zu einer körperlichen Zahnbewegung kommt, hängt auch vom Gewebewiderstand und in diesem Zusammenhang vom Tempo der Zahnbewegung ab. Eine Hyalinisierung des Parodonts im apikalen Wurzeldrittel z. B. zwingt dazu, langsamer vorzugehen, um die Lenkfähigkeit des Bogens bei gegebenem großen Gewebewiderstand im Wurzelbereich nicht zu überfordern.

Ist im Zuge eines Lückenschlusses auch die Aufrichtung gekippter Zähne verlangt, tut man gut daran, zuerst dafür zu sorgen, daß sich das Drehmoment im Sinne des Aufrichtens auswirkt, bevor man im stärkeren Maße den Lückenschluß betreibt (Abb. 10.45). Andernfalls reicht die Lenkfähigkeit des Bogens nicht aus, die Wurzel nachzuholen und so den Zahn aufzurichten. Durch einen frühen forcierten Lückenschluß würde der Zahn vielmehr an der geneigten Alveolenfläche aufgleiten und dabei extrudieren.

Schließlich sollen noch die Wirkungen von Horizontal-Schlaufen betrachtet werden. Wie Abbildung 10.46 zeigt, wird die Schlaufe beim Einbinden eines derartigen Bogens verformt. Der verkürzte Zahn wird im Sinne einer Extrusion belastet. Gleichzeitig werden aber die Nachbarzähne entsprechend der Pfeilrichtung reziprok im Sinne der Intrusion belastet. Diese Nebeneffekte sind gering und reversibel. Die Elastizität des gesamten Bogens kann die Zähne in der Endphase der Bewegung wieder auf das ursprüngliche Niveau bringen.

10.3 Der passive Bogen

Das Gleitvermögen des Bogens im Bracketschlitz ist in verschiedener Hinsicht ein wichtiger Punkt. Wie im vorigen Kapitel ausgeführt, ist es für bestimmte Wirkungen oder Nebenwirkungen des aktiven Bogens verantwortlich. Für den passiven Bogen ist es die entscheidende Voraussetzung; deshalb sollen dazu einige grundsätzliche Überlegungen angestellt werden.

10.3.1 Reibung

Wenn ein Körper auf einer Unterlage gleitet, entsteht Reibung. Diese wird bestimmt durch die Größe der Kraft, mit der der Körper auf der Unterlage lastet, und durch die Rauhigkeit der Oberflächen (Reibungskoeffizient), nicht aber durch deren Größe.

Die Reibung, die beim Gleiten eines Bogens im Bracketschlitz entsteht, hängt von verschiedenen Faktoren ab.

1. Zum einen hängt sie ab von der Kraft, mit der der Bogen durch seine elastische Deformierung beim Einbinden im Bracketschlitz gegen die Wände des Bracketschlitzes gedrückt wird (Abb. 10.47). Wenn der Eindruck besteht, daß ein Zahn an einem dünneren Bogen zunächst leichter zu bewegen ist als an einem dickeren, hat das nichts mit der Größe der belasteten Oberflächen zu tun, sondern ausschließlich damit, daß ein Draht, der den Bracketschlitz nahezu ausfüllt, beim Einsetzen und der dadurch bedingten elastischen Deformierung mit stärkerer Kraft gegen die Wände des Schlitzes drückt.

2. Ferner hängt die Reibung ab von dem Ausmaß, in dem sich der Bogen bei der Zahnbewegung aufgrund der Kipptendenz durchbiegt (Abb. 10.48). Die Durchbiegung hängt von der Steifigkeit des Drahtmaterials ab. Deshalb sind dünne, flexible Bögen für Bewegungen entlang dem Zahnbogen ungeeignet. Die Durchbiegung kann vermindert werden, wenn man gleitende Haken mit einem geeigneten Kraftangriffspunkt verwendet (Abb. 10.49).

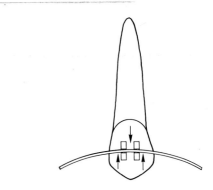

Abb. 10.47   Wird der Draht beim Einbinden deformiert, entsteht ein reibungserhöhender Druck im Bracketschlitz

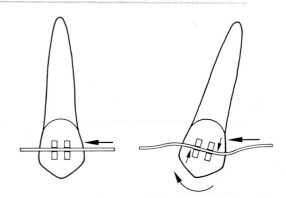

Abb. 10.48   Wenn sich der Draht aufgrund der Kippneigung des Zahnes durchbiegt, entsteht im Bracketschlitz ein reibungserhöhender Druck

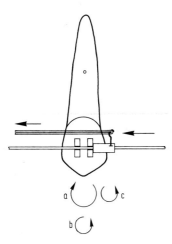

Abb. 10.49 Die Anwendung eines Gleithakens mit geeignetem Kraftangriffspunkt kann die Durchbiegung des Drahtes bei der Zahnbewegung verhindern. Das entstehende Drehmoment c ist zusammen mit dem Widerstand des Drahtes b in der Lage, das aus der Kippneigung resultierende Drehmoment a auszugleichen

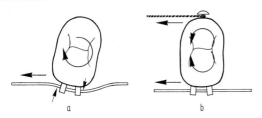

Abb. 10.50 Ein Rotationsmoment kann ebenfalls eine Durchbiegung des Führungsdrahtes und damit Druckerhöhung im Bracketschlitz bewirken (a). Durch ein entgegengerichtetes Drehmoment kann die Tendenz ausgeglichen werden (b)

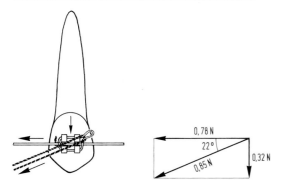

Abb. 10.51 Bei Krafteinwirkungen schräg zur Verlaufsrichtung des Drahtbogens (intermaxillärer Gummizug) wirkt ein Kraftvektor senkrecht zum Bogen; dieser erhöht den Druck im Bracketschlitz. Ein Beispiel zeigt die Größe der Kraftanteile bei einer bestimmten Neigung

3. Auch Rotationstendenzen können die Reibung erhöhen (Abb. 10.50). Wenn nur vestibulär eine Kraft angreift, entsteht ein Drehmoment, das im Bracket aufgefangen werden muß. Dabei entsteht ein stärkerer Druck zwischen Bogen

und Bracket. Das bedeutet, daß man das Drehmoment durch ein entgegengerichtetes ausgleichen soll (gleich große Kraft vestibulär und lingual/palatinal).

4. Bedeutsam ist weiterhin die Kraft, mit der der Bogen durch die Ligatur in den Schlitz hineingedrückt wird. Festes Ligieren, insbesondere mit der Ligaturenspannzange, vergrößert die Reibungskraft erheblich, u.U. sogar so sehr, daß ein Gleiten unmöglich wird. Wir haben in einem einfachen Versuch die Reibungskraft bestimmt, die sich bei verschiedenen Drahtformaten ergibt, wenn der Bogen mit einer Drahtligatur oder mit einem Alastic-Ring befestigt wird. Die Drahtligaturen wurden, wie üblich, mit mäßiger Kraft angezogen. Die Werte für die Reibungskraft waren überraschend hoch, und zwar für die Drahtligaturen höher als für die Alastic-Ringe. Eine besonders starke Reibung zeigte sich bei Drahtligaturen in Verbindung mit verseilten Drähten. Wenn man die Ligaturen besonders leicht anzog, wurde z.T. eine Reibungskraft von nur einigen Hundertstel N gemessen. Ein ungewöhnlich starkes Anziehen der Ligaturen führte zu Reibungswiderständen von über 5 N. Für eine ungehinderte Bewegung sind eigentlich alle gemessenen Reibungskräfte zu groß. Man muß aber davon ausgehen, daß sich die Ligaturen im Mund unter den diversen Belastungen weiten und daß damit die Reibung erheblich abnimmt.

Beim Mobil-Lock-System gibt es eine Einstellung der Verriegelung, die den Draht im Bracket blockiert, und eine andere, die das Gleiten ermöglicht.

5. Die Reibung hängt auch ab von der Richtung der einwirkenden Kräfte, mit der die Zähne bewegt werden, genauer gesagt vom Winkel zwischen Zugrichtung und Verlauf des Bracketschlitzes (Abb. 10.51). Bei einem schräg zum Bogen ansetzenden intermaxillären Gummizug z. B. wirkt sich ein Teil der Kraft als Druck im Bracketschlitz aus.

6. Schließlich wird die Reibung von der Rauhigkeit der belasteten Oberfläche bestimmt. Normalerweise sind die Oberflächen des Bracketschlitzes und des Drahtes geglättet und geglänzt. Durch unsachgemäße Bearbeitung des Drahtes, durch Eindringen von Zement in den Bracketschlitz und den Versuch, ihn durch Krat-

zen zu entfernen, kommt es zur Bildung von Riefen, die die Reibung erhöhen. Ein verseilter Draht, der a priori rauh ist, erzeugt natürlich mehr Reibung.

10.3.2 Verklemmen

Es gibt das bekannte Phänomen, daß sich eine Schublade in einer alten Kommode schwer oder überhaupt nicht bewegen läßt, dann nämlich, wenn sie sich verklemmt. Oft kann sie nur durch rüttelndes Hin- und Herbewegen geöffnet werden. Dies hat nicht primär mit der rauhen Oberfläche des alten Holzes zu tun, auch nicht damit, daß die Schublade zu eng geführt ist. Im Gegenteil, das Verklemmen wird durch eine lockere Führung begünstigt. Entspricht die Zugrichtung beim Öffnen durch exzentrische Belastung nicht genau der Führung, kommt es zu einer leichten Drehung der Schublade. Dadurch drücken zwei diagonal gegenüberliegende Ecken auf eine relativ kleine Fläche der seitlichen Begrenzung. Durch Eindrücken dieser Kanten in das relativ weiche Holz kommt es zu einer Vertiefung, also zu einer Rauhigkeit, die den Reibungswiderstand sprunghaft anwachsen läßt. Entscheidend für das Verklemmen ist der Winkel, um den sich die Schublade im Zug drehen kann. Eine lange schmale Schublade kann dies weniger als eine kurze breite (Abb. 10.52).

Derselbe Zusammenhang läßt sich aufzeigen, wenn man die Bewegung eines Ringes auf einem Stab betrachtet (Abb. 10.53). Übertragen auf die Situation von Bogen und Bracket bedeutet dies, daß ein breites Bracket und eine engere Führung besser gegen das Verklemmen schützen als ein schmales, in welchem ein relativ dünner Draht gleitet (Abb. 10.54).

Das Ausmaß der Kippfreiheit für verschiedene Drahtstärken und Bracketbreiten kann man einer Untersuchung von Andreasen (1967) entnehmen. Ein 0,35 mm dicker, runder Draht hatte z.B. im schmalsten Bracket ein Spiel von 8,5° (Abb. 10.55).

Bei breiten Brackets ist andererseits der Interbracketabstand vermindert. Der eingebundene Draht wird auf kürzerer Strecke flektiert. Das bedeutet einen größeren Andruck im Bracket

und damit eine verstärkte Reibung, zumindest so lange, bis sich der Draht entspannt hat.

Wenn die Übertragung von Kraft auf eine kleine Fläche, z.B. durch eine Kante, die Reibung erhöht, steht dies nicht im Widerspruch zu der vorhin getroffenen Aussage, daß die Reibung unabhängig von der Fläche ist. Natürlich gilt das Prinzip, aber praktische Bedeutung hat es nur dann, wenn der relativ große Druck keine Vertiefung in der Oberfläche erzeugt; das aber ist sehr leicht der Fall.

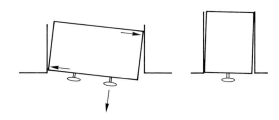

Abb. 10.52   Eine locker geführte, breite aber kurze Schublade neigt besonders stark zum Verklemmen

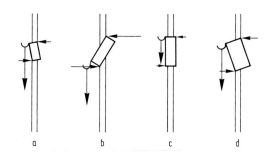

Abb. 10.53   Klemmwirkung, gezeigt an Ringen, die auf einem Stab gleiten. Die größte Klemmwirkung wird beim „Verkanten" eines kurzen breiten Rings erzielt (b), die geringste bei einem langen schmalen (c)

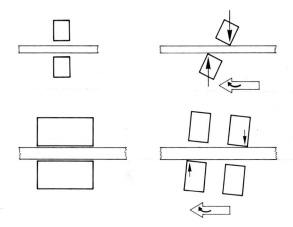

Abb. 10.54   Ein breites Bracket mit enger Führung (dicker Draht) schützt besser gegen Verklemmung als ein schmales Bracket und ein dünner Draht (unabhängig von einer möglichen Durchbiegung des Drahtes)

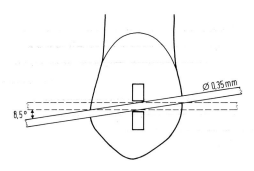

Abb. 10.55 Nach einer Untersuchung von Andreasen (1967) hatte ein 0,35 mm dicker Draht im schmalsten Bracket ein Spiel von 8,5°

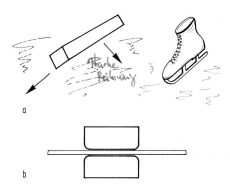

Abb. 10.56a und **b** Entscheidend für die Reibung, die bei Bewegung einer Kante über eine Fläche erzeugt wird, ist die Bewegungsrichtung

Wenn eine Kante über eine Fläche bewegt wird, spielt die Bewegungsrichtung eine wesentliche Rolle. Bewegungen in Richtung des Kantenverlaufs ermöglichen ein relativ gutes Gleiten, wenn das in Bewegungsrichtung liegende Ende der Kante abgerundet ist (Beispiel: Schlittschuh). Starke Reibung entsteht dagegen, wenn die Bewegung unter sonst gleichen Bedingungen senkrecht zum Kantenverlauf erfolgen soll (Abb. 10.56).

So wirken sich auch die Kanten des Kantenbogens, der im Bracketschlitz gleitet, in keiner Weise reibungserhöhend aus. Von Bedeutung dagegen sind die seitlichen Kanten des Bracketschlitzes, die über die Oberfläche des Bogens hinweg bewegt werden. Diese Kanten sollten vom Hersteller abgerundet werden.

Wenn klinisch der Eindruck besteht, daß eine Bewegung trotz angenommener großer Reibung abläuft, könnte das mit dem Unterschied zwischen statischer und kinetischer Reibung zusammenhängen. Nach einer Untersuchung von Hixon et al. (1970) war die kinetische Rei-

bung (erzeugt durch zusätzliche Vibration) – unabhängig von der bewegenden Kraft – wesentlich geringer als die statische Reibung. Die dynamische Komponente dürfte sich aus den Kaukräften und den anderen physiologischen Kräften der Mundhöhle ergeben. Diese in verschiedene Richtungen wirkenden, ziehenden und stoßenden Kräfte lassen den Draht besser durch die Brackets und Röhrchen gleiten.

10.3.3 Zahnbewegung am passiven Bogen

Zähne können unter der Führung eines Bogens durch reziproke, intramaxilläre Kräfte aufeinander zu oder voneinander weg bewegt werden (Abb. 10.57). Der Bogen selbst bleibt dabei an Ort und Stelle. Nebenwirkungen auf den Bogen und die daran festgebundenen übrigen Zähne sind theoretisch dann zu erwarten, wenn die Zähne über ein gekrümmtes Bogenstück aufeinander zu oder voneinander weg bewegt werden. Diese auf den Bogen wirkenden Kräfte sind nur deswegen zu vernachlässigen, weil sie, auf mehrere Zähne verteilt, unterschwellig bleiben dürften.

Zähne können auch durch Kräfte von außerhalb des Zahnbogens entlang dem Bogen bewegt werden, z. B. durch schräge intermaxilläre Gummizüge oder durch das Einhängen von J-Haken, die extraoral abgestützt sind (Abb. 10.58). Die Kraftquellen für diese Bewegungen werden im Kapitel „Zusätzliche Mechanik" ausführlich besprochen.

Wird eine Kraft auf einen Zahn übertragen, wird allein dieser bewegt, sofern sich in der Bewegungsrichtung eine Lücke befindet. Steht dort aber ein Nachbarzahn und folgt dahinter ein freier Bewegungsraum, so wird der Nachbarzahn mitgeschoben (Abb. 10.59a). Ein bewegter Zahn kann auch einen Nachbarzahn hinter sich herziehen, wenn er mit diesem durch eine Drahtligatur (Achterligatur) verbunden ist (Abb. 10.59b).

Es ist aber auch möglich, Kräfte am Bogen angreifen zu lassen und diesen damit in Relation zu stehenbleibenden Zähnen zu bewegen (Abb. 10.60). In diesem Fall gleitet der Bogen durch Brackets und Röhrchen mit dem Effekt, daß das über das Röhrchen hinausragende Bogenende länger wird und deswegen später

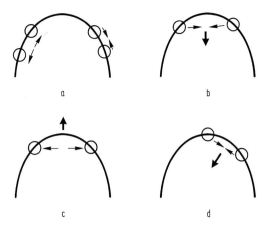

Abb. 10.57 Wenn Zähne unter Führung des Bogens aufeinander zu oder voneinander weg bewegt werden, bleibt der Bogen passiv (a). Bewegungen über ein gekrümmtes Bogenstück hinweg haben theoretisch Nebenwirkungen auf den Bogen und die damit verbundenen Zähne (b, c, d)

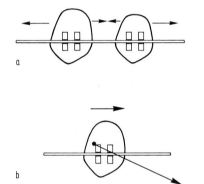

Abb. 10.58 Bewegung von Zähnen entlang einem Drahtbogen, durch intramaxillär wirkende Kräfte (a), durch intermaxillär wirkende oder extraoral abgestützte Kräfte (b)

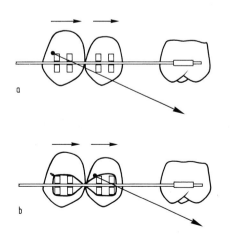

Abb. 10.59 Mitbewegung von Nachbarzähnen, die in Bewegungsrichtung liegen (a) oder mit einem bewegten Zahn zusammengebunden sind (b)

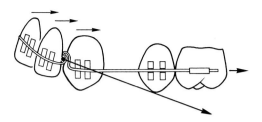

Abb. 10.60 Übertragung einer Kraft auf den Bogen; bestimmte Zähne (Pfeile) werden mit dem Bogen bewegt, durch Brackets und Röhrchen der anderen Zähne gleitet der Bogen

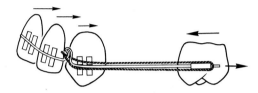

Abb. 10.61 Intramaxilläre Kraftapplikation zwischen Zahn und Bogen; während die Frontzähne mit dem Bogen bewegt werden, gleitet am Molaren der Bogen durch das Röhrchen

gekürzt werden muß. Der auf diese Weise belastete Bogen überträgt die Kraft auf bestimmte Zähne, die mitbewegt werden. Dabei wird unterstellt, daß die Kraft von extraoral oder vom Gegenkiefer her einwirkt. Bei einer intramaxillär wirkenden, reziproken Kraft werden einerseits Zähne entlang dem Bogen bewegt, andererseits bewegt sich der Bogen mit den durch ihn zusammengefaßten Zähnen (Abb. 10.61).

Zur Kraftübertragung auf den Bogen müssen in diesen sog. Tie-back-Schlaufen (Abb. 10.62 und Abb. 10.63) oder kreisförmige Schlaufen eingebogen oder Haken aufgelötet oder aufgeschraubt werden (Abb. 10.64).

Das erwünschte Gleiten am Bogen kann durch Biegungen behindert sein, die routinemäßig in den Bogen eingebracht werden (s. folgendes Kapitel). So verhindert z.B. die typische bajonettförmige Knickung vor dem 1. Molaren, wenn sie unmittelbar vor dem Eingang des Röhrchens liegt, das Durchgleiten des Bogens. Sofern die Gleitmöglichkeit erhalten bleiben soll, muß die Knickung ein Stück vor den Molaren angebracht werden (Abb. 10.65).

In manchen Fällen ist ein Gleiten des Bogens im Bracket oder Röhrchen unerwünscht. Um es zu verhindern, werden sog. *Stops* angebracht. Als solche dienen verschieden geformte Schlaufen, die in den Draht eingebogen werden, z.B. eine halbkreisförmige Schlaufe (Abb. 10.66)

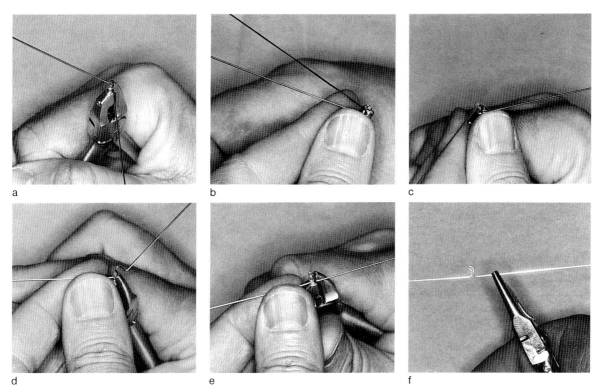

a b c

d e f

Abb. 10.62 Arbeitsgang beim Biegen einer Tie-back-Schlaufe mit der Tweed-Zange: Knicken des Drahtes (a), Biegen über den gekehlten Zangenteil (b), Biegen über die Kante der gekehlten Seite nach Umfassen der Zange (c), Erweiterung der gegenüberliegenden Konkavität (d), Zusammendrücken der Schlaufe (e), fertige Tie-back-Schlaufe (f)

nach gingival mit einem Durchmesser von 2 mm (Stopschlaufe).

Mit demselben Effekt können auch Stopröhrchen aufgeschweißt bzw. aufgeklemmt (Abb. 10.67) oder Stopschrauben auf dem Bogen befestigt werden (Abb. 10.68).

Stops vor den Molarenröhrchen bewirken in erster Linie, daß Bogenlänge nicht unbeabsichtigt verlorengeht (Abb. 10.69 a), während das Umbiegen des Bogenendes unmittelbar hinter den Röhrchen eine Vergrößerung der Bogenlänge verhindern soll (Abb. 10.69 b).

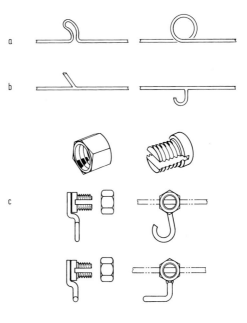

Abb. 10.64 Möglichkeiten einer Kraftübertragung auf den Bogen: das Einbiegen von Schlaufen – Tie-back-Loop, kreisförmige Schlaufe – (a), das Auflöten von Haken (b), das Aufschrauben von Haken (c)

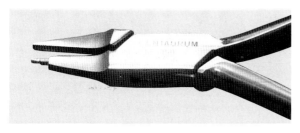

Abb. 10.63 Tweed-Schlaufenbiegezange

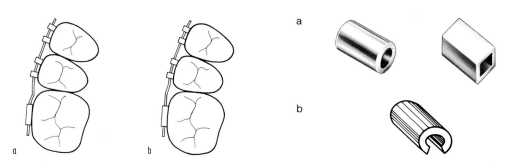

Abb. 10.65a und **b** Die bajonettförmige Knickung vor dem 1. Molaren verhindert das Durchgleiten des Bogens, wenn sie unmittelbar vor dem Eingang des Röhrchens liegt

Abb. 10.67 Auch aufschweißbare (a) und festklemmbare (b) Röhrchen können als Stops dienen

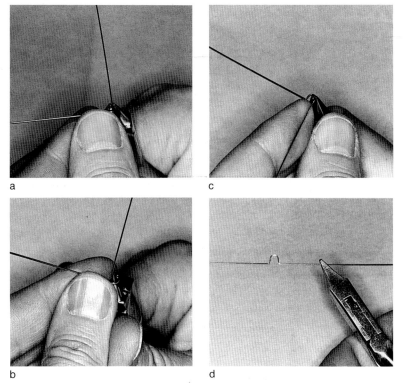

Abb. 10.66 Biegen einer halbkreisförmigen Stopschlaufe mit der Angle-Drahtbiegezange; 2 mm vor dem Bracket oder Röhrchen wird der Draht über die eckige Branche um 90° nach gingival gebogen (a); dann biegt man den Halbkreis um die runde Branche (b); eine zweite rechtwinkelige Knickung bringt den Draht auf die Ausgangsebene zurück (c); fertige Stopschlaufe (d)

Mit Stops kann man auch erreichen, daß Lücken in ihrer gegebenen Größe erhalten bleiben. So kann z. B. eine intermaxillär ansetzende Kraft auf den gesamten Zahnbogen übertragen werden, ohne gleichzeitig eine Lücke im Prämolarenbereich durch ein Durchgleiten des Bogens im Röhrchen zu verkleinern (Abb. 10.70).

Indem man Gleiten ermöglicht oder bewußt verhindert, kann man differenzierte Wirkungen erzielen. Z.B. ist es möglich, einzelne Zähne entlang dem Bogen zu bewegen, während alle übrigen Zähne mit dem Bogen zu einem Verankerungsblock zusammengefaßt sind. Das wird dadurch erreicht, daß man das Durchgleiten des Bogens durch die Molarenröhrchen mit einer Stopschlaufe verhindert (Abb. 10.71).

Auch für eine Zahnbogenverlängerung mit offenen Vertikal-Loops sind Stops erforderlich, sofern die Schenkel der Loops nicht unmittelbar vor dem mesialen Eingang zu den Molarenröhrchen liegen.

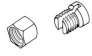

Abb. 10.68 Stopschraube; nach Ladany

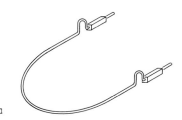

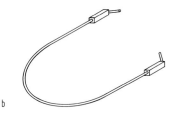

Abb. 10.69 Das Durchgleiten des Bogens durch die Molarenröhrchen wird nach hinten zu durch Stopschlaufen (a), nach vorne zu durch Umbiegen des Drahtes (b) verhindert

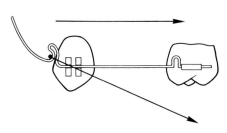

Abb. 10.70 Übertragung einer intermaxillären Kraft auf den gesamten oberen Zahnbogen; ein Stop vor dem Molarenröhrchen verhindert, daß die Lücke im Prämolarenbereich kleiner wird

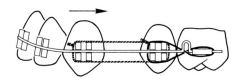

Abb. 10.71 Indem man das Durchgleiten des Bogens am Molarenröhrchen mit einer Stopschlaufe verhindert, werden für die beabsichtigte Distalbewegung des Eckzahnes die Schneidezähne in den Verankerungsblock einbezogen

10.4 Bogenform

Die Form, die ein Drahtbogen beim Biegen durch den Behandler erhält, ist entscheidend für die davon ausgehenden Wirkungen und letztlich für das Behandlungsergebnis. Der Formgebung der Bögen ist daher größte Aufmerksamkeit zu schenken.

Wie bereits erwähnt, kommen im Verlauf einer Behandlung mehrere Bögen zur Anwendung, beginnend mit hochflexiblen Bögen (verseilte Drahtbögen, Nitinol-Bögen, sehr dünne Rundbögen oder Loopbögen), die nur annähernd eine Bogengrundform erhalten, bis hin zu immer starreren, immer mehr lenkenden Bögen, die immer genauer die Details des „Idealbogens" aufweisen müssen. Mit diesen Bögen sollen die Zähne schrittweise zur Idealstellung geführt werden.

In der ersten Behandlungsphase werden häufig zum Nivellieren und Ausrichten der Zahnbögen verseilte Drähte verwendet. Die dünneren (0,38 mm) müssen noch nicht unbedingt eine Bogenform erhalten, sie können als gerade Stücke einligiert werden. Bei dickeren verseilten Drahtbögen (0,45 mm) und bei dünnen Bögen aus Runddraht genügt es, dem Bogen eine einfache Zahnbogengrundform zu geben, wobei man darauf achten sollte, daß die Eckzahndistanz nicht verändert wird.

Rundbögen ab einem Format von 0,40 mm und alle Bögen mit einem kantigen Drahtformat erhalten, sofern alle Zähne einligiert werden sollen, annähernde Idealbogenform.

10.4.1 Biegungen

Nach einer Einteilung von Tweed (1966) unterscheiden wir (Abb. 10.72):

- Biegungen erster Ordnung,
- Biegungen zweiter Ordnung,
- Biegungen dritter Ordnung.

Biegungen erster Ordnung sind solche in horizontaler Richtung, also im Verlauf der Bogenebene nach innen oder außen (Abb. 10.73), und zwar:

- *Inset* = Versetzen des Bogens (gegenüber dem ursprünglichen Bogenverlauf) nach innen durch Biegung und Gegenbiegung.
- *Offset* = Versetzen des Bogens nach außen durch Biegung und Gegenbiegung.
- *Eckzahnkurvatur* = Bogenförmige Biegung im Bereich der Eckzähne.
- *Toe in* = Abwinkelung des später im Röhrchen liegenden Bogenendes nach innen.

Die Biegungen erster Ordnung gleichen die unterschiedlichen Ausladungen der Zahnkronenkontur aus (Abb. 10.74).

Mit Inset- und Offset-Biegungen können auch einzelne bukkal oder lingual außerhalb der Zahnreihe stehende Zähne überkorrigiert werden (Abb. 10.75). Eine Spezialzange, mit der derartige Stufenbiegungen auch intraoral eingebogen werden können, empfehlen wir nicht; sie verursacht eine zu starke mechanische Beanspruchung des Drahtes.

Biegungen zweiter Ordnung sind Biegungen senkrecht zur Bogenebene:

- *Step up* = Versetzen des Bogens nach oben durch Biegung und Gegenbiegung (Abb. 10.76 a).
- *Step down* = Versetzen des Bogens nach unten durch Biegung und Gegenbiegung (Abb. 10.76 a).
  Step up und Step down werden verwendet, um einzelne Zahnbogensegmente zu verlängern oder zu verkürzen (Abb. 10.77), und notfalls, um eine falsche Höhenlage von Brackets auszugleichen (Abb. 10.78 und 10.79).
- *Tip back* = Abwinkelung des im Molarenröhrchen liegenden Bogenendes nach gingival (Abb. 10.76 a). Es hat Bedeutung für die Verankerung.
- *Sweep* = Von der Seite betrachtet eine gleichmäßige Krümmung in der Vertikalen im Sinne der Spee-Kurve (Abb. 10.76 b). Abweichungen von dieser Krümmung haben auf bestimmte Zahngruppen intrudierende bzw. extrudierende Wirkung.
- *Gable bend* = Giebelförmige Biegung mit Ausgleichsbiegungen, die das alte Bogenniveau wiederherstellen (Abb. 10.80). Mit solchen Biegungen können falsche Zahnachsenneigungen korrigiert werden.

- *Artistics* = Eine Reihe von Giebelbiegungen im Frontzahnbereich, um den Inzisivi die ideale Neigung in mesio-distaler Richtung zu geben (Abb. 10.81).
- *Ocean wave* = Eine frontale Aufbiegung des Bogens, die beim Einbringen des Frontzahntorques entsteht (Abb. 10.82). Sie muß, sofern sie unerwünscht ist, beseitigt werden.

Im weiteren Sinne gehören zu den Biegungen zweiter Ordnung auch alle Stop-Schlaufen, Tie-back-Loops und andere Loops.

Biegungen dritter Ordnung sind solche, die einem Draht mit quadratischem oder rechteckigem Querschnitt eine Verwindung (Torque) geben (Abb. 10.83).

Torque entsteht z.B., wenn man einen Kantendraht mit zwei flachen Zangen (Angle-Bogenbiegezange Nr. 442, auch Tweed-Zange genannt, Abb. 10.84) oder mit einer solchen Zange und einem sog. Torqueschlüssel (Abb. 10.85) faßt und diese gegeneinander dreht. Wenn die Neigungsänderung zwischen zwei Zähnen erfolgen soll, greifen die Zangen den Draht in einem engen Abstand (1 mm) voneinander (Abb. 10.86). Soll ein vom übrigen Verlauf abweichender Torque nur im Bereich eines Zahnes eingebracht werden, kann man sich der Rose-Zange (Abb. 10.87) bedienen. Während man mit der Zange den Bogen festhält, wird der Draht zwischen den Zangenbranchen mit einem Torqueschlüssel verdreht.

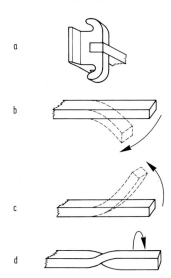

Abb. 10.72 Biegungen 1. Ordnung (b), 2. Ordnung (c) und 3. Ordnung (d)

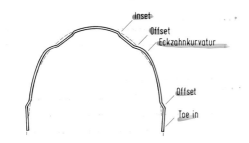

Abb. 10.73   Biegungen erster Ordnung

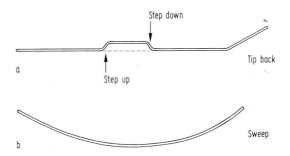

Abb. 10.76a und **b**   Verschiedene Biegungen 2. Ordnung

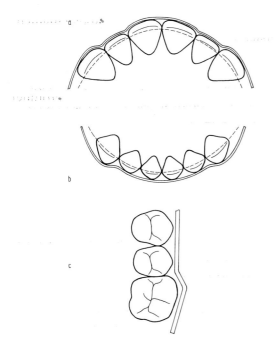

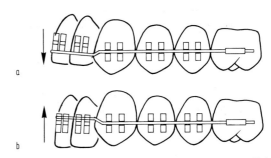

Abb. 10.77   Step-up- bzw. Step-down-Biegungen, um Zahnbogensegmente verstärkt zu verlängern (a) oder zu verkürzen (b)

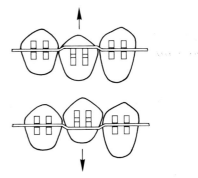

Abb. 10.74   Während eine Linie, die die Kontaktpunkte der Zähne verbindet, eine Parabelform beschreibt, ist das Profil ihrer Außenflächen differenzierter; entsprechend der unterschiedlichen Ausladungen der Zahnkronen muß ein Bogen, der den Außenflächen folgt, gewisse Biegungen aufweisen. a) Frontzahnbereich Oberkiefer; b) Frontzahnbereich Unterkiefer; c) Seitenzahnbereich

Abb. 10.78   Step-up- und Step-down-Biegungen, um einzelne Zähne, evtl. wegen falscher Höhenlage von Brackets, zu verlängern oder zu verkürzen

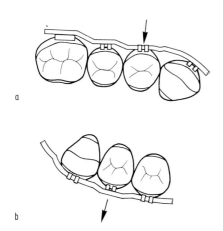

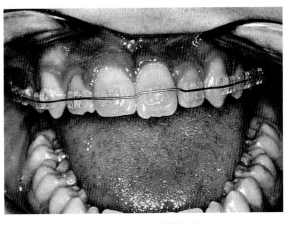

Abb. 10.75   Inset- und Offset-Biegungen zur Überkorrektur zu weit bukkal (a) oder zu weit lingual (b) stehender Zähne

Abb. 10.79   Step-up/Step-down zum Ausgleich einer falschen Höhenposition eines Brackets

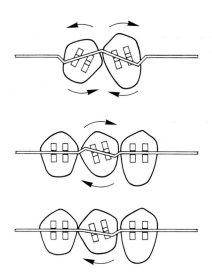

Abb. 10.80 Weitere Biegungen 2. Ordnung; Gable bends zur Korrektur falscher Zahnneigungen

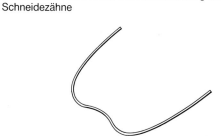

Abb. 10.81 Artistics zur idealen Einstellung der Achsen der Schneidezähne

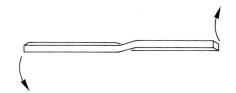

Abb. 10.82 Ocean wave: frontale Aufbiegung des Bogens beim Einbiegen des Frontzahntorques

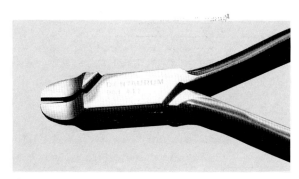

Abb. 10.83 Biegung 3. Ordnung, Torque

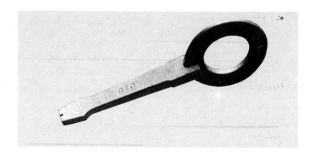

Abb. 10.84 Angle-Bogenbiegezange Nr. 442, auch Tweed-Zange genannt

Abb. 10.85 Torqueschlüssel

a

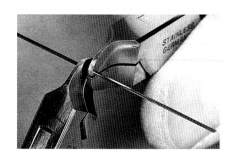

b

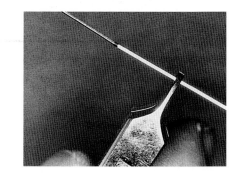

Abb. 10.86a und **b** Torque-Biegung

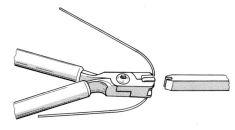

Abb. 10.87 Biegung eines besonderen Torques für einen Zahn mit Hilfe der Rose-Zange und eines Torqueschlüssels

• *Passiver Torque* = Das Ausmaß an Verwindung, das notwendig ist, um einen Bogen spannungsfrei einzuführen; es berücksichtigt nur die Stellung der Brackets und Röhrchen. Die Bracketstellung hängt ihrerseits von der anatomischen Zahnkronenform und der Neigung der Zähne ab (Abb. 10.88).

- *Aktiver Torque* = Die Verwindung, die beim Einsetzen des Bogens eine Spannung entstehen läßt und eine Torque-Bewegung auslöst (Abb. 10.88).
- *Individueller Torque* = Unterschiedlich starker Torque für die einzelnen Schneidezähne, Verstärkung des Torques für einzelne Zähne.
- *Progressiver Torque* = Verwindung des Bogens über eine längere Strecke; sie entsteht, wenn zwei Zangen den Draht mit weitem Abstand voneinander greifen und gegeneinander gedreht werden (Abb. 10.89). Progressiver Torque wird im Seitenzahnbereich eingebogen, er betont die Wilson-Kurve.
- *Retorque* = Verwindung des Bogens in die Gegenrichtung, um eine gegebene Torqueneigung zu vermindern oder aufzuheben, für Zahnbogensegmente oder für einzelne Zähne.

Die Richtung der Torquebiegung geben wir in der Weise an, daß wir beschreiben, wohin die Wurzel bewegt wird. Manche Autoren nennen statt des Wurzeltorques den jeweils entgegengesetzten „Kronentorque" (Abb. 10.90).

Bei Torquebiegungen, insbesondere bei aktivem Torque, ist zu bedenken, daß der Kantendraht im Bracketschlitz eine gewisse Freiheit hat, deren Ausmaß vom Querschnitt des Bracketschlitzes bzw. des Röhrchens und vom Drahtformat abhängt (Abb. 10.91). Das bedeutet, daß tatsächlich ein geringeres Maß an Torque wirksam wird. Die Freiheitsgrade kann man auch aus der Tabelle 10.1 nach ANDREASEN (1967) ersehen. Wie MIETHKE und RABE (1987) gezeigt haben, liegt der tatsächliche Torqueverlust durchweg über dem nach einer Formel errechneten. Verantwortlich dafür sind die Abweichungen zwischen den Nenn- und den Istmaßen eines Drahtes und die Tatsache, daß die Kanten des Drahtes meist etwas abgerundet sind.

Neben der beabsichtigten Wirkung der Torquebiegungen, nämlich den Zähnen die gewünschte Achsenneigung in linguolabialer bzw. linguobukkaler Richtung zu geben, treten auch *Nebenwirkungen* auf, die man kennen muß.

Bei einem palatinalen Wurzeltorque im Schneidezahnbereich z.B. weichen die Zahnkronen aufgrund des apikalen Knochenwider-

standes reziprok nach vorne aus. Dies läßt sich verhindern, indem man die Enden des Bogens unmittelbar hinter den Bukkalröhrchen umbiegt. Da dann die Molaren nach mesial belastet werden, muß für eine ausreichende Verankerung gesorgt werden.

Auf die Möglichkeit vertikaler Nebenwirkungen des lingualen/palatinalen Wurzeltorques im Sinne einer Extrusion der Front wurde bereits im Kapitel 10.2.4 hingewiesen. Dieser Extrusionstendenz kann durch Tip-back-Biegungen im Molarenbereich begegnet werden. Da es zur Extrusion der Front auch nur kommen kann, wenn sich die Neigung der gesamten Kauebene ändert, ist diese Nebenwirkung bei behutsamem Vorgehen mit der Multibandtechnik weitgehend auszuschließen. In besonders ungünstigen Fällen kann man zur Unterstützung extraorale Kräfte einsetzen.

Im Seitenzahnbereich wirkt ein bukkaler Wurzeltorque aufgrund des apikalen Knochenwiderstandes zahnbogenverengend, ein lingualer Wurzeltorque wirkt zahnbogenerweiternd. Diese Nebenwirkungen sind z.T. reversibel, wenn der Bogen aufgrund seines Formates steif genug ist. Andernfalls muß die richtige Zahnbogenbreite durch Zusatzgeräte gesichert werden.

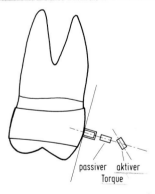

passiver   aktiver
Torque

Abb. 10.88 Passiver Torque ist das Ausmaß an Verwindung eines Drahtes, das erforderlich ist, um einen Kantenbogen spannungslos in die Brackets und Röhrchen einzuführen

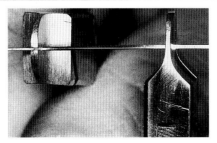

Abb. 10.89 Biegung eines progressiven Torques

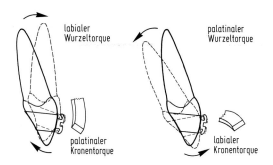

Abb. 10.90 Verschiedene Möglichkeiten der Angabe der Torquerichtung

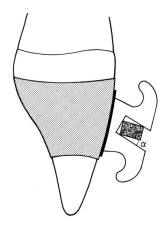

Abb. 10.91 Freies Spiel eines Drahtes im Bracketschlitz bei Torquebelastung

Tabelle 10.1 Werte für Torque-Freiheit nach ANDREASEN (1967)

Drahtformat mm	Torquefreiheit (Grade)
In einem Bracket oder Röhrchen des Formats 0,018×0,025 inch (0,45×0,63 mm)	
0,41×0,41	α = 8,0
0,41×0,55	α = 5,5
0,43×0,43	α = 3,5
0,43×0,55	α = 2,7
0,45×0,55	α = 0,0
0,45×0,63	α = 0,0
In einem Bracket oder Röhrchen des Formats 0,022×0,028 inch (0,55×0,71 mm)	
0,41×0,41	α = 31,5
0,41×0,55	α = 18,0
0,43×0,43	α = 21,3
0,45×0,55	α = 11,5
0,45×0,63	α = 10,0
0,54×0,63	α = 2,4
0,54×0,71	α = 2,1

10.4.2 Idealbogenform

Als Idealbogen bezeichnet man einen Draht, der aufgrund seiner Form einem idealen Zahnbogen gleichmäßig anliegt und damit auch einen solchen herzustellen vermag.

Der Idealbogen enthält folgende charakteristische Biegungen erster Ordnung (Abb. 10.92):

- Im Oberkiefer wird beiderseits zwischen mittlerem und seitlichem Schneidezahn ein Inset und zwischen seitlichem Schneidezahn und Eckzahn ein Offset gebogen. Dann folgt in der Höhe des Eckzahnes eine sog. Eckzahnkurvatur, die im Prämolarenbereich in eine leichte Krümmung übergeht. Zwischen zweitem Prämolaren und erstem Molaren folgt das Molaren-Offset, daran unmittelbar anschließend ein Toe in.

- Im Unterkiefer (Abb. 10.93) haben wir nur zwischen seitlichem Schneidezahn und Eckzahn ein Offset mit anschließender Eckzahnkurvatur. Manche Kieferorthopäden (z.B. Ricketts) verlegen das Offset zwischen den Eckzahn und den ersten Prämolaren, um den Eckzahn betont lingual zu halten. Auch im Unterkiefer folgt zwischen zweitem Prämolaren und erstem Molaren ein Molaren-Offset und daran unmittelbar anschließend in Höhe des ersten Molaren ein Toe in. Wenn der Bogen bis zum zweiten Molaren reicht, kann man je nach Zahnbogenform zwischen erstem und zweitem Molaren nochmals ein Offset mit Toe in oder nur ein Toe in biegen.

Die Grundform des Idealbogens wurde früher durch geometrische Konstruktionen bestimmt (GYSI 1895, HAWLEY 1905, u.a., zit. bei BRUHN et al. 1939). Heute wird nur auf eine gleichmäßige Rundung im Frontzahnbereich und auf die richtige Eckzahndistanz geachtet. Die genannten Biegungen ergeben sich aus den typischen Zahnkronenformen. Sie entsprechen dem Vorspringen oder Zurückweichen einzelner Zahnflächen des ideal ausgerichteten Zahnbogens. Die Grundform kann in Anpassung an den Gebißtyp etwas variieren (Abb. 10.94).

Die Stellen, an denen diese Biegungen erster Ordnung vorzunehmen sind, werden im Mund an dem in Grundform vorgebogenen Bogen mit einem Fettstift oder mit einer Markierungszange markiert (Abb. 10.95). Die Bogenmitte wird schon zuvor mit einer Feile auf der Drahtoberseite gekennzeichnet; dies ist auch eine Hilfe dafür, daß der Bogen nicht seitenverkehrt eingesetzt wird. Vorgebogene Bögen weisen bereits eine Mittenmarkierung auf.

Der Bogen muß nach dem Anbringen der Biegungen erster Ordnung auf einer glatten Unterlage plan aufliegen. Das erfordert exaktes Biegen in einer Ebene oder die Mühe nachträglicher Korrekturen.

Die Symmetrie des Bogens kann vom erfahrenen Behandler durch bloße Aufsicht relativ gut abgeschätzt werden. Trotzdem sollte man zur Beurteilung von Bogenform und Symmetrie Hilfsmittel wie die Symmetry-Charts

(Abb. 10.96) oder die Arch-Wire-Formation-Chart (Abb. 10.97) verwenden. Letzterer liegt die Standardform nach BOONE (zit. bei STONER und LINDQUIST 1969) zugrunde. Diese Figur hat parabelförmige Grundform, von der ausgegangen wird, und Markierungen, die angeben, wohin die Bogenenden bei den einzelnen Biegungen erster Ordnung ausgelenkt werden. Darüber hinaus enthält die Karte (s. Beilage im Anhang) ein

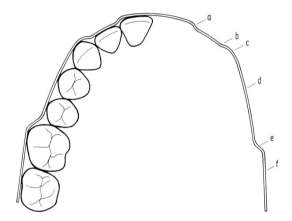

Abb. 10.92 Idealbogenform im Oberkiefer. Inset zwischen mittlerem und seitlichem Schneidezahn (a), Offset zwischen seitlichem Schneidezahn und Eckzahn (b), übergehend in eine Eckzahnkurvatur (c), leichte Krümmung im Prämolarenbereich (d), Molarenoffset (e), Toe in (f)

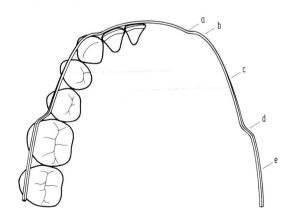

Abb. 10.93 Idealbogenform im Unterkiefer: Offset zwischen seitlichem Schneidezahn und Eckzahn (a), übergehend in eine Eckzahnkurvatur (b), leichte Krümmung im Prämolarenbereich (c), Molarenoffset (d), Toe in (e)

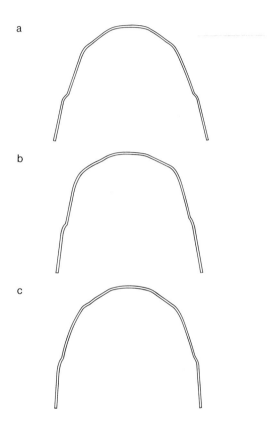

Abb. 10.94 a–c Variationen der Idealbogenform nach individuellen Gegebenheiten des Gebißtyps

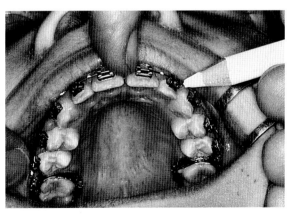

Abb. 10.95 Markierung der Biegepunkte mit einem Fettstift

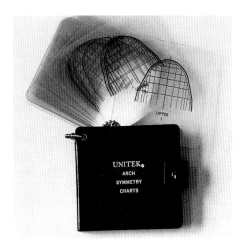

Abb. 10.96   Bogensymmetriekarten-Set (Symmetry-Charts)

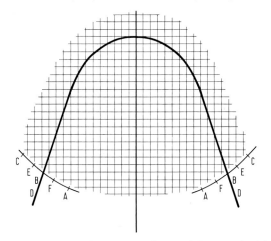

Abb. 10.97   Arch wire formation chart nach BOONE; neben der Möglichkeit der Symmetriebeurteilung bietet das Schema eine Biegehilfe: Die Buchstaben geben an, wohin das Drahtende bei den Biegungen 1. Ordnung im Oberkiefer ausgelenkt wird. A: Inset zwischen mittlerem und seitlichem Schneidezahn; B: Gegenbiegung; C: Offset vor dem Eckzahn; C–D: Eckzahnkurvatur; E: Molarenoffset; F: Toe in

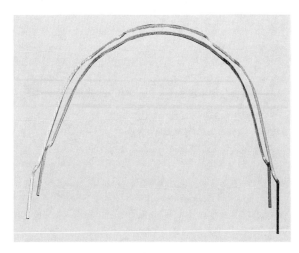

Abb. 10.98   Bogenkoordination

Koordinatenkreuz zur besseren Abschätzung der Symmetrie. Eine absolute Symmetrie kann übrigens nicht in jedem Fall realisiert werden, z.B. nicht in den Fällen, in denen einseitig extrahiert worden ist.

Die Bögen des Oberkiefers und Unterkiefers müssen miteinander harmonieren, deswegen wird eine *Bogenkoordination* vorgenommen. Legt man die Bögen aufeinander, muß der untere Bogen innerhalb des oberen weitgehend parallel zu diesem verlaufen. Nur im Bereich der oberen Schneidezähne und der Eckzähne ist der obere Bogen entsprechend der Dicke dieser Zahnkronen etwas mehr (0,5–1 mm) ausladend. Das Molarenoffset liegt im Unterkiefer etwas weiter mesial (Abb. 10.98).

Idealbögen aus dickeren Drahtformaten, insbesondere aus quadratischen und rechteckigen, müssen als Biegungen zweiter Ordnung zumindest eine vertikale Krümmung im Sinne der Spee-Kurve (Sweep) und, sofern die Brackets nicht anguliert aufgebracht sind, Artistic-Biegungen aufweisen.

Als Biegungen dritter Ordnung müssen zumindest Verwindungen eingebracht werden, die bei einer Idealstellung der Zähne dem passiven Torque entsprechen.

10.5 Herstellung der einzelnen Bögen

10.5.1 Verseilte Drahtbögen

Der dünne, verseilte Draht der Stärke 0,38 mm hat die Eigenschaft, ausgeprägt weich-elastisch zu sein. Verformungen über eine große Strecke erzeugen keine nennenswerten Kräfte. Der Draht benötigt daher keine Bogenform. Er kann, wie bereits erwähnt, als gerades Drahtstück eingebunden werden. Auf kurze Strecke, z.B. zwischen zwei Zähnen, elastisch deformiert, produziert er dagegen Kräfte in einer therapeutisch relevanten Größenordnung.

Die richtige Länge des Drahtes wird am einfachsten durch Abgreifen der Distanz auf dem Kiefermodell ermittelt. Wenn dieses nicht zur Hand ist, steckt man den Draht in das Bukkalröhrchen einer Seite und greift außen über die Wange der Gegenseite die schätzungsweise benötigte Länge ab. Der Draht wird mit einem Hard wire cutter (Abb. 10.99) abgeschnitten, keinesfalls mit dem Ligaturenschneider. (Für Drähte ab 0,5 mm Durchmesser ist ein Seitenschneider oder ein Hebelseitenschneider [Abb. 10.100] zu verwenden.)

Reicht der Draht nach dem Einbinden mehr als 3 mm über das Ende des Bukkalröhrchens hinaus, wird er mit dem Endcutter (Abb. 10.101) auf diese Länge gekürzt (Abb. 10.102). Damit das abgezwickte Ende nicht unkontrolliert in die Mundhöhle abspringt, sollte ein Endcutter mit Fangvorrichtung verwendet werden.

Das überstehende Ende wird mit einem Ligaturenadapter nach interdental-gingival umgebogen. Den Draht unmittelbar hinter den Röhrchen abzuzwicken, ist nicht zu empfehlen. Befindet sich nämlich im Zahnbogen vor den Molaren eine Lücke, dann biegt er sich dort unter der Kaulast durch; dabei kann er aus dem Röhrchen herausgezogen werden. Davor kann man ihn nur schützen, indem man ein genügend langes Drahtstück hinter dem Röhrchen beläßt und dieses in einem geringen Abstand zum Röhrchen umknickt.

Beim Bogenwechsel empfiehlt es sich, den entfernten alten Bogen als Muster für die Länge des neuen Bogens zu verwenden.

Der meist darauf folgende verseilte Drahtbogen der Stärke 0,45 mm soll bereits eine Rundung im Bereich des Frontzahnsegmentes aufweisen. Diese wird in der Weise eingebogen, daß man den Draht im Prämolarenbereich der einen Seite mit einer Angle-Drahtbiegezange Nr. 139 (Abb. 10.103 a) oder einer Light-wire-Zange (Abb. 10.103 b) festhält und ihn im Frontsegment zwischen Daumen und Zeigefinger der freien Hand unter Druck und Gegendruck durchzieht (Abb. 10.104). So gelingt es, mit nur einer Bewegung eine gleichmäßige Rundung einzubiegen, die keiner oder nur noch geringer Korrektur bedarf.

Verseilte Drahtbögen werden zusammen mit runden Drähten in aufsteigender Reihe zur schrittweisen Nivellierung und Ausrichtung der Zahnbögen verwendet. Da damit auch die Brackets ausgerichtet und für die Aufnahme dickerer Drahtformate vorbereitet werden, spricht man auch vom sog. „Bracket engagement".

Bei Verwendung eines Nitinol- oder eines TMA-Drahtes, die einen sehr weiten Arbeitsbereich haben, kann man die Zahl der Bögen kleiner halten.

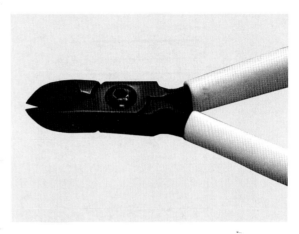

Abb. 10.99 Hard wire cutter

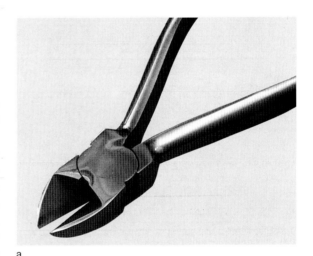

a

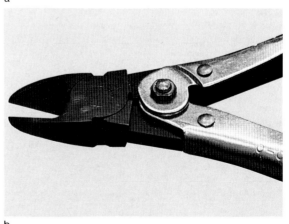

b

Abb. 10.100 Seitenschneider (a) und Hebelseitenschneider (b) zum Abschneiden von Drähten ab 0,5 mm Durchmesser

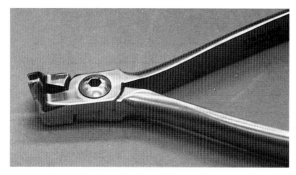

Abb. 10.101 Distal-Schneider (Endcutter) mit Drahtfangvorrichtung

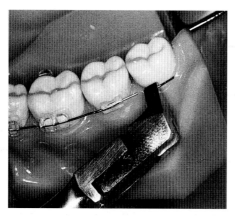

Abb. 10.102 Kürzen des überstehenden Bogenendes

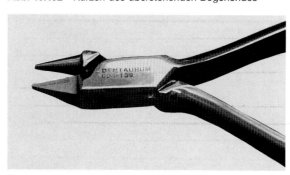

a

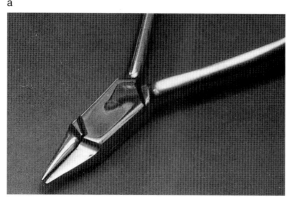

b

Abb. 10.103 Die Angle-Drahtbiegezange Nr. 139 (a) und die Light-wire-Zange (b) haben je eine runde und eine eckige Branche

a

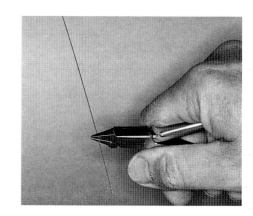

b

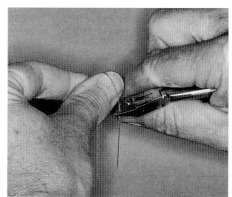

c

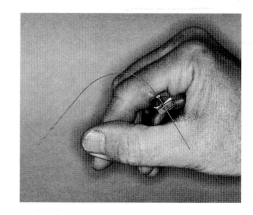

Abb. 10.104 a–c Einbiegen einer Frontzahnrundung

10.5.2 Loopbögen

Für das langfristige Nivellieren und Ausrichten der Zahnbögen können auch Loopbögen verwendet werden, z. B. aus einem runden, federharten Stahldraht der Stärke 0,40 mm *0,01* (Abb. 10.105). Die Verwendung eines Elgiloygrün-Drahtes, der anschließend vergütet wird, bringt den Vorteil leichteren Biegens.

Form und Lage der einzelnen Loops richten sich nach dem Ort, der Art und dem Ausmaß der

Einzelzahnabweichungen. Sie werden nach einem genauen Studium der Kiefermodelle unter Beachtung der früher genannten Prinzipien festgelegt. Es werden nur so viele Loops eingebogen, wie es die Behandlungsaufgaben erfordern. Als Regel kann gelten, daß jeder „gebrochene Kontakt" (Nichtübereinstimmen der Kontaktpunkte benachbarter Zähne) eine Schlaufe erfordert.

Das Drahtmaterial muß genügend lang sein (ca. 25 cm lang), weil beim Einbiegen der Loops viel Drahtlänge verbraucht wird. Die Dimensionierung der Loops ist immer ein Kompromiß aus verschiedenen Gesichtspunkten (Elastizitätserhöhung, Erschwerung der Mundhygiene, Irritieren der Schleimhaut). Als Anhaltspunkt kann gelten: 8–12 mm Schlaufenhöhe im Oberkiefer, 6–8 mm im Unterkiefer. Die anatomischen Verhältnisse müssen in jedem Fall berücksichtigt werden. So wird ein Loop zwischen den mittleren Schneidezähnen meist wegen des Lippenbändchens niedriger sein müssen als die übrigen. Der Radius der Scheitelrundung bzw. der Helix, und damit der Abstand der vertikalen Schenkel, ist im Oberkiefer ca. 2,5 mm, im Unterkiefer ca. 2 mm.

Die erforderlichen Distanzen werden im Mund oder an einem aktuellen Kiefermodell, auf dem auch die Attachments sichtbar sind, abgegriffen. Wenn ein Modell nicht zur Verfügung steht, kann man mit einem entsprechend großen mehrlagigen, erweichten Streifen rosa Wachs die Zahnaußenflächen (mit Attachments) vom Mundvorhof aus abdrücken (für beide Kiefer getrennt). Dieser Wachsstreifen wird außerhalb des Mundes begradigt und dann abgekühlt (Abb. 10.106).

Man kann sich auf folgendem Wege eine Biegeschablone (Abb. 10.107) fertigen: Ausgehend von der Mittellinie werden die gemessenen größten mesio-distalen Durchmesser der Zähne auf einer Linie abgetragen. Zwischen den Zähnen wird jeweils 1 mm Zwischenraum vorgesehen zum Ausgleich dafür, daß die Bracketschlitze auf einem größeren äußeren Bogen liegen als die Kontaktpunkte der Zähne. Auch die Bracketbreite wird in die Schablone übertragen. Schließlich kann man auch die verschiedenen Loops unter Berücksichtigung der jeweiligen Loophöhe einzeichnen.

Zum Biegen der Schlaufen werden verschiedene Spezialzangen verwendet, so die Lightwire-Zange oder die Angle-Drahtbiegezange Nr. 139. Rechtwinkelige Abknickungen werden dabei über das kantige Ende der Zange gebogen, die Scheitelrundungen über das runde Ende. Die Schenkel sollen genau parallel verlaufen.

Eine Helix an der Scheitelrundung kann sehr gut mit einer Tweed-Schlaufenbiegezange (s. Abb. 10.63) gebogen werden, die eine fein auslaufende runde Spitze und ein hohlkehlartiges Gegenstück aufweist. Bei benachbarten Helicalloops wird die Helix abwechselnd nach außen und nach innen gewunden (Abb. 10.108). Um den Loops eine definierte Höhe zu geben, bedient man sich gern der Nance-Schlaufenbiegezange (Abb. 10.109).

Der Bogen wird zunächst exakt in einer Ebene gebogen. Erst danach wird mit einer De-La-Rosa-Zange die Zahnbogengrundform eingebracht (Abb. 10.110). Die De-La-Rosa-Zange ist eine Art Hohlkehlzange mit einem großen Krümmungsradius.

Da der Loopbogen überwiegend geringe, langwegige Kräfte auf die Zähne abgibt, sollen die Bogenabschnitte vor dem Einbinden des Bogens im Hinblick auf Bukkalstand, Lingualstand und Rotationen der Zähne im Sinne einer Überkorrektur eingestellt werden (Abb. 10.111).

Der Vorteil von Loopbögen – mit eng hinter den Molarenröhrchen umgebogenen Enden – liegt hauptsächlich darin, daß es beim Nivellieren nicht so sehr zu einer unnötigen Expansion und unnötigen Lückenbildung kommt. Manche sehen auch darin den Vorteil, daß hier sehr

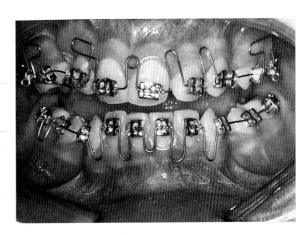

Abb. 10.105 Loopbogen

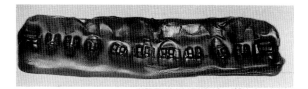

Abb. 10.106 Abdrücken der Zahnaußenflächen von vestibulär mit einem Wachsstreifen

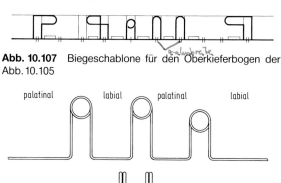

Abb. 10.107 Biegeschablone für den Oberkieferbogen der Abb. 10.105

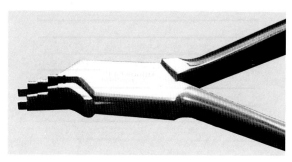

Abb. 10.108 Bei benachbarten Helicalloops wird die Helix abwechselnd nach innen und nach außen gewunden

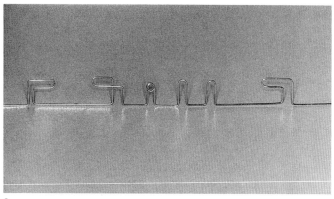

Abb. 10.109 Nance-Schlaufenbiegezange

langwegige Kräfte verwendet werden, wodurch der Arbeitsbereich des Bogens vergrößert und damit die Zahl der Bögen reduziert werden kann. Als Nachteil steht demgegenüber die geringere Lenkfähigkeit des Bogens, die schlechtere Überschaubarkeit der Wirkungen, die schlechteren Voraussetzungen für Mundhygiene und die erhöhte Gefahr von Schleimhautirritationen.

Zur Einordnung einzelner, evtl. später durchgebrochener oder stark dislozierter Zähne, können auch an anderen Drahtbögen, auch an solchen mit dickerem Drahtformat, einzelne Loops eingebogen werden. Bei stark gedreht oder gekippt stehenden Zähnen macht man gern von dieser Möglichkeit Gebrauch.

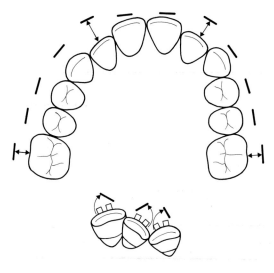

Abb. 10.111 Einstellen der Bogenabschnitte eines Loopbogens im Sinne einer Überkorrektur

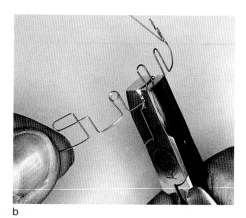

a

b

Abb. 10.110a und b Herstellung der Bogenform beim Loopbogen mit der De-La-Rosa-Zange

10.5.3 Einfache Rundbögen

Ein einfacher Rundbogen der Stärke 0,35 mm, mit einer Bogengrundform versehen, könnte ebenfalls zur Nivellierung verwendet werden. Wir geben jedoch dem verseilten Drahtbogen wegen seines größeren Arbeitsbereichs den Vorzug. Grundsätzlich besteht die Möglichkeit, auch schon derartigen hochflexiblen Bögen eine annähernde Idealbogenform zu geben. Die Grundform des Bogens kann bei gleicher Eckzahndistanz individuell verschieden sein, mehr V-förmig oder U-förmig oder ellipsoid. Die einmal gewählte Grundform, die durch die Kieferbasen nahegelegt wird, sollte bei allen weiteren Bögen beibehalten werden. Anhaltspunkte liefert die Betrachtung der Kiefer und des zuletzt verwendeten Bogens.

Nach dem verseilten Drahtbogen 0,45 mm folgt als weitere Stufe im schrittweisen Bracket-Engagement zumeist ein Rundbogen der Stärke 0,40 oder 0,45 mm. Der Draht erhält zunächst, wie für den dickeren verseilten Drahtbogen beschrieben, eine Rundung im Frontzahnsegment. Dann werden die Biegungen erster Ordnung im Sinne des Idealbogens angebracht. Die Markierungen hierfür werden nach Kennzeichnung der Bogenmitte und nach Einsetzen des Drahtes in die Röhrchen und Brackets mit einem weißen Fettstift vorgenommen. Damit sie beim Herausnehmen des Drahtes nicht verwischt werden, spreizt man mit den Fingern der freien Hand die Mundwinkel auseinander, während man den Bogen mit einer Zange herauszieht (Abb. 10.112).

Als Biegungen zweiter Ordnung werden in den meisten Fällen ein Tip back und ein Sweep eingebogen. Das Tip back wird gebogen, indem man den Draht in der Gegend des Molarenoffset mit einer Zange festhält und das Bogenende nach Bedarf und Bogenstärke ca. 20° nach gingival abknickt (Abb. 10.113). Beim knappen Überbiß oder offenen Biß verzichtet man auf das Tip back. Der Sweep wird als gleichmäßige Krümmung in der Vertikalen mit der Hand eingebogen (Abb. 10.114). Ausmaß und Richtung des Sweep hängen von therapeutischen Überlegungen ab.

Einzelne Loops zur Korrektur von Einzelzahnabweichungen können, wie bereits erwähnt, in diese Bögen, aber auch in Kantenbögen eingebracht werden.

Ein Bogen aus 0,45 mm starkem rundem Draht kann bereits eine Führungsfunktion für kleinere Zahnbewegungen entlang dem Zahnbogen, z.B. zum Lückenschluß, übernehmen.

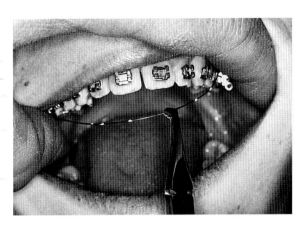

Abb. 10.112 Abspreizen der Lippen beim Herausnehmen des mit Markierungen versehenen Bogens

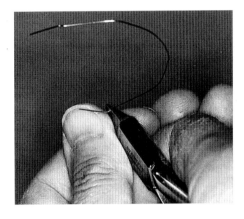

Abb. 10.113 Einbiegen des Tip back

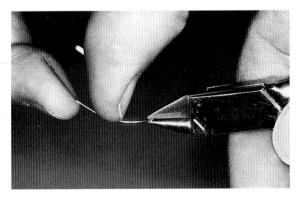

Abb. 10.114 Einbiegen des Sweep

10.5.4 Einfache Bögen mit quadratischem Querschnitt (0,40 × 0,40 mm) O16 × O16

Dieser Draht ist zwar noch nicht für Torquebewegungen geeignet, hat aber bereits ein deutlich besseres Lenkvermögen für Bewegungen entlang dem Zahnbogen als Bögen aus rundem Draht.

Die Grundform wird dadurch geschaffen, daß man die Frontzahnrundung möglichst gleichmäßig mit der De-La-Rosa-Zange einbiegt (Abb. 10.115). Die Biegungen erster Ordnung werden nach den entsprechenden Markierungen mit der Angle-Bogenbiegezange Nr. 442 vorgenommen. Die Biegungen zweiter Ordnung entsprechen denen der dickeren Rundbögen. Passiver Frontzahntorque kann, muß aber nicht vorgesehen werden, dagegen sollte man auf einen progressiven Torque im Seitenzahngebiet nicht verzichten.

Auch dieser Bogen ist ein weiterer Schritt in den Bemühungen um das Nivellieren und Ausformen der Zahnbögen.

a

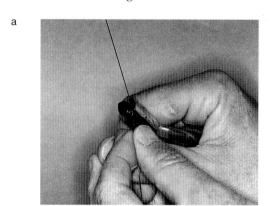

b

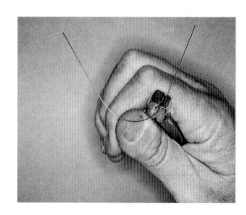

Abb. 10.115 a und **b** Einbiegen der Frontzahnrundung in einen Bogen mit quadratischem Querschnitt durch sukzessives Verschieben und Betätigen der De-La-Rosa-Zange

10.5.5 Idealbögen mit rechteckigem Querschnitt

Die aufsteigende Reihe der immer dickeren und starreren Drähte endet meist mit dem rechteckigen Format 0,40 × 0,55 mm. Manchmal O16 × O2 verwenden wir noch Drähte der Stärke 0,43 × 0,55 mm und 0,45 × 0,63 mm. O17 × 22 / O18 × O25

Bögen mit rechteckigem Drahtformat müssen alle wichtigen Biegungen erster, zweiter und dritter Ordnung erhalten, damit ein idealer Zahnbogen zustande kommt.

Die *Grundform* des Idealbogens muß, sofern man nicht vorgeformte Bögen verwendet, bei rechteckigem Format mit einem Bogenformer (Abb. 10.116) geschaffen werden, der eine unbeabsichtigte Verwindung des Drahtes vermeidet. Der Draht wird dabei über die Schmalseite gebogen.

Zunächst wird auf dem Draht mit einer Feile die Mitte markiert. Danach wird er mit der Schmalseite in den Schlitz des Bogenformers gelegt, der für die betreffende Drahtstärke angegeben ist. Der drehbare Dorn des Bogenformers wird über der Mitte eingestellt (Abb. 10.117) und dann zunächst um ca. 90° nach der einen Seite, dann ebensoviel nach der anderen Seite gedreht. Dabei wird der Draht mit der jeweils freien Hand im Schlitz festgehalten. So entsteht eine gleichmäßige Rundung des Frontzahnsegmentes, die selten einer Korrektur bedarf. Wird der Draht versehentlich in eine zu große Rille gelegt, entsteht über das ganze Frontsegment hinweg eine Verwindung (Torque). Die Bogenmitte kann man auf der „Oberseite" mit einer Feile markieren (Abb. 10.118).

Um die Markierungen für Biegungen erster Ordnung vornehmen zu können, wird der Draht unter Beachtung der Bogenmitte auf die okklusalen Flächen der Brackets und Röhrchen gelegt (Abb. 10.119), ein Einspannen wäre in dieser Phase zu mühsam. Man kann aber auch nach einem Kupferwachsbiß biegen, in dem die Eindrücke der Zähne und Brackets zu sehen sind. Die Biegungen werden mit der Bogenbiegezange Nr. 442 über die schmale Seite gebogen. Eine bestimmte Reihenfolge ist nicht vorgeschrieben.

Im Oberkiefer wird das Inset zwischen mittlerem und seitlichem Schneidezahn bei flachen

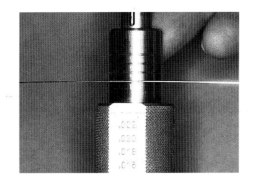

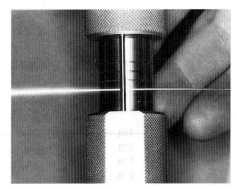

Zahnkronenformen nur angedeutet, bei ausladenden Kronen dagegen etwas mehr betont. Man verzichtet eventuell ganz darauf, wenn die seitlichen Inzisivi ursprünglich palatinal standen und man überkorrigieren möchte. Um das Inset zu biegen, wird der Draht – mit der Konkavität zum Behandler – genau an der markierten Stelle gefaßt, dann nahe am Zangenansatz mesial (Frontsegment) nach innen und distal (Seitensegment) nach außen gedrückt (Abb. 10.120). Die Gegenbiegung unter Beibehaltung des Zangenansatzes bringt den Draht jeweils in die ursprüngliche Verlaufsrichtung zurück. Analog zum Inset wird zwischen seitlichem Schneidezahn und Eckzahn ein Offset gebogen (Abb. 10.121). Hier wird der Draht mit Zangenansatz an der Markierung mesial nach außen und distal nach innen gebogen.

Die nachfolgende Eckzahnkurvatur wird in der Weise eingebogen, daß die gesamte Biegung in drei Schritte aufgeteilt wird (Abb. 10.122). Der erste Schritt ist identisch mit der leichten Gegenbiegung im Zuge des Offsets zwischen seitlichem Schneidezahn und Eckzahn. Für die zweite, kleinere Biegung rutscht man mit der Zange etwas weiter nach distal (ca. 1 mm). Dies wiederholt sich beim dritten Schritt, hier mit dem Unterschied, daß der Finger der biegenden Hand mit etwas größerem Abstand zur Zange angreift. Dadurch wird erreicht, daß die Kurvatur in eine flache Krümmung im Prämolarenbereich ausläuft. Die Eckzahnkrümmung entsteht also durch drei nahe beisammenliegende Biegungen in derselben Richtung.

Zwischen zweitem und erstem Molaren folgt das Molarenoffset (Abb. 10.123). Mit Zangenansatz an der Markierung drückt man hier den Draht mesial nach außen und distal nach innen. Die Gegenbiegung nach innen wird etwas ver-

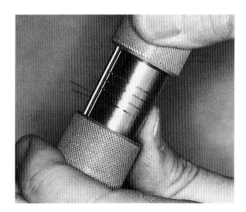

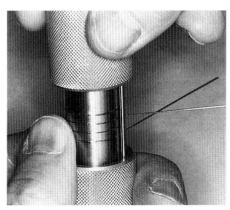

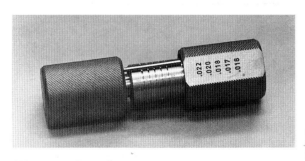

Abb. 10.116 Bogenformer

Abb. 10.117 Herstellen der Bogengrundform mit dem Bogenformer: Einlegen des Drahtes in die entsprechende Rille (a) und Einstellen des Dorns in der Zahnbogenmitte (b), Drehen nach rechts (c) und Drehen nach links (d)

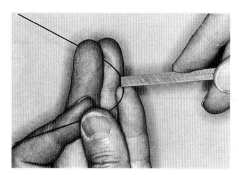

Abb. 10.118 Markierung der Bogenmitte an der „Oberseite" des Bogens

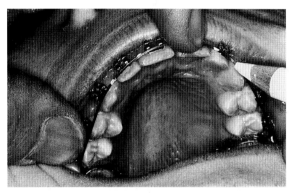

Abb. 10.119 Markieren bei einem Bogen mit rechteckigem Format; der Bogen wird dabei nur auf die okklusalen Flächen der Brackets gelegt

a

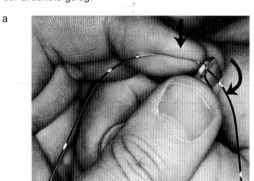

b

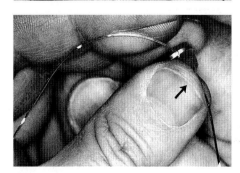

Abb. 10.120 Biegen des Insets zwischen oberem mittlerem und seitlichem Schneidezahn. Der Bogen wird mit der Zange Nr. 442 senkrecht zur Bogenebene an der Markierung gehalten, dann mesial nach innen (a) und distal nach außen (b) gedrückt

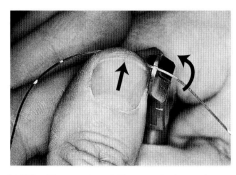

Abb. 10.121 Biegen des Offsets zwischen oberem seitlichem Schneidezahn und Eckzahn (mesial nach außen)

a

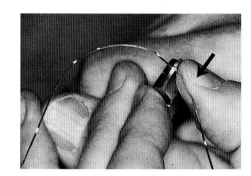

b

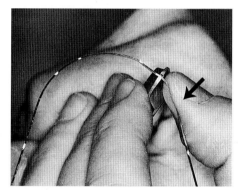

c

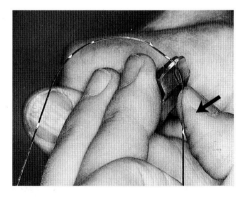

Abb. 10.122 Biegen der Eckzahnkurvatur in drei Schritten: a) Leichte Biegung nach innen mit Zangenansatz am Markierungspunkt; b) weitere kleine Biegung nach innen mit Zangenansatz ca. 1 mm weiter distal; c) dritte Biegung nach innen mit Zangenansatz wiederum ca. 1 mm weiter nach distal verschoben und Druck des Fingers in etwas größerem Abstand zur Zange

a

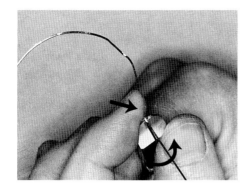

b

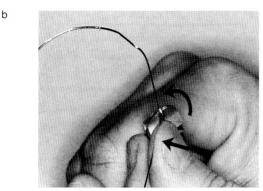

Abb. 10.123a und **b** Biegen des Molarenoffset mit Toe in

stärkt vorgenommen; so wird das Toe in erreicht, das das Bogenende etwas stärker (10°–15°) nach innen bringt. Molarenoffset und Toe in geben dem Bogen an dieser Stelle eine bajonettartige Biegung.

Ist auch der zweite Molar bebändert, folgt, abhängig von dessen Form und Stellung, zwischen erstem und zweitem Molaren ein weiteres Offset mit Toe in oder nur ein Toe in, oder man verzichtet auf eine weitere First-order-Biegung.

Im *Unterkiefer* ist die erste Biegung ein leichtes Offset (Biegung mesial nach außen, distal nach innen) zwischen seitlichem Schneidezahn und Eckzahn, an das sich eine ebenfalls schwach ausgeprägte Eckzahnkurvatur anschließt. Zwischen zweitem Prämolaren und erstem Molaren folgt das Molarenoffset mit einem Toe in von ca. 10°. Für die unteren zweiten Molaren gilt dasselbe wie für die oberen.

Die richtige Biegetechnik vorausgesetzt, müssen die Bögen nun plan auf einer glatten Unterlage aufliegen. Die Breitseite des rechteckigen Drahtes ist exakt horizontal ausgerichtet, und der Draht zeigt keine Verwindung (Torque 0°).

Bevor man zum nächsten Schritt übergeht, überprüft man Symmetrie und Eckzahnabstand und nimmt die evtl. erforderlichen Korrekturen vor. Zu beachten ist, daß wir die Bögen immer „von oben" betrachten, d.h. im Oberkiefer von der gingivalen Seite, im Unterkiefer von der okklusalen.

Um aber eine gute Okklusion zu gewährleisten, muß eine *Bogenkoordination* vorgenommen werden. Bogenkoordination bedeutet, daß Form und Größe von oberem und unterem Bogen entsprechend den idealen Zahnbogenrelationen von Oberkiefer und Unterkiefer aufeinander abgestimmt werden. Maßgeblich für die Breite der Bögen ist vor allem die Eckzahndistanz im Unterkiefer, weil diese nicht dauerhaft verändert werden kann. Bogenkoordination kann und sollte auch schon bei dünneren Drahtformaten (0,45 mm rund und 0,40 × 0,40 mm) *(0,16 × 0,16)* vorgenommen werden, was leicht möglich ist, wenn zur selben Zeit ein oberer und unterer Bogen hergestellt wird.

Nachdem also die Biegungen erster Ordnung eingebogen sind, folgen die *Biegungen dritter Ordnung*, der Torque.

Wir beginnen mit dem *progressiven Torque*. Der Bogen wird mit einer Angle-Bogenbiegezange Nr. 442 am Ende der Eckzahnkurvatur festgehalten – von außen senkrecht zum Bogen –, mit einer zweiten Zange wird er knapp hinter dem Molarenoffset gefaßt. Die Zange wird nun so weit gedreht, daß nach dem Zurückfedern im Bereich des ersten Molaren ein Torque von 10°–15° im Oberkiefer und von 15°–20° im Unterkiefer verbleibt (Abb. 10.124). Die Drehrichtung ist jeweils so, daß ein bukkaler Wurzeltorque entsteht, d.h., man muß sich vorstellen, daß die Zahnwurzeln durch die Drehung nach bukkal kommen sollten (Abb. 10.125). Die Verwindung erstreckt sich vom Eckzahn bis zum Bogenende mit allmählichem Übergang von 0° auf etwa 20° Torque. Je nach Ausgangsstellung der Molaren kann auch ein stärkerer oder schwächerer progressiver Torque angebracht sein.

Für den zweiten Molaren im Unterkiefer, der meist mit bebändert wird, ist u.U. weniger Torque erwünscht, dann muß zwischen erstem und zweitem Molaren mit zwei Zangen (Abb. 10.126), angesetzt im Abstand von 1 mm, etwas zurückgetorquet werden (Retorque).

Im Oberkiefer folgt der *individuelle Torque für die Schneidezähne.* Zwischen Eckzahn und seitlichem Schneidezahn werden zwei Angle-Bogenbiegezangen Nr. 442 im Abstand von 1 mm angesetzt, gegeneinander und genau sagittal (nicht orthoradial!) ausgerichtet (Abb. 10.127). Während die innere, distale den Draht festhält, wird die äußere, mesiale je nach Behandlungsaufgabe und Drahtformat um ca.

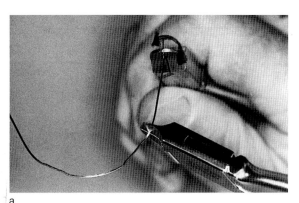

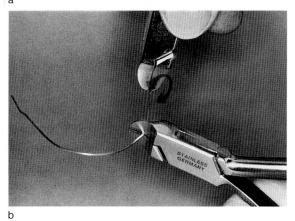

b

Abb. 10.124 Biegen des progressiven Torques im Oberkiefer (a) und im Unterkiefer (b)

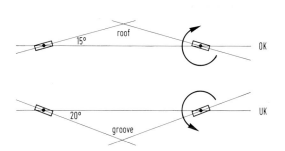

Abb. 10.125 Drehrichtung beim Einbiegen des progressiven Torques im Oberkiefer und Unterkiefer. Da die verlängerten Achsen des Drahtquerschnittes ein „Dach" bzw. eine „Vertiefung" bilden, benutzen Amerikaner z. T. die Worte roof und groove als Eselsbrücke

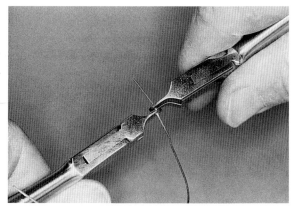

a

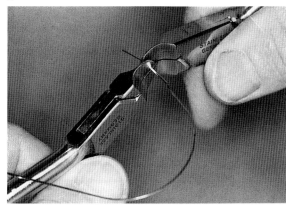

b

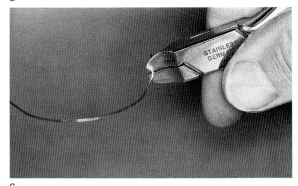

c

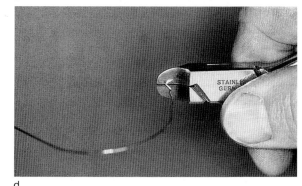

d

Abb. 10.126 Manchmal ist es ratsam, zwischen erstem und zweitem Molaren Retorque zu biegen. Der Zangenverlauf zeigt den Torque am ersten Molaren (c) und am zweiten Molaren (d)

a

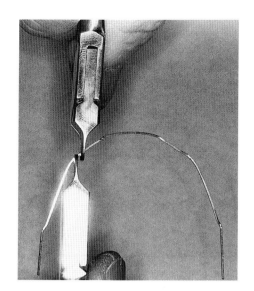

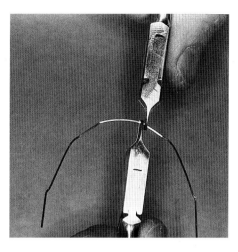

Abb. 10.128 Zangenansatz für das Biegen eines verstärkten Torques im Bereich der oberen mittleren Schneidezähne

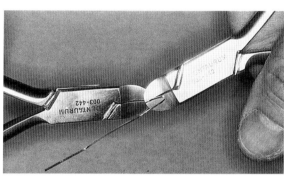

b

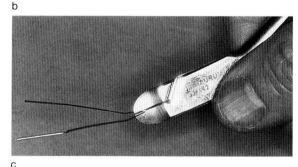

c

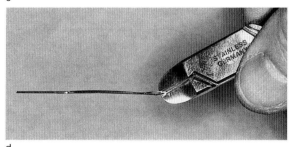

d

Abb. 10.127 Biegen des individuellen Torques zwischen Eckzahn und seitlichem Schneidezahn im Oberkiefer links (a, b). Die seitlichen Schenkel des Bogens weichen, von der Seite betrachtet, nun voneinander ab (c), nach einer entsprechenden Biegung auf der rechten Seite müssen sie wieder deckungsgleich sein (d)

10°–30° nach oben gedreht. Auf der gegenüberliegenden Seite werden die Zangen in gleicher Weise angesetzt und so gegeneinander gedreht, daß die beiden distalen Schenkel des Bogens wieder auf gleiche Höhe kommen, d.h. bei seitlicher Betrachtung wieder deckungsgleich sind.

In derselben Weise wird der Torque für die mittleren Schneidezähne verstärkt. Die Zangen werden wieder genau sagittal ausgerichtet, zwischen seitlichem und mittlerem Schneidezahn angesetzt und um 5° gedreht (Abb. 10.128). Auf der Gegenseite folgt wieder eine entsprechende Gegenbiegung, bis die Schenkel auf gleicher Höhe sind.

Durch den so eingebrachten palatinalen Wurzeltorque entsteht im Frontzahnbereich zugleich eine Aufbiegung, die sog. Ozeanwoge (ocean wave), die zu einer Intrusion der Inzisivi führen würde (Abb. 10.129). Ist eine Intrusion unerwünscht, muß die Aufbiegung unter Beibehaltung des Torques beseitigt werden. Dazu drückt man den Bogen so auf einen Tisch oder eine andere plane Unterlage, daß der Bogenanteil, der vor den Eckzähnen liegt, über die Tischkante hinausragt. Während der Bogen im Eckzahnbereich festgehalten wird, wird das Frontsegment mit einer Angle-Bogenbiegezange Nr. 442 in der Mitte gefaßt und unter Beibehaltung der Torqueneigung über die Tischkante nach unten gedrückt. Auf diese Weise wird der Bogen wieder plan, ohne daß der Torque verlorengeht.

In der Unterkieferfront kann meist auf Torque verzichtet werden. Aber ebenso, wie es an jeder Stelle notwendig sein kann, aus therapeutischen Gründen im Sinne des Überkompensierens, einen Torque zu verstärken oder zu vermindern, kann sich auch in der Unterkieferfront die Notwendigkeit ergeben, einen geringen Torque in der einen oder anderen Richtung einzubiegen.

Nachdem diese Phase des Biegens abgeschlossen ist, wird der Torque ringsum geprüft und, wenn nötig, korrigiert. Das Überprüfen geschieht in der Weise, daß man den Bogen an verschiedenen Stellen mit einer Angle-Bogenbiegezange Nr. 442 genau senkrecht zum Bogenverlauf faßt und ihn damit in der Horizontalen hält. Dann wird der Winkel zwischen Horizontalebene und Zange beurteilt (Abb. 10.130); eine Schablone kann für das Abschätzen von Winkelgraden hilfreich sein (s. Beilage im Anhang). Besonders wird darauf geachtet, daß kein Torque im Bereich der Eckzähne vorliegt.

Es gibt Bogenformer, die mit der Rundung auch einen gleichmäßigen Torque bestimmten Ausmaßes in das Frontsegment einbringen. Dieses Vorgehen hat zwar den Vorteil, daß eine Ozeanwoge gar nicht erst entsteht, hat aber den Nachteil, daß ein *orthoradialer Torque* zustande kommt, der die Wurzeln der Schneidezähne zur Medianebene hin neigt (Abb. 10.131). Eine Achsenkorrektur durch sog. Artistic-Biegungen ist in diesem Fall unerläßlich (Abb. 10.132), außerdem müssen die Seitensegmente durch Retorque vor den Eckzähnen erst in die Nullstellung gebracht werden, bevor man einen progressiven Torque einbiegt. Der Frontzahntorque ist bei Verwendung dieses Bogenformers für die vier Schneidezähne derselbe. Will man individualisieren, müssen noch zusätzliche Torquebiegungen für die mittleren Schneidezähne vorgenommen werden. Diese Probleme bestehen bei dem beschriebenen Vorgehen (sagittaler Zangenansatz bei der Torquebiegung) nicht.

Nach den Biegungen dritter Ordnung werden als *Biegungen zweiter Ordnung,* je nach Ausgangssituation und therapeutischen Aufgaben, ein Tip back, ein Sweep und evtl. Artistic-Biegungen eingebracht.

Bei den Artistics beginnt man mit einer ganz leichten Giebelbiegung zwischen den mittleren Schneidezähnen (Abb. 10.133). Es folgen beiderseits zwischen mittleren und seitlichen Inzisivi und zwischen seitlichen Inzisivi und Eckzähnen weitere Gables, wobei der Draht jeweils mesial vom Zangenansatz nach oben und distal nach unten gedrückt wird. Hinter dem Eckzahn erfolgt eine Ausgleichsbiegung, die den Draht auf die ursprüngliche Bogenebene zurückbringt. Die Neigung des gewinkelten Bogenabschnitts soll im Bereich der seitlichen Schneidezähne stärker sein als im Bereich der mittleren. Die Mitte jedes geneigten Teilabschnittes soll in der Arbeitsebene liegen. Zum Schluß werden die Idealbogenform, die Symmetrie und die Bogenkoordination nochmals überprüft.

Ein Bogen der beschriebenen Art (Abb. 10.134) in einem Format 0,40 × 0,55 mm ist der geeig-

0,16 × 0,22

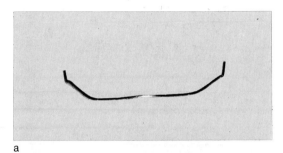

a

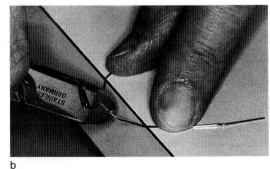

b

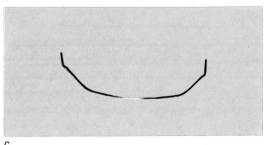

c

Abb. 10.129 Die beim Biegen des individuellen Frontzahntorques entstandene Ocean wave (a) wird, wenn erforderlich, nachträglich beseitigt (b, c)

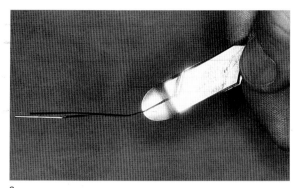

a

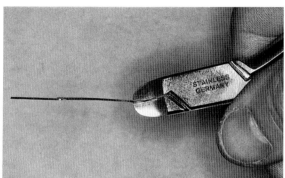

b

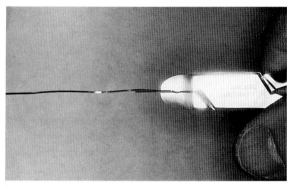

c

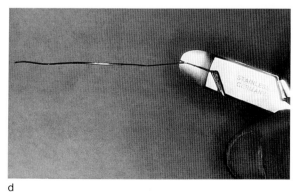

d

Abb. 10.130 Überprüfung des eingebogenen Torques, im Bereich der mittleren (a) und seitlichen (b) Schneidezähne, der Eckzähne (c) und Seitenzähne (d). Entscheidend ist der Winkel zwischen Horizontalebene des Bogens und Zange

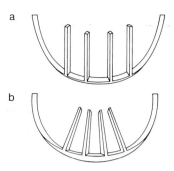

a

b

Abb. 10.131 a und **b** Das Modell zeigt, warum bei einem orthoradialen Torque die Wurzeln der Frontzähne näher zusammenrücken

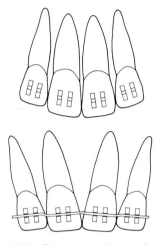

Abb. 10.132 Artistic-Biegungen bringen die Wurzeln der Inzisivi wieder in die richtige Neigung

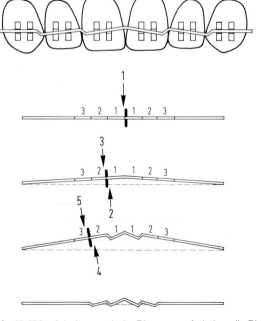

Abb. 10.133 Arbeitsgang beim Biegen von Artistics; die Biegungen 2, 3 und 4 sind etwas stärker als Biegung 1; Biegung 5 bringt den Draht zurück in die Horizontale

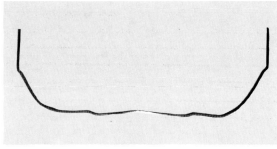

a

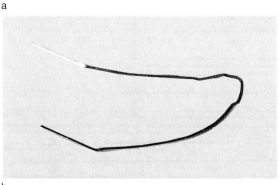

b

Abb. 10.134a und **b** Fertiger Idealbogen mit Sweep, Tip back und Artistics

nete Führungsbogen, um Zähne körperlich entlang dem Zahnbogen zu bewegen. Besonders häufig finden solche Bögen Verwendung für die Eckzahnretraktion nach der Extraktion von Prämolaren. Die Eckzahnkurvatur wird dabei etwas flacher gehalten. Letzte Feinheiten, wie das Einbiegen von Artistics, sind für einen Führungsbogen nicht immer notwendig. Bögen dieser Art werden aber auch als letzte formgebende Bögen vor der Bandabnahme verwendet. Dann sollten alle notwendigen Feinheiten berücksichtigt werden. Drahtformate über 0,40 × 0,55 mm hinaus halten wir nur bei besonders gelagerten Fällen, z.B. zur Überkompensierung bei einem Kreuzbiß oder einer Nonokklusion, für erforderlich. Eine allgemeine Empfehlung, bis zum Format 0,45 × 0,63 mm fortzuschreiten, halten wir für übertrieben. Sie ist insbesondere dann widersinnig, wenn, wie manchmal vorgeschlagen, als letzter Bogen ein dünner Rundbogen verwendet wird, um ein sog. Settling (Setzen der Okklusion) durch die Funktion zu ermöglichen. Dies ist nämlich das Eingeständnis, daß die zuvor angestrebte Präzision doch nicht erreicht wurde.

Bei Idealbögen mit aktivem Frontzahntorque ist es unbedingt notwendig, den Draht eng hinter den Bukkalröhrchen umzubiegen, damit der Bogen nicht nach vorne ausweicht und die Frontzähne protrudiert.

10.5.6 Kontraktionsbögen

Mit Kontraktionsbögen, die ziemlich regelmäßig im Rahmen einer Extraktionstherapie Verwendung finden, werden nach der Retraktion der Eckzähne die zu einem Block zusammengeführten und mit einer fortlaufenden Achterligatur verbundenen Schneidezähne nach dorsal geführt und damit die Lücken geschlossen. Die Achsenneigung der oberen Schneidezähne muß auch hier durch Torquegebung richtig eingestellt bzw. erhalten werden.

Wenn keine wesentliche Torquebewegung der Schneidezähne erforderlich ist, z.B. bei starker Protrusion, kann ein Draht des Formats 0,40 × 0,40 mm verwendet werden, andernfalls ein Draht mit rechteckigem Querschnitt 0,40 × 0,55 mm. Er wird auf einer Seite in das Bukkalröhrchen gesteckt, leicht nach hinten überstehend. Mit einer Angle-Drahtbiegezange Nr. 139 wird die Distanz bis zur Distalkante des Brackets am seitlichen Schneidezahn abgegriffen (Abb. 10.135). An dieser Stelle wird ein Closing Loop (oder eine andere Kontraktionsschlaufe) so eingebogen, daß der distale Schenkel nach außen versetzt ist (Abb. 10.136). Dann wird der Draht in die Brackets der Schneidezähne eingelegt und die Distanz bis hinter das Bracket des seitlichen Schneidezahnes der Gegenseite einschließlich der Loopbreite abgegriffen (Abb. 10.137). Hier wird das zweite Loop gebogen, ebenfalls so, daß der distale Schenkel des Closing Loops außen liegt.

Die beiden Kontraktionsschlaufen sollten gleich hoch sein. Die Rundung zwischen den beiden Schlaufen wird mit der De-La-Rosa-Zange eingebogen; beim rechteckigen Drahtformat, damit der Draht nicht ausweicht, in der Weise, daß man den Bogen an der Kontraktionsschlaufe hält und von dort ausgehend bis zur Mitte biegt (Abb. 10.138), dann dasselbe von der Gegenseite her wiederholt. Eine zusätzliche Sicherheit gegen eine unbeabsichtigte Verwin-

① Biegungen 3. Ordnung (Torque)

dung des Drahtes bietet die Verwendung einer De-La-Rosa-Zange mit Führungsrillen (Abb. 10.139).

Bei der Herstellung von Kontraktionsbögen aus rechteckigem Draht kann man die Frontzahnrundung auch mit dem Bogenformer einbiegen. Im Mund werden dann die Distanzen zwischen den Kontraktionsschlaufen abgegriffen oder markiert. *② Ausbiegen von Inset, Offset, etc.*

Mit dieser Grundform versehen wird der Bogen am Zahnbogen angelegt. Nach entsprechender Markierung werden die Biegungen erster Ordnung angebracht. Das Inset zwischen mittlerem und seitlichem Schneidezahn wird, wie bereits besprochen, eingebogen. Die Kontraktionsschlaufen liegen unmittelbar distal der Brackets der seitlichen Schneidezähne, also dort, wo ein Offset vorzusehen ist. Bei den Closing Loops ist durch das Versetzen der distalen Schenkel nach außen das Offset bereits erreicht; es wird evtl. leicht verstärkt. Im Sinne der Gegenbiegung wird der Draht, während man den Bogen mit Zangenansatz im Loop hält, distal nach innen gedrückt (Abb. 10.140). Die folgende Eckzahnkurvatur wird bei Kontraktionsbögen nur leicht angedeutet (Abb. 10.141). Das Molarenoffset mit nachfolgendem leichten Toe in muß beiderseits in Höhe der Brackets der zweiten Prämolaren liegen (Abb. 10.142). Nach der Aktivierung befindet es sich dann zwischen dem zweiten Prämolaren und dem ersten Molaren. So kann in weiteren Sitzungen noch einige Male nachaktiviert werden. Beim Aktivieren geht man so vor, daß man den Bogen 2–3 mm vor dem Bukkalröhrchen mit einer How-Zange oder Weingart-Zange faßt (Abb. 10.143) und nach hinten durchschiebt. Während man mit einem Finger der freien Hand die komprimierte Kontraktionsschlaufe in dieser Stellung festhält, faßt man mit der Zange das hinter dem Bukkalröhrchen befindliche Ende und biegt es unmittelbar hinter dem Röhrchen um (Cinch back, Abb. 10.144).

Das Zurückgleiten des aktivierten Bogens kann auch dadurch verhindert werden, daß er mit einer Ligatur zwischen einer eingebogenen Tie-back-Schlaufe und dem Röhrchen festgebunden wird (Abb. 10.145).

Die Biegungen dritter Ordnung werden, wie für den Idealbogen beschrieben, angelegt, mit einer Ausnahme. Beim Einbringen des Torques in das Oberkieferfrontzahnsegment wird eine Angle-Bogenbiegezange Nr. 442 von vorn, distal neben der Kontraktionsschlaufe, genau sagittal angesetzt. Während der Bogen so mit der Zange festgehalten wird, drückt man die Kontraktionsschlaufe parallel zur Zange so weit nach hinten, daß im Frontzahnsegment je nach Ausgangssituation ein Torque von 10°–30° entsteht (Abb. 10.146). Auf der Gegenseite wird genauso *Tielach-Schlaufe etc.*

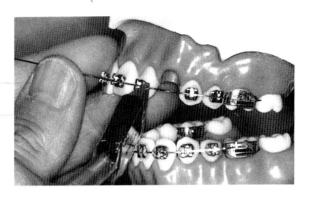

Abb. 10.135 Biegen eines Kontraktionsbogens – erster Schritt: Abgreifen der Distanz zwischen Bogenende und Kontraktionsschlaufe

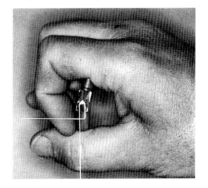

a

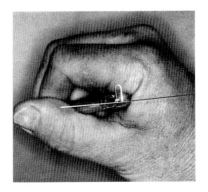

b

Abb. 10.136a und **b** Eingebogene Kontraktionsschlaufe

a

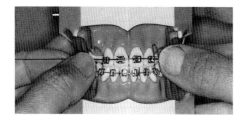

b

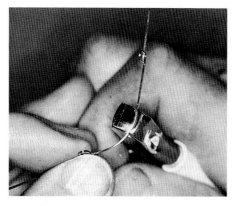

Abb. 10.137 a und **b** Abgreifen der Distanz zwischen den beiden Kontraktionsschlaufen

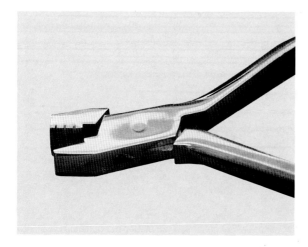

Abb. 10.138 Einbiegen der Frontzahnrundung in den Kontraktionsbogen

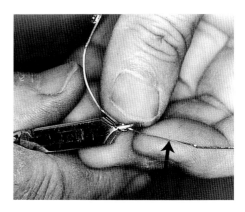

Abb. 10.140 Zangenansatz bei der Gegenbiegung, die nach dem Offset zur Eckzahnkurvatur überleitet

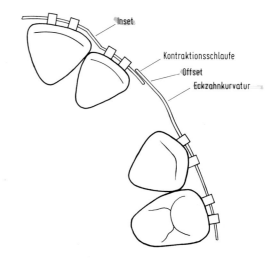

Inset

Kontraktionsschlaufe

Offset

Eckzahnkurvatur

Abb. 10.141 Die Eckzahnkurvatur wird beim Kontraktionsbogen nur leicht angedeutet

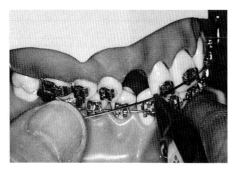

Abb. 10.139 De-La-Rosa-Zange mit Führungsrillen

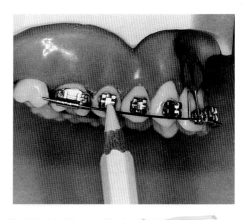

Abb. 10.142 Markierung für das Molarenoffset; dieses muß beim Kontraktionsbogen in Höhe des Brackets des zweiten Prämolaren angebracht werden

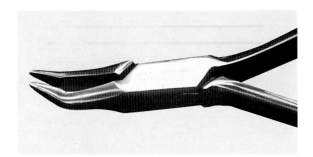

Abb. 10.143 Weingart-Zange

a

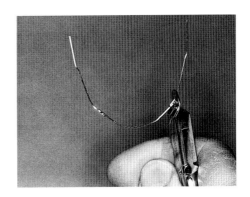

b

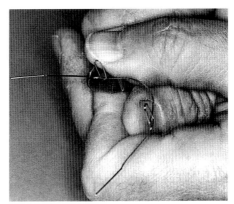

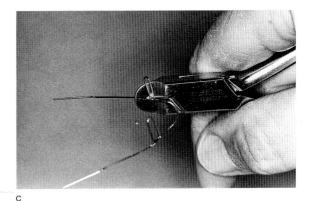

c

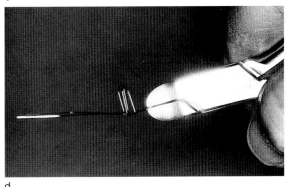

d

a

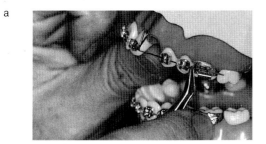

b

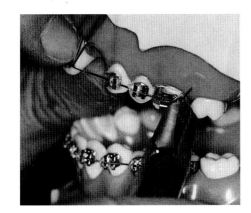

Abb. 10.144 Aktivierung des Kontraktionsbogens durch Cinch back: Durchschieben des Drahtes durch das Bukkalröhrchen (a), Festhalten der Schlaufe und Umbiegen des überstehenden Bogenendes (b)

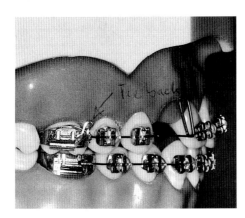

Abb. 10.145 Aktivierung eines Kontraktionsbogens durch Tie back

Abb. 10.146 Biegen des Frontzahntorques beim Kontraktionsbogen, Zangenansatz (a), Biegen der Schlaufe parallel zur Zange (b); nach der ersten Biegung (c), nach entsprechender Biegung auf der Gegenseite (d)

verfahren, wodurch die distalen Schenkel des Bogens wieder auf gleiche Höhe kommen. Die Verstärkung des Torques für die mittleren Schneidezähne geschieht in derselben Weise wie beim Idealbogen.

10.5.7 Expansionsbögen (*nach Hasund; in der Nivellierungsphase 0.16 Elgiloy grün*)

Bei der Nivellierung und Ausformung eines Zahnbogens mit verseilten Drähten oder einem Loopbogen (Abb. 10.147) wird bereits eine gewisse expandierende Wirkung erzielt. Es gibt jedoch Behandlungsaufgaben wie die Erweiterung eines kollabierten Zahnbogens, z.B. bei LKG-Spalten, oder die Überstellung der Front bei progener Verzahnung, die den Einsatz stärkerer Bögen erfordern (0,45 mm Runddraht, 0,40 × 0,40 mm, 0,40 × 0,55 mm).

Die Biegetechnik entspricht dabei weitgehend der für die Kontraktionsbögen beschriebenen. Der Bogen, der größer, insbesondere länger als der Zahnbogen gestaltet wird, muß durch das Einbringen von offenen Vertikalschlaufen, offenen Omegaschlaufen oder ähnlichen Elementen die erforderliche Elastizität im Bogenverlauf erhalten. Er wird unter Spannung einligiert. Damit er nicht nach hinten ausweicht, müssen vor den Bukkalröhrchen Stopschlaufen angebracht sein (Abb. 10.148), sofern nicht ein Expansionsloop unmittelbar vor dem Eingang zum Röhrchen liegt (Abb. 10.149).

Denselben Zweck erfüllt ein einfacherer Bogen, der durch übergeschobene Druckspiralfedern zwischen den ersten Molaren und den Eckzähnen oder den seitlichen Schneidezähnen sagittal expandierend wirkt (Abb. 10.150). Mit solchen Bögen bringt man hauptsächlich die

Front nach vorne, z.B. im Oberkiefer, wenn man mit sog. Klasse-III-Zügen ein Ausweichen der Molaren nach hinten verhindert (Abb. 10.151).

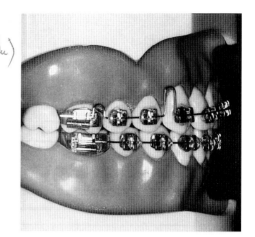

a

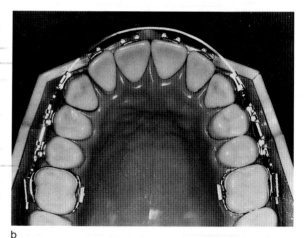

b

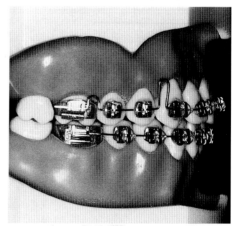

c

Abb. 10.148a–c Expansionsbogen; die Stopschlaufen vor den Molarenröhrchen verhindern das Durchgleiten, wenn der Bogen unter Spannung eingebunden wird

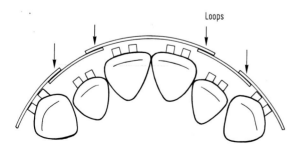

Abb. 10.147 Ein vergrößerter, leicht abstehender Loop-Bogen entwickelt beim Einbinden eine expandierende Wirkung

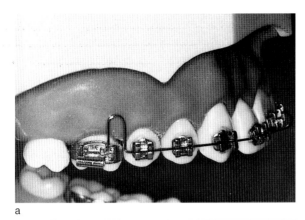

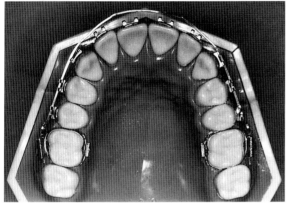

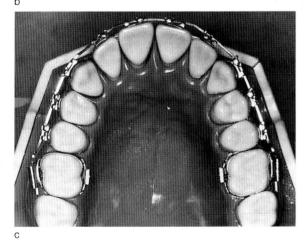

Abb. 10.149 a–c Expansionsbogen mit offenen Loops unmittelbar vor den Molarenröhrchen

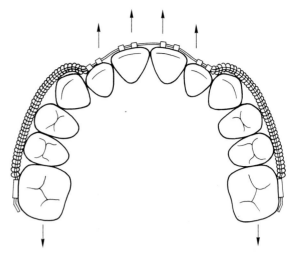

Abb. 10.150 Expansionsbogen mit Druckspiralfedern zum Strecken des Zahnbogens

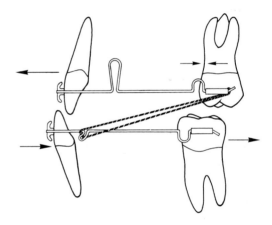

Abb. 10.151 Wenn bei Anwendung eines Expansionsbogens nur die Frontzähne nach vorn gebracht werden sollen, muß man u. U. das Ausweichen der Molaren nach hinten durch Anlegen von schrägen intermaxillären Gummizügen verhindern

10.5.8 Vielzweckbogen (Utility arch)

Ein Bogen, der in der Ricketts-Technik viel verwendet wird, ist der Utility arch. Das besondere Merkmal dieses Bogens ist, daß er die Eckzähne sowie die ersten und zweiten Prämolaren nicht mit einbezieht, in diesem Bereich

ist er um ca. 5 mm nach gingival versetzt (Abb. 10.152).

Wenn sich dort Lücken befinden, bringt das Versetzen des Drahtes nach gingival den Vorteil, daß er nicht durch die Kaukräfte deformiert wird. Der Bogen ist besonders geeignet, in einer Phase der Gebißentwicklung verwendet zu werden, in der noch Milchzähne stehen (frühes Wechselgebiß). Da er somit zeitlich früher als andere Bögen eingesetzt werden kann, stellt er auch für die Edgewise-Technik eine wertvolle Ergänzung dar.

Der Utility arch wird für den Unterkiefer aus dem relativ weichen Elgiloy-blue-Draht des Formats 0,40 × 0,40 mm gebogen und nicht vergü-

0,6 × 0,6

tet, für den Oberkiefer meist aus 0,40 × 0,40 mm oder aus 0,40 × 0,55 mm Elgiloy-blue- oder Elgiloy-yellow-Draht.

Die einzelnen Distanzen werden, wenn nicht ein aktuelles Kiefermodell zum Abgreifen zur Verfügung steht, im Mund abgegriffen oder mit einem biegsamen Lineal gemessen. Der Bogen wird zunächst in einer Ebene gebogen (Abb. 10.153). Wir beginnen z.B. auf der linken Seite; nach einer Distanz, die etwas mehr als der Drahtlänge im Bukkalröhrchen entspricht, wird ein erster senkrechter Knick eingebogen. Der so

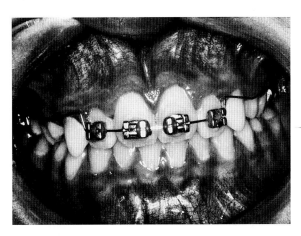

Abb. 10.152 Utility arch

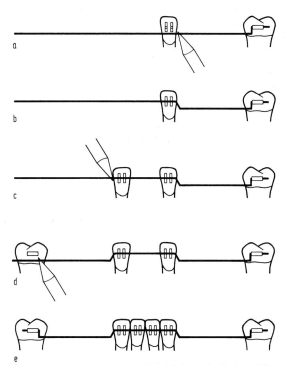

Abb. 10.153 Arbeitsgang beim Biegen eines Utility arch

entstehende senkrechte Schenkel liegt später genau am Eingang zum Bukkalröhrchen. Im Abstand von 5 mm folgt ein zweiter rechtwinkeliger Knick. Wenn man zum Biegen eine gerade How-Zange verwendet, entspricht dies ziemlich genau der Breite des Zangenendes. Dann folgt in der Gegend zwischen seitlichem Schneidezahn und Eckzahn ein weiterer, leicht schräger Schenkel, der 5 mm hoch ist und den Bogen zu seinem Ausgangsniveau zurückführt. Nach einer Drahtlänge, die dem Frontsegment entspricht, wiederholen sich die Biegungen in umgekehrter Reihenfolge.

Besteht in der Front Engstand, soll beiderseits zwischen den Brackets der seitlichen Schneidezähne und den vorderen vertikalen Schenkeln etwas Platz bleiben, damit sich die Schneidezähne ausrichten können.

Als nächstes wird mit der De-La-Rosa-Zange die Frontzahnrundung eingebogen. Auch die nach gingival versetzten, bukkalen Segmente erhalten eine leichte Krümmung. Anschließend werden die bukkalen Segmente mit der Hand nach außen gedreht (Flaring out), während man den Bogen jeweils in der Gegend des seitlichen Schneidezahnes mit einer Zange – genau horizontal – festhält (Abb. 10.154). Manchmal kann es aber auch erwünscht sein, im Schneidezahnbereich einen leichten lingualen oder labialen Wurzeltorque einzubiegen (Abb. 10.155).

Der hintere vertikale Schenkel wird nach lingual gedreht, während man den Draht vor dem Schenkel mit einer Zange festhält (Abb. 10.156). Damit gewinnt das bukkale Segment beim Einsetzen mehr Abstand zur Gingiva. Durch diese Maßnahme und durch das Flaring out erhält das Bogenende einen bukkalen Wurzeltorque von ca. 45°. Darüber hinaus wird in den Bogenanteil

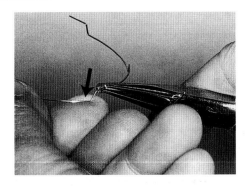

Abb. 10.154 Flaring out

linguale Wurzeltorque

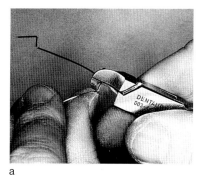
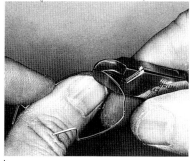
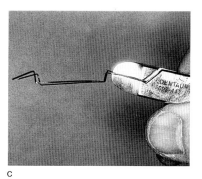

a   b   c

Abb. 10.155   Einbiegen eines lingualen Wurzeltorques; unter Festhalten des jeweiligen Bukkalsegments wird die Zange neben dem vorderen Vertikalschenkel angesetzt und entsprechend gedreht (a), dasselbe geschieht auf der Gegenseite (b); das Ergebnis (c)

a

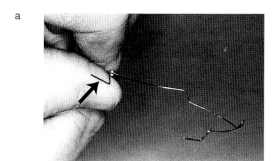

a

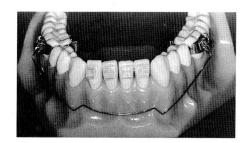

b

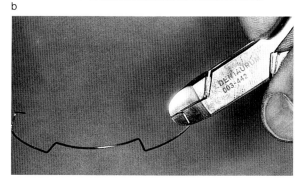

b

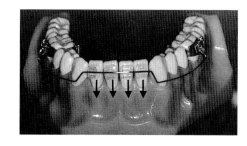

Abb. 10.156   Damit das bukkale Segment mehr Abstand zur Gingiva gewinnt, werden die hinteren vertikalen Schenkel nach lingual gedreht (a); dadurch und durch das Flaring out entsteht ein bukkaler Wurzeltorque im Molarenbereich von ca. 45° (b)

Abb. 10.158   Entsprechend den langen Federarmen liegt das frontale Segment im entspannten Zustand ungefähr im Bereich der Umschlagfalte (a), beim Einlegen in die Bracketschlitze werden auf die Schneidezähne relativ geringe intrudierende Kräfte ausgeübt (b)

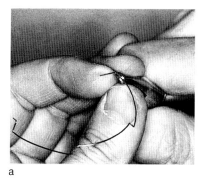
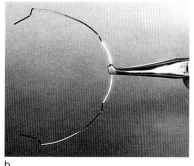
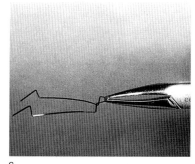

a   b   c

Abb. 10.157   Tip back und Toe in werden gleichzeitig eingebogen, indem man den hinteren vertikalen Schenkel mit der Zange festhält und das Ende nach gingival und lingual drückt (a); das Ergebnis (b, c)

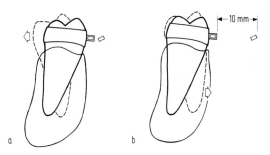

Abb. 10.159 Damit sich der bukkale Wurzeltorque als solcher auswirken kann und damit es nicht reziprok zur Lingualneigung der Zahnkronen (a) kommt, ist es notwendig, den Bogen beiderseits um ca. 10 mm auf Expansion einzustellen (b)

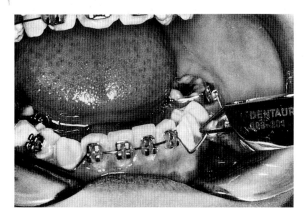

Abb. 10.160 Intraorales Nachbiegen des Utility arch zur Verstärkung einer bestimmten Wirkung

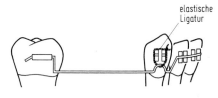

Abb. 10.161 Nachdem die Schneidezähne intrudiert sind, kann der Eckzahn mit einer elastischen Ligatur an einen Utility arch nachgeholt werden

distal von der hinteren Stufe ein Toe in von 30°–45° und ein Tip back von 30°–45° (beim offenen Biß ein Tip foreward) eingebogen (Abb. 10.157). Torque, Toe in und Tip back müssen deswegen so stark ausgeprägt sein, weil hier zwischen den ersten Molaren und dem Frontzahnsegment ein langer Federarm wirksam ist (Abb. 10.158). Die von RICKETTS et al. (1979) angegebenen Richtwerte müssen nach therapeutischen Überlegungen variiert werden.

Da der bukkale Wurzeltorque dazu führen kann, daß sich die Kronen der ersten Molaren nach lingual neigen, muß der Bogen um ca.

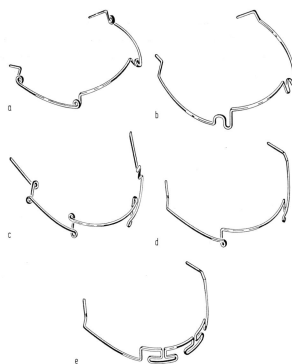

Abb. 10.162 Varianten des Unterkiefer-Utility-arch zur Expansion (a, b), zur Kontraktion (c, d) und zum Ausrichten der Front (e). Diese und andere Variationen können auch im Oberkiefer Verwendung finden

10 mm auf Expansion eingestellt werden (Abb. 10.159).

Mögliche therapeutische Effekte des Utility arch sind:

- Aufrichten der Molaren,
- mesiobukkale Rotation der Molaren,
- bukkaler Wurzeltorque der Molaren, der auch als Verankerungshilfe dienen kann (bei einem Draht von 0,40 × 0,40 mm wenig ausgeprägt),
- Intrusion (und gleichzeitige Protrusion) der Schneidezähne mit einer mäßigen Kraft (0,5–0,75 N),
- evtl. verstärktes Protrudieren oder Retrudieren der Inzisivi (durch lingualen oder labialen Wurzeltorque),
- Ausrichten der Inzisivi (evtl. mit Loops im Frontsegment).

Den Utility arch setzen wir vor allem beim Deckbiß in einer frühen Behandlungsphase zur Intrusion der Frontzähne ein. Seine Wirkung kann durch Biegungen mit einer Aderer-Zange im Munde verstärkt werden (Abb. 10.160).

Ragt der Eckzahn über die inzwischen intrudierte Front hinaus, kann er anschließend durch Anbinden an den Bogen mit einer elastischen Ligatur ebenfalls intrudiert werden (Abb. 10.161).

Neben der hier beschriebenen Grundform des Utility arch kennt die Ricketts-Technik eine Reihe von Modifikationen zum Retrahieren, Expandieren oder Torquen der Schneidezähne (Abb. 10.162).

10.6 Das Straight-wire-Prinzip

Das Straight-wire-Prinzip basiert auf der Idee, die Wirkungen, die von den Details eines Idealbogens mit rechteckigem Querschnitt ausgehen, dadurch zu erreichen, daß man die Brackets und Röhrchen entsprechend gestaltet, während man den Drahtbogen gerade, d.h. in seiner Grundform, beläßt und auf die wesentlichen Biegungen erster, zweiter und dritter Ordnung verzichtet (Abb. 10.163). Die Anwendung vorgeformter Bögen bietet sich hier geradezu an; sie macht die Methode zu einem sehr rationellen Verfahren.

Inset, Offset und Eckzahnkurvatur werden durch die Verwendung von Brackets mit unterschiedlicher Schafthöhe (Abstände zwischen Bracketschlitz und Zahnoberfläche, High-profile-Brackets, Low-profile-Brackets; Abb. 10.164) überflüssig.

Das Toe in wird durch eine Anwinkelung der Bukkalröhrchen ersetzt (Abb. 10.165 und Abb. 10.166).

Die ideale mesio-distale Zahnachsenneigung wird durch eine Angulation (Tip) der Brackets und Röhrchen an den Bändern bzw. den Klebebracketbasen erreicht (Abb. 10.167 und Abb. 10.168). Damit werden Artistics und Tip back überflüssig.

Die Neigung der Zahnachsen in bukkolingualer bzw. labio-lingualer Richtung wird schließlich durch eine unterschiedliche Neigung der Bracketschlitze und Röhrchen (Torque-Brackets) beeinflußt (Abb. 10.169). Ein unterschiedlicher Winkel zwischen Bracketbasis und Bracketschaft ergibt denselben Effekt (Abb. 10.170). Damit sollen auch Torque-Biegungen entfallen.

Dieses Straight-wire-Prinzip – man spricht auch von Straight-wire-Technik, Straight-arch-Technik, Level-arch-Technik, Triple-Control-System – ist nicht ganz neu. Bereits Angle (1928/29) hat an diese Möglichkeit gedacht. Holdaway (1952) machte die ersten Versuche mit der Angulation von Brackets, vor allem, um Artistic-Biegungen überflüssig zu machen. Jarabak und Fizzell (1960; zit. bei Magness 1978) verwendeten bereits angulierte und getorquete Brackets. Am konsequentesten wurde die Möglichkeit, „Therapie in das Bracket einzubauen" von Andrews (1978) genutzt. Die von ihm geschaffenen Brackets berücksichtigen die Aufgaben der Biegungen erster, zweiter und dritter Ordnung. Außerdem hat er sich sehr um eine Normierung der Bracketposition bemüht, die eine wesentliche Voraussetzung für die Realisierung des Prinzips ist.

Straight wire ist keine eigene Technik. Das Prinzip läßt sich in allen „Techniken" verwirklichen, die als letzten Bogen einen rechteckigen Idealbogen vorsehen.

Die *Vorteile* dieses Konzepts liegen in der Zeitersparnis und in der Tatsache, daß man hier unnötiges Hin- und Herbewegen von Zähnen, bedingt durch Ungenauigkeiten beim Übergang von einem zum anderen Bogen, vermeiden kann.

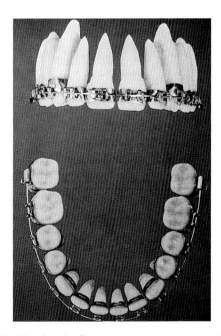

Abb. 10.163 Gerader Bogen

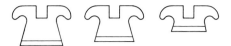

Abb. 10.164   Brackets mit unterschiedlicher Schafthöhe gleichen im Straight-wire-System die Unterschiede in den Abständen zwischen Bogen und Zahnoberfläche aus

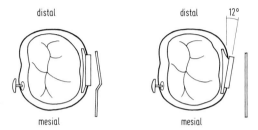

Abb. 10.165   Eine Abwinkelung des Bukkalröhrchens soll das Molarenoffset mit Toe in überflüssig machen

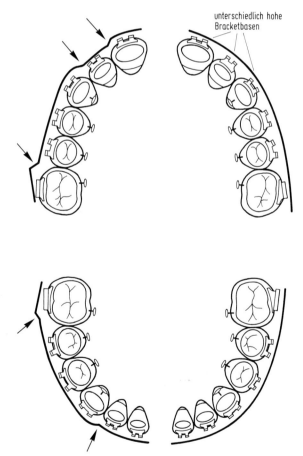

Abb. 10.166   Durch das Straight-wire-System werden alle Biegungen erster Ordnung überflüssig

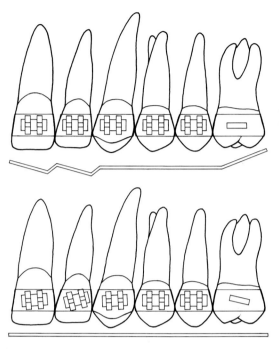

Abb. 10.167   Biegungen zweiter Ordnung, wie Artistics und Tip back, werden im Straight-wire-System durch die Angulation von Brackets und Röhrchen ersetzt

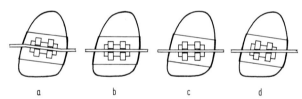

Abb. 10.168   Verschiedene Möglichkeiten, die Zahnachsen im Sinne von Artistics richtig einzustellen: Biegung im Bogen (a), Band anguliert (b), Bracket anguliert (c), Bracketschlitz anguliert (d)

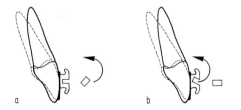

Abb. 10.169 a und **b**   Der in das Bracket „eingebaute Torque" macht Torquebiegungen überflüssig

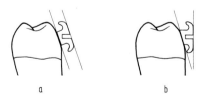

Abb. 10.170   Zwei verschiedene Arten von Torque-Brackets; mit angeschrägtem Bracketschlitz (a) und mit angeschrägter Basis (b)

In Verbindung mit der Straight-wire-Methode lassen sich am besten die Vorzüge des „Variable-Modulus-Systems" (BURSTONE 1981) nutzen. In ihm wird die Starrheit des Bogens dadurch allmählich gesteigert, daß man nicht das Drahtformat, sondern die Drahtqualität variiert (Nitinol, Beta-Titanium, rostfreier Stahl). Wenn man mit einem so weich-elastischen Material wie Nitinol beginnt, kann man schon relativ früh größere Drahtformate, auch rechteckige Drahtformate, verwenden. Der Vorteil dieses Vorgehens liegt in einer frühzeitigen stärkeren Lenkung der Zähne.

Die Straight-wire-Methode bringt jedoch auch *Nachteile* mit sich. Insbesondere muß man den werbenden Anpreisungen derer entgegentreten, die „Straight-wire-Technik", bzw. die dafür notwendigen Produkte, mit dem Prädikat „einfach, unproblematisch und geeignet für den Anfänger" verkaufen. Straight-wire-Technik ist trotz der „Einfachheit" nichts für den Ungeübten und ganz sicher nichts für den in der Kieferorthopädie Unerfahrenen. Vielmehr stellt sie eine Erleichterung für den Fortgeschrittenen dar, der die Technik des Bogenbiegens, einschließlich der Torquegebung, beherrscht, der variieren und individualisieren kann und der weiß, wann er andere Mittel einsetzen muß.

Die angedeutete Problematik kann man so beschreiben: Ein Einheitssystem – in jedem Fall dieselbe Angulation, derselbe Torque – wird der Vielfalt von morphologischen Varianten und therapeutischen Aufgaben nicht gerecht. Unter therapeutischen Gesichtspunkten ist es zum

Tabelle 10.2   Torque- und Angulationswerte nach Angaben führender Kliniker (Zusammenstellung Fa. Ormco). Positive Zahlen bedeuten lingualen Wurzeltorque bzw. distale Wurzelneigung, negative Zahlen bedeuten bukkalen/ labialen Wurzeltorque bzw. mesiale Wurzelneigung

Maxillary	Max. Cent.		Max. Lat.		Max. Cusp.		Max. Bicusp.		Max. 1st Mo.		Max. 2nd Mo.	
	Torque	Angulat.	Torque	Angulat.	Torque	Angulat.	Torque	Angulat.	Torque	Angulat.	Torque	Angulat.
Andrews (.022″ Twin)	7	5	3	9	−7	11	−7	2	− 9	5	− 9	5
Andrews (extraction)	7	5	3	9	−7	15	−7	0	− 9	5	− 9	5
Creekmore (.018″ Steiner)	7	3	3	5	−7	4	−7	0	−10	0	−10	0
Hice (.022″ Edgelok)	14	3	7	8	3	7	−7	0	−10	0	−10	0
Hickham (.018″ Edgelok)	15	4	7	7	0	7	0	0	−10	0	−10	0
L/A Modern	14	3	7	5	−7	7	−7	0	−10	0	−10	0
Northwest	7	5	3	9	−7	7	−7	0	−10	0	−10	0
Ricketts (.018″ Twin)	22	0	14	8	7	5	0	0	0	0	0	0
Ricketts (extraction)	22	0	14	8	7	5	0	0	0	0	0	0
Root (.018″ Lewis)	20	4	14	5	7	6	0	0	−10	0	−10	0
Roth (.022″ Twin)	12	5	8	9	−7	11	−7	0	− 9	5	− 9	5

Mandibular	Mand. L. Ant.		Mand. Cusp.		Mand. 1st Bi.		Mand. 2nd Bi.		Mand. 1st Mo.		Mand. 2nd Mo.	
	Torque	Angulat.	Torque	Angulat.	Torque	Angulat.	Torque	Angulat.	Torque	Angulat.	Torque	Angulat.
Andrews (.022″ Twin)	−1	2	−11	5	−17	2	−22	2	−30	2	−35	2
Andrews (extraction)	−1	2	−11	9	0	0	−22	0	−30	2	−35	2
Creekmore (.018″ Steiner)	0	2	− 7	4	−15	3	−15	3	−30	6	−30	6
Hice (.022″ Edgelok)	0	0	− 7	5	−11	0	−14	0	−22	0	−20	0
Hickham (.018″ Edgelok)	0	0	0	5	− 7	0	−14	0	−25	0	−30	0
L/A Modern	−1	0	− 7	6	−11	0	−17	−4	−22	−6	−27	−6
Northwest	−1	0	−11	5	−17	0	−22	0	−30	0	−20	0
Ricketts (.018″ Twin)	0	0	7	5	0	0	−14	0	−22	−5	−22	−5
Ricketts (extraction)	0	0	7	5	− 7	0	− 7	0	−22	−5	−22	−5
Root (.018″ Lewis)	−1	2	− 7	6	−11	−4	−17	−4	−22	−6	−27	−6
Roth (.022″ Twin)	−1	2	−11	5	−22	−2	−22	−2	−30	−2	−35	−2

Beispiel immer wieder notwendig, einer bestimmten Tendenz durch Überkompensierung entgegenzuwirken.

So müssen manchmal Eckzähne betont lingual gehalten oder stärker nach bukkal geholt werden. Beim herkömmlichen Bogenbiegen berücksichtigt man das durch eine Variation der Eckzahnkurvatur. Auch Molaren müssen manchmal mehr rotiert werden, was uns veranlaßt, das Toe in zu verstärken.

Bei gekippten Zähnen biegen wir ein Gable bend ein. Um dasselbe mit dem Straight wire zu erreichen, müßte das entsprechende Bracket eine mehr oder weniger starke Angulation erhalten. Von der Art der Anomalie hängt es ab, ob wir ein Tip back einbiegen und wie ausgeprägt es sein soll. Entsprechend müßte die Angulation des Bukkalröhrchens nach therapeutischen Gesichtspunkten variiert werden. Noch problematischer stellt sich ein Einheitstorque dar. Allein schon die Tatsache, daß von verschiedenen Autoren unterschiedliche Angaben über das Ausmaß der richtigen Torqueneigung gemacht werden (Tab. 10.2), beleuchtet dieses Problem. Der „richtige Torque" hängt ab von der Kronenmorphologie, der Lage der Brackets, der Art der Anomalie und der Art der Therapie. So wird bei einer bestehenden Retrusion der oberen Front (Deckbiß) mehr Torque benötigt als bei einer Protrusion. Für das Zurückholen der Front im Rahmen einer Extraktionstherapie ist ebenfalls mehr Torque erforderlich.

Die Verwendung von Bracketsortimenten mit unterschiedlichem Torque – ANDREWS (1978) hat verschiedene Bracketsets für Extraktions-Fälle und 12 Anomaliegruppen entwickelt – ist ein kleiner Schritt aus dem Dilemma. Individualisierende Korrekturbiegungen im zunächst geraden Bogen aber widersprechen dem Prinzip. Sie sind zudem schwierig und erfordern viel Vorstellungsvermögen und Verständnis.

Torque- und Angulationsangaben verschiedener Autoren beziehen sich z.T. auf verschiedene Okklusionskonzepte; manches ist empirisch belegt, in anderen Fällen bleibt unklar, wie der Autor zu diesen Angaben gekommen ist. Beim Vergleich ist in jedem Fall Vorsicht geboten; manche beziehen die Torque-grade auf die Abweichung einer Tangente an den Mittelpunkt der Labial- und Bukkalflächen von der

Senkrechten auf die Okklusionsebene (ANDREWS 1978), andere meinen damit die Neigung der Zahnachse. Wenn die einen von einer Distalkippung sprechen und damit meinen, daß die Zahnkrone weiter distal liegt, bedeutet es für

Tabelle 10.3 Angulations- und Torquewerte der Brakkets und Röhrchen im Mainzer Aufschweißsystem _ = Hand

Zahn	Brackets, Tubes mit Torque und Angulation	Aufsetzlaschen Lingualattachments
1|1	Broussard-Bracket R/L 22° Torque 3° mesial-anguliert	Aufsetzlasche Handli 20° T 5° A
2|2	Broussard-Bracket R/L 17° Torque 5° mesial-anguliert	Aufsetzlasche 14° T 9° A
21|12	Broussard-Bracket 0° Torque 0° Angulation	Aufsetzlasche 0° T 3° A (recht) / 5° A (links)
3|3	Broussard-Bracket 7° Torque 5° mesial-anguliert	Lingualknopf −2° T 9° A
3|3	Broussard-Bracket 7° Torque 5° mesial-anguliert	Lingualknopf 0° T 2° A (recht) / 9° A (links)
54|45	Broussard-Bracket 0° Torque 0° Angulation	Lingualknopf −10° T 2° A
54|45	Broussard-Bracket 0° Torque 0° Angulation	Lingualknopf 4er: 0° T / 2° A 5er: −15° T / 2° A
6|6	Convertible-Bracket 0,15 ∅ Rundröhrchen okklusal 0° Torque 0° Angulation	Lingual sheath −20° T 3° A 10° Distal Offset
6|6	Convertible-Bracket 0,15 ∅ Rundröhrchen zervikal 0° Torque 0° Angulation	Lingualknopf mesial −22° T 2° A 4° Distal Offset
7|7	Bukkalröhrchen 0° Torque 0° Angulation	Lingualknopf mesial −25° T 3° A 10° distaloffset
7|7	Bukkalröhrchen 0° Torque 0° Angulation	Lingualknopf mesial −25° T 2° A 6° Distal Offset

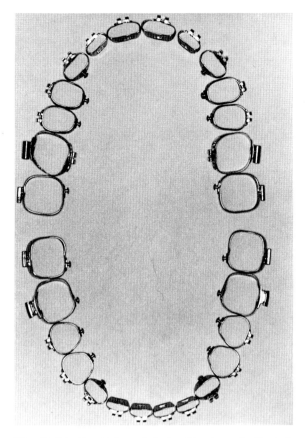

Abb. 10.171 Das Mainzer Aufschweißsystem; die Brackets haben die in Tabelle VII genannten Angulations- und Torquewerte. An den oberen ersten Molaren wird bukkal eine Kombination von Convertible-Bracket und okklusal liegendem Headgearröhrchen und palatinal ein Lingual sheath aufgeschweißt. Die unteren ersten Molaren erhalten bukkal eine Kombination von Convertible-Bracket und gingival liegendem Röhrchen für einen Lip bumper

andere das Gegenteil, nämlich einen Verlauf der Wurzeln nach distal. Bei dem Streit um einige Winkelgrade darf auch der Einwand erlaubt sein, daß bei den meist verwendeten Drahtformaten bereits das freie Spiel im Bracket größer ist.

Auch wenn man nicht alle Elemente eines Straight-wire-Systems in einem routinemäßig verwendeten Bandsortiment mit aufgeschweißten Attachments verwirklicht, kann man sich trotzdem die Vorteile von Teilelementen sichern, insbesondere von der Angulation der Brackets im Frontzahnbereich, um eine bessere Einstellung der Zahnachsenneigung, auch ohne Artistic-Biegungen, zu gewährleisten. So verwenden wir seit langem Bänder, bei denen die Brackets mit den in Tabelle 10.3 genannten Angulationswerten aufgeschweißt sind (Abb. 10.171). Dieses System macht die komplizierteren Arbeiten, nämlich den Frontzahn-Torque und Artistic-Biegungen, überflüssig. Die Verwendung von Broussard-Brackets, der Convertible-Bracket-Röhrchenkombinationen und der Lingual sheath bietet interessante Möglichkeiten. Wir verwenden dieses System neben einem Standard-Edgewise-System.

Klebebrackets bringen in Verbindung mit der Straight-wire-Methode den Vorteil, daß man verschiedene Varianten des Systems bereithalten kann, ohne kostspielige Lagerhaltung entsprechender Bandsortimente.

11 Zusätzliche Mechanik

Der Bogen, dessen Form so bedeutend ist, kann aufgrund seiner Elastizität die verschiedensten Wirkungen entfalten. Wo er aber als passiver Führungsbogen eingesetzt ist, bedarf es zusätzlich mechanischer Kräfte. Es hat sich in der Orthodontie eingebürgert, bei einem Kraftsystem auch kurz von einer „Mechanik" zu sprechen.

11.1 Krafterzeugende Elemente

Eine zusätzliche Kraftapplikation kann erreicht werden mit:

- Zugspiralfedern,
- Druckspiralfedern,
- elastischen Ligaturen,
- elastischen Ringen,
- sog. Alastics,
- Drahtligaturen,
- Rotations-, Aufrichte- und Torquefedern.

11.1.1 Zugspiralfedern

Bei den Zugspiralfedern liegen die Windungen eng aneinander (Abb. 11.1). Es gibt sie in verschiedenen Dicken und Windungsgrößen, also mit unterschiedlicher Elastizität. Die durch Spiralfedern erzeugten Kräfte sind proportional der

Längenänderung und der vierten Potenz des Drahtdurchmessers und umgekehrt proportional der Zahl der Windungen sowie der dritten Potenz ihres Radius.

Um eine geeignete Feder vorzubereiten, schneidet man von der Rolle ein kurzes Stück (ca. 4–6 mm) ab. Durch leichtes Dazwischenge-

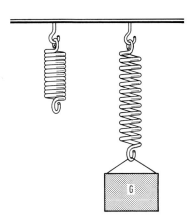

Abb. 11.1 Zugspiralfeder

a
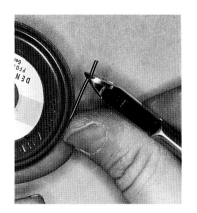

b
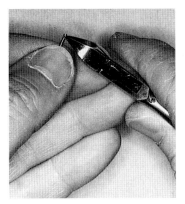

c
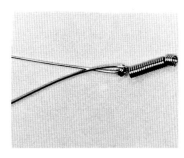

Abb. 11.2 Vorbereitung einer Zugspiralfeder: An den Enden eines von der Rolle abgeschnittenen Stückes (a) werden 2–3 Windungen abgebogen (b), durch die ein Ligaturendraht gefädelt wird (c)

Zug feder: Dentaurum (Nr. 758–175)
ø 0.22 mm /.009"
mm lang

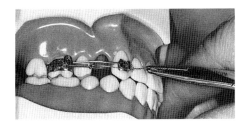

Abb. 11.3 Anspannen einer Zugspiralfeder beim Ligieren

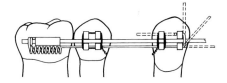

Abb. 11.4 Konfektionierte Zugspiralfeder

hen mit dem Ligaturenschneider biegt man an beiden Enden 2–3 Windungen ab, so daß man einen Ligaturendraht durchfädeln kann (Abb. 11.2), mit welchem zunächst ein Ende eng um ein Röhrchen oder Bracket gebunden wird. Das zweite Ende wird mit einem längeren Drahtstück unter Spannung um das Bracket eines zweiten, zu bewegenden Zahnes ligiert (Abb. 11.3). Die Ligatur soll den Führungsbogen nicht kreuzen, um die Reibung nicht zu erhöhen. Die Zugspirale selbst liegt meist neben oder hinter dem Führungsbogen. Sie wird deswegen kurzgehalten, weil sie so mehrmals durch Anziehen der langen Ligatur nachaktiviert werden kann. Auch konfektionierte Zugspiralfedern zum Einhängen sind im Handel erhältlich (Abb. 11.4).

11.1.2 Druckspiralfedern

Eine Druckspiralfeder (Abb. 11.5), die man an den offenen Windungen erkennt (ebenfalls in verschiedenen Stärken erhältlich), benötigt, um wirksam werden zu können, eine Führung. Sie wird deswegen vor dem Einligieren über den Führungsbogen geschoben. Die Länge wird so gewählt, daß die Feder um ca. ⅓ länger abgeschnitten wird, als es der Distanz der Punkte entspricht, zwischen die die Spirale unter Spannung eingebracht wird (Abb. 11.6). Das Nachaktivieren geschieht in der Weise, daß man zwi-

schen Spirale und Bracket ein aufklinkbares Röhrchen anbringt (Abb. 11.7). Man kann auch, ohne den Bogen ausbinden zu müssen, ein zusätzliches Stück Spiralfeder aufdrehen. Auch durch das Flachdrücken einiger Windungen mit einer geeigneten Zange läßt sich die Spannung wieder etwas erhöhen. Es wird auch empfohlen, schon vor dem Einbinden des Bogens neben der eigentlichen Druckspiralfeder kleine Reservestücke über den Bogen zu schieben, die zunächst spannungslos an anderer Stelle liegen und dann nach Bedarf – nach Lösen der Bracketbefestigung – an die betreffende Stelle geschoben werden.

Damit es zu einer Bewegung der durch die Druckspiralfeder belasteten Zähne kommt, muß auf dem Bogen in Bewegungsrichtung ausreichender Spielraum sein.

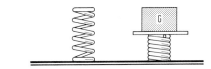

Abb. 11.5 Druckspiralfeder

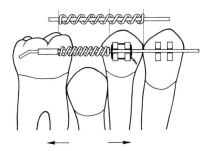

Abb. 11.6 Verwendung einer Druckspiralfeder

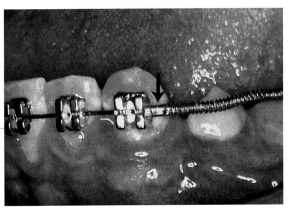

Abb. 11.7 Durch Aufklinken eines Röhrchens kann die Spannung einer Druckspiralfeder wieder erhöht werden (Pfeil)

11.1.3 Elastische Ligaturen

Für eine elastische Ligatur wird ein mit Seide umsponnener Gummifaden oder ein hochelastischer synthetischer Gummifaden (Power thread[1], Elastomeric elastic ligature thread[2], Elasto-Force[3]) verwendet (Abb. 11.8). Letzterer ist zwar teuer, aber wesentlich hygienischer. Auch dieses dauerelastische Material wird in verschiedenen Stärken angeboten.

Die Ligatur wird zum Lückenschluß als fortlaufende Achterligatur hinter dem Führungsbogen angelegt, am besten vor dem Einbinden des Bogens, um das mühsame Durchfädeln zu umgehen. Der elastische Faden muß, damit Kraft erzeugt wird, unter Spannung geknotet werden (Abb. 11.9). Die chirurgische Knotentechnik ist hier von großem Nutzen.

[1] Fa. Ormco
[2] Fa. Rocky Mountain
[3] Fa. Dentaurum

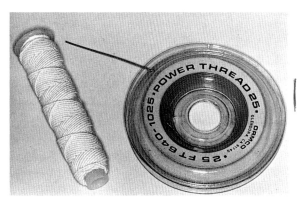

Abb. 11.8 Material für elastische Ligaturen: mit Seide umsponnener Gummifaden und Power thread

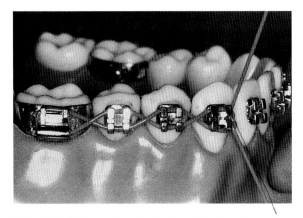

Abb. 11.9 Anlegen einer elastischen fortlaufenden Achterligatur

Bewegt man einen Zahn mit einer elastischen Ligatur, sollte man diese nur um die in Bewegungsrichtung liegenden Bracketflügel schlingen, um Rotationseffekte gering zu halten (Abb. 11.10). Elastische Ligaturen können auch lingual bzw. palatinal zwischen Knöpfchen oder Haken angebracht werden. Auf den Zwischen-

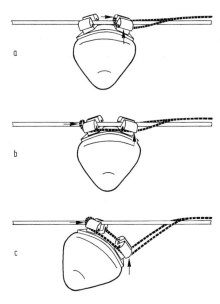

Abb. 11.10 Zur besseren Rotationskontrolle sollte die elastische Ligatur nur um die in Bewegungsrichtung liegenden Bracketflügel geschlungen werden (a). Andernfalls rotiert der Zahn, bis sich ein Kräftegleichgewicht eingestellt hat (b, c)

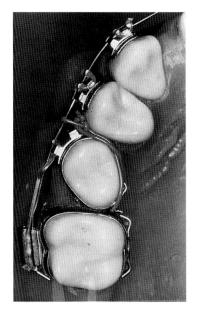

Abb. 11.11 Elastische Ligatur von einem Lingualhaken an den Bogen mit rotierender Wirkung

abschnitten sollte man den Faden einige Male verdrehen, weil ein kompakter Strang für die Zunge weniger unangenehm ist als zwei einzelne Fäden – dies gilt in noch stärkerem Maße für Drahtligaturen. Elastische Ligaturen können auch von einer Öse oder einem Lingualknopf aus an den Bogen geführt werden, um Zahndrehungen zu korrigieren (Abb. 11.11).

Der Kraftabfall ist bei elastischen Ligaturen relativ gering. Eine elastische Ligatur hat nach einer Stunde noch 89% ihrer Spannung, nach vier Wochen noch ca. 78% (HOFMANN und MIETHKE 1981).

11.1.4 Elastische Ringe

Elastische Ringe aus Latex gibt es in verschiedenen Größen und in jeweils 2–3 verschiedenen Stärken (Abb. 11.12). So steht für jede Distanz ein abgestuftes System von Kräften zur Verfügung. Die Ringe werden meist zwischen zwei Punkten eingehängt, und zwar intramaxillär oder intermaxillär. Als Einhängepunkte dienen auf der lingualen Seite Knöpfchen oder Haken, auf der bukkalen Seite das über das Röhrchen hinausragende Ende des Bogens, ferner Haken, die auf einem Band aufgeschweißt sind, Haken, die in den Bogen eingebogen, dort aufgelötet oder aufgeklinkt sind, weiterhin gleitende Haken (Abb. 11.13) und Haken von dicken Ligaturen (0,30–0,35 mm; Abb. 11.14), die um ein Bracket geschlungen sind und schließlich die Pig-tail- und Kobayashi-Haken (Abb. 11.15 und Abb. 11.16).

Um eine bessere Kontrolle über die durch das Einhängen der Gummiringe erzeugten Kräfte zu haben, sollte man die Kräfte mit einer Federwaage messen. Die folgende Angabe kann eine Vorstellung von den durch elastische Gummiringe erzeugten Kräften vermitteln: Bei Streckung des jeweiligen Innendurchmessers auf das Dreifache erzeugt dünnes Material eine Kraft von ca. 0,7 N, mittleres 1,3 N und dickes 1,8 N.

Verschiedentlich wird empfohlen, das Material vor dem Einhängen einmal kurz vorzustrecken.

Die Gummiringe werden vom Patienten selbst eingehängt; er erhält dazu besondere Instruktionen. So sollen die Gummiringe, abgesehen von den Mahlzeiten und dem Zähneputzen, fortwährend getragen werden. Wenn sie

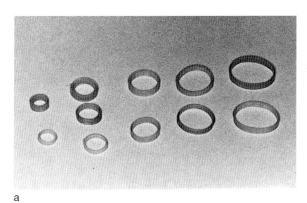

a

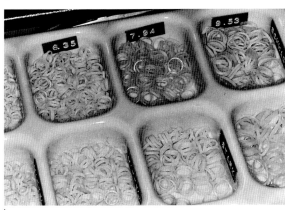

b

Abb. 11.12a und **b**   Elastische Ringe

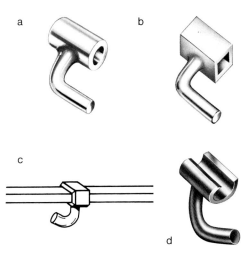

a   b

c

d

Abb. 11.13   Gleitende Haken (Sliding hook) mit rundem (a) oder vierkantigem (b) Querschnitt; sie werden über den Bogen geschoben (c), durch Aufschweißen können sie auch dort befestigt werden. Aufklinkbarer Haken (d), der mit einer Zange zusammengedrückt wird

reißen, werden sie ersetzt. Da sich das Material in der Mundhöhle verändert und an Spannung verliert (in 24 Stunden ca. 40%), müssen sie jeden Tag gewechselt werden. Der Patient muß also ständig über einen Vorrat an Gummiringen verfügen. Zur Erleichterung des Einhängens gibt es Hilfsgeräte (Abb. 11.17).

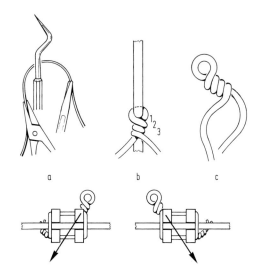

Abb. 11.15   Herstellung eines Pig-tail-Hakens

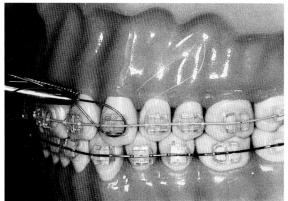

a

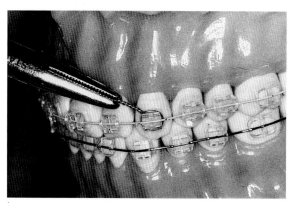

b

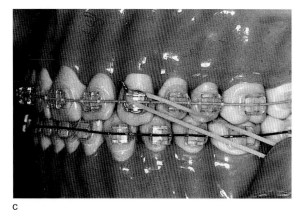

c

Abb. 11.14   Das Ende einer Ligatur (0,4 mm, weich) wird zu einem Haken geformt, der zum Einhängen eines elastischen Ringes dient

a

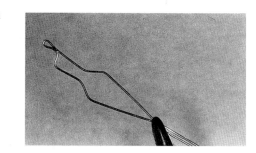

b

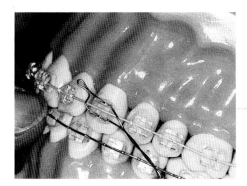

c

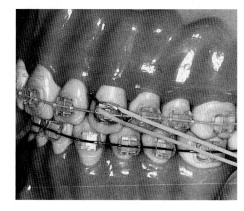

Abb. 11.16a–c   Vorgeformte Kobayashi-Haken

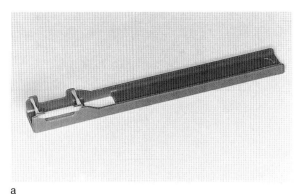

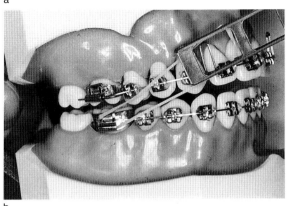

a

b

Abb. 11.17 a und **b**   Hilfsgerät zum Einhängen von Gummiringen durch den Patienten (Fa. Dentaurum)

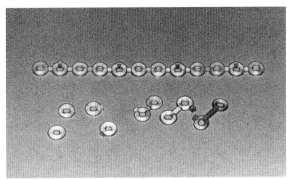

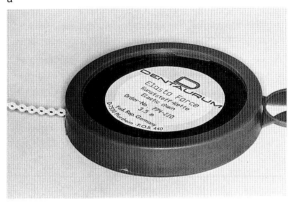

a

b

Abb. 11.18 a und **b**   Alastics in verschiedenen Ausführungen

11.1.5 Alastics

Unter Alastics versteht man besonders
geformte, kleine, hochelastische Ringe aus
einem relativ mundbeständigen, dauerelasti-
schen, synthetischen Material. Als einfache
Ringe können sie zur Befestigung des Bogens im
Bracket oder zum Separieren der Zähne verwendet werden. Solche Alastics gibt es aber auch als
Doppelringe mit einem unterschiedlich langen
Verbindungssteg und als Alastic-Kette mit vielen kurzen Verbindungsteilen (Abb. 11.18); man
kann sie zwischen Knöpfchen und Haken einhängen, aber auch um die Brackets legen
(Abb. 11.19). Damit werden Ligaturen oder einzelne Alasticringe zur Befestigung des Bogens
an den betreffenden Brackets überflüssig
(Abb. 11.20). Die Alastics werden ausschließlich
vom Behandler angelegt, also nicht vom Patienten gewechselt. Zum Einhängen bedient man
sich einer Mosquito-Klemme. Die verschiedenen Formen von Alastics eröffnen ein weites
Feld von Anwendungsmöglichkeiten.

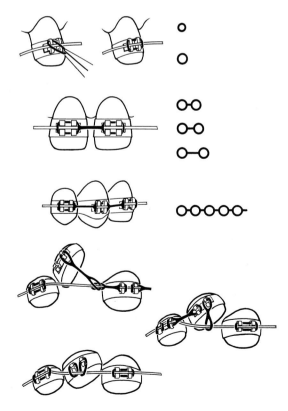

Abb. 11.19   Anwendungsmöglichkeiten von Alastics

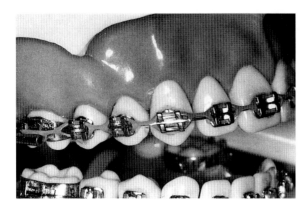

Abb. 11.20 Alastic-Kette zum Zusammenziehen von Zähnen (Lückenschluß)

11.1.6 Drahtligaturen

Auch mit starren Drahtligaturen (0,25 bis 0,28 mm dicker, weicher Draht) – angelegt zwischen zwei Zähnen – kann durch wiederholtes Nachaktivieren eine Zahnbewegung erreicht werden. Dabei treten starke, aber sehr kurzwegige Kräfte auf. Wird ein Zahn mit einer Drahtligatur gegen einen Bogen gezogen, kann letzterer etwas elastisch deformiert werden und so eine elastische Kraft auf den Zahn übertragen.

Vornehmlich aber werden starre Ligaturen zum Fixieren einer Zahngruppe nach Lückenschluß verwendet. Die Ligaturen werden zwischen Brackets bzw. Röhrchen meist als Achterligatur angelegt, und zwar möglichst vor dem Einbringen des Bogens. Beim Anlegen über dem Bogen werden Befestigungsligaturen überflüssig.

Außerdem können Drahtligaturen um Knöpfchen und Haken oder durch Ösen geführt werden.

11.1.7 Rotations-, Aufrichte- und Torquefedern

Diese Federn werden dort verwendet, wo der Bogen allein nicht genügend effektiv ist, eine Zahndrehung, eine Kippung oder eine ungünstige labiolinguale Achsenneigung zu korrigieren. Mit den genannten Hilfsmitteln können einzelne Zähne gezielt und nachhaltig beeinflußt werden.

Verschiedene *konfektionierte* Federn, meist aus einem superspezialfederharten Draht (0,30–0,40 mm), stehen zur Verfügung.

- Einfache, universell verwendbare Aufrichtefedern, rechts oder links gedreht, zum Einstecken in den Vertikalschlitz von Broussard-Brackets oder in die Begg-Brackets (Abb. 11.21),
- spezielle Aufrichtefedern für die Begg-Technik (Abb. 11.22),
- Aufrichtefedern für Edgewise-Doppel-Brackets (Abb. 11.23),
- universell verwendbare Rotationsfedern (Abb. 11.24),
- Rotationsfedern für die Begg-Technik (Abb. 11.25),
- spezielle Rotations-, Aufrichte- und Zugfedern für Broussard-Brackets (Abb. 11.26),
- Torquefedern für Einzelzähne (Abb. 11.27),
- Torquefedern für mehrere obere Schneidezähne, hochelastische Drahtbögen mit Fortsätzen, die zervikal gegen die Zähne drücken, wenn man den Bogen zusammen mit dem Hauptbogen einbindet (Abb. 11.28).

Eine Aufrichtefeder läßt sich ohne Schwierigkeit *selbst herstellen* (Abb. 11.29), hierfür wird superfederharter Draht der Stärke 0,30 oder 0,35 mm verwendet. Er wird zweimal eng um die runde Branche einer Light-wire-Zange gebogen. Dabei werden die Windungen so gedreht, daß sie später bukkal liegen. Ein Ende wird auf ca. 5 mm gekürzt. Nach Fertigstellung der Feder wird es von gingival durch den Vertikalschlitz (Broussard-Bracket) des aufzurichtenden Zahnes gesteckt und okklusal umgebogen. Das andere Ende wird je nach Platzverhältnissen in einem geeigneten Abstand rechtwinkelig nach der Seite umgebogen, wo die Feder eingehängt werden soll.

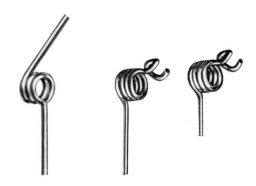

Abb. 11.21 Einfache, konfektionierte Aufrichtefedern

a

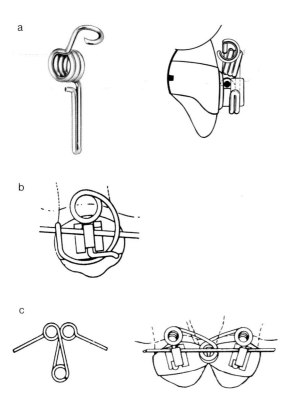

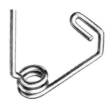

Abb. 11.25   Rotationsfeder für die Begg-Technik

b

c

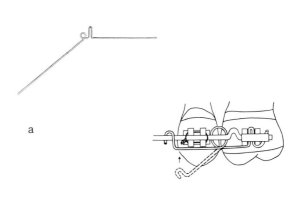

a

Abb. 11.22   Aufrichtefedern für die Begg-Technik: Aufrichtefeder mit Lock Pin (a), Archimedes-Feder (b), Doppelarchimedes-Feder (c)

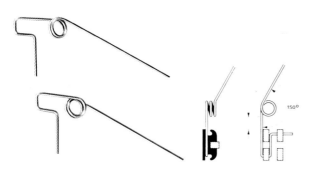

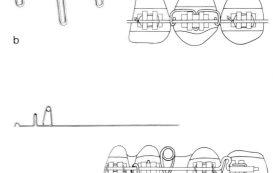

b

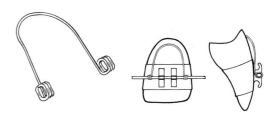

c

Abb. 11.23   Aufrichtefedern für Edgewise-Doppelbrackets

Abb. 11.26   Spezielle Federn für Broussard-Brackets: Aufrichtefeder (a), Rotationsfeder (b), Eckzahn-Zugfeder (c)

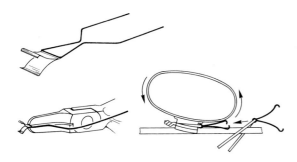

Abb. 11.24   Steiner-Rotationsfeder

Abb. 11.27   Torquefeder für Einzelzähne am Vierkantbogen

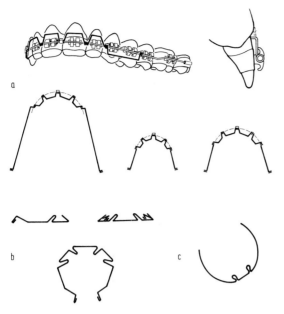

Abb. 11.28a–c Torquebögen, die zusammen mit den Hauptbögen eingebunden werden

Das abgebogene Stück wird zu einem kleinen Haken geformt, der nach lingual zeigt. Dieser wird beim Einsetzen unter Spannung über den Außenbogen geklinkt und mit einer Zange festgeklemmt.

Damit die Bewegung nicht behindert wird, muß das Häkchen so angelegt werden, daß es am Bogen gleiten kann. Dies gilt auch für die Anlage von Rotationsfedern, die man ebenfalls ohne Schwierigkeit selbst herstellen kann.

11.2 Kraftapplikation

Je nach Art der Kraftapplikation und nach der Richtung der Kräfte unterscheiden wir zwischen einer intramaxillären und einer intermaxillären Mechanik.

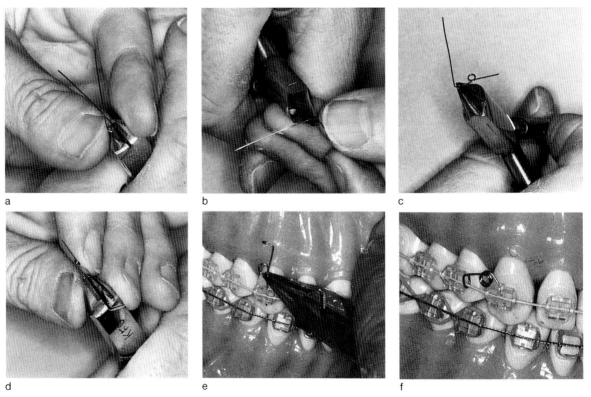

Abb. 11.29 Herstellen einer Aufrichtefeder: Biegen von zwei eng aneinander liegenden Windungen (a, b); ein Ende wird gekürzt, das andere in einem gewissen Abstand rechtwinkelig umgebogen (c) und zu einem Haken geformt (d); das von gingival durch den Vertikalschlitz gesteckte gerade Ende wird okklusal umgebogen (e); der Haken wird unter Spannung über den Bogen geklinkt und zusammengedrückt (f)

11.2.1 Intramaxilläre Mechanik (Klasse-I-Mechanik)

Sie hat den Zweck, Zähne oder Zahngruppen desselben Kiefers unter Führung des Bogens aufeinander zu oder voneinander weg zu bewegen (Abb. 11.30). Da alle Kräfte, die außerhalb des Widerstandszentrums angreifen, Rotationswirkung besitzen, sollte man jeweils Kräfte sowohl bukkal als auch lingual applizieren. Dann heben sich die gegenläufigen Drehmomente in ihrer Wirkung auf.

Spezifische Effekte werden ausgelöst, wenn Kräfte zwischen Zähnen und dem Bogen ausgeübt werden (Abb. 11.31), der die Kräfte auf andere Zähne überträgt. Auch mit Kombinationen von Zug- und Druckkräften kann man spezifische Wirkungen erzielen.

Welche Kraftquelle für die intramaxilläre Mechanik genutzt wird, ist kaum von Bedeutung. Nur in Verbindung mit dem Tragen eines Headgears kann es ratsam sein, den vom Patienten einzuhängenden Gummizug zu wählen, weil so durch Anweisung sichergestellt werden kann, daß die intramaxilläre Kraft nur dann wirkt, wenn auch die extraorale Verankerung eingesetzt ist (Abb. 11.32).

11.2.2 Intermaxilläre Mechanik

Unter intermaxillärer Mechanik versteht man eine Kraftausübung durch Gummizüge (elastische Ringe oder Alastics) zwischen Oberkiefer und Unterkiefer.

Vertikale Gummizüge

Die einfachste Anordnung besteht im Einhängen von vertikalen Gummizügen *zwischen einzelnen Antagonisten,* bukkal, lingual oder als sog. Criss-Cross-Züge über die Okklusalflächen bzw. Schneidekanten hinweg.

Dabei treten langwegige extrudierende Kräfte auf, die *nicht ungefährlich* sind. Im Kapitel „Kleine orthodontische Maßnahmen" wird auf die Möglichkeiten und Gefahren solcher Konstruktionen ausführlich eingegangen.

Wenn nur *bukkal* Züge angelegt sind, tendieren die Zähne leicht dazu, nach lingual zu kippen (Abb. 11.33).

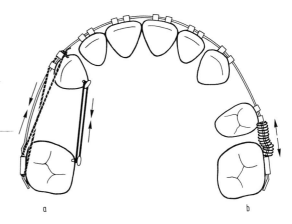

Abb. 11.30 Beispiele für intramaxilläre Mechanik: Lückenschluß mit elastischer Ligatur und Gummiring (a), Lückenöffnung mit Druckspiralfeder (b)

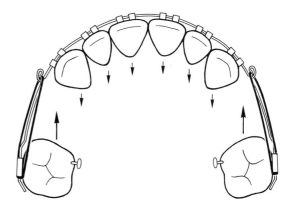

Abb. 11.31 Indem man Klasse-I-Gummizüge von einzelnen Zähnen gegen den mit Haken versehenen Bogen zieht, werden hauptsächlich diese bewegt; die Frontzähne werden in diesem Beispiel über den Bogen zu einem Block zusammengefaßt

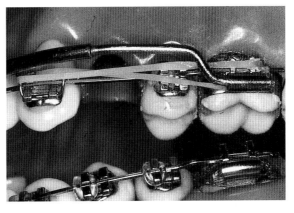

Abb. 11.32 Um einen Verankerungsverlust zu vermeiden, kann man zur Distalisierung von Eckzähnen vom Patienten einzuhängende Gummiringe verwenden, mit der Anweisung, die Gummizüge nur dann einzuhängen, wenn gleichzeitig ein Headgear zur extraoralen Verankerung getragen wird

Gummizüge lingual einzuhängen, ist für den Patienten etwas mühsam. Zweck solcher lingualer vertikaler Gummizüge ist es, die lingualen Höcker besser in die Okklusion hineinzuziehen (Abb. 11.34 und Abb. 11.35).

Criss-Cross-Züge dienen zur Korrektur von Kreuzbiß oder Nonokklusion (Abb. 11.36). Sie haben, im Seitenzahngebiet angelegt, einen bißhebenden Nebeneffekt und sind daher bei offenem Biß und bei knappem Überbiß mit Bißöffnungstendenz kontraindiziert. Im Frontzahnbereich bestehen in dieser Hinsicht kaum Bedenken. Hier ist nur zu überlegen, ob man nicht zur Erleichterung einer Überstellung von im Kreuzbiß befindlichen Frontzähnen gleichzeitig eine bißsperrende Aufbißplatte tragen lassen sollte.

Vertikale Gummizüge können auch *zwischen Bögen oder Teilbögen* eingehängt werden (Abb. 11.37). Damit werden die Kräfte auf mehrere Zähne verteilt. Als Einhängemöglichkeit dienen Haken, die um die Brackets gebunden werden, oder Haken, die in die Bögen eingebogen, dort aufgelötet oder aufgeschraubt sind.

Im Frontzahnbereich an Gesamtbögen eingehängte vertikale Gummizüge dienen dem Schließen eines offenen Bisses oder der Kontrolle der Vertikalen gegen die Gefahr einer unbeabsichtigten Bißöffnung. Der Bißsenkungseffekt wird verstärkt, wenn der Patient gleichzeitig eine Platte mit seitlichem Aufbiß trägt (Abb. 11.38). Bukkale vertikale Gummizüge im Seitenzahnbereich sollen meist das Schließen eines seitlich offenen Bisses unterstützen (Abb. 11.39). In Verbindung mit einer Oberkiefer-Platte mit frontalem Aufbiß können sie auch wirkungsvoll der Bißhebung dienen (Abb. 11.40).

Schräge Gummizüge (Klasse-II-Mechanik)

Solche Gummizüge werden von hinten unten nach vorn oben geführt (Abb. 11.41). Damit können obere Eckzähne nach hinten und untere Molaren nach vorn bewegt werden. Wenn sich in der Seitenzahnreihe keine Lücke befindet, werden die Kräfte auf die gesamte Reihe übertragen. Das bedeutet, daß keine wesentlichen Zahnbewegungen zu erwarten sind. Klasse-II-Gummizüge dienen insofern auch der intermaxillären Verankerung.

Durch die elastischen Züge werden über die untere Zahnreihe auf die gesamte Mandibula nach vorn gerichtete Kräfte übertragen. Daher ist eine gewisse mandibuläre Reaktion im Sinne der Bißverlagerung nicht auszuschließen, sofern sich der Patient noch im Wachstumsalter befindet.

Neben der erwünschten sagittalen Wirkung kommt es aufgrund vertikaler Kraftkomponenten als *Nebeneffekt* zur Extrusion der oberen Frontzähne und der unteren Molaren (Abb. 11.42). Da die Zähne durch einen Bogen zusammengefaßt sind, bleibt der Einfluß zwar relativ gering, über längere Zeit kann der Nebeneffekt jedoch ein beachtliches Ausmaß annehmen. In diesem Zusammenhang kann auch die Okklusionsebene ihre Neigung etwas ändern.

Eine Extrusion der Schneidezähne ist dann besonders unerwünscht, wenn der Patient eine kurze Oberlippe oder bereits eine ästhetisch ungünstige Höhenrelation von Inzisalkanten und Mundspalte hat, so daß bei leicht geöffnetem Mund die gesamten Labialflächen der oberen Frontzähne oder sogar der Zahnfleischansatz sichtbar sind (fazialer oder gingivaler Effekt).

Die vertikalen Kraftvektoren sind um so größer, je steiler die Verbindungsgerade der jeweiligen Einhängepunkte verläuft. Diese aber ist um so steiler, je kürzer ihre Distanz ist (Abb. 11.43). Um einen flacheren Verlauf zu ermöglichen, wurde empfohlen, die Haken möglichst nach okklusal zu versetzen (Abb. 11.44). Die Extrusionskräfte werden nur dann nicht wirksam, wenn sie durch Gegenkräfte aufgehoben werden. So wirken Tip back und Sweep auf die obere Front intrudierend. Auch ein sog. Superhighpull-Headgear kann die Extrusion verhindern (Abb. 11.45).

Zuweilen ist es empfehlenswert, den Klasse-II-Zug von unten hinten innen nach vorn oben außen anzulegen (Abb. 11.46). Damit wird der obere Eckzahn innen gehalten und der untere Molar nach außen gedreht, was manchmal erwünscht ist.

Schräge Gummizüge (Klasse-III-Mechanik)

Solche Gummizüge werden von unten vorn nach oben hinten geführt (Abb. 11.47). Von der

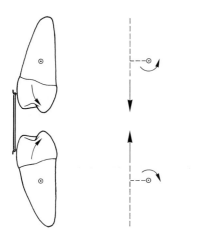

Abb. 11.33 Bukkal eingehängte vertikale Gummizüge und ihre Wirkung

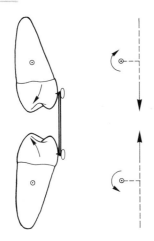

Abb. 11.34 Lingual eingehängte vertikale Gummizüge und ihre Wirkung

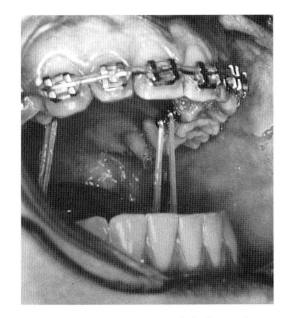

Abb. 11.35 Lingual eingehängte vertikale Gummizüge

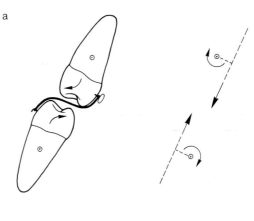

a

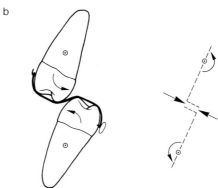

b

Abb. 11.36 Criss-Cross-Züge zur Korrektur eines Kreuzbisses (a) oder einer Nonokklusion (b) und ihre Wirkungen

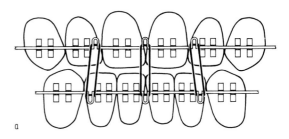

a

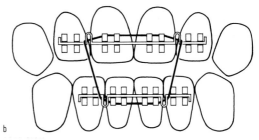

b

Abb. 11.37 Vertikale Gummizüge zwischen Bögen (a) und Teilbögen (b)

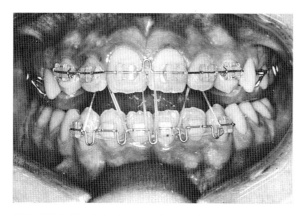

Abb. 11.38 Vertikale Gummizüge zum Schließen eines frontal offenen Bisses. Die gleichzeitig getragene Platte mit seitlichem Aufbiß verstärkt durch die Vergrößerung der Distanz die Wirkung der Gummizüge und belastet die Seitenzähne auf Intrusion

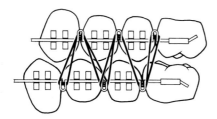

Abb. 11.39 Bukkale vertikale Gummizüge

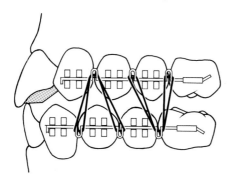

Abb. 11.40 Eine Kombination von seitlichen vertikalen Gummizügen und einer Plattenapparatur mit frontalem Aufbiß hat eine nachhaltige bißhebende Wirkung

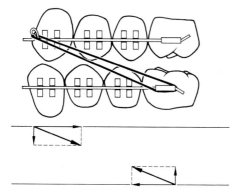

Abb. 11.41 Klasse-II-Gummizüge

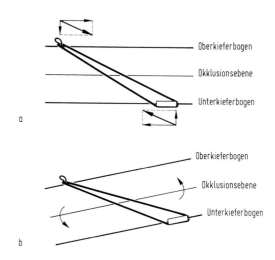

Abb. 11.42 Kraftvektoren bei der Anwendung schräger intermaxillärer Gummizüge (a); durch die vertikalen Kraftkomponenten im Oberkiefer und Unterkiefer ergibt sich über längere Zeit eine geänderte Neigung der Okklusionsebene (b)

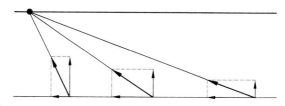

Abb. 11.43 Je steiler die schrägen Gummizüge verlaufen, desto größer ist der vertikale Kraftvektor und damit die Tendenz zur Extrusion von Zähnen

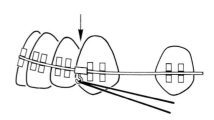

Abb. 11.44 Wenn die Zughaken weiter okklusal liegen, erzielt man einen etwas flacheren Verlauf der schrägen intermaxillären Gummizüge

Kraftrichtung abgesehen, gilt hier prinzipiell dasselbe wie für die Klasse-II-Mechanik. Nebeneffekte beziehen sich auf eine Tendenz zur Verlängerung der unteren Frontzähne und der oberen Molaren.

Eine besondere Möglichkeit bietet die Kombination von Klasse-III-Mechanik, Sliding yoke und Headgear. Ein Sliding yoke (Abb. 11.48) ist ein aus rundem Draht gebogener, langer Gleithaken, der über dem Außenbogen eingeklinkt wird (Abb. 11.49). Damit können Kräfte aus dem

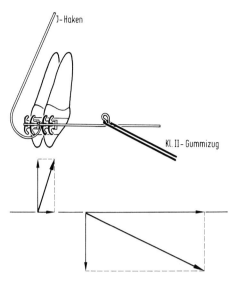

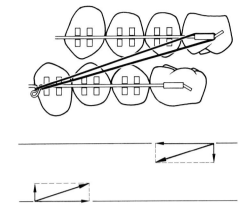

Abb. 11.47 Klasse-III-Gummizüge

Abb. 11.45 Vertikale extrudierende Kraftvektoren der Klasse-II-Gummizüge können in der oberen Front durch sog. J-Haken mit extraoraler Super-high-pull-Verankerung kompensiert werden

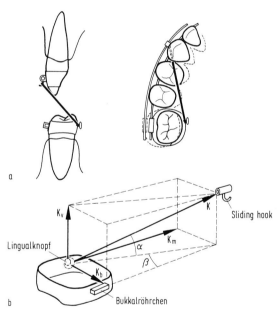

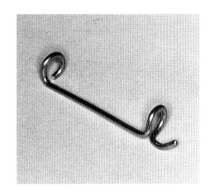

Abb. 11.48 Langer Gleithaken (Sliding yoke)

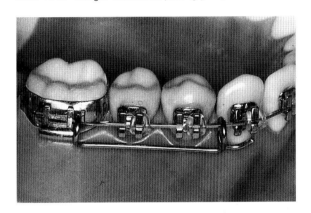

Abb. 11.46 Eine Variante der Klasse-II-Gummizüge: von unten hinten innen nach vorne oben außen

Abb. 11.49 Durch das Sliding yoke können intermaxilläre Kräfte umgelenkt werden, hier auf den ersten Molaren

Eckzahnbereich auf die Molaren übertragen werden.

Das Sliding yoke (Gleitbogen) wird aus 0,7 oder 0,8 mm starkem, hartem Draht hergestellt, indem man zwei kreisrunde Schlaufen in einem Abstand biegt, der der Distanz zwischen dem Bukkalröhrchen und dem Zwischenraum zwischen Eckzahn und erstem Prämolaren entspricht. Die Schlaufen mit einer lichten Weite, die ein Gleiten ermöglicht, werden senkrecht zum Bogenverlauf gestellt. Während das Drahtende hinter der distalen Schlaufe abgezwickt wird, wird das vordere Ende zu einem Haken gebogen. Auch vorgefertigte Sliding yokes sind erhältlich (Abb. 11.50).

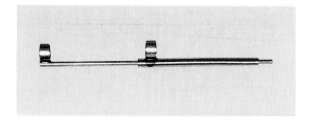

a

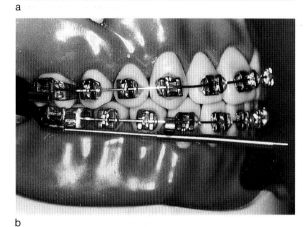

b

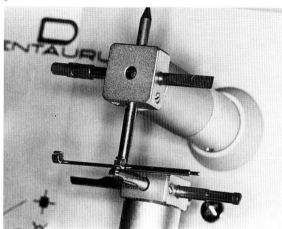

c

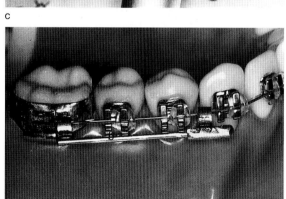

d

Abb. 11.50 Konfektioniertes Sliding yoke (a); die Länge wird durch Verschiebung der Teile angepaßt (b) und durch Schweißen fixiert (c); der Gleithaken wird gekürzt, über den Bogen eingeklinkt und durch Zusammendrücken der Ringe fixiert (d)

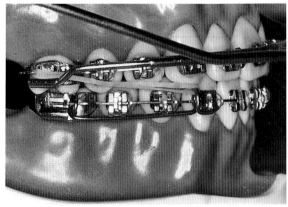

a

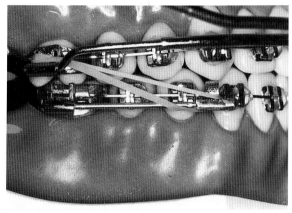

b

Abb. 11.51 a und **b** Verankerung unterer Molaren mit Sliding yoke, Klasse-III-Gummizügen und Headgear auf die oberen ersten Molaren

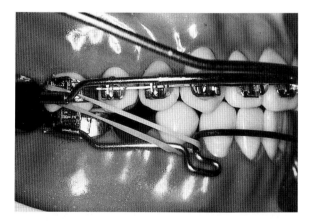

Abb. 11.52 Auch über einen Lipbumper oder einen anderen kräftigen Bogen, der in untere Molarenröhrchen eingreift, können nach distal gerichtete Kräfte auf die unteren Molaren übertragen werden

Mit der genannten Konstruktion können untere Molaren indirekt verankert werden (Abb. 11.51). Die oberen Molaren werden mit einem Headgear festgehalten, Klasse-III-Züge werden von hinten oben an das vordere Ende des Sliding yoke geführt; dieser überträgt die elastische Kraft auf die unteren ersten Molaren, die damit am Vorwandern gehindert werden. Eine weitere Möglichkeit stellt die Übertragung der Kräfte auf einen mit Haken versehenen Lipbumper oder einen anderen kräftigen Außenbogen im Unterkiefer dar (Abb. 11.52).

Auch die Kombination von Headgear auf die unteren ersten Molaren, Klasse-II-Zügen und Sliding yoke gegen die oberen ersten Molaren wurde beschrieben (JARABAK und FIZZELL 1972).

Bei alveolären Mittellinienverschiebungen werden intermaxilläre Züge schräg über die Front hinweg eingehängt (Abb. 11.53). Bei mandibulären Mittellinienverschiebungen mit Unterkieferrotation ist eine Kombination von Klasse-II-Zügen auf einer Seite, schrägen Gummizügen in der Front und Klasse-III-Zügen auf der anderen Seite sehr wirksam (Abb. 11.54).

Im Dreieck oder Viereck eingehängte Gummizüge (Abb. 11.55) haben dieselbe Wirkung wie eine Kombination von intermaxillärem und intramaxillärem Zug. Dasselbe gilt auch für umgelenkte Gummizüge (Abb. 11.56).

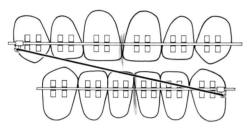

Abb. 11.53 Schräg über die Front eingehängter intermaxillärer Gummizug

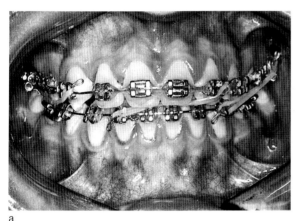

a

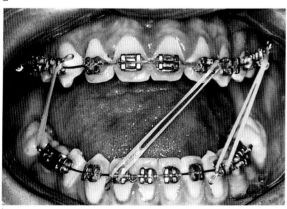

b

Abb. 11.54a und **b** Kombination von Klasse-II-Zug, Klasse-III-Zug und schrägem Gummizug in der Front zur Korrektur einer mandibulären Mittellinienverschiebung

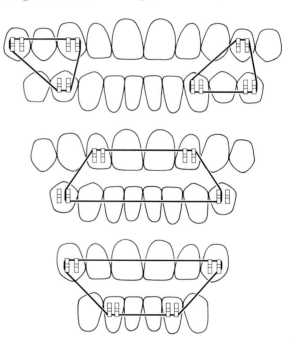

Abb. 11.55 Beispiele für im Dreieck oder im Viereck eingehängte Gummizüge

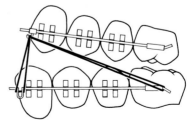

Abb. 11.56 Beispiel für einen umgelenkten Gummizug

11.2.3 Federmechanik

Eine zusätzliche Mechanik stellt auch die Anwendung der genannten Rotations-, Aufrichte- und Torquefedern dar. Ihre Wirkung besteht darin, daß sie ein zusätzliches Drehmoment erzeugen. Die Rotations- und Aufrichtefedern greifen am Bracket des Zahnes an, der gedreht oder aufgerichtet werden muß. Der längere Federarm stützt sich auf dem Bogen ab, über den die rückwirkenden Kräfte auf mehrere Nachbarzähne verteilt werden (Abb. 11.57).

Beim Aufrichten zweier gegeneinander gekippter Zähne (Root paralleling nach Lückenschluß) werden die Wurzeln zusammengeführt. Im gleichen Maße streben die Zahnkronen auseinander. Damit es nicht wieder zur Lückenbildung kommt, müssen die Zähne zusammengebunden werden (Abb. 11.58).

Das Anlöten von Fingerfedern an den Bogen oder an ein Band wird sicher nur selten in Frage kommen (Abb. 11.59), trotzdem sei es der Vollständigkeit halber erwähnt. Zu weit bukkal stehende zweite Molaren können manchmal auch mit dem über das Röhrchen des ersten Molaren hinausstehenden Bogenende beeinflußt werden, sofern man sich nicht zu ihrer Bebänderung entschließt.

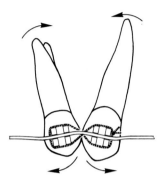

Abb. 11.58 Beim Aufrichten benachbarter zueinander geneigter Zähne streben die Zahnkronen auseinander; sie können durch eine Achterligatur daran gehindert werden

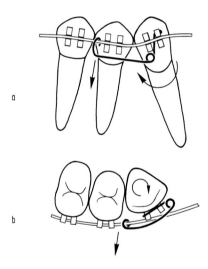

Abb. 11.57 Federmechanik: Aufrichtefeder (a) und Rotationsfeder (b)

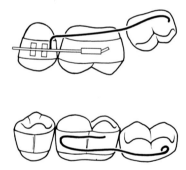

Abb. 11.59 An den Bogen bzw. an ein Band gelötete Fingerfedern zur Beeinflussung nichtbebänderter Zähne

12 Ergänzende Geräte

Mit einer festsitzenden Multiband-Apparatur können aufgrund ihrer hervorragenden mechanischen Eigenschaften Bewegungen in allen Richtungen des Raumes ausgeführt werden. Trotzdem gibt es in der kieferorthopädischen Therapie einige Probleme, die mit einer solchen Apparatur allein nicht hinreichend gelöst werden können (Verankerungsprobleme, Kieferdehnung). Im weiteren Sinne könnten natürlich bei einer *kombinierten Behandlung* alle herausnehmbaren Geräte als ergänzend zu den festsitzenden Geräten angesehen werden. Hier sind aber nur jene Geräte gemeint, die eine größere Affinität zu den festsitzenden Apparaturen haben und häufig kombiniert mit ihnen, gleichzeitig oder in zeitlicher Folge, zur Anwendung kommen.

12.1 Headgear[1]

Die Idee, Zähne mit einer geeigneten Apparatur gegen eine extraorale Abstützung zu belasten, ist keineswegs neu; 1866 hat KINGSLEY wohl erstmals eine derartige Konstruktion beschrieben. Es handelt sich um ein Gerät – ähnlich der Apparatur von FARRAR (1870) –, mit dem obere Frontzähne gegen eine Kopfkappe nach hinten gezogen wurden. ANGLE hat 1888 ein Zusatzgerät zu seinem E-arch geschaffen, mit dem extraorale Kräfte auf den Bogen übertragen wurden (Abb. 12.1). 1921 hat CASE drei verschiedene extraorale Züge für verschiedene Anwendungsbereiche angegeben. OPPENHEIM (1936) hat dann die zeitweise in Vergessenheit geratenen Konstruktionen wieder eingeführt. KLOEHN (1947) verband einen inneren und äußeren Bogen und schuf damit den Grundtyp des noch heute gebräuchlichen Gesichtsbogens mit zervikalem Zug.

[1] Das englische Wort Headgear bedeutet soviel wie Kopfzügel; es wird hier unübersetzt mit dem Artikel „der" verwendet.

12.1.1 Grundkonstruktion

Das Gerät, wie es heute zumeist verwendet wird, besteht aus einem dicken, starren Doppelbogen, dem *Gesichtsbogen* (face bow, Abb. 12.2) mit einem enoralen Anteil, dessen Enden in runde Bukkalröhrchen (1,15 mm) eingreifen, die meist im Oberkiefer auf Molarenbändern befestigt sind (s. Abb. 3.53, Abb. 12.3). Dort wird der Bogen durch Stops am Durchgleiten gehindert. Im Bereich der Mundspalte ist er mit dem in verschiedenen Längen erhältlichen äußeren Bogen verlötet (neuerdings auch lasergeschweißt), dessen Enden hakenförmig gebogen sind. In diese Haken werden elastische Züge eingehängt, die zu einem Nackenband oder zu Kopfbändern führen (Abb. 12.4–12.7).

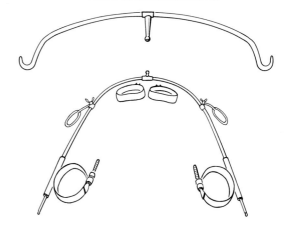

Abb. 12.1 Extraoraler Bogen in Verbindung mit dem E-arch nach ANGLE (1888)

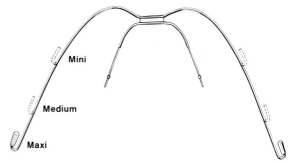

Abb. 12.2 Standard-Gesichtsbogen, ein starrer Doppelbogen mit enoralem Anteil und extraoralem Anteil in drei verschiedenen Längen (Bild: Fa. Dentaurum)

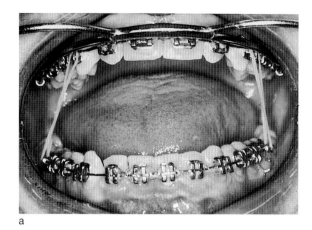

a

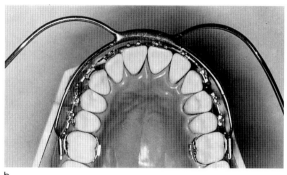

b

Abb. 12.3a und **b**   Headgear, enoraler Anteil; der Gesichtsbogen greift in Röhrchen auf Molarenbändern ein

12.1.2 Zugrichtung und Abstützung

Je nach Zugrichtung und Ort der Abstützung unterscheidet man zwischen:

- *Low-pull-Headgear* oder *Zervikal-Headgear* mit einem Zug gegen ein Nackenband (Abb. 12.4).
- *High-pull-Headgear* oder *Okzipital-Headgear* mit einem Zug gegen eine Kopfkappe am Hinterhaupt (Abb. 12.5).
- *Straight-pull-Headgear* oder *Kombinations-Headgear*; Zugrichtungen zwischen „Low pull" und „High pull" lassen sich dadurch schaffen, daß man beide kombiniert (Abb. 12.6). Nach dem Kräfteparallelogramm wirkt die Resultierende aus den beiden Kraftvektoren. Sind beide Vektoren gleich groß, dann entspricht die neue Zugrichtung der Winkelhalbierenden, was ungefähr einer Zugrichtung „gerade nach hinten" entspricht. Bei ungleich großen Kraftvektoren verläuft die

Resultierende etwas mehr nach oben oder etwas mehr nach unten (Abb. 12.7).
- *Superhigh-pull-Headgear*, bei dem der Zug gegen eine Kopfkappe mit Einhängepunkten in der Schläfengegend (Abb. 12.8) geführt wird.

Verschiedene Zugrichtungen kann man auch erreichen, wenn man die Kopfkappe nach HICKHAM benutzt, die variable Einhängemöglichkeiten besitzt (Abb. 12.9).

Die Zugrichtung variiert auch geringfügig mit der Länge und Lage des äußeren Bogens. Durch die Wahl langer oder kurzer Außenarme, die man gerade verlaufen läßt, nach oben oder nach unten abwinkelt, bestimmt man die Lage der Haken (Abb. 12.10); sie ist für die Wirkung des Headgears bedeutsam.

a

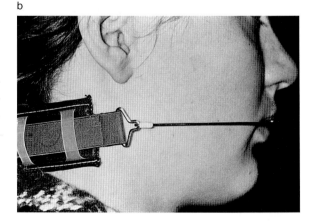

b

Abb. 12.4   Low-pull-Headgear; frontale (a) und laterale (b) Ansicht

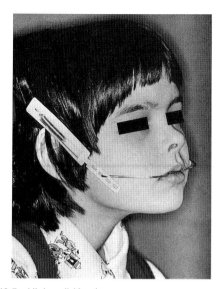

Abb. 12.5 High-pull-Headgear

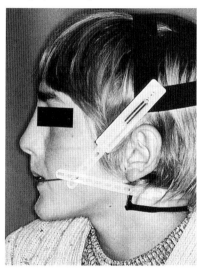

Abb. 12.6 Straight-pull-Headgear

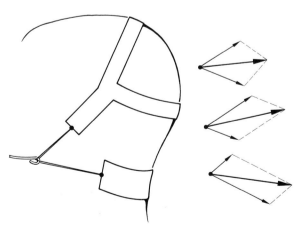

Abb. 12.7 Beim Kombinationsheadgear kann man die Wirkungsrichtung durch unterschiedliche Kraftvektoren etwas variieren

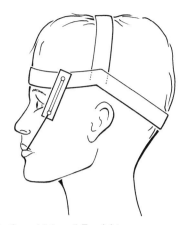

Abb. 12.8 Superhigh-pull-Zugrichtung

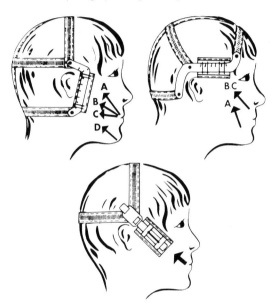

Abb. 12.9 Die in verschiedenen Ausführungen erhältlichen Kopfkappen nach HICKHAM ermöglichen durch die Wahl des Einhängepunktes die verschiedensten Zugrichtungen (Bild: Fa. Dentaurum)

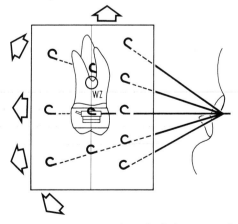

Abb. 12.10 Durch Wahl der Länge der Außenarme und durch deren Angulation kann man die Lage der Haken und damit die Zugrichtung variieren (WZ: Widerstandszentrum des Molaren)

12.1.3 Nacken- und Kopfbänder

Nacken- und Kopfbänder werden konfektioniert oder halbkonfektioniert angeboten (Abb. 12.11–12.14). Halbkonfektioniert bedeutet, daß einige Verbindungsstellen noch nicht fixiert sind. Die genaue Länge der Bänder wird am Kopf des Patienten festgelegt, dann werden die Bänder mit einer dicken Heftklammer unter Verwendung einer Heftklammerzange oder mit einer Niete unter Verwendung einer Nietenzange (Abb. 12.15) verbunden.

Eine besondere Konstruktion stellt das Nackenband mit einem Kunststofftunnel dar, in dem ein Kunststoffband gleitet (Abb. 12.16). Das Durchgleiten soll einen Kraftausgleich zwischen den beiden Seiten ermöglichen. Dem kommt insofern Bedeutung zu, als Schumacher und Sander (1978) in einer Untersuchung schlafender Probanden erhebliche Seitenunterschiede in der Größe der wirkenden Headgearkräfte gefunden haben. Die Erklärung dafür dürfte in einer durch die Schlaflage bedingten seitenungleichen Friktion des Nackenzuges zu suchen sein.

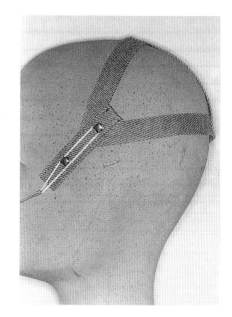

Abb. 12.12 Konfektioniertes Kopfband

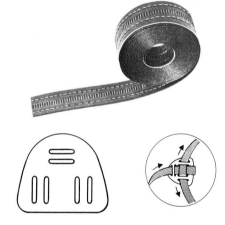

Abb. 12.13 Kopfband mit Fixierunterlage zur Herstellung individueller Kopfbänder (Bild: Fa. Dentaurum)

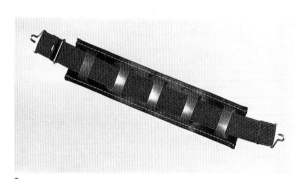

a

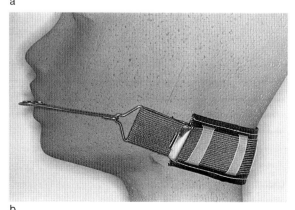

b

Abb. 12.11a und **b** Konfektioniertes Nackenzugband (in 2 Stärken erhältlich) mit Nackenschutzpolster (Fa. Dentaurum)

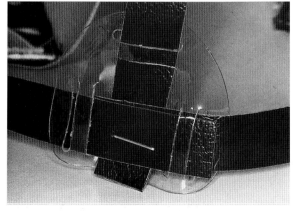

Abb. 12.14 Halbkonfektioniertes Kopfband mit Heftklammer fixiert

a

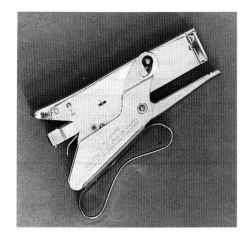

b

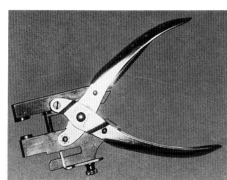

Abb. 12.15 Heftklammerzange (a) oder Loch- und Nieten-zange (b) zum Fixieren von Kopfbändern

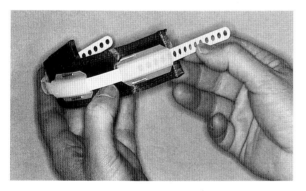

Abb. 12.16 Nackenband mit Kunststofftunnel (Fa. Foresta-dent)

12.1.4 Elastische Züge

Als elastische Züge werden verwendet: Gum-mibänder (s. Abb. 12.11), Gummiringe (s. Abb. 12.12) und Zug- oder Druckspiralfedern. Auch hier gibt es besondere Konstruktionen, z. B. eine Zugspiralfeder, die als Federwaage ausgebildet ist und das Ablesen der jeweils wirkenden Kräfte ermöglicht (Abb. 12.17, s. auch Abb. 12.5 und

Abb. 12.6). Ferner gibt es Zugfedern, die eine gleichbleibende Kraft bestimmter Größe gewährleisten sollen. Schließlich gibt es Zugfe-dern mit Auslösemechanismus (Abb. 12.18 und Abb. 12.19). Wenn eine bestimmte Kraft über-schritten wird, löst sich die Verbindung zum Gesichtsbogen. Damit soll die Verletzungsge-fahr ausgeschlossen werden, wenn ein Kind – entgegen der Anweisung – den Headgear heraus-zieht, ohne vorher den elastischen Zug zu lösen. Ein Sicherheitskettchen kann denselben Zweck erfüllen.

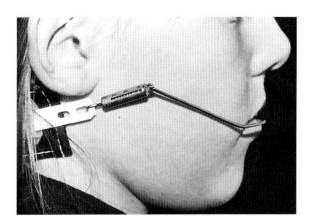

Abb. 12.17 Extraoraler Zug mit geeichter Zugspiralfeder (Federwaage) zum Ablesen der Kraft (Fa. Forestadent)

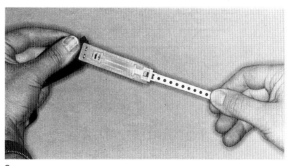

a

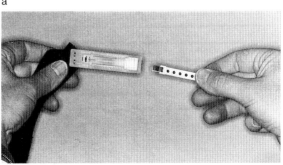

b

Abb. 12.18a und **b** Zugfedern mit Auslösemechanismus (Fa. Inter Unitek)

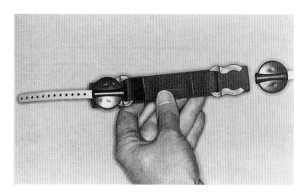

Abb. 12.19 Zugfedern mit Auslösemechanismus (Fa. Ormco)

12.1.5 Anpassen des Gesichtsbogens

Zunächst gilt es, seinen *inneren Anteil*, der manchmal zusätzlich Haken zum Einhängen von Gummizügen aufweist, auf die richtige Länge zu kürzen und Vorkehrungen gegen das Durchgleiten des Bogens durch die Bukkalröhrchen zu treffen. Hierfür gibt es verschiedene Möglichkeiten:

- Einbiegen einer bajonettartigen Knickung vor den Molarenröhrchen (Abb. 12.20 und Abb. 12.21).
- Verwendung eines Bogens, der in diesem Bereich bereits eine U-förmige Schlaufe enthält und durch eine Veränderung dieser Schlaufe in der Länge angepaßt wird (Abb. 12.22).
- Aufschweißen eines Stopröhrchens, das bereits mitgeliefert wird (Abb. 12.23 a) oder Anbringen einer Stopschraube (Abb. 12.23 b).
- Anbringen eines Klemmringes mit einer Spezialzange (Abb. 12.23 c).

Das Anbringen einer *bajonettartigen Knickung* erscheint als besonders geeignete Methode, weil damit der Bogen im Prämolarenbereich nach bukkal, u. U. auch nach gingival, versetzt werden kann, wo er nicht mit den Brackets interferiert oder die Okklusion stört.

Beim Biegen der bajonettartigen Knickung kann man verschieden vorgehen. Der Anfänger orientiert sich am besten an einem Wachsbiß (Kupferwachsplatte), auf dem neben den Eindrücken der Zahnkronen auch die der Headgearröhrchen erkennbar sind (s. Abb. 12.20).

Zunächst biegt man den inneren Anteil des Gesichtsbogens so, daß er gleichmäßig ca. 4–6 mm vom Zahnbogen absteht (s. Abb. 12.21). Ist eine stärkere Distalisierung der Molaren zu erwarten, muß der Abstand des Bogens im Frontzahngebiet zu Beginn der Behandlung etwas größer sein (bis 8 mm). Der Bogen passiert die Röhrchen bukkal mit einem Abstand von 3–4 mm. Ca. 3 mm vor dem Eingang der Headgear-Röhrchen bringt man eine Markierung an und biegt den Draht um ca. 45° so nach innen, daß er genau den vorderen Eingang der Headgearröhrchen berührt. Hier werden nach entsprechender Markierung Gegenbiegungen so angebracht, daß die Enden durch die Röhrchen verlaufen.

Diese werden ungefähr auf die Länge der Röhrchen gekürzt (hinten leicht überstehend) und dann mit rotierenden Steinchen und Gummipolierern geglättet.

Der Verlauf der Enden kann von der Einschubrichtung der Röhrchen geringfügig abweichen, wenn eine leichte Molarenrotation bewirkt werden soll (Abb. 12.24 a). Bei stärkeren Abweichungen der Einschubrichtung müssen die Molaren vor der Headgearbehandlung durch Rotation mit geeigneten Mitteln vorbereitet werden.

Von der Seite betrachtet sollen die in die Röhrchen eingreifenden Enden des inneren Bogens in einer Ebene liegen; sie sind u. U. daraufhin zu korrigieren.

Es empfiehlt sich, den Bogen etwas breiter zu gestalten, d. h. vor dem Einsetzen beiderseits 2–3 mm auf Expansion einzustellen (Abb. 12.24 b). Die Tendenz zur Zahnbogenver-

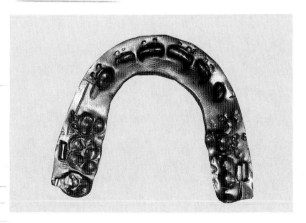

Abb. 12.20 Abdruck mit einer Kupferwachsplatte

Cervical headgear : auf Expansion einstellen (4-6mm)
highpull headgear ; in Kompression " 4mm

schmälerung resultiert daraus, daß die Molaren mit dem Headgear nur nach hinten und nicht nach hinten außen, entsprechend der größeren natürlichen Zahnbogenbreite in diesem Bereich, bewegt werden. Beim Zervikal-Headgear

macht sich darüber hinaus bemerkbar, daß die Molaren aufgrund des bukkal exzentrischen Ansatzes des Zervikalzuges zur Palatinalkippung neigen. Durch die Einstellung des inneren Bogenanteils auf Expansion kann diesen Tendenzen begegnet werden.

Das Einstellen auf Kompression wird nur in seltenen Fällen in Frage kommen (Abb. 12.24 c).

Die *äußeren Arme* des Gesichtsbogens biegt man so, daß sie gleichmäßig ein wenig von der Wange abstehen. Nach Gesichtspunkten, die noch zu besprechen sein werden, können die Außenarme nach oben oder unten abgewinkelt werden. Für das Biegen so dicker Drähte wurden Spezialzangen entwickelt (Abb. 12.25).

Dann bringt man den Bogen in situ und hängt die elastischen Züge ein, dabei beobachtet man die Relation des frontalen Bogenanteils zur

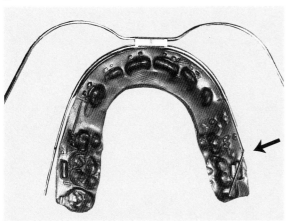

a

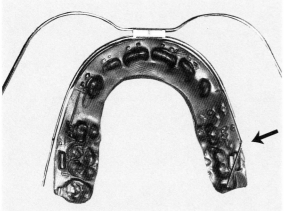

b

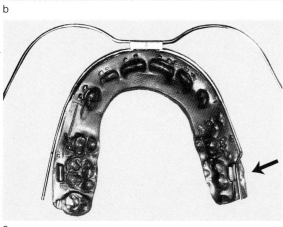

c

Abb. 12.21 Anbringen einer bajonettartigen Knickung vor dem Molarenröhrchen: Ausrichten des Bogenverlaufs in bestimmtem Abstand zum Zahnbogen (a), 45°-Biegung nach innen (b), Gegenbiegung am Eingang zum Headgearröhrchen (c)

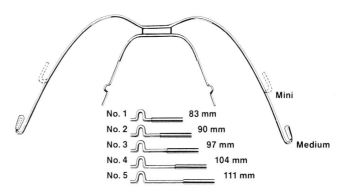

No. 1	83 mm
No. 2	90 mm
No. 3	97 mm
No. 4	104 mm
No. 5	111 mm

Mini

Medium

Abb. 12.22 Gesichtsbogen mit Stopschlaufen in fünf Größen (Fa. Dentaurum)

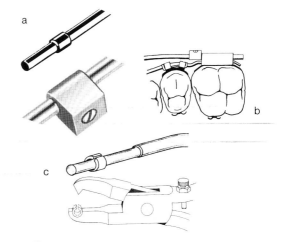

a

b

c

Abb. 12.23 Stopröhrchen zum Aufschweißen (a), Stopschrauben nach LADANYI (Fa. Dentaurum; b), Mobil-Stop-Klemmring mit Spezialzange zum Applizieren (Fa. Forestadent; c)

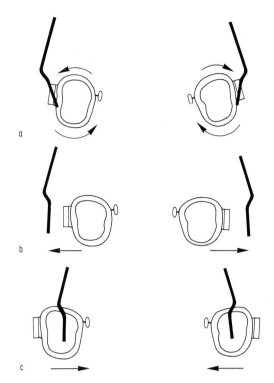

Abb. 12.24 Das Einstellen der Bogenenden auf Rotation (a), auf Expansion (b), auf Kompression (c)

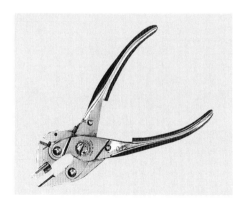

Abb. 12.25 Universal-Facebow-Zange

Mundspalte. Der Bogen muß bei entspannter Lippenhaltung genau in der Mitte der Mundspalte liegen. Ist dies nicht der Fall, muß man seine Lage dadurch verändern, daß man die inneren Schenkel etwas nach oben oder unten biegt. Wenn die Korrektur unterbleibt, kann es durch den Lippendruck zu unerwünschten Nebenwirkungen kommen. Die Lagerelation des frontalen Bogenanteils zur Mundspalte kann sich im Zuge der Behandlung verändern. Sie muß deshalb laufend kontrolliert und notfalls korrigiert werden.

12.1.6 Besondere Formen des Headgears

Headgear mit Kahn-Sporn (Intrusion / Extrusion der Fro...

Bei dieser Form des Gesichtsbogens ist am Scheitelpunkt des inneren Bogens ein kurzes Drahtstück angebracht, das nach palatinal zeigt (Abb. 12.26). In Verbindung mit einer Multibandapparatur ist es damit möglich, am Gesichtsbogen wirkende Drehmomente auf das Frontzahnsegment zu übertragen. Die Übertragung geschieht durch den Sporn, der je nach Richtung des Drehmoments den Außenbogen nach oben oder nach unten drückt. Die Frontzähne werden so auf Intrusion oder Extrusion belastet (Abb. 12.27).

„Einseitiger Headgear"

In manchen Fällen ist nur die Distalisierung *eines* Molaren erwünscht. Für diese Aufgabe wurden verschiedene Konstruktionen vorgeschlagen, z.B. Gesichtsbogen mit unterschiedlich langen Außenarmen oder mit einem stärker nach außen abgewinkelten Außenarm (Abb. 12.28). Bei diesen Headgearformen wird auf der Seite des kürzeren bzw. abgewinkelten Außenarmes eine größere Kraft dann wirksam werden, wenn nicht durch Verschieben des Nackenbandes ein Kraftausgleich erfolgt. Für eine asymmetrische Wirkung dieser Konstruktionen könnte der von SANDER und TÜRKER (1978) erhobene Befund sprechen, daß auf der Seite mit längerem Außenarm der Ankermolar eine größere Beweglichkeit zeigt. Auch ANDREASEN und JOHNSON (1967) sowie HERSHEY et al. (1981) fanden eine asymmetrische Wirkung.

Eine andere Form von asymmetrischem Headgear ist so angelegt, daß der äußere Bogen mit dem inneren durch ein Gelenk verbunden ist, das von der Mitte weg zu einer Seite hin versetzt ist (Abb. 12.29). Hier ist sicher mit einer asymmetrischen Wirkung zu rechnen, weil unterschiedlich große Hebelarme wirken und die Kräfte sich somit unterschiedlich verteilen (JACOBSON 1979). BALDINI (1980) weist in diesem Zusammenhang darauf hin, daß eine einseitige Wirkung nicht ohne Nebenwirkungen durch laterale Kräfte erreichbar ist.

Die genannte Behandlungsaufgabe kann

schließlich auch so gelöst werden, daß man zunächst die Molaren auf beiden Seiten symmetrisch nach distal bewegt und anschließend auf einer Seite den Molaren wieder nach vorn kommen läßt.

Expansions- und Kompressions-Headgear

Durch Variation der Verbindung zwischen innerem und äußerem Anteil des Gesichtsbogens können die nach dorsal gerichteten Kräfte teilweise in eine transversale, komprimierende oder expandierende Kraft umgesetzt werden (Abb. 12.30).

Headgear auf den Unterkiefer

Normalerweise greift der Headgear in Röhrchen ein, die sich auf den oberen ersten Molaren befinden. Demgegenüber empfehlen JARABAK und FIZZELL (1972), Headgear-Röhrchen auf die unteren ersten Molaren zu setzen und die Verankerungswirkung mit einer Klasse-II-Mechanik und Sliding yoke auf die oberen Molaren zu übertragen. *(unter und obere Molaren werden distalisiert)*

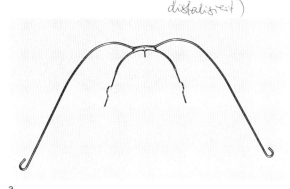

a

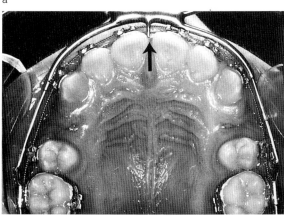

b

Abb. 12.26a und **b** Gesichtsbogen mit Kahn-Sporn

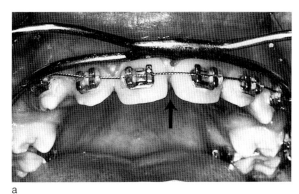

a

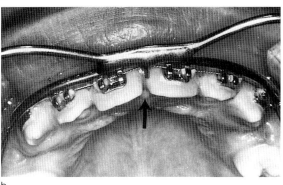

b

Abb. 12.27a und **b** Mit dem Kahn-Sporn ist es möglich, Drehmomente auf das Frontzahnsegment zu übertragen, wo sie z. B. intrudierend wirksam werden

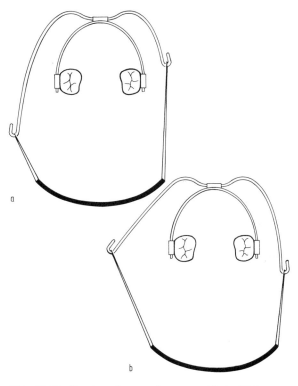

a

b

Abb. 12.28 Headgearformen, die asymmetrische Wirkungen haben sollen: mit einseitig längerem Außenarm (a), mit einseitig nach außen abgewinkeltem Außenarm (b)

Headgear mit J-Haken

Bei dieser Form des Headgears gibt es eigentlich keinen Gesichtsbogen. Von der jeweiligen Abstützung aus werden elastische Kräfte über J-förmige Haken (J-hooks), die man vorgefertigt erhält oder aus 1,0 mm starkem Draht herstellt, auf einzelne Zähne oder auf den gesamten Bogen einer festsitzenden Apparatur übertragen (Abb. 12.31). Die Enden des J-Hakens werden z.B. über den Bogen gehängt, vor den Brackets der Eckzähne des Oberkiefers oder Unterkiefers,

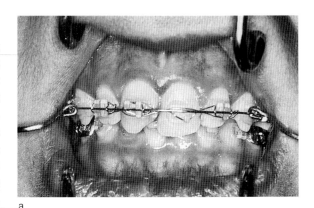

a

b

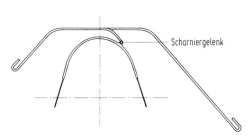

Abb. 12.29 Asymmetrischer Headgear mit einer zur Seite verschobenen gelenkigen Verbindung des inneren und äußeren Bogens

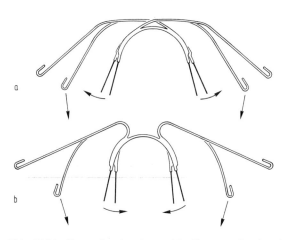

Abb. 12.30 Expansionsheadgear (a), Kompressionsheadgear (b)

c

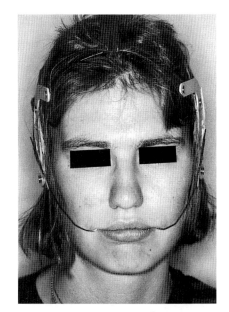

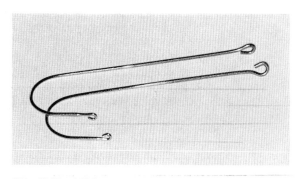

Abb. 12.31 J-Haken

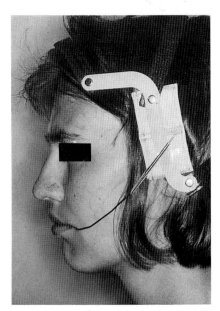

Abb. 12.32a–c Verwendung von J-Haken zur Kraftübertragung unter extraoraler Abstützung

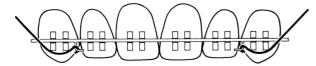

Abb. 12.33 Kraftübertragung auf einen Oberkieferbogen über J-Haken unter extraoraler Abstützung. Ob die Einhängehaken auf dem Bogen nach okklusal oder nach gingival zeigen, hängt von der beabsichtigten Zugrichtung ab

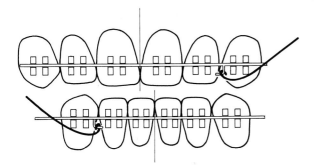

Abb. 12.34 Headgear mit J-Haken auf einer Seite im Oberkiefer, auf der anderen Seite im Unterkiefer appliziert zur Mittellinienkorrektur

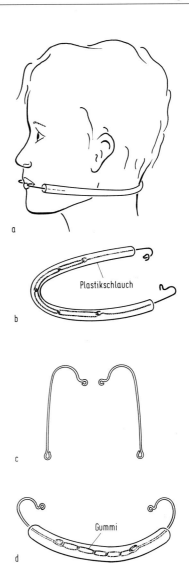

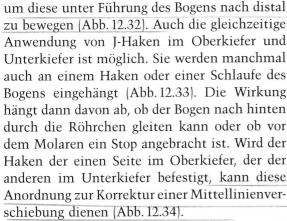

Abb. 12.35 Konfektionierte Kopfkappen mit J-Haken-Konstruktion (Fa. Dentaurum)

Abb. 12.36 Selbstgefertigter Headgear mit J-Haken bei zervikaler Abstützung (Nackenschlange) nach HASUND (1975)

um diese unter Führung des Bogens nach distal zu bewegen (Abb. 12.32). Auch die gleichzeitige Anwendung von J-Haken im Oberkiefer und Unterkiefer ist möglich. Sie werden manchmal auch an einem Haken oder einer Schlaufe des Bogens eingehängt (Abb. 12.33). Die Wirkung hängt dann davon ab, ob der Bogen nach hinten durch die Röhrchen gleiten kann oder ob vor dem Molaren ein Stop angebracht ist. Wird der Haken der einen Seite im Oberkiefer, der der anderen im Unterkiefer befestigt, kann diese Anordnung zur Korrektur einer Mittellinienverschiebung dienen (Abb. 12.34).

Vertikale Kraftkomponenten können je nach Zugrichtung auch hier auf den Bogen übertragen werden und zu erwünschten oder unerwünschten vertikalen Bewegungen der Frontzähne führen; sie müssen bei den therapeutischen Überlegungen berücksichtigt werden.

Als extraorale Abstützung dienen Kopfkappen (Abb. 12.35), Nackenpolster oder die „Nackenschlange" (Abb. 12.36). Sehr geeignet sind die Kopfkappen nach HICKHAM (s. Abb. 12.9).

Um eine nachhaltig intrudierende Kraft auf die oberen Frontzähne auszuüben oder um starke extrudierende Kräfte zu kompensieren, werden J-Haken steil nach oben gezogen (Super high pull). Dafür muß eine geeignete Kopfkappe mit Einhängepunkten in der Schläfengegend angelegt werden (Abb. 12.37).

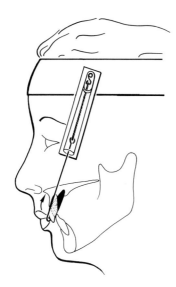

Abb. 12.37 Superhigh-pull-Headgear mit J-Haken, die im oberen Frontzahnbereich über den Bogen gehängt werden

12.1.7 Wirkungen des Headgears

Für die Wirkung des Headgears ist entscheidend, wie die Verbindungsgerade zwischen Einhängepunkt (Haken der Außenarme des Gesichtsbogens) und Abstützpunkt (zervikal, okzipital etc.) zum sog. Widerstandszentrum liegt. Das hypothetische Widerstandszentrum wird ungefähr in der Trifurkation der belasteten Molaren angenommen.

Die Form des Gesichtsbogens ist in diesem Zusammenhang unmaßgeblich, weil Gesichtsbogen, Röhrchen, Band und Zahn eine Einheit bilden.

Wenn das Widerstandszentrum auf der genannten Verbindungsgeraden (Wirkungslinie) liegt, ist mit einer linearen Verschiebung des Zahnes in Zugrichtung zu rechnen, wobei der Zahn seine Achsenneigung beibehält (Abb. 12.38). Dies ist vor allem dann gewährleistet, wenn der Einhängepunkt vom Widerstandszentrum aus in Zugrichtung liegt, weil dann nämlich der Fall des stabilen Gleichgewichtes (s. Kapitel „Physikalische Grundlagen") gegeben ist. Liegt der Einhängepunkt dagegen hinter dem Widerstandszentrum, haben wir ein labiles Gleichgewicht; der Zahn kann mit zunehmender Kippneigung ausweichen.

Liegt das Widerstandszentrum nicht auf der genannten Verbindungsgeraden, kommt es zu einem *Drehmoment*, das um so größer ist, je

größer der senkrechte Abstand des Widerstandszentrums zur Wirkungslinie ist. Liegt das Widerstandszentrum oberhalb der Geraden, kippt die Zahnkrone nach hinten, liegt es unterhalb der Geraden, kippt eher die Wurzel nach hinten. Eine Kontrolle, ob und wohin die ersten Molaren kippen werden, haben wir, wenn wir den frontalen Bogenanteil beim Einhängen der elastischen Züge beobachten. Bewegt er sich nach unten, wird die Molarenkrone nach hinten kippen. Steigt er nach oben, wird eher die Wurzel nach hinten kippen. Bleibt er unverändert, wird sich der Zahn körperlich bewegen. In Bewegungsrichtung liegende Nachbarzähne (zweite Molaren) können durch ihren Widerstand die Wirkungen beeinflussen und modifizieren.

Darüber hinaus hat jeder Zug nach hinten unten (Zervikal-Headgear) neben der sagittalen eine *vertikale Bewegungskomponente*, der belastete Zahn wird extrudiert (Abb. 12.39). Jeder

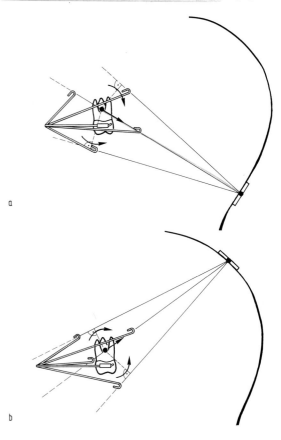

Abb. 12.38 Die Wirkung des Headgears hängt von der Lagerelation zwischen dem Widerstandszentrum und der Verbindungsgeraden zwischen Abstützpunkt und Einhängepunkt ab, gezeigt für die zervikale (a) und die okzipitale (b) Abstützung

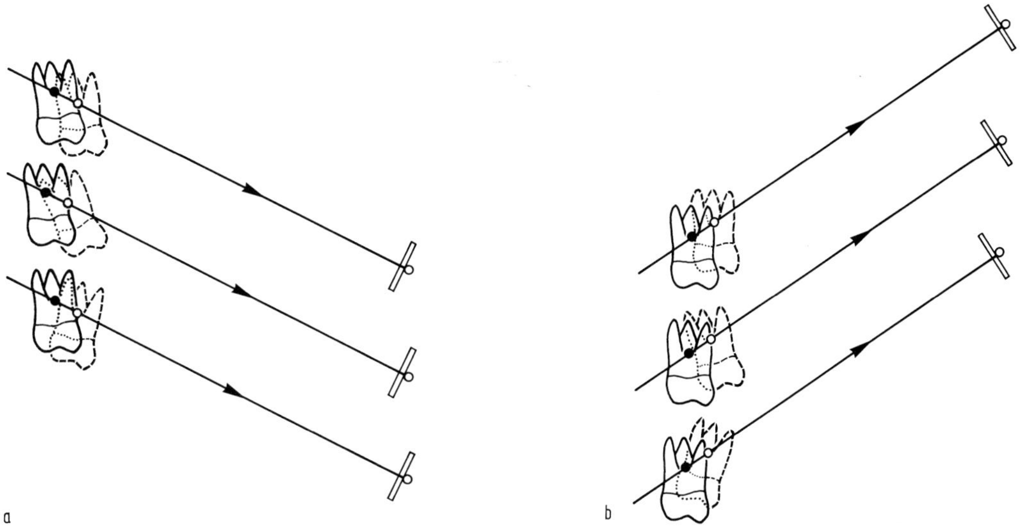

Abb. 12.39 Bei zervikaler Abstützung (a) hat die Bewegung des Molaren, gleichgültig ob translatorisch oder kippend, immer auch eine vertikale Komponente im Sinne der Extrusion. Ebenso gibt es bei okzipitaler Abstützung (b) immer eine vertikale Komponente im Sinne der Intrusion

Zug nach hinten oben (Okzipital-Headgear) hat ebenfalls eine vertikale Komponente, der belastete Zahn wird intrudiert.

Die erwähnten Wirkungen zeigen sich in dieser Form, wenn der Headgear als alleiniges Gerät oder in Verbindung mit einem herausnehmbaren, funktionskieferorthopädischen Gerät verwendet wird. Wird er zusammen mit einer festsitzenden Multibandapparatur eingesetzt, sind die Einzelveränderungen weniger ausgeprägt, weil die Extrusions-, Intrusions- und Rotationskräfte über den Bogen auch auf die Nachbarzähne übertragen werden; die Veränderungen können andererseits bis in den Frontzahnbereich hineinreichen, sogar der Verlauf der Spinaebene, der Okklusionsebene und der Mandibularebene kann bei längerer Einwirkungszeit Änderungen erfahren, deren Art wesentlich von der Zugrichtung und von den Drehmomenten abhängt.

Die Wirkungen des Headgears lassen sich noch nach anderen Gesichtspunkten unterscheiden:

Von einer *Verankerungswirkung* spricht man, wenn durch den Headgear andere auf die Molaren einwirkende Kräfte (Zugkräfte, Extrusionskräfte, Rotationskräfte) kompensiert werden und die Molaren auf diese Weise an Ort und Stelle gehalten werden. Die erforderliche Kraftgröße für die Verankerungswirkung richtet sich bei gleicher Einwirkungsdauer (10–16 Stunden pro Tag) nach den Kräften, die von anderer Seite auf die Molaren einwirken.

Eine *orthodontische Wirkung* liegt vor, wenn Zähne durch den Headgear nach distal bewegt werden. Bei einer Einwirkungsdauer von mindestens 16 Stunden pro Tag sind hierfür Kräfte von 2–4 N auf jeder Seite erforderlich (orthodontische Kräfte).

Wirken auf einen Zahn Kräfte des Bogens und Kräfte des Headgears, sollten diese nach Möglichkeit in dieselbe Richtung wirken, weil es sonst – durch das zeitweise Abnehmen des Headgears – zu einem unnötigen Hin- und Herbewegen (jiggling) kommt.

Durch eine stärkere Distalbewegung oder Distalkippung der oberen ersten Molaren kann es in ungünstigen Fällen zu einem verspäteten Durchbruch oder sogar zu einer Impaktierung der zweiten Molaren kommen (Meixner 1976).

Eine *orthopädische Wirkung* ist im Wachstumsalter gegeben, wenn es über die Zähne und den Knochen zu Fernwirkungen in den Suturen kommt, im Sinne einer Wachstumshemmung des Oberkiefers. Dafür sind angeblich „orthopädische Kräfte" von 4 N bis zu 10 N auf jeder Seite notwendig. Da solche Kräfte neben der orthopädischen Wirkung auch Einfluß auf die

[Handschriftliche Notizen am oberen Rand:]

5 Headgear-Grundtypen:
1. lange Außenarme, kaudal anguliert, cervicale Zugrichtung ("cervical traction headgear")?
2. lange Außenarme, kranial...
3. kurze Außenarme, parallel oder kranial anguliert, horizontale Zugrichtung, befestigt in hohen...
4. ... parallel anguliert, hoch okzipitale Zugrichtung → high pull headgear
5. lange ...

belasteten Zähne haben (orthodontische Wirkung) und es leicht zu einer Überbelastung kommen kann, sollten die Kräfte in diesem Fall über einen Außenbogen auf mehrere Zähne verteilt werden.

Eine scharfe Grenze zwischen orthodontischer und orthopädischer Wirkung gibt es nicht. KRAGT und DUTERLOO (1982) fanden bei einer Untersuchung von mit Headgear belasteten mazerierten Schädeln mit der Methode der Laser-Holographie bemerkenswerte Reaktionen verschiedener Knochen des Gesichtsschädels. Wie stark der Anteil der orthopädischen Wirkung ist, scheint von der Kraftgröße, der Kraftdauer und vom Alter des Patienten abzuhängen.

Sehr ausführlich sind die Wirkungen verschiedener Headgear-Formen in einer Untersuchung von BAUMRIND et al. (1983) dargestellt. Bei isolierter Kraftübertragung auf die oberen Molaren kam es in jedem Fall neben orthodontischen Reaktionen zu mehr oder weniger ausgeprägten orthopädischen Wirkungen, die auch an der Lage der Spina nasalis anterior nachweisbar waren. Langdauernde Einwirkungen mit relativ geringen Kräften zeigten bei den in der frühen Wechselgebißperiode behandelten Patienten einen größeren Anteil orthopädischer Veränderung als kurzdauernde Einwirkungen mit relativ großen Kräften.

[Handschrift:] abhg. von te-ke = Bild

12.1.8 Indikation des Headgears und seiner verschiedenen Formen

Der Headgear ist, allein angewandt, ein geeignetes Gerät, um Zähne unter extraoraler Abstützung nach distal zu bewegen.

Sehr bewährt hat sich die Kombination eines Headgears mit einem funktionskieferorthopädischen Gerät bei der Behandlung einer ausgeprägten Klasse-II/1-Anomalie im geeigneten Alter (Abb. 12.40). Diese Kombination ist besonders dann angezeigt, wenn Oberkiefermolaren vorgewandert sind und wenn neben der Rücklage des Unterkiefers auch eine Mesiallage des Oberkiefers an der Lagediskrepanz beteiligt ist. Sie wurde vor allem von PFEIFFER und GROBETY (1972, 1982) propagiert.

Der Gesichtsbogen kann auch über im Kunststoff verankerte Headgear-Röhrchen

(Abb. 12.41) am funktionskieferorthopädischen Gerät angreifen und über dieses Kräfte auf die Zähne übertragen. TEUSCHER (1978) bedient sich bei dem von ihm vorgeschlagenen Aktivator dieser Möglichkeit, während WITT (1984) extraorale Kräfte mit J-Haken auf funktionskieferorthopädische Geräte überträgt.

In seltenen Fällen machen wir auch von der Möglichkeit Gebrauch, einen Gesichtsbogen an einer herausnehmbaren Oberkiefer-Platte angreifen zu lassen, wobei die Enden in runde Röhrchen eingreifen, die an kräftigen Adamsklammern angelötet sind (Abb. 12.42). Man kann auch während einer normalen Headgear-Behandlung eine Oberkiefer-Platte tragen lassen; diese muß mit Rasterklammern befestigt sein, die die Distalbewegung der Molaren nicht behindern.

Am häufigsten verwenden wir den Headgear in Verbindung mit einer festsitzenden Multibandapparatur zur extraoralen Verankerung von Molaren.

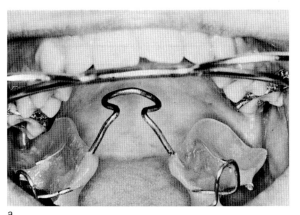

a

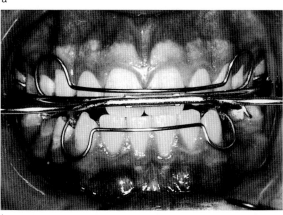

b

Abb. 12.40a und **b** Kombination von Headgear und funktionskieferorthopädischem Gerät

[Handschriftliche Notizen am unteren Rand:]
→ eine cervicale Zugrichtung hat immer eine Extrusion der Molaren (= Translationsbewegung zur Folge ...
→ ein hoher Zug hat immer eine Intrusion zur Folge → Rotation nach buccal ...
Zahnbogenerweiterung: geringe Bukkalkippung
Zahnbogenkontraktion; Palatinalkippung der Krone ...

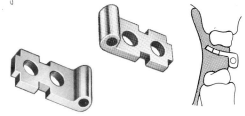

a

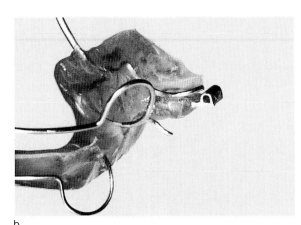

b

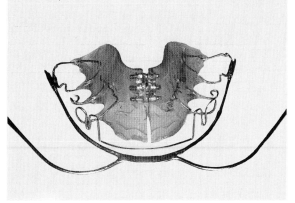

a

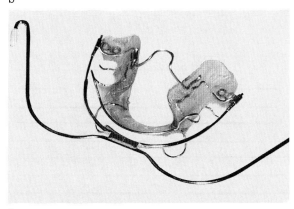

c

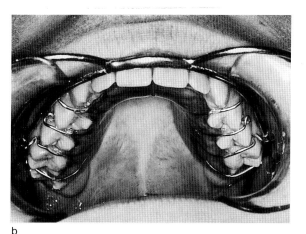

b

Abb. 12.41 Headgearröhrchen (Fa. Dentaurum; a) zur Verankerung in einem funktionskieferorthopädischen Gerät (b, c)

Bei der Wahl der Kraftgröße ist zu überlegen,
ob nur eine Distalbewegung von Zähnen beabsichtigt ist (orthodontische Kräfte) oder ob darüber hinaus der Oberkiefer in seinem Wachstum nach vorn unten gebremst werden soll
(orthopädische Kräfte).

Wenn wir die Zugrichtung festlegen, stellen
wir folgende Überlegungen an:

1. Soll der Biß gehoben oder gesenkt werden,
   oder soll er unverändert bleiben? Je nachdem
   wird ein Low-pull-, High-pull- oder Straight-
   pull-Headgear gewählt. Neben dem Überbiß

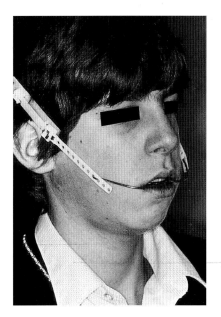

Abb. 12.42 a–c Kombination von Headgear und Oberkiefer-
platte

berücksichtigen wir dabei die aus dem Wachstumstyp ableitbaren Entwicklungstendenzen.

2. Soll die Krone oder die Wurzel der ersten Molaren nach hinten gekippt werden, oder soll die Achsenneigung gleich bleiben? Je nachdem werden die Außenarme des Gesichtsbogens nach unten oder nach oben anguliert, oder man läßt den Bogen an einem Punkt enden, der auf einer Linie zwischen dem Widerstandszentrum und dem Abstützpunkt liegt.

Ist im Hinblick auf die Okklusion eine rasche Distalisierung der Molarenkronen erwünscht, kann man diese durch entsprechende Angulation der Außenarme zunächst nach hinten kippen und dann nachfolgend die Wurzeln durch Gegenangulation der Außenarme nachholen.

Bei einer Kombination mit Multibandapparatur werden auch der Verlauf der Kauebene und die Relation der Frontzähne zur Mundspalte in die Überlegungen einbezogen.

12.2 Andere extraorale Geräte

12.2.1 Delaire-Gerät

Während wir mit dem Headgear ein wirksames Gerät zur Verfügung haben, um Zähne unter extraoraler Abstützung nach distal zu bewegen, unter bestimmten Voraussetzungen sogar das ganze Oberkieferwachstum zu bremsen, fehlte lange Zeit ein entsprechendes Gerät für Bewegungen nach vorn. DELAIRE et al. (1973, 1976, 1978) hatten die Idee, von einer Gesichtsmaske aus, die sich auf Stirn und Kinn abstützt, nach ventral gerichtete Kräfte (5–15 N im bleibenden Gebiß, 3,5–4 N im Milchgebiß) über den oberen Zahnbogen auf den Oberkieferkomplex zu übertragen (Abb. 12.43). Auch die Mesialbewegung einzelner Zähne des Oberkiefers oder Unterkiefers unter extraoraler Abstützung ist möglich (mit Kräften von 1–2 N).

Enoral werden die Gummizüge an Haken eines mit einer Multibandapparatur verbundenen Außenbogens, eines mit einzelnen Bändern verlöteten Drahtgerüstes (Abb. 12.44) oder einer herausnehmbaren Plattenapparatur eingehängt.

Es gibt verschiedene Ausführungen der Gesichtsmaske, die sich vor allem in der Lage der Verbindungsstege zwischen der Kinnkappe und der Abstützung im Stirnbereich unterscheiden (Abb. 12.45). Bei allen Gesichtsmasken können die Einhängepunkte für die Gummizüge und damit die Zugrichtung etwas variiert werden.

Da sich beim Tragen der Gesichtsmaske während der Mundöffnung und während des Mundschließens eine Reibung auf der Stirnhaut ergibt, hat PETIT (1983) „dynamische Formen"

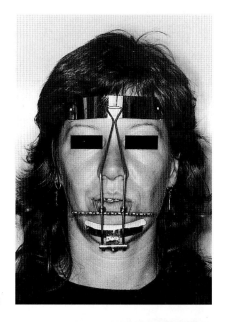

a

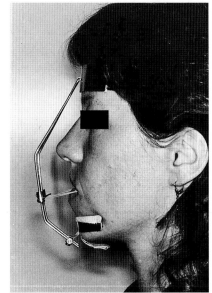

b

Abb. 12.43a und **b**   Delaire-Gerät

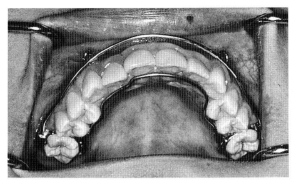

a

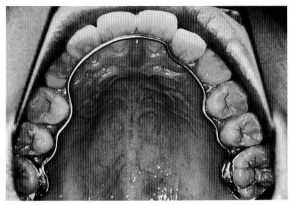

b

Abb. 12.44 a und **b** Verlötetes Drahtgerüst zur Übertragung von nach ventral gerichteten Kräften; von den vestibulären Haken werden Gummizüge gegen ein Delaire-Gerät geführt

entwickelt, die trotz starker Krafteinwirkung ein Gleiten ermöglichen (s. 12.43 b). Bei einer neuen Konstruktion, bei der auf der Stirn und beiderseits auf den Jochbeinen abgestützt wird (Fa. Rocky Mountain), wird diese Schwierigkeit umgangen.

Daß es bei der Anwendung nach vorn gerichteter Züge tatsächlich zu einer Vorverlagerung der Maxilla kommt, belegen kephalometrische Studien und tierexperimentelle Untersuchungen von NANDA (1978) und von JACKSON et al. (1979). Die Reaktionen im Bereich der Suturen waren um so ausgeprägter, je näher diese zum Kraftangriffspunkt lagen.

In Fällen von Oberkieferhypoplasie bei Patienten mit Lippen-Kiefer-Gaumenspalten bringt das Delaire-Gerät eine erhebliche Erweiterung unserer Möglichkeiten. Durch das Anlegen von nach vorn divergierenden Gummizügen können gleichzeitig die Brachygnathie und die anteriore Kieferkompression günstig beeinflußt werden (DELAIRE et al. 1978), besonders, wenn der Patient noch sehr jung ist. Bei Jugendlichen und Erwachsenen kann nach einer Oberkieferosteotomie die Einstellung und Stabilisierung der Fragmente mit dem Gerät verbessert werden (DELAIRE et al. 1973).

Die Anwendung des Delaire-Gerätes stellt hohe Anforderungen an die Kooperationsbereitschaft des Patienten.

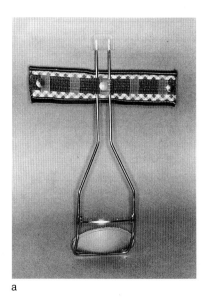

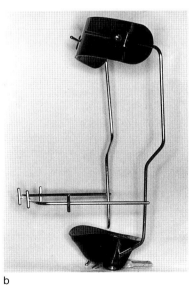

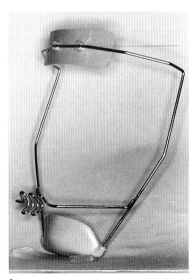

a   b   c

Abb. 12.45 a−c Verschiedene Formen von Gesichtsmasken: „Tübinger Modell", Fa. Dentaurum (a); nach DELAIRE UND VERDON, Fa. France Orthodontic (b); nach GUGINO, Fa. Rocky Mountain (c)

12.2.2 Kopf-Kinn-Kappe

Die Kopf-Kinn-Kappe ist das einzige rein extraorale Gerät, seine Grundform war bereits
Anfang des vorigen Jahrhunderts bekannt (s.
DAUSCH-NEUMANN 1977) und wurde in verschiedener Hinsicht variiert.

Von einer Kopfkappe aus werden durch elastische Züge nach dorsal gerichtete Kräfte von
insgesamt 5–10 N, nach GRABER (1972) 8–12 N,
über eine Kinnschale auf den Unterkiefer übertragen (Abb. 12.46). Als Einwirkungsdauer sollten 12–16 Stunden pro Tag vorgesehen werden.

Über den Mandibularknochen werden die
Kräfte zum Kiefergelenk fortgeleitet, wo sich im
Kiefergelenkköpfchen die wichtigste Wachs-
tumszone für das Unterkiefer-Längenwachstum
befindet. Als Behandlungseffekt konnte im
Tierexperiment eine Verminderung der Zu-
wachsraten am Kiefergelenkkondylus nachgewiesen werden (JANZEN und BLUHER 1965;
ROTHSCHILD 1970). Die klinische Effizienz
wurde u. a. durch die Untersuchungsergebnisse
von THILANDER (1963, 1965) und von SAKAMOTO
et al. (1984) belegt.

Das Gerät mit einer Zugrichtung, die der
Verbindungslinie Kinnspitze-Kiefergelenk entspricht (Abb. 12.47), dient daher in erster Linie
zur Bremsung eines überschießenden Unterkieferwachstums. Es wird manchmal auch verwendet, um das Schließen eines offenen Bisses zu
unterstützen. Dann allerdings mit Zügen, die
steiler nach oben in die Schläfenregion gerichtet
sind (Abb. 12.48).

Als Kopfkappen verwenden wir überwiegend
konfektionierte Kappen, wie sie auch für den
Headgear benutzt werden. Die Kinnschale wird
nach einem Kinnabdruck aus Kunststoff hergestellt (Abb. 12.49); in sie ist ein dicker Draht
eingearbeitet, der über die Schale hinausreicht
und auf beiden Seiten in einem Haken endet. An
diesem werden dann die elastischen Züge eingehängt. Durch Biegen des Drahtes können die
Einhängepunkte so ausgerichtet werden, daß die
Kinnschale nicht mit ihren Rändern in die Haut
drückt. Konfektionierte Kinnschalen verwenden wir selten.

Eine Form der Kopf-Kinn-Kappe, die auf
OPPENHEIM (1935) zurückgeht, weist dicke vertikale Drahtstäbe auf, die von der Kinnkappe aus

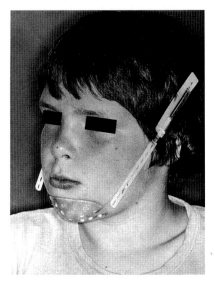

Abb. 12.46 Die Kopf-Kinn-Kappe kann bei allen Behand-
lungssystemen als Zusatzgerät dienen

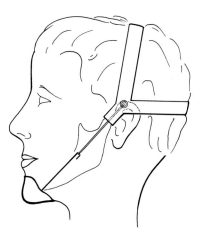

Abb. 12.47 Die geeignete Zugrichtung der Kopf-Kinn-Kappe
zur Bremsung eines progenen Unterkieferwachstums geht
vom Kinn durch den Kiefergelenkkondylus

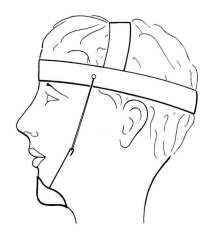

Abb. 12.48 Zugrichtung der Kopf-Kinn-Kappe zur Unterstützung einer Behandlung des offenen Bisses

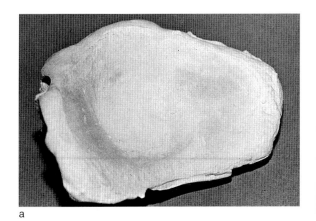

a

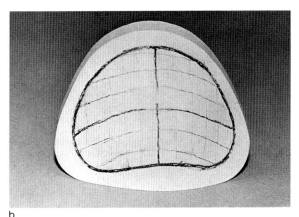

b

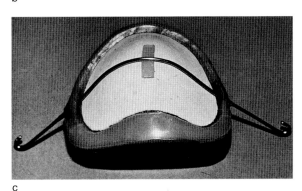

c

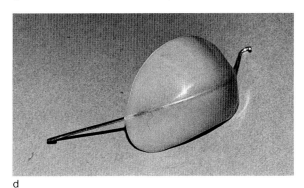

d

Abb. 12.49 Herstellung einer individuellen Kinnschale: Kinnabdruck (a); Modell vorbereitet (b); vor dem Ausgießen (c); fertige Kinnschale (d)

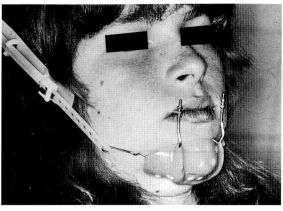

Abb. 12.50 Kopf-Kinn-Kappe mit vertikalen Stäben nach OPPENHEIM (1935)

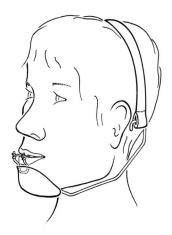

Abb. 12.51 Kinnkappe nach HICKHAM (Fa. Ormco)

bis in die Höhe der Mundspalte reichen (Abb. 12.50). Von dort aus werden nach ventral gerichtete elastische Kräfte auf den Oberkiefer übertragen. Ihre Wirkung ist der des Delaire-Gerätes ähnlich. Damit vergleichbar ist eine konfektionierte Kinnkappe nach HICKHAM (Abb. 12.51). Auch mit dem von NANDA (1980) beschriebenen „Protraktions-Headgear" sollen obere oder untere Molaren gegen eine Abstützung am Kinn nach vorn gezogen werden. Eigene Erfahrungen haben wir mit diesem Gerät ebensowenig wie mit der sog. Kinn-Molaren-Verankerung nach DAHAN (1980).

Die Kopf-Kinn-Kappe ist nicht an ein Behandlungssystem gekoppelt. Sie kann auch in Verbindung mit festsitzenden Apparaturen verwendet werden.

12.3 Enorale Geräte

12.3.1 Nance-Gerät

Das Nance-Gerät (Nance holding appliance) ist ein Zusatzgerät zur besseren Verankerung von Molaren im Oberkiefer (Abb. 12.52). Nach der Bandanpassung an den betreffenden Molaren wird über die Bänder ein Abdruck genommen, der mit den eingesetzten Bändern ausgegossen wird. Auf dem Modell wird ein Drahtgerüst (0,9 mm harter Draht) gebogen und auf den Bändern aufgelötet (Abb. 12.53). Der Draht reicht bis zum Gaumenabhang, wo er Retentionen für eine Kunststoffplatte besitzt. Die Kunststoffplatte selbst wird mit Autopolymerisat am Gaumenabhang nahe dem Scheitelpunkt des Gaumengewölbes modelliert. Das Gerät wird mit den Bändern einzementiert.

Das Nance-Gerät kann auch abnehmbar gestaltet werden. Dabei greifen die Enden des Drahtrahmens – wie bei dem noch zu besprechenden Palatal bar – in horizontal verlaufende Schlösser ein.

12.3.2 Lipbumper

Lipbumper sind Geräte, die über ein Drahtgerüst Muskelkräfte auf Molaren übertragen (Abb. 12.54). Die Kräfte werden dadurch erzeugt, daß ein starrer dicker Drahtbogen (1,1 mm) mit einem Schild oder einer Pelotte im frontalen Bereich so in runde Molarenröhrchen eingeschoben und durch Stops bzw. bajonettartige Biegungen am Durchgleiten gehindert wird, daß er frontal 4–5 mm von der Zahnreihe absteht. Dadurch wird die Oberlippe bzw. Unterlippe abgehalten und der M. orbicularis oris gedehnt.

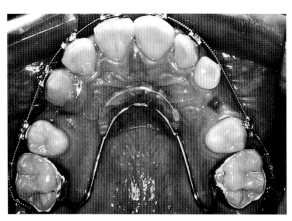

Abb. 12.52 Nance-Gerät

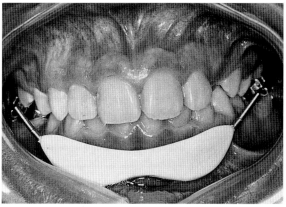

a

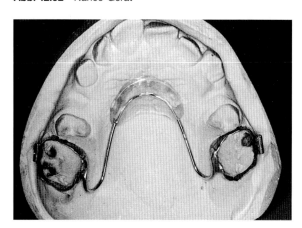

Abb. 12.53 Herstellung eines Nance-Gerätes: Drahtgerüst auf dem Modell an die Bänder gelötet, danach Kunststoffplatte modelliert

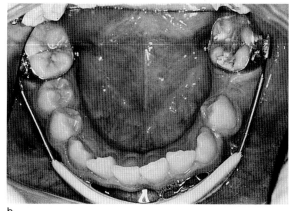

b

Abb. 12.54a und b Der Lipbumper muß frontal abstehen; er steckt in runden Molarenröhrchen, wo er durch Stops am Durchgleiten gehindert wird

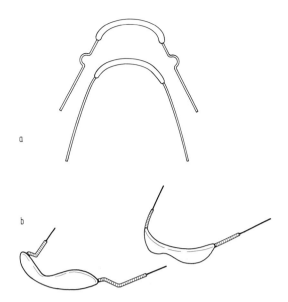

Abb. 12.55 Verschiedene konfektionierte Lipbumper: nach BAYNE (Fa. Ormco; a), nach DENHOLTZ (Fa. Rocky Mountain) für Oberkiefer und Unterkiefer (b)

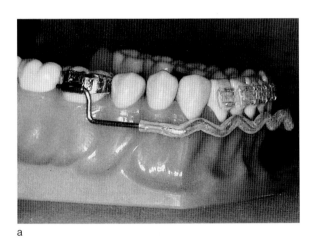

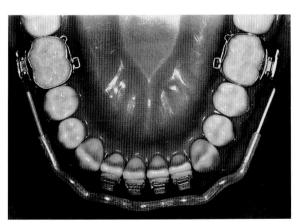

Abb. 12.56a und **b** Selbst hergestellter Lipbumper

Der Muskel reagiert mit einer Tonuserhöhung, und die erzeugte Kraft wird über die Pelotte und den Bogen auf die Molaren übertragen.

Sofern die Kraft nicht zur Kompensierung von nach ventral gerichteten Kräften und damit zur Verankerung benötigt wird, können die ersten Molaren mit diesem Gerät bis zu einem gewissen Grade nach distal bewegt werden. Wenn die zweiten Molaren bereits durchgebrochen sind, ist die Bewegung nach distal jedoch stark behindert.

Lipbumper sind in verschiedenen Ausführungen konfektioniert erhältlich (Abb. 12.55). Man kann sie aber auch selbst herstellen, z.B. aus 1,1 mm dickem, harten Draht, frontal zur Verbreiterung der Fläche im Zick-Zack-Muster gebogen und mit einem Polyäthylenschlauch überzogen. Vor den Molarenröhrchen werden bajonettartige Biegungen angebracht, durch die der Bogen, vom Röhrchen aus gesehen, nach bukkal und gingival versetzt wird (Abb. 12.56).

Lipbumper können im Unterkiefer mit Haken zum Einhängen von Klasse-III-Gummizügen versehen sein. Damit kann eine zusätzliche Verankerungswirkung vom Oberkiefer auf den Unterkiefer übertragen werden.

12.3.3 Herbst-Scharnier

Die Behandlung mit festsitzenden Multiband-Apparaturen setzt meist zu einer Zeit ein, zu der eine Rücklage des Unterkiefers mit wachstumssteuernden Maßnahmen – funktionskieferopädische Geräte oder intermaxilläre Gummizüge – nicht mehr hinreichend sicher korrigiert werden kann. Da auch eine dentale Kompensierung oder eine kieferchirurgische Behandlung nicht immer einen gangbaren Ausweg darstellen, kann in diesen seltenen, besonders gelagerten Fällen eine sehr alte und längst verlassene Behandlungsmethode wieder erwogen werden, das Herbst-Scharnier. Dieses festeinzementierte, an Bändern oder Kappenschienen befestigte Geschiebe – mit einer besonderen Vorrichtung[1] kann es auch auf kräftige Bögen einer Multibandapparatur aufgeschraubt werden – wurde 1904 von HERBST beschrieben. Es wird so eingestellt, daß es beim Kieferschluß

[1] Fa. Saga Dental

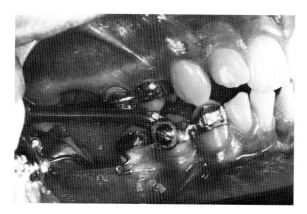

Abb. 12.57 Herbst-Scharnier

den Unterkiefer nach vorn in die gewünschte Lage zwingt (Abb. 12.57). Was mit den o. g. zeitweise getragenen Behandlungsmitteln bei geringem Kieferwachstum nicht mehr gelingt, kann mit dem ständig einwirkenden Herbst-Scharnier doch noch erreicht werden. Es kommt zu einem Gelenkumbau und zu dentalen Verschiebungen. Wegen der nicht absehbaren Gefahren für das Kiefergelenk sollte die Indikation für dieses Vorgehen sehr eng gestellt werden.

Weniger starr ist die Führung bei dem ähnlich wirkenden Jasper Jumper (Fa. American Orthodontics), einem speziell zur Distalbißkorrektur entwickelten Zusatzgerät zur Multibandapparatur.

12.3.4 Herausnehmbare Plattenapparaturen

Wie bereits früher erläutert, ist ein Drahtbogen wenig geeignet, eine umfangreiche Zahnbogenerweiterung oder auch eine Zahnbogenverschmälerung in der Molarengegend zu erreichen. Diese aber ist unerläßlich, wenn ein Kreuzbiß oder eine Nonokklusion vorliegen. Es müssen also zusätzliche krafterzeugende Geräte eingesetzt werden.

Eine der Möglichkeiten besteht darin, daß bei einer kombinierten Behandlung die Zahnbogenerweiterung in einer vorangehenden Behandlungsphase mit einer herausnehmbaren Dehnplatte erreicht wird.

Grundsätzlich können Plattenapparaturen auch während der Behandlung mit einer Multibandapparatur verwendet werden (Abb. 12.58), zum Dehnen, als Aufbißplatte oder um daran nach einem Zahnverlust einen Ersatzzahn zu

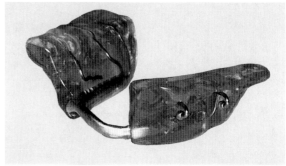

a

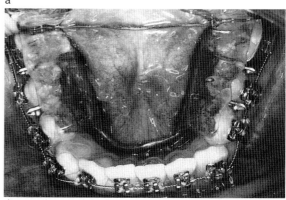

b

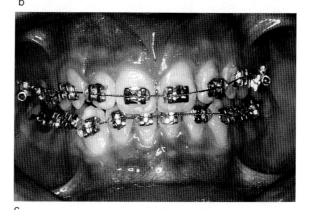

c

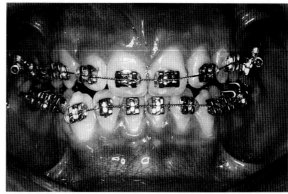

d

Abb. 12.58 Plattenapparatur zur Bißsperrung, gleichzeitig mit einer Multibandapparatur getragen, um eine Interferenz der Okklusion mit den Brackets der unteren Front (c) auszuschalten (d)

befestigen. Der Plattenrand muß in diesem Fall durch Aussparungen so gestaltet sein, daß er nicht mit lingualen Attachments kollidiert. Den Halt der Platte garantieren einige Knopfanker, oft genügt auch allein die Klemmwirkung der Platte. Während der Anwendung der Plattenapparatur sind keine größeren Zahnverschiebungen in sagittaler oder vertikaler Richtung möglich.

12.3.5 Gaumennahterweiterungsgerät

Unter bestimmten Voraussetzungen kann mit einer fest einzementierten Dehnplatte (Abb. 12.59) eine Gaumennahterweiterung oder Gaumennahtsprengung vorgenommen werden, eine Methode, die bereits Ende des vorigen Jahrhunderts bekannt war.

Herstellung der Gaumennahterweiterungsplatte

Zunächst werden an den Prämolaren und ersten Molaren beiderseits im Mund Bänder adaptiert (Abb. 12.60). Über sie wird ein Alginatabdruck genommen, anschließend werden sie abgenommen und in den Abdruck eingesetzt. Nachdem der Abdruck ausgegossen wurde, werden aus 1,0 mm hartem Draht Retentionen gebogen und auf dem Modell an die Bänder gelötet. Die Platte wird mit autopolymerisierendem Kunststoff hergestellt, dabei wird eine kräftige Dehnschraube – bei überwiegend anteriorer Kompression eine Fächerschraube – in die Mitte des Gaumengewölbes eingebracht.

Der frontale Abschnitt des Gaumens und ein Streifen, der an den Zahnfleischrand der Seitenzähne angrenzt, werden nicht von Kunststoff bedeckt. Auch den Scheitel des Gaumengewölbes sollte man durch Ausblocken mit rosa Wachs freihalten.

Bewährt hat sich auch ein Gaumennahterweiterungsgerät, bei dem eine Hyrax-Schraube eingebaut wird; hierbei entfällt der Kunststoffanteil und damit auch die partielle Kraftübertragung auf die Gaumenschleimhaut, die Drahtfortsätze der Schraube werden direkt mit den Bändern verlötet (Abb. 12.61). Von Howe (1982) und von Rakosi et al. (1983) gibt es Vorschläge, Gaumennahterweiterungsgeräte mit Hilfe der Klebetechnik zu befestigen.

Handhabung des Gaumennahterweiterungsgerätes

Nachdem die Platte am Patienten einzementiert wurde, wird die Schraube zunächst mit einem gesicherten Spezialschlüssel (Abb. 12.62) aktiviert. Beim Patienten entsteht dadurch ein leichtes Druckgefühl. Noch am selben Tag werden 1–2 weitere Aktivierungen vorgenommen. In den folgenden 4–5 Tagen wird, vom Behandler oder vom Patienten selbst, zweimal täglich aktiviert. Die weiteren Aktivierungen werden in einem Turnus von einmal täglich vorgenommen. Von dieser zeitlichen Abfolge kann man aufgrund individueller Gegebenheiten (Alter und Sensibilität des Patienten) abweichen.

Das Ausmaß der Zahnbogenerweiterung kann so gewählt werden, daß damit eine leichte Überkompensierung verbunden ist. Ist die erforderliche Schraubenöffnung erreicht, wird die Schraube mit einem Messingdraht fixiert, um eine spontane Rückstellung auszuschließen. So gesichert beläßt man die Platte noch 4–6 Wochen zur ersten Retention. Danach wird das Gerät entfernt und sofort – zur weiteren Retention – durch ein anderes, meist eine Multibandapparatur, ersetzt. In manchen Fällen kann die weitere Retention ein „Palatal bar" übernehmen. Unmittelbar nach Beendigung der Gaumennahterweiterung wäre keines der genannten Geräte, auch nicht herausnehmbare Geräte, in der Lage, das Rezidiv ganz zu vermeiden, obwohl sich zu diesem Zeitpunkt bereits neuer Knochen in der Sutur gebildet hat. Die nach einer Gaumennahterweiterung eintretenden Veränderungen hat Krebs (1964) untersucht. Mit Ausnahme der Eckzahndistanz erwiesen sich die Behandlungseffekte als relativ stabil.

Wirkungen

Ziel dieser Behandlungsmaßnahme ist es, durch die auf die Gaumenplatte übertragenen Kräfte eine Lösung der Gaumensutur zu erreichen. Voraussetzung dafür, daß es zu einer Gaumennahterweiterung und nicht primär oder ausschließlich zu einer Zahnbewegung nach bukkal kommt, ist eine besonders rasche Aufdehnung; das erfordert eine Aktivierung der Dehnschraube von täglich 1–3 Viertelumdrehungen. Auf diese Weise entstehen über längere Zeit hohe Druckwerte an den belasteten Seitenzähnen, bis sich die Sutur löst. Eine experimentelle Untersuchung von ISAACSON und INGRAM (1964) gibt einen interessanten Einblick in die Biomechanik der belasteten Gewebe mit Druckanstieg, Druckabfall und Superpositionseffekten, die weitgehend von der Zahl und der zeitlichen Abfolge der Aktivierungen und vom Alter des Patienten abhängen. Die höchsten Druckwerte (bis zu 2,5 N) wurden vor der Lösung der Gaumensutur registriert, die sich klinische im Auftreten eines Diastema zwischen den mittleren Schneidezähnen anzeigte. Aus den Ergebnissen kann man auch die Schlußfolgerung ziehen, daß der Widerstand nicht allein aus der Interdigitation der Gaumensutur resultiert, auch die Verbindung durch die Fasersysteme und Weichgewebe und der Zusammenhang mit anderen Schädelknochen sind daran beteiligt. Daher nehmen die erreichten Druckwerte in der Retentionsphase auch nur langsam ab (ZIMRING und ISAACSON 1965).

Neben der „langsamen" Nahterweiterung (¼ Umdrehung pro Tag) gibt es eine „schnelle" mit einer Aktivierungshäufigkeit bis zu ¼ Umdrehung pro Stunde. Ein derartiges Vorgehen halten wir nur dann für vertretbar, wenn der Hauptwiderstand zuvor durch eine chirurgische Trennung der Gaumensutur (Abb. 12.63) beseitigt wurde.

Die Vorteile der langsamen Nahterweiterung, durchgeführt in der Wachstumsperiode, liegen darin, daß der Knochenanbau an den Rändern der Gaumenplatte sofort einsetzt, weniger Zahnkippungen auftreten und die Rezidivgefahr verringert wird (BELL 1982).

Als Folge der forcierten Erweiterung tritt in der initialen Phase eine Kippung der Ankerzähne nach bukkal in dem Maße auf, in dem die Parodontalfasern und das suturale Weichgewebe komprimiert bzw. gedehnt werden. Spätestens nach einer Woche kommt es dann zu einer körperlichen, translatorischen Bewegung der

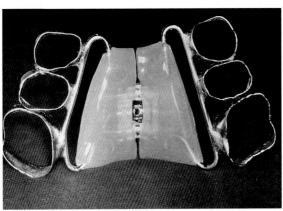

a

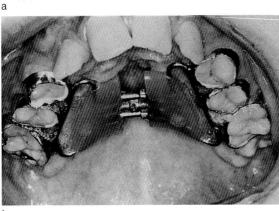

b

Abb. 12.59a und **b**   Gaumennahterweiterungsgerät

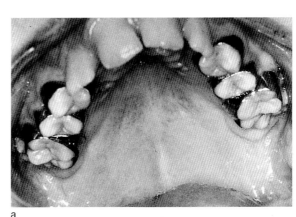

a

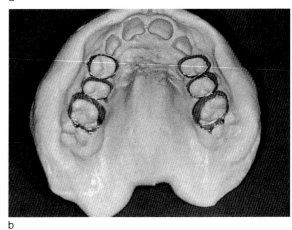

b

Abb. 12.60   Vorbereitungen zum Herstellen einer Gaumennahterweiterungsplatte: Anpassung der Bänder (a), Abdruck mit eingesetzten Bändern (b)

Zähne durch An- und Abbauvorgänge an den Alveolenwänden.

Bei ausreichender Kraftgröße löst sich schließlich die Gaumensutur, was mit einer Röntgen-Aufbißaufnahme nachweisbar ist (Abb. 12.64). Die Öffnung ist im vorderen Bereich der Maxilla stärker als im Bereich des Os palatinum, vermutlich, weil hier die Abstützung am benachbarten Knochen weniger stark ist. Spannungen sind auch noch an entfernteren Partien des Gesichtsschädels, so am Jochbogen,

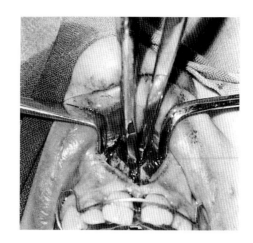
a

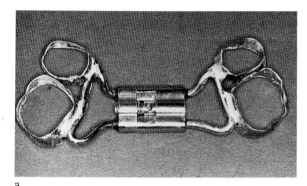
a

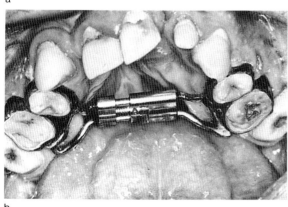
b

Abb. 12.61 a und **b** Gaumennahterweiterungsgerät mit Hyrax-Schraube ohne Kunststoffanteile, verwendet bei einem Patienten mit LKG-Spalte

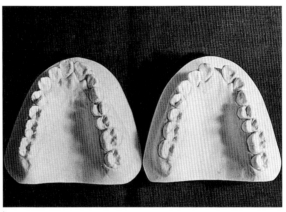
b

Abb. 12.63 Chirurgische Lösung der Gaumensutur: Vom Vestibulum aus werden mit einer dünnen Fräse Y-förmige Einschnitte im Knochen unterhalb der Spina nasalis anterior angebracht. Von dort wird mit 3 Meißeln in die Tiefe vorgegangen (a). Nach der gewaltsamen Sprengung kann mit der Platte in kürzester Zeit aufgedehnt werden (b)

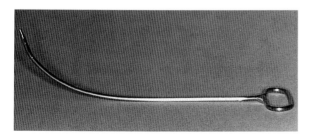

Abb. 12.62 Für die Aktivierung im Mund müssen die normalen Schraubenschlüssel unbedingt durch Anbinden eines langen Stückes Zahnseide gesichert werden; wir verwenden einen selbstgefertigten Spezialschlüssel, dessen Griff extraoral bleibt

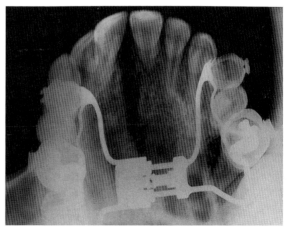

Abb. 12.64 Das Lösen der Gaumensutur in einer Röntgen-Aufbißaufnahme

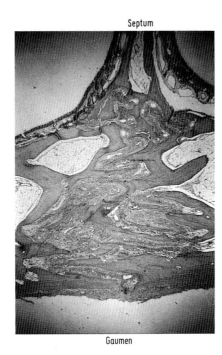

Septum

Gaumen

Abb. 12.65 Interdigitationen einer Gaumensutur; histologisches Präparat von einem Rhesusaffen (LINGE 1972); von LINGE freundlicherweise zur Verfügung gestellt

am Keilbein und an den Orbitawänden, nachweisbar (CHACONAS und CAPUTO 1982; PAVLIN und VUKICEVIC 1984).

Bei den suturalen Gewebereaktionen unterscheidet LINGE (1972) zwischen mechanischen und biologischen. Für das komplizierte Muster von Verschiebungen und Verzerrungen der kollagenen Bindegewebsfasern und Knochenapposition bzw. -resorption scheint neben der Zugrichtung die Morphologie der Gaumennaht verantwortlich zu sein; sie weist Interdigitationen in zwei Ebenen auf (Abb. 12.65).

Daß sich die Sutur durch Knochenneubildung ziemlich rasch bis zur Ausgangsbreite schließt, läßt sich sowohl röntgenologisch wie histologisch nachweisen.

Neben der Zahnbogenerweiterung werden als positive therapeutische Effekte eine Verbreiterung der Nasenhöhle, eine Senkung des Gaumendaches und des Nasenbodens, eine Begradigung des Septums bei Septumdeviationen und eine Verbesserung der Voraussetzungen für Nasenatmung genannt. (DERICHSWEILER 1956; HERSHEY et al. 1976). Sogar eine Verbesserung des Hörvermögens in einem Fall von Schwerhö-

rigkeit soll beobachtet worden sein (LAPTOOK 1981).

Daß als Folge starker Dauerkräfte bei der Nahterweiterung mit Wurzelresorptionen gerechnet werden muß, belegen Untersuchungen von RINDERER (1965), LANGFORD und SIMS (1982) sowie TIMMS und MOSS (1971). Parodontale Schäden waren, mit wenigen Ausnahmen, nicht nachzuweisen (GREENBAUM und ZACHRISSON 1982).

Die Lösung der Gaumennaht zeigt sich klinisch nach 1–2 Wochen durch ein Auseinanderweichen der mittleren Schneidezähne an. Das entstandene Diastema mediale schließt sich meist spontan, vermutlich durch die unter Spannung stehenden Fasersysteme (Ligamentum circulare, transseptale Fasern).

Indikation

Die klassische Indikation zur Gaumennahterweiterung ist der ausgeprägte einseitige oder beidseitige Kreuzbiß, bedingt durch eine Kompression im Oberkiefer mit hohem Gaumen, oft verbunden mit einer behinderten Nasenatmung.

Eine weitere Indikation stellt die Oberkieferhypoplasie bei Lippen-Kiefer-Gaumenspalten dar. Da es hierbei keine Gaumensutur im herkömmlichen Sinne gibt, sprechen wir auch von einer „Dehnung im Sinne der Gaumennahterweiterung" (s. Abb. 12.61).

Das beste Alter für die Gaumennahterweiterung liegt bei 5–13 Jahren. Danach wird ihr Ausgang zumindest unsicher. So fand MELSEN (1972) nur bei Kindern bis zum Höhepunkt des pubertären Wachstumsspurts eine echte Anregung des suturalen Wachstums. Bei älteren Individuen wurden im Suturenbereich zahlreiche Mikrofrakturen gefunden, die anschließend knöchern verheilten.

Der Zeitpunkt der Verknöcherung der Gaumensutur schwankt nach einer Untersuchung von THILANDER (1980) sehr stark. Einerseits konnte bereits bei einer 15jährigen eine partielle Verknöcherung festgestellt werden, andererseits gab es Fälle, bei denen auch im fortgeschrittenen Alter die Sutur noch weitgehend offen war. Die Obliteration beginnt zumeist an einigen Stellen durch intramembranöse Ossifikation und schreitet allmählich weiter fort; damit nimmt der für die Gaumennahterweiterung zu erwartende Widerstand immer mehr zu. Sobald die Sutur weitgehend verknöchert ist, kann der Widerstand nur noch durch eine chirurgische Lösung überwunden werden (TIMMS und VERO 1981, GLASSMAN et al. 1984, KRAUT 1984).

12.3.6 Palatal bar nach Goshgarian

Bei diesem Zusatzgerät (Abb. 12.66) handelt es sich um einen transpalatinalen, federnden Bügel aus 0,9 mm starkem Draht, der in der Mitte eine nach vorn offene, halbkreisförmige Schlaufe enthält. Er endet beiderseits in ca. 6 mm langen, rechtwinkelig nach hinten abgebogenen Schlaufen mit eng aneinanderliegenden Schenkeln. Dieser Teil wird in ein an einem Molarenband aufgeschweißtes, waagerecht verlaufendes Spezialschloß (Lingual sheath) eingeschoben. Zur Sicherung gegen sein Herausgleiten dient eine Kerbe im Schloß, eine zusätzliche, rücklaufende, klemmende Drahtwindung oder ein Endhaken, der in den Interdentalraum zwischen erstem Molaren und zweitem Prämolaren gebogen werden kann.

Der Palatal bar wird unter Verwendung einer Angle-Drahtbiegezange Nr. 139 und einer Spezialzange zum Biegen der Enden (Abb. 12.67) individuell gebogen. Aber auch die in verschiedenen Größen erhältlichen, konfektionierten Palatal bars können verwendet werden (Abb. 12.68). Die richtige Größe wird dann mit einem biegsamen Lineal bestimmt (Abb. 12.69).

Wenn man den Palatal bar breiter oder schmäler gestaltet, als es dem Zahnbogen an dieser Stelle entspricht, kann man damit den Zahnbogen verbreitern oder verschmälern (Abb. 12.70) und gegebenenfalls die entsprechende Wirkung eines Außenbogens unterstützen. Auch zur Sicherung der durch eine Gaumennahterweite-

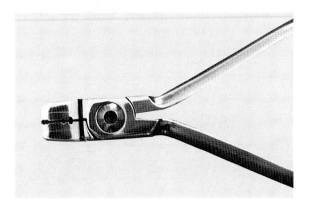

Abb. 12.67 Spezialzange zum Biegen der in die Schlösser eingreifenden Enden des Palatal bar

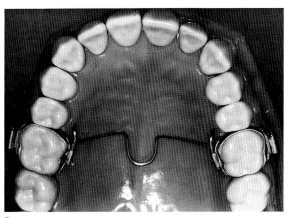

a

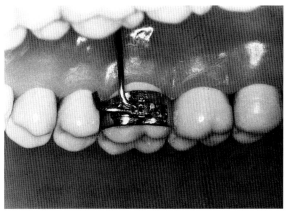

b

Abb. 12.68a und **b** Konfektionierter Palatal bar

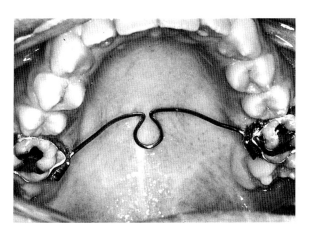

Abb. 12.66 Palatal bar

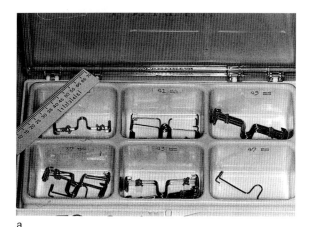

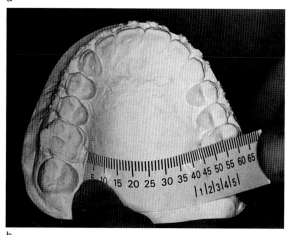

Abb. 12.69   Konfektionierte Palatal bars in verschiedenen Größen (a); die richtige Größe wird mit einem biegsamen Spezialmaß bestimmt (b)

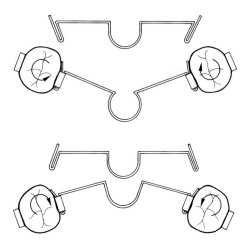

Abb. 12.71   Durch entsprechende Biegung der Enden kann man den Palatal bar so gestalten, daß damit die Ankermolaren unter gegenseitiger Abstützung rotiert werden

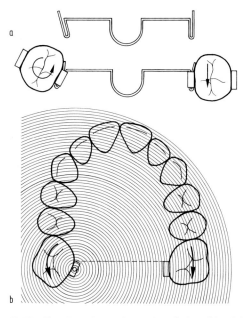

Abb. 12.72   Eine Rotation auf nur einer Seite wirkt sich auf der Gegenseite als sagittale Belastung aus (a), entsprechend der Tatsache, daß die Bewegung von Punkten, die weit vom Drehzentrum entfernt liegen, auf flacherer Kreisbahn verläuft (b)

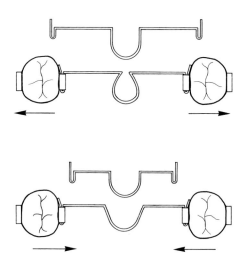

Abb. 12.70   Mit dem Palatal bar kann man den oberen Zahnbogen, je nach Gestaltung, expandieren oder komprimieren

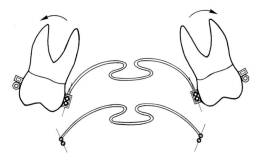

Abb. 12.73   Mit dem Palatal bar können obere Molaren unter gegenseitiger Abstützung getorquet werden

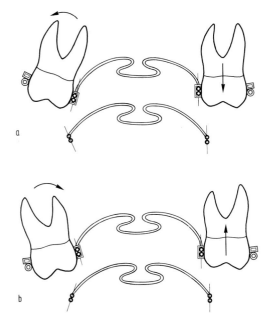

Abb. 12.74 Ist der Palatal bar nur einseitig auf Torque einge-stellt, wirkt sich das auf der Gegenseite im Sinne einer Extru-sions- (a) oder einer Intrusions-Tendenz (b) aus

Durch einen bukkalen Wurzeltorque wird zugleich die Verankerung der Molaren verbes-sert. Da bei dem Versuch, die Wurzeln nach bukkal zu bewegen, die Zahnkronen nach pala-tinal auszuweichen trachten, muß man den Bogen zum Ausgleich auf Expansion einstellen.

Die individuellen Wirkungen des Palatal bars kann man, für jede Seite getrennt, in der Weise studieren, daß man die Schlaufe auf der betref-fenden Seite in das Lingualschloß steckt und beobachtet, wo die Schlaufe der anderen Seite liegt. Liegt sie in Relation zum Lingualschloß weiter bukkal oder palatinal, ist mit einer Expansion bzw. Kompression zu rechnen. Liegt die Schlaufe weiter distal oder mesial, ist mit einer Rotation nach vorne außen bzw. mit einer Rotation nach vorne innen zu rechnen. Liegt die Schlaufe weiter unten oder weiter oben, ist mit einem bukkalen Wurzeltorque bzw. einem pala-tinalen Wurzeltorque zu rechnen.

rung erreichten Zahnbogenbreite wird dieses Zusatzgerät gern verwendet.

Mit dem Palatal bar können die bebänderten Zähne auch unter gegenseitiger Abstützung rotiert werden, indem man die in die Schlösser eingreifenden Teile durch entsprechende Bie-gungen von der Verlaufsrichtung abweichen läßt (Abb. 12.71). Ungleichseitige Wirkungen lassen sich dadurch erzielen, daß man die Bie-gungen nicht symmetrisch anlegt. Befindet sich die Abwinkelung nur auf einer Seite, dann wirkt das Drehmoment der reziproken Kraft auf der Gegenseite mehr in sagittaler Richtung, d. h. nach distal oder mesial (Abb. 12.72).

Läßt man die in das Lingual sheath eingrei-fende Drahtschlinge durch eine entsprechende Biegung in vertikaler Richtung von der Ein-schubrichtung abweichen, kann man die Zahn-achsenneigung der Molaren unter gegenseitiger Abstützung in bukkopalatinaler Richtung ver-ändern, d. h. die Zähne torquen (Abb. 12.73). Befindet sich die Torquebiegung nur auf einer Seite, wirkt sich das auf der Gegenseite im Sinne einer Intrusions- oder Extrusions-Tendenz des Molaren aus (Abb. 12.74). Für die tatsächlichen Bewegungen ist maßgeblich, auf welche Wider-stände die Kräfte stoßen.

12.3.7 Innenbogen

Ein dem Palatal bar vergleichbares Gerät mit ähnlichen therapeutischen Möglichkeiten stellt der Innenbogen oder Lingualbogen nach MER-SHON (1917) dar (Abb. 12.75). Dieser kann im Unterkiefer den Indikationsbereich des Palatal bar ausfüllen, d. h. vor allem zur Expansion oder Kontraktion des Zahnbogens beitragen. Die weitergehenden Möglichkeiten der alten Lingu-albogen-Technik, z. B. Zähne mit angelöteten Fingerfederchen zu bewegen, nutzen wir heute kaum mehr.

Der Innenbogen wird ebenfalls in lingual auf Molarenbändern aufgeschweißte Schlösser ein-gesteckt; von diesen gibt es verschiedene For-men. Bestens geeignet ist eine Röhrchenkombi-nation nach HOTZ (1967), die aus zwei senkrech-ten Röhrchen besteht, einem rechteckigen, in dem eine Doppellage eines 0,9 mm dicken har-ten Drahtes Platz findet, und ein distal gelege-nes, rundes, in das das Bogenende eingreift (Abb. 12.76). Der Bogen kann individuell herge-stellt werden (0,8–0,9 mm harter Draht).

Aber auch hierfür gibt es konfektionierte Bögen, deren Größe mit einem biegsamen Lineal ermittelt wird (Abb. 12.77).

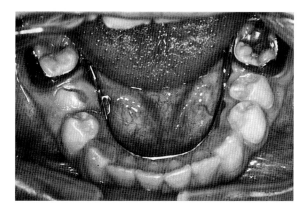

Abb. 12.75   Der Mershon-Bogen oder Innenbogen

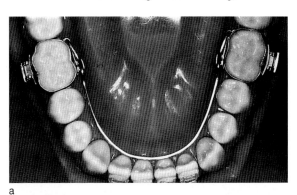

a

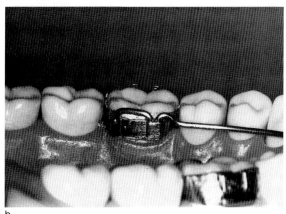

b

Abb. 12.76a und **b**   Lingualbogen mit Spezialschloß nach Hotz

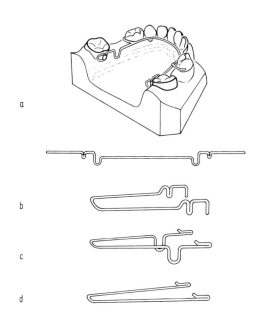

a

b

c

d

Abb. 12.77   Verschiedene konfektionierte Innenbögen: für vertikale Schlösser (a, b) und für horizontale Schlösser (c, d)

Der Innenbogen soll dem Zahnbogen innen in Höhe des zervikalen Drittels der Kronen folgen, mit einem Abstand von ca. 1–2 mm. Zum sicheren Einsetzen und Herausnehmen von Innenbögen und Palatal bars wurden Spezialzangen entwickelt.

Die Expansions-, Kontraktions-, Rotations- und Torquewirkungen werden nach denselben Prinzipien erreicht wie beim Palatal bar.

12.3.8 W-Feder oder Quad Helix

Dieses aus der Ricketts-Technik stammende Gerät (Abb. 12.78) dient zur Erweiterung des Oberkiefers und wird vorzugsweise für die Behandlung des hauptsächlich anterior komprimierten oberen Zahnbogens bei Patienten mit Lippen-Kiefer-Gaumenspalten empfohlen.

Aus der einfachen W-Feder, einem an Molarenbändern angelöteten transpalatinalen Bogen (Abb. 12.79), hat sich die Bihelix und schließlich die Quad Helix mit einer Reihe von Modifikationen (Abb. 12.80) entwickelt (RICKETTS et al. 1979).

Die Quad Helix besteht aus einem palatinal liegenden Federgerüst mit 4 kreisförmigen Schlaufen, das mit Bändern, meist auf den ersten Molaren, verlötet wird. Dieses kann aus 0,9 mm dickem Runddraht gebogen werden, es ist auch vorgefertigt erhältlich. Das Herstellungsverfahren entspricht dem des Gaumennahterweiterungsgerätes.

Das Gerät wird in bereits aktiviertem Zustand einzementiert. Je nach Art der Aktivierung kann mehr anterior oder mehr posterior gedehnt werden (Abb. 12.81). An dieser Stelle seien auch andere Expansionsgeräte (Expander) erwähnt, die ebenfalls durch Anlöten mit Bändern verbunden und in aktivem Zustand einzementiert werden (Abb. 12.82).

Die Quad Helix wirkt sehr sicher. Ein Nachteil besteht darin, daß sie wegen der Speisenretention hygienische Probleme aufwirft. Der Verfasser hat derartige Geräte gesehen, die sich in die entzündete und aufgetriebene Schleimhaut

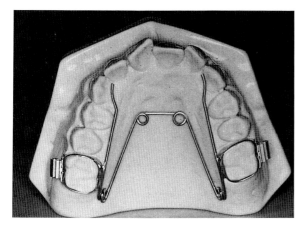

Abb. 12.78   Quad Helix

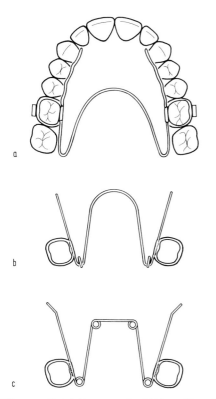

Abb. 12.79 a–c   Entwicklung von der W-Feder über die Bihelix zur Quad Helix nach Ricketts

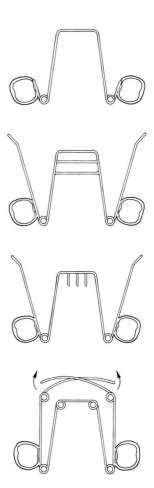

Abb. 12.80   Verschiedene Modifikationen der Bihelix und Quad Helix nach Ricketts (1979)

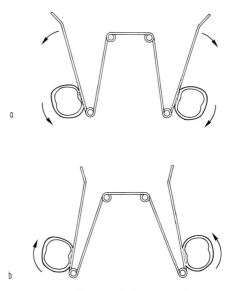

Abb. 12.81   Mit der Quad Helix kann man, je nach Aktivierung, mehr anterior (a) oder mehr posterior (b) dehnen

a

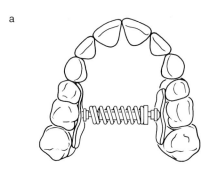

b

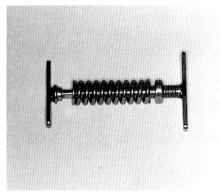

Abb. 12.82a und **b** Der Oberkieferzahnbogen kann auch mit einzementierten Expandern erweitert werden; hier als Beispiel der Minne-Expander

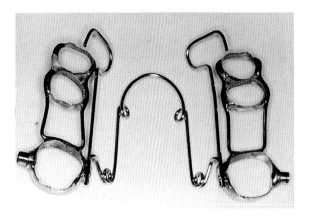

Abb. 12.83 Abnehmbare konfektionierte Quad Helix aus dem MIA-System, hier verbunden mit einem Gerüst (b), das auch zur Befestigung eines Herbst-Geschiebes diente

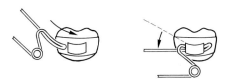

Abb. 12.84 Spezialschloß des MIA-Systems

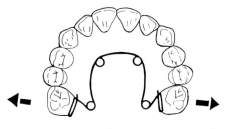

a Expansion symmetrisch beider Molaren

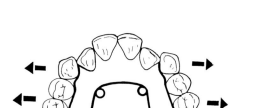

b Expansion symmetrisch des Seitenzahnbereiches

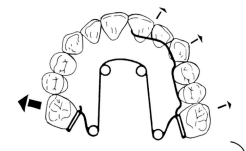

c Expansion asymmetrisch eines Molaren

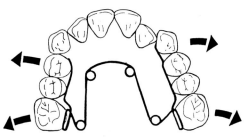

d Expansion asymmetrisch des Seitenzahnbereiches

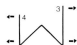

Abb. 12.85a–h Beispiele für die Anwendung des MIA-Systems (aus Informationsbroschüre der Fa. Inter-Unitek)

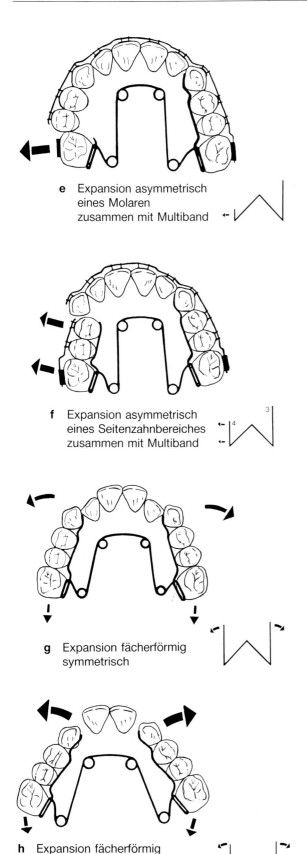

e Expansion asymmetrisch eines Molaren zusammen mit Multiband

f Expansion asymmetrisch eines Seitenzahnbereiches zusammen mit Multiband

g Expansion fächerförmig symmetrisch

h Expansion fächerförmig symm. beider Seitenzahnbereiche inkl. Eckzähne (doppelseitige LKS)

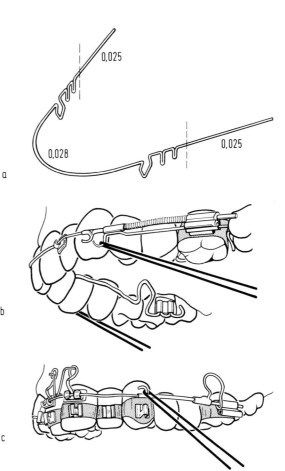

Abb. 12.86 Das Wilson-System (Fa. Rocky Mountain); a): Genormte, vorgefertigte Lingualbögen greifen in Schlösser mit vertikalen Doppelröhrchen ein; spezielle Außenbögen sollen zur Distalisierung oberer Molaren dienen, teilweise bei intermaxillärer Verankerung mit Klasse-II-Gummizügen (b, c)

eingegraben hatten und von ihr fast vollständig überwuchert waren (s. Abb. 15.8). Eine Kontrolle der wirkenden Kräfte ist kaum möglich, deshalb ist auch das Nachaktivieren im Mund problematisch. Korrekturen, z. B. beim Auftreten von Druckstellen, erfordern eine Abnahme und ein Wiedereinzementieren der Apparatur.

Diese Nachteile sollen durch das MIA-System[1] (Mobile Intraoral Arch-System) nach BARTELS vermieden werden. Dabei werden genormte, vorfabrizierte Quad-Helix-Bogen verwendet (Abb. 12.83), die an die individuellen Verhältnisse angepaßt und in z. T. modifizierte Lingual sheaths geschoben werden. Diese sind zum leichteren Einführen des Bogens etwas

---

[1] Fa. Inter-Unitek

gekrümmt. Eine entsprechende Krümmung weisen dann auch die Enden des Quad-Helix-Bogens auf (Abb. 12.84). Abbildung 12.85 zeigt eine Reihe von Anwendungsmöglichkeiten eines derartigen Apparates.

Interessante Perspektiven eröffnet auch das Modular-System[1] nach WILSON, bei dem verschiedene vorgeformte Bögen (Quad Helix, Lingualbogen, Palatal bar, Nance holding arch) mit genormten Einschubteilen in vertikal angeordnete Lingualschlösser eingesteckt werden (Abb. 12.86).

12.3.9 EK-Bogen

Ein Expansions- bzw. Kompressionseffekt kann auch durch die Gestaltung des Headgears oder des Lipbumpers erzielt werden. Wenn für diese Geräte keine Indikation vorliegt, die erforderlichen runden Bukkalröhrchen auf den Molarenbändern jedoch vorhanden sind, kann man einen einfachen Drahtbogen verwenden, den wir EK-Bogen genannt haben (Abb. 12.87).

Ein 1,1 mm dicker, runder, federharter Draht wird mit allen Details so gebogen wie der innere Anteil des Headgear-Gesichtsbogens. Durch bajonettartige Biegungen an den Enden wird er, von den Bukkalröhrchen aus gesehen, nach oben außen versetzt und zugleich am Durchgleiten durch die Bukkalröhrchen gehindert. Er folgt der Zahnreihe in demselben Abstand wie der Face bow, im frontalen Bereich liegt er etwas weiter gingival.

Der Bogen wird etwas breiter bzw. schmäler gestaltet, als es der Zahnbogenbreite entspricht, d.h., er wird auf Expansion oder Kompression eingestellt. Wenn man die Enden etwas von der Einschubrichtung der Röhrchen abweichen läßt, kann man auch eine leichte Rotation der Molaren erreichen.

Speziell für den letztgenannten Zweck hat HASUND (1975) einen ähnlichen Bogen angegeben, den Derotationsbogen aus 0,9 mm dickem, rundem Draht. Dieser hat vor den Röhrchen große runde Stopschlaufen und ist im Frontzahnsegment durch vertikale Schenkel um ca. 5 mm nach gingival versetzt (Abb. 12.88).

[1] Fa. Rocky-Mountain

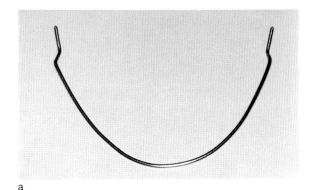

a

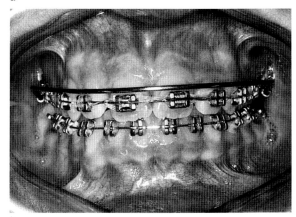

b

Abb. 12.87 a und **b** Der EK-Bogen

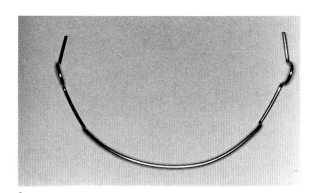

a

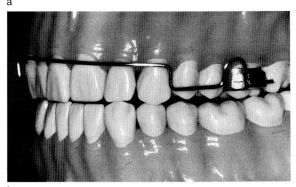

b

Abb. 12.88 a und **b** Derotationsbogen nach HASUND (1975)

13 Die verschiedenen Techniken

Der Anfänger ist vielleicht geneigt, die festsitzende Band-Bogen-Apparatur, die er als erste kennenlernt, als die „festsitzende Behandlungstechnik" schlechthin anzusehen. Aber bereits das Studium der Kursankündigungen und der Kataloge von Herstellern einschlägiger Produkte belehrt ihn, daß es verschiedene Techniken gibt.

13.1 Historischer Rückblick

Die lange Reihe festsitzender Geräte in der Geschichte der Kieferorthopädie beginnt mit dem ersten bekannten Behandlungsgerät in der Kieferorthopädie überhaupt, nämlich jenem von FAUCHARD (1728). Eine wichtige Station in dieser Reihe ist der Expansionsbogen (E-arch) von ANGLE (1887), ein an zwei Ankerbändern auf Molaren befestigter Außenbogen, an den die Zähne mit Ligaturen herangezogen wurden (Abb. 13.1). Das Pendant dazu ist der Lingualbogen nach MERSHON (1917), der ebenfalls an Molarenbändern befestigt war. An den dicken, starren Innenbogen (0,9 mm) wurden dünne Fingerfederchen angelötet, mit denen Zähne bewegt wurden. In diesem Zusammenhang ist ferner der Hochlabialbogen nach LOURIE (1918) und der Labio-Lingual-Bogen nach OLIVER (zit. bei KORKHAUS 1939) zu nennen.

Eine wesentliche Erweiterung der therapeutischen Möglichkeiten brachten die Multibandsysteme, um deren Entwicklung sich ANGLE besonders verdient gemacht hat. Das von ihm entwickelte Pin-and-tube-System (ANGLE 1912) war sehr kompliziert (Abb. 13.2). Vertikale Stifte, die an einem horizontal verlaufenden Bogen aufgelötet waren, mußten in an Bändern befindliche vertikale Röhrchen eingreifen. Das Gerät war ursprünglich nur zur Abkürzung der Retentionszeit entworfen worden, weshalb es auch „Working retainer" genannt wurde.

Beim Ribbon arch (Bandbogen; ANGLE 1916) wurde ein hochelastischer Platin-Gold-Bogen des Formats 0,90 × 0,55 mm, der distal an Schraubbändern befestigt war, in Brackets eingelegt, die mit einem Pin verschlossen wurden (Abb. 13.3). Der Draht war hier über die Breitseite gebogen („flatwise"). Der Vorteil dieser Konstruktion lag darin, daß die Zähne unter Führung des Bogens wie „Perlen auf einer Schnur" bewegt werden konnten.

1928/29 veröffentlichte ANGLE als „letztes und bestes" das Edgewise-System, das er bereits 1925 in einem Vortrag vorgestellt hatte. Hier wurde der Bogen horizontal in neugeschaffene Brackets eingeführt. Vorläufer dieser Konstruktion waren ähnliche Attachments von ROBIN-

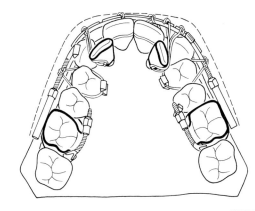

Abb. 13.1 Expansionsbogen (E-arch) nach ANGLE (1887)

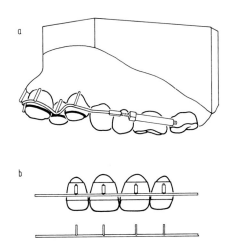

Abb. 13.2a und **b** Pin-and-tube-System nach ANGLE (1912)

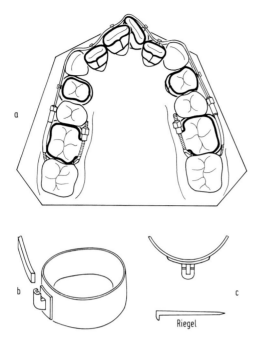

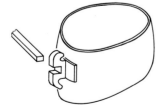

Abb. 13.3a und **b**   Ribbon-arch-System nach ANGLE (1916)

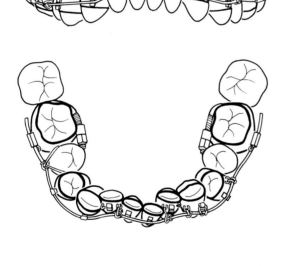

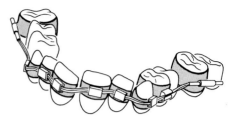

Abb. 13.5   Das Twin-wire-System nach JOHNSON (1932)

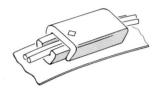

Abb. 13.6   Twin-wire-Bracket

SON (1915) und CASE (1916) und die Schlitzröhrchen von MCCOY (1927). Der Draht mit einem rechteckigen Querschnitt 0,55 × 0,70 mm wurde in der neuen Technik mit der Schmalseite, also „edgewise", am Zahn befestigt (Abb. 13.4); damit konnte die Kraft des Bogens für die von ANGLE angestrebten Expansionen besser genutzt werden.

Einige Jahre später veröffentlichte JOHNSON (1932) seine Twin-wire-Technik. Ein Großteil der Zahnkorrekturen sollte bei dieser Methode mit einem Doppelbogen aus zwei dünnen (0,25–0,28 mm), hochflexiblen Drähten, die an den Enden miteinander verbunden waren, „automatisch", wie es in seiner Publikation heißt, erreicht werden. Die Drähte wurden in horizontal verlaufende Brackets bzw. Röhrchen gelegt (Abb. 13.5 und Abb. 13.6). Diese Methode spielt heute keine wesentliche Rolle mehr.

13.2 Edgewise-Technik

Von den heute noch gebräuchlichen Techniken dürfte die Edgewise-Technik jene mit der längsten Tradition sein. Sie geht, wie gesagt, auf EDWARD ANGLE (1928/29) zurück; eine technische Weiterentwicklung hat sie in der Zeit zwischen 1940 und 1955 durch CHARLES TWEED (1966) erfahren.

Abb. 13.4a und **b**   Das Edgewise-System nach ANGLE (1928/29); hier wird der Drahtbogen mit rechteckigem Querschnitt über die Schmalseite gebogen und horizontal in den Bracketschlitz eingelegt

Die Grundidee dieses logisch aufgebauten Systems ist die frühzeitige straffe Lenkung der Zähne in allen Ebenen des Raumes durch Kantendrähte in dem „Edgewise-Bracket". TWEED rückte von dem Extraktionsverbot ANGLES ab und führte die bereits früher geübte extraorale Verankerung wieder ein.

Eine Besonderheit der Tweed-Technik ist die Verankerungspräparation. Durch ein System von Biegungen zweiter Ordnung werden die Seitenzähne im Unterkiefer nach hinten gekippt (tip back), damit sie später gegen die Einwirkung von Klasse-II-Gummizügen besser Widerstand leisten (Abb. 13.7). Bei Klasse-III-Fällen verlaufen die Neigungen in entgegengesetzter Richtung (tip forward).

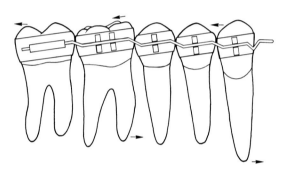

Abb. 13.7 Verankerungsvorbereitung (anchorage preparation) nach TWEED (1966): Durch ein System von Biegungen zweiter Ordnung werden die Seitenzähne im Unterkiefer nach hinten gekippt (tip back), damit sie später gegen die Einwirkung von Klasse-II-Gummizügen besser Widerstand leisten

Autoren, die ihre eigene Technik favorisieren, werfen der Edgewise-Technik gern vor, daß sie mit großen Kräften arbeite. Dieser Vorwurf ist insofern unberechtigt, als heute kaum jemand die Edgewise-Technik so praktiziert, wie ihre Gegner sie sehen.

Man kann auch bei dieser Technik größere Kräfte vermeiden, wenn man 0,018 inch-Brackets benutzt, wenn man mit einer Reihe von Bögen mit zunehmendem Format nivelliert und wenn man darauf verzichtet, die Bögen sofort voll einzuspannen, sofern dies nur mit größerer Kraftanwendung möglich wäre. Auch das allmähliche Heranziehen von außerhalb der Zahnreihe stehenden Zähnen an den Bogen und die Verwendung von Sektionsbögen dient diesem Zweck.

13.3 Begg-Technik

Die Begg-Technik – 1956 eingeführt – unterscheidet sich vielleicht am stärksten von allen anderen Methoden der Behandlung mit festsitzenden Apparaturen.

Besonderheiten dieser Technik sind:

- Brackets mit Einpunktkontakt, welche die freie Beweglichkeit der Zähne garantieren und insbesondere das Kippen ermöglichen (modifiziertes Ribbon-arch-Bracket); nur Rotationen werden durch einen Zweipunktkontakt in der Horizontalebene verhindert.
- Die Verwendung dünner, hochelastischer runder Drähte.
- Typische Verankerungsbiegungen an bestimmten Stellen, sog. „Bißöffnungskurven", die den Biß schnell öffnen und viel zur Stabilität der Ankermolaren beitragen.
- Der Verzicht auf eine extraorale Verankerung.
- Das Vorgehen in drei Phasen.

BEGG wurde in Australien geboren, wo er auch die meiste Zeit seines Lebens wirkte. Als junger Mann arbeitete er zwei Jahre in Amerika bei ANGLE. Mit seiner „Philosophie" setzt sich BEGG sehr stark von ANGLE und den Ideen der klassischen Edgewise-Technik ab. Hatte ANGLE auf Extraktionen weitestgehend verzichtet, extrahiert BEGG sehr häufig 4 Zähne, in seltenen Fällen sogar 8 Zähne (erste Prämolaren und erste Molaren). In der Edgewise-Technik legt man auf frühzeitige Lenkung großen Wert, BEGG dagegen läßt den Zähnen in der ersten Phase bewußt die Freiheit zu kippen, um sie später wieder aufzurichten. Er bringt die Zahnkronen damit rasch in eine günstige Okklusion, die die Gefahr eines Verankerungsverlustes reduziert.

BEGG (1961) nennt seine Methode selbst „Light-arch-wire-Technik" und bezieht damit Stellung gegen die starken Kräfte in der klassischen Edgewise-Technik. Mit dem Metallurgen WILCOCK entwickelte er den legendären „AUSTRALISCHEN Draht". Die Vorteile dieses rostfreien Stahldrahtes, der meist als 0,4 mm dicker Runddraht verwendet wurde, schildert BEGG so: „Ohne die Kraft übermäßig zu steigern, kann ein derart resilienter Bogen so aktiviert werden, daß er auf längere Zeit wirksam ist und fast automatisch mehrere Zahnbewegungen gleichzeitig ausführt. Schnell und mühelos und beschwerdefrei ändert sich das ganze Gebiß, ohne daß man zwischendurch den Bogen herauszunehmen braucht. Es ist nur erforderlich, die Zähne laufen zu lassen, und den Zähnen Zeit zu geben, sich zu bewegen."

BEGGS Philosophie basiert auf verschiedenen Erfahrungen und wissenschaftlichen Untersuchungen, unter anderem auf Untersuchungen über die Zahnabrasion beim Steinzeit-Menschen – festgestellt an Museumspräparaten – und bei lebenden australischen Ureinwohnern (BEGG 1954). Bei ihnen wurden starke okklusale und approximale Abrasionen gefunden. Das Ausmaß der approximalen Abrasionen, summiert von allen Approximalflächen eines Zahnbogens, entsprach ungefähr der Breite von zwei Prämolaren. Die Tatsache, daß diese Abrasionen beim heutigen Menschen, bedingt durch das zivilisierte Kauen, ausbleiben, war für ihn die Rechtfertigung der Extraktionstherapie (BEGG 1954).

Des weiteren basiert BEGGS Philosophie auf Untersuchungen von STOREY und SMITH (1952) über die Auswirkungen verschiedener Kraftgrößen. Die Theorie der „differential forces" besagt, daß man durch die Wahl der Kraftgröße bestimmen kann, ob ein Zahn sich bewegt oder ob er mehr oder weniger stehenbleibt. Wenn z. B. nach einer Prämolarenextraktion Gummizüge zwischen ersten Molaren und Eckzähnen eingehängt werden, sollen Kräfte von 0,6–0,7 N entstehen. Das sei angeblich zu gering, um die Anker-Molaren körperlich nach vorn zu bewegen, aber es reiche aus, um die Kronen der 6 Frontzähne rasch zurückzukippen. Dagegen würden nach Extraktion von 8 Zähnen durch die größere Distanz bei gleicher Gummiring-Größe größere Kräfte für den Lückenschluß erzeugt. Hier finde eine erwünschte Vorbewegung der zweiten Molaren statt. Der Druck auf die Frontzähne dagegen sei so groß, daß es zur Hyalinisierung komme, die der Bewegung Widerstand entgegensetze. Die Frontzähne kippten also nicht weit zurück, dagegen kämen die Molaren mehr nach vorn. Wenn die Kraft durch die Bewegung abnehme, beginne auch die Front, sich nachhaltiger zu bewegen.

Der Begriff „optimum force", der sich auf die Theorie der differential forces bezieht, bedeutet die Wahl der besten Kräfte für eine Zahnbewegung – mit der schnellsten Bewegung, den geringsten Schädigungen von Zähnen und Zahnhalteapparat und den geringsten Beschwerden für den Patienten.

Als optimale kontinuierliche Kraft für kippende Zahnbewegung nennt BEGG 0,25 N. Um die gesamte Frontpartie zu retrudieren, werden demnach 1,5 N aufgeboten, das bedeutet reziprok 0,75 N Belastung für die Molaren beiderseits; angeblich ist das zu schwach, um Molaren körperlich (wegen der Verankerungsbiegung) nach vorn zu ziehen.

Eine weitere Besonderheit der Begg-Technik ist die Aufteilung der Behandlung in drei Phasen. Für einen typischen Klasse-II/1-Fall mit Extraktionstherapie ergibt sich z. B. eine bestimmte Reihenfolge von Einzelmaßnahmen:

1. *Stadium* (Abb. 13.8):
   Beseitigen des Raummangels mit einem aktiven Schlaufenbogen, Korrektur der Zahndrehungen, Zurückkippen der oberen Frontzähne bis zum Kopfbiß, Verbesserung der Seitenzahnokklusion durch intermaxilläre Gummizüge, Beheben des tiefen Bisses bis zum leicht offenen Biß, Beseitigung anderer Abweichungen, z. B. des Kreuzbisses.
2. *Stadium* (Abb. 13.9):
   Schließen der Restlücken durch weiteres Kippen, Einstellen der Frontzähne über ihrer Basis, weitere Verwendung von intermaxillären Gummizügen, evtl. in Verbindung mit intramaxillären Zügen; die Grenzen zwischen 1. und 2. Stadium sind nicht scharf.
3. *Stadium* (Abb. 13.10):
   Korrigieren der Achsenneigung der Frontzähne mit einem zusätzlichen Torquebogen, Aufrichten der Eckzähne und zweiten Prämolaren mit Aufrichtefedern. In diesem Stadium werden kräftige Hauptbögen und weiterhin intermaxilläre Gummizüge verwendet.

Für den, der die Begg-Technik nicht kennt, sind die Zwischenergebnisse ungewohnt, vielleicht sogar erschreckend. Das kann aber den Wert dieser Methode, mit der gute Erfolge erzielt werden, nicht schmälern. Daß es sich um eine

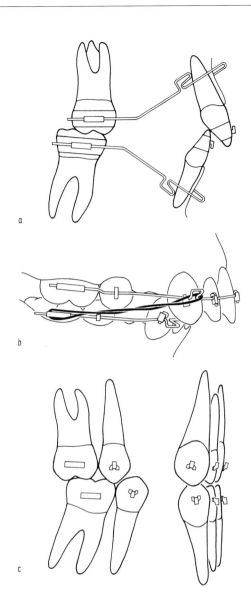

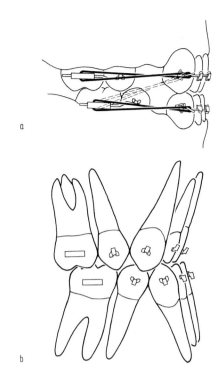

Abb. 13.9 Behandlungsstadium II nach BEGG: Lückenschluß mit Klasse-I- und Klasse-II-Gummizügen (a); die Zähne kippen dabei weiter aufeinander zu; Zahnstellung am Ende von Stadium II (b)

Abb. 13.8 Behandlungsstadium I nach BEGG: Leichte Bögen aus 0,4 mm dickem Runddraht mit den typischen Verankerungsbiegungen (a) und schrägen intermaxillären Gummizügen (b); Zahnstellung am Ende von Stadium I (c)

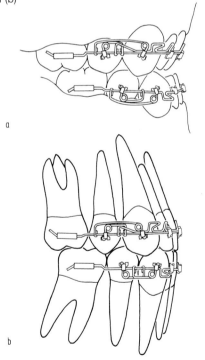

Abb. 13.10 Behandlungsstadium III nach BEGG: Aufrichten der Zähne mit Aufrichtefedern und einem zusätzlichen Torquebogen (a); damit die Lücken dabei nicht wieder aufgehen, müssen Ligaturen von Haken des Bogens aus nach hinten um die Molarenröhrchen geführt werden; Zahnstellung am Ende von Stadium III (b)

besonders einfache Methode handelt, wie BEGG betont, darf bezweifelt werden. Wir können uns kaum vorstellen, daß diese Methode weniger Geschicklichkeit und Erfahrung erfordern soll als andere.

FOGEL und MAGILL (1972) haben versucht, Elemente der Begg-Technik mit denen der Edgewise-Technik zu kombinieren. Sie haben zu diesem Zweck ein spezielles Edgewise-Bracket verwendet, in dessen Vertikalschlitz ein Führungsteil mit Einpunktkontakt zur Aufnahme von Rundbögen eingeschoben wird (Abb. 13.11).

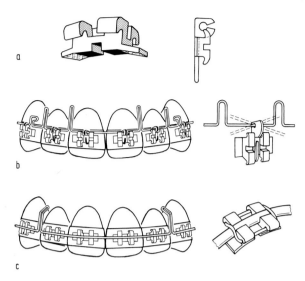

Abb. 13.11 Die Methode von FOGEL und MAGILL (1972) vereinigt durch ein spezielles Bracket mit Zusatzteil (a) die Möglichkeiten der Light-wire-Technik (b) mit denen der Edgewise-Technik (c)

13.4 Jarabak-Light-wire-Technik

Auch JARABAK (1983) betont den Unterschied zwischen seiner Light-wire-Technik und der Edgewise-Technik. Die Möglichkeit, durch Einbiegen von Schlaufen die Elastizität des Bogens zu vergrößern, hat JARABAK weitestgehend genutzt (Abb. 13.12). Dazu wurde eine Vielzahl

verschiedener Loopformen angegeben. Die zur Anwendung kommenden Kräfte sind relativ gering, aber langwegig. Es werden insgesamt weniger Bögen benötigt, weil ihr Wirkungsbereich relativ groß ist.

Nach JARABAK (1983) basiert diese Technik auf 4 Prinzipien:

1. richtungsfixierte Kraftkontrolle,
2. leichte, biologische Kräfte,
3. schnelle Behandlung,
4. Stabilität der Endresultate.

Das System wird ergänzt durch den gezielten Einsatz verschieden eingehängter intermaxillärer Gummizüge (Abb. 13.13 und Abb. 13.14), deren Nebenwirkungen JARABAK große Beachtung schenkt. Die unerwünschten Nebenwirkungen müssen durch kompensierende Kräfte aufgehoben werden. So versucht er z.B. eine Verlängerung der oberen Front, bedingt durch den Einsatz von Klasse-II-Zügen, dadurch zu verhindern, daß er gleichzeitig einen steil nach oben gerichteten extraoralen Zug am Oberkiefer-Frontsegment angreifen läßt (Abb. 13.15).

Zur sagittalen Verankerung verwendet er vorzugsweise einen Headgear, angreifend an den unteren ersten Molaren. Die oberen ersten Molaren werden von dort aus über eine Klasse-II-Mechanik und Sliding yoke stabilisiert (Abb. 13.16).

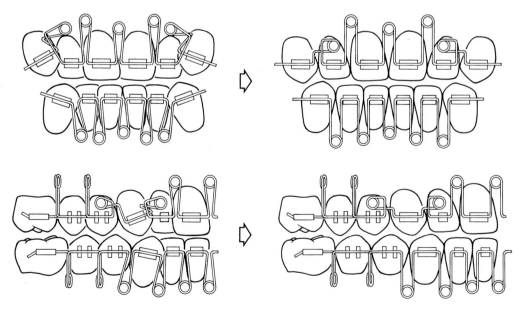

Abb. 13.12 In der Jarabak-Technik wird der größte Teil der therapeutischen Veränderungen mit Loop-Bögen vorgenommen

Da auch JARABAK gegen Ende der Behandlung starrere Vierkantbögen verwendet, sind die Unterschiede zu einer vernünftig geübten Edgewise-Technik nur gradueller Art.

Aus gnathologischen Überlegungen heraus schenkt JARABAK der letzten Behandlungsphase, dem „finishing", große Beachtung. So soll durch das Einhängen von lingualen, vertikalen intermaxillären Gummizügen das sog. Settling, das Setzen der Okklusion, gefördert werden. Dem dient auch ein spezieller Positioner, den JARABAK „rubber-finishing appliance" nennt.

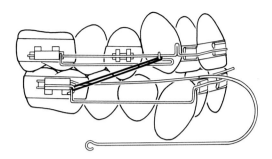

Abb. 13.16 Besonderheit der Jarabak-Technik: Indirekte Verankerung der oberen Molaren über einen Headgear auf den Unterkiefer, Klasse-II-Mechanik und Sliding yoke

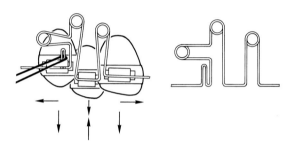

Abb. 13.13 Die mit dem Loop-Bogen ausgeführten Zahnbewegungen werden zum Teil durch intermaxilläre Gummizüge unterstützt; hier z.B. die Eckzahnretraktion

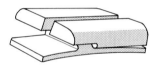

Abb. 13.14 JARABAK verwendet in seiner Technik auch eigene Brackets mit einem seitlichen Schlitz, in den kleine Schlaufen des Bogens eingreifen können; das ermöglicht eine bessere Lenkung dieser Zähne (s. Abb. 13.13)

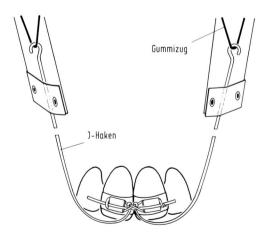

Abb. 13.15 Zur Kompensation extrudierender Kräfte in der oberen Front verwendet JARABAK J-Haken mit einem Superhigh-pull-Zug

13.5 Ricketts-Technik

Die Ricketts-Technik, die in den 60er Jahren entwickelt wurde, ist eine durch viele Kurse bekannt gewordene Technik mit einem interessanten theoretischen Hintergrund.

Sie wird auch Bioprogressive – oder Light Square Progressive Segmented-Technik genannt (GUGINO 1971). Diese voluminösen Bezeichnungen bedeuten zugleich ein Programm. In der Ricketts-Technik wird, wenn man so will, ein wichtiges Anliegen der Edgewise-Technik, nämlich Lenkung und Torquekontrolle (mit einem Kantenbogen), mit dem Hauptanliegen der Light-wire-Technik, nämlich der Anwendung geringerer Kräfte, vereinigt. Das drücken auch die ersten beiden Wörter der o.g. Bezeichnung aus (Light square).

Leichte Kräfte werden dadurch erreicht, daß über weite Strecken nur relativ weicher Draht (Elgiloy blue unvergütet) des Formates 0,40 × 0,40 mm verwendet wird. Auch die langen Federarme des in der Ricketts-Technik viel verwendeten Utility arch und ein abgestuftes System von Loopformen (Abb. 13.17) tragen dazu bei, daß nie zu große Kräfte wirksam werden. Andererseits ergibt das quadratische Drahtformat schon eine brauchbare Lenkung.

Der Ausdruck „bioprogressive" bezieht sich darauf, daß bei relativ frühem Behandlungsbeginn – um frühzeitig die normale Funktion wiederherzustellen – der Einsatz von Behandlungsmitteln erst allmählich gesteigert wird. Begonnen wird häufig mit einem Utility arch zur Bißhebung und mit einem Headgear, um

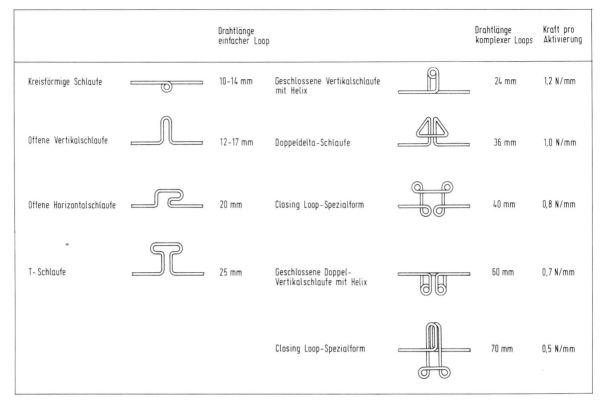

	Drahtlänge einfacher Loop			Drahtlänge komplexer Loops	Kraft pro Aktivierung
Kreisförmige Schlaufe		10-14 mm	Geschlossene Vertikalschlaufe mit Helix	24 mm	1,2 N/mm
Offene Vertikalschlaufe		12-17 mm	Doppeldelta-Schlaufe	36 mm	1,0 N/mm
Offene Horizontalschlaufe		20 mm	Closing Loop-Spezialform	40 mm	0,8 N/mm
T-Schlaufe		25 mm	Geschlossene Doppel-Vertikalschlaufe mit Helix	60 mm	0,7 N/mm
			Closing Loop-Spezialform	70 mm	0,5 N/mm

Abb. 13.17 Verschiedene in der Ricketts-Technik verwendete Loopformen mit unterschiedlicher Drahtlänge und damit unterschiedlicher Elastizität

z.B. bei der Behandlung einer Klasse-II/1-Anomalie ohne Extraktionstherapie die Klasse-II-Relation mit im Oberkiefer nach distal gerichteten orthopädischen Kräften zu korrigieren.

Eine Besonderheit der Ricketts-Technik sind auch die Sektionsbögen, z.B. zur Eckzahnretraktion und zur Nivellierung von Zahnbogensegmenten, die oft zusammen mit dem Utility arch angebracht werden („segmented"). Das erfordert Röhrchenkombinationen mit zwei rechteckigen Röhrchen. Die für die Ricketts-Technik verwendeten Brackets haben einen tieferen Schlitz, damit auch zwei Drähte darin Platz finden können. Daß die Sektionsbögen in Verbindung mit dem Utility arch auch unter Verankerungsgesichtspunkten eingesetzt werden, zeigen die Abbildungen 13.18 und 13.19. Die Abfolge verschiedener Elemente bei der Behandlung eines Klasse-II/1-Falles ist exemplarisch in Abbildung 13.20 dargestellt. Manche Drahtteile des Systems sind auch konfektioniert erhältlich (Abb. 13.21 und Abb. 13.22).

Auch bei der Ricketts-Technik werden in der Schlußphase Idealbögen aus rechteckigen Drahtformaten verwendet. Ergänzt wird das System durch extraorale Verankerung und durch Zusatzgeräte wie den Quad-Helix-Bogen und das Nance-Haltegerät. RICKETTS et al. (1979) haben ein eigenes Straight-wire-Konzept (Triple Control) mit vorgefertigten Idealbögen (Penta Morphic Arches[1]) entwickelt (Abb. 13.23).

Zum theoretischen Hintergrund der Ricketts-Technik gehören auch einige Besonderheiten in der Behandlungsplanung, vor allem eine zeichnerisch-konstruktive Darstellung des Behandlungsziels in der Fernröntgendurchzeichnung (Visualized treatment objective, VTO).

---

[1] Fa. Rocky Mountain

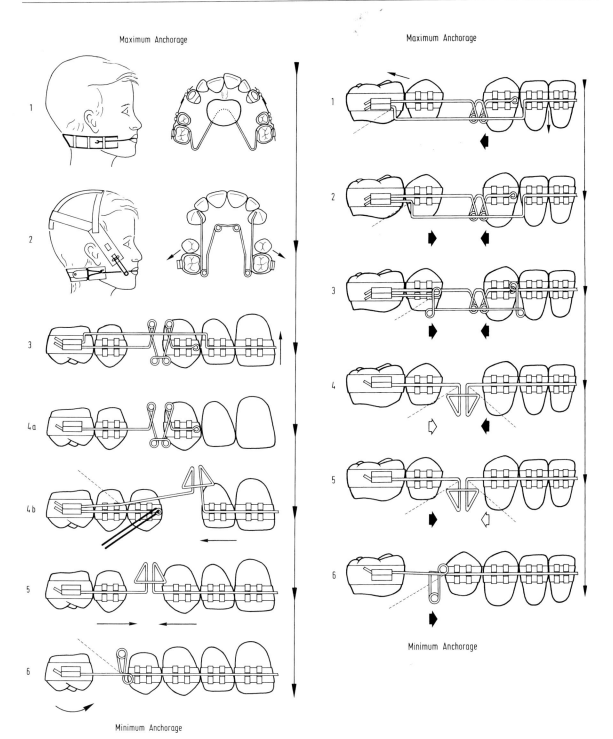

Abb. 13.18 Therapeutisches Vorgehen nach der Ricketts-Technik im Oberkiefer bei unterschiedlichem Verankerungsbedarf: 1) Unterstützung mit Nance-Gerät und Headgear; 2) Nance-Geräte allein oder Expansion mit Quad Helix; 3) Eckzahnretraktion mit Sektionsbogen unter Abstützung mit dem Utility arch; 4) Sektionsbogen zur Eckzahnretraktion (a), dann Kontraktionsbogen, Klasse-II-Gummizüge (b); 5) nur Kontraktionsbogen; 6) Lückenschluß von distal nach Extraktion der zweiten Prämolaren (nach RICKETTS et al. 1979)

Abb. 13.19 Therapeutisches Vorgehen nach der Ricketts-Technik im Unterkiefer bei unterschiedlichem Verankerungsbedarf: 1) Eckzahnretraktion unter Stabilisierung der Molaren mit einem Utility arch; 2) der Utility arch läßt ein geringes kontrolliertes Vorwandern der Molaren zu; 3) stärkere Vorverschiebung der Seitenzähne mit einem Kontraktions-Utilityarch; 4) reziproker Lückenschluß mit einem Kontraktionsbogen mit Molarentorque und leichter Aktivierung; 5) wie bei 4, aber ohne Molarentorque, mit starker Aktivierung; 6) Lückenschluß von distal nach Extraktion der zweiten Prämolaren (nach RICKETTS et al. 1979)

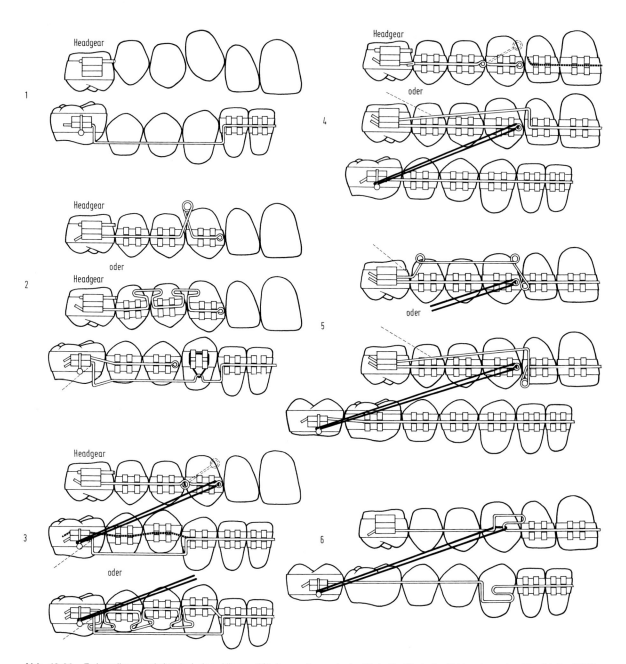

Abb. 13.20   Behandlungsschritte bei einer Klasse-II/1-Anomalie nach der Ricketts-Technik: 1) Headgear im Oberkiefer, Utility arch zur Intrusion der unteren Inzisivi; 2) Headgear und Sektionsbögen im Oberkiefer zur Nivellierung der Seitenzahnsegmente, Sektionsbögen und Utility arch im Unterkiefer, Intrusion der Eckzähne; 3) Headgear und Sektionsbögen im Oberkiefer, Klasse-II-Gummizüge, im Unterkiefer Nivellierung mit Twistbogen oder Loop-Sektionsbogen unter Stabilisierung mit kräftigem Utility arch; 4) Einbeziehung der oberen Inzisivi und Nivellierung, Headgear, Klasse-II-Gummizüge, Idealbogen im Unterkiefer; 5) Intrusion, Lückenschluß und Torquekontrolle in der oberen Front, Klasse-II-Gummizüge; 6) Teilentbänderung, Endbögen, Klasse-II-Gummizüge (nach RICKETTS et al. 1979)

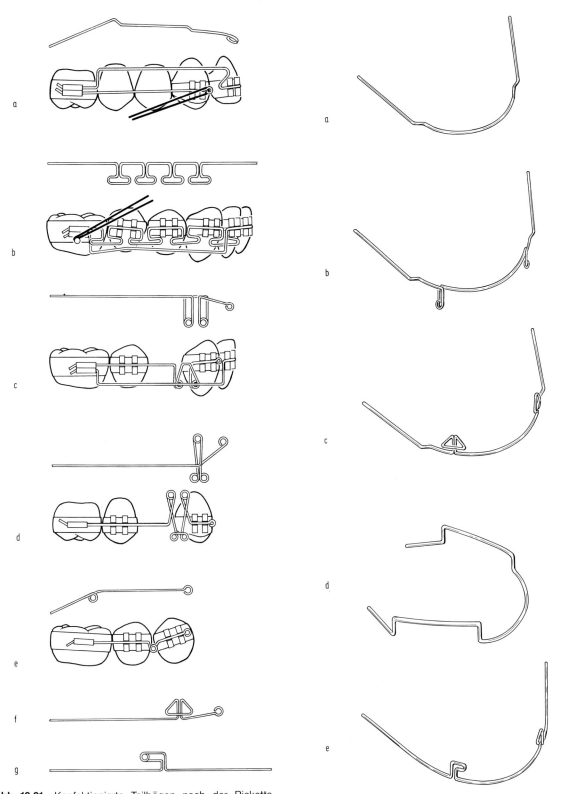

Abb. 13.21 Konfektionierte Teilbögen nach der Ricketts-Technik (Fa. Rocky Mountain): Ideal-Sektionsbogen (a), Sektionsbogen mit T-Loops (b), Unterkiefer-Eckzahnretraktor (c), Oberkiefer-Eckzahnretraktor (d), Intrusions- oder Aufrichtebögen für den Eckzahn (e), Doppeldelta-Sektionsbogen (f) und Sektionsbogen mit einem Horizontal-Loop (g)

Abb. 13.22 Konfektionierte Bögen nach der Ricketts-Technik (Fa. Rocky Mountain): Idealbogen (a), Bogen zur Retraktion der Front (b), Doppeldelta-Bogen zum Lückenschluß (c), Utility arch (d), Finishing-Bogen (e); die Bögen sind in verschiedenen Größen erhältlich

13.6 Burstone-Segmented-arch-Technik

In dieser Technik (Abb. 13.24) wird der Gesamt-bogen in Segmente aufgeteilt, die durch vorge-formte Spezialfedern und transpalatinale Bögen wieder verbunden und so zu einer Einheit zusammengefaßt werden können. Die einzel-nen Sektionsbögen können unterschiedliche Drahtformate haben. Durch die Verwendung von Loops werden die Zähne weitgehend frik-tionslos bewegt. Auf eine exakte Bestimmung von Kräften und Kraftmomenten wird besonde-rer Wert gelegt.

Als Vorteile dieser Technik nennt BURSTONE (1962) eine optimale, kontrollierte Kraftapplika-tion, eine bessere Abstützung auf Zähnen, die zu einem Verankerungsblock zusammengefaßt sind, und eine rationelle Behandlungsweise.

Nachdem die Burstone-Technik in Europa lange Zeit kaum Beachtung gefunden hatte, ist in letzter Zeit das Interesse daran durch eine Reihe von Kursen geweckt worden. Man glaubt hier Vorteile für die Behandlung von Erwachse-nen mit ungünstigen Parodontalverhältnissen entdeckt zu haben.

13.7 Universal-Technik

Diese bereits 1937 von ATKINSON eingeführte Technik vereinigt Ideen der Johnson-Twin-arch-Technik und der Edgewise-Technik. In speziel-len Universal-Brackets und Universal-Röhr-chen können gleichzeitig mehrere Runddräh-te und Kantendrähte eingebracht werden (Abb. 13.25). Außerdem wird zur Verankerung ein Lingualbogen – horizontal in ein Lingual sheath eingesteckt – verwendet. Die Anomalien werden aus Verankerungsgründen abschnitts-weise korrigiert, wobei immer darauf geach-tet wird, daß vielen „Widerstandseinheiten" wenige „Reaktionseinheiten" gegenüberstehen. Es werden, wenn erforderlich, Gesamtbögen und Sektionsbögen gleichzeitig verwendet (aus sehr dünnen Drähten). Die „automatischen" und „biologischen" Wirkungen dieser Methode werden von YUDELSON (1972) besonders hervor-gehoben.

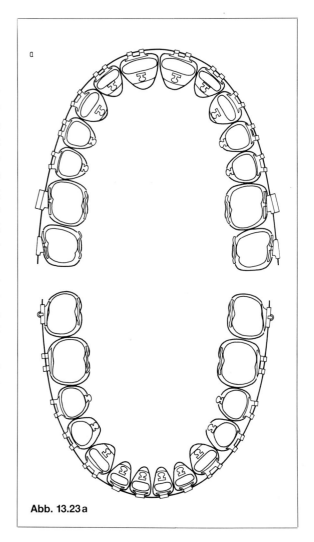

Abb. 13.23 a

Die Universal-Technik hat keine weite Ver-breitung erlangt. Offensichtlich sind die Vor-teile der Spezifität eines bestimmten Systems größer als die Vorteile einer Variabilität.

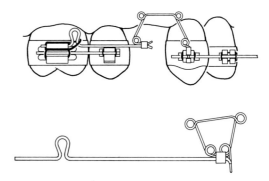

Abb. 13.24 In der Burstone-Technik werden Sektionsbögen verwendet, die z. B. durch vorgeformte Spezialfedern verbun-den werden

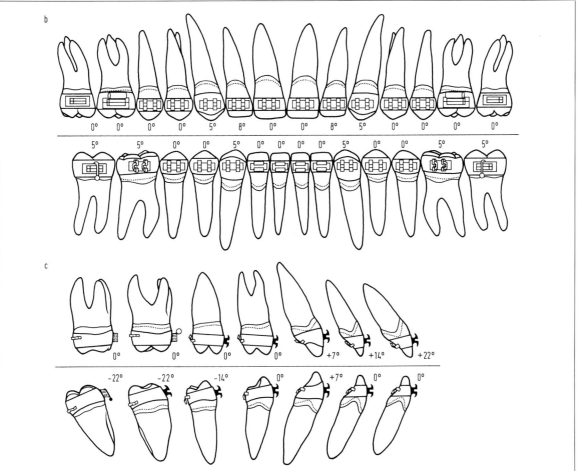

Abb. 13.23 Triple-Control nach RICKETTS, ein Straight-wire-System mit unterschiedlich hohen Bracketschäften (a), angulierten (b) und getorqueten (c) Brackets (nach RICKETTS et al. 1979)

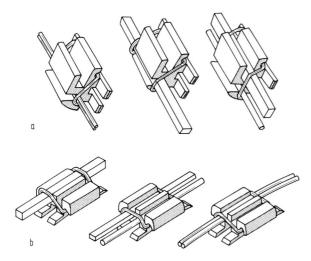

Abb. 13.25 In das Universal-Bracket (a) können verschiedene Drähte eingelegt werden: Runddrähte, Doppel-Runddrähte, Kantendrähte „edgewise" und „flatwise"; dasselbe gilt für das Multiphase-Bracket (b)

13.8 Lingual-Techniken

Von den verschiedenen Spezialtechniken der neuesten Zeit verdienen die Lingual-Techniken besondere Erwähnung. 1979 veröffentlichte FUJITA eine Arbeit, in der er eine neue Behandlungsmethode vorstellte: „Lingual bracket mushroom arch wire appliance". In Verbindung mit der Klebetechnik werden die Zähne lingual mit Attachments versehen und mit lingual verlaufenden Bögen, die in der Aufsicht eine Pilzform zeigen, verbunden. Zur selben Zeit war eine Gruppe von Kieferorthopäden in Kalifornien ebenfalls mit der Entwicklung einer Lingual-Technik beschäftigt.

Mit der neuen, technisch schwierigen Methode sollte für anspruchsvolle erwachsene Patienten die Apparatur aus dem sichtbaren Bereich entfernt werden. Es gibt inzwischen verschiedene Lingualbracket-Systeme für Runddrähte oder Kantendrähte, die horizontal von lingual her (Abb. 13.26) oder vertikal von okklusal her (Abb. 13.27) eingelegt werden. Bei zunehmendem Anteil der Erwachsenenbehandlung in der Kieferorthopädie werden diese Techniken an Bedeutung gewinnen.

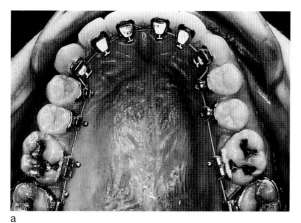

a

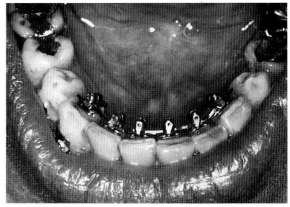

a

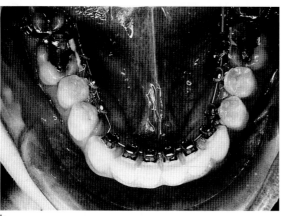

b

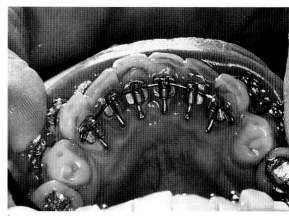

b

Abb. 13.26 a und **b**   In der Lingualtechnik werden die Zähne auf der lingualen Seite mit Attachments versehen und mit Bögen verbunden. Bei Verwendung von im Sinne des Straightwire-Systems getorqueten und angulierten Brackets werden vorgeformte Bögen verwendet, die hier horizontal eingelegt werden.
Aufnahmen von J. GORMAN freundlicherweise zur Verfügung gestellt.

Abb. 13.27 a und **b**   Verwendung von Lingualbrackets, deren Schlitze von okklusal her zugänglich sind und verriegelt werden können (Fa. Forestadent), hier für eine Teilapparatur

14 Grundzüge der klinischen Anwendung festsitzender Apparaturen

Es würde den Rahmen des Buches, das sich hauptsächlich mit der Technik, d.h. den Apparaturen und ihren Wirkungen, befaßt, sprengen, wenn darin die gesamte „Klinik" abgehandelt werden sollte. Andererseits ergibt sich das Verständnis technischer Details nur aus dem klinischen Zusammenhang. Daher wurde bereits bei der Beschreibung der Apparaturen immer wieder auf klinische Aspekte Bezug genommen. Um diese Ansätze zu vertiefen, soll im folgenden eine kurze Zusammenschau versucht werden.

14.1 Behandlung mit Multibandapparaturen (Edgewise-Technik)

Die Behandlungsmaßnahmen müssen in erster Linie von der Anomalie und den daraus erwachsenden Behandlungsaufgaben bestimmt sein. Trotzdem gibt es einige Besonderheiten, auch in der Abfolge von Maßnahmen, die sich aus den mechanischen Eigenschaften der Apparatur ergeben.

14.1.1 Behandlungsaufgaben

In jeder Behandlung stellen sich Aufgaben, die in ähnlicher Form wiederkehren.

Ausrichten der Zähne

Die Zähne müssen so ausgerichtet werden, daß sich Zahnreihen ergeben, in denen sich die Zähne in ihren anatomischen Kontaktpunkten berühren. Dazu müssen sie auf eine bestimmte gemeinsame Höhe gebracht werden (vertikales Ausrichten oder Nivellieren). Außerhalb stehende Zähne müssen eingeordnet, ein evtl. bestehender Engstand dabei aufgelöst werden (horizontales Ausrichten). Zahndrehungen und Zahnkippungen müssen korrigiert werden (Rotieren bzw. Aufrichten).

Die Behandlung dieser Aufgaben schließt u.U. die Lösung eines Platzproblems ein, das die Frage nach einer Extraktionstherapie aufwirft.

Da erst die weitgehende Lösung dieser Aufgaben die Verwendung starrerer, mehr lenkender Bögen ermöglicht, liegt der Schwerpunkt entsprechender Behandlungsmaßnahmen in einer frühen Behandlungsphase (ca. 4–6 Monate); sie sind damit jedoch nicht beendet.

Ausformen der Zahnbögen

In beiden Kiefern muß eine Zahnbogenform geschaffen werden, die die Voraussetzung für eine gute Okklusion bietet. Dazu müssen Lükken, primär vorhandene oder Extraktionslükken, geschlossen werden *(Lückenschluß)*. Soll eine Lücke später prothetisch versorgt werden, muß sie auf die richtige Größe gebracht werden. Mittellinienverschiebungen sind zu korrigieren *(Mittellinienkorrektur)*. Front- und Seitenzahnsegmente müssen zueinander in eine richtige Lagerelation gebracht werden, und zwar in horizontaler Richtung *(Breiten- und Längenkorrektur)* und in vertikaler Richtung *(Einstellung der Okklusionsebene)* unter Berücksichtigung der Spee-Kurve.

Da alle diese Maßnahmen im Oberkiefer und Unterkiefer aufeinander abgestimmt werden, verbessern sie zugleich die Okklusion (Einstellung einer Neutralverzahnung im Seitenzahngebiet, Beseitigung eines frontalen Kreuzbisses oder einer großen sagittalen Stufe, Beseitigung eines seitlichen Kreuzbisses oder einer Nonokklusion, Bißhebung, Schließen eines offenen Bisses).

Diese Maßnahmen erstrecken sich über einen längeren Zeitraum. Sie werden z.T. schon während des Ausrichtens der Zähne eingeleitet, ihr Schwerpunkt liegt im mittleren Drittel der Gesamtbehandlung.

Lagebeziehung der Zähne zu Kieferbasen und Gesichtsskelett

Die Zähne müssen in einer harmonischen, bestimmten Anforderungen der Funktion und der Ästhetik genügenden Lagebeziehung zu den Kieferbasen und zum Gesichtsskelett eingestellt werden. Die Behandlungsziele, die diese Forderung berücksichtigen, werden vor allem aus einer Analyse des Fernröntgenseitenbildes in Verbindung mit Wachstumsvorhersagen abgeleitet.

Besonders schwierige Überlegungen – weil es dabei meist um Kompromisse geht – ergeben sich, wenn größere skelettale Lagediskrepanzen (Distalbiß, Mesialbiß) in fortgeschrittenem Alter nur noch dental kompensiert werden können.

Diese Behandlungsaufgaben müssen bei allen sagittalen und vertikalen Zahnbewegungen, vor allem bei der achsengerechten Einstellung der Frontzähne, berücksichtigt werden. Insofern haben sie besondere Bedeutung im ersten und zweiten Drittel der Gesamtbehandlung. Sie stehen in engem Zusammenhang mit dem Verankerungsproblem.

Verankerung

Die Verankerung ist eigentlich keine Behandlungsaufgabe. Sie ist ein Teilaspekt, der immer berücksichtigt werden muß. Für die Anstrengungen, die dazu unternommen werden, gibt es jedoch einen Schwerpunkt. Er liegt dort, wo in größerem Umfang sagittale Zahnbewegungen durchgeführt werden.

14.1.2 Einteilung in Behandlungsabschnitte

Trägt man den angenommenen Umfang und die Bedeutung der genannten Behandlungsaufgaben in ein Zeitdiagramm ein (Abb. 14.1), stellt man Überschneidungen fest. Klare Abgrenzungen bestimmter Phasen sind kaum möglich.

Da aber ein großes Bedürfnis vorhanden zu sein scheint, Behandlungen in Stadien oder Phasen einzuteilen, und es didaktisch nützlich sein könnte, haben wir für die Behandlung mit Multibandapparaturen folgende Einteilung getroffen:

Aktive Behandlung
Stadium I: Schwerpunkt: „Ausrichten der Zähne" (≙ Nivellierungsphase)
Stadium II: Schwerpunkt: Ausformen und Koordinieren der Zahnbögen
Stadium III: Feinkorrektur (≙ „Justierungsphase")
Retention

14.1.3 Behandlungsaspekte in den drei Stadien

Stadium I

Im Stadium I – hier stehen horizontales und vertikales Ausrichten der Zähne sowie die Korrektur von Zahndrehungen und Zahnkippungen im Vordergrund – kommen weichelastische Bögen mit einem relativ großen Arbeitsbereich zur Anwendung. Wir beginnen zumeist mit einem verseilten Bogen (0,38 mm). Es folgen ein (≙ 0,15 inch)

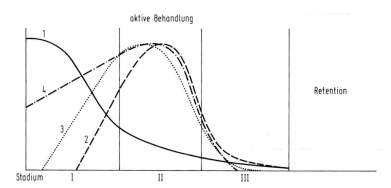

Abb. 14.1 Diagramm des Umfangs verschiedener Behandlungsaufgaben in drei Stadien der Behandlung; 1) horizontales und vertikales Ausrichten, Rotieren und Aufrichten; 2) Zahnverschiebungen, Lückenschluß, Mittellinienkorrektur, Gestaltung der Zahnbögen; 3) Korrektur der Lagerelation zu den Kieferbasen und zum Gesichtsschädel; 4) Verankerung

verseilter Bogen der Stärke 0,45 mm oder ein Rundbogen der Stärke 0,35 mm, dann Rundbögen der Stärke 0,40 und/oder 0,45 mm. In die Rundbögen werden nach Bedarf einzelne Loops eingebogen, vor allem Horizontal-Loops, wenn einzelne Zähne das Okklusionsniveau nicht erreichen. Beim Einsetzen des Bogens muß die Lage der Loops zur Gingiva und zur Wangenschleimhaut geprüft werden. U.U. ist die Schlaufe bei gleichzeitigem gutem Festhalten mit einer Zange nach innen oder außen zu biegen. Bögen mit vielen Loops halten wir für weitgehend entbehrlich.

Das Prinzip des Ausrichtens und Nivellierens besteht darin, daß man von dünnen, weichelastischen zu immer dickeren, starreren Bögen fortschreitet. Je mehr diese Aufgabe gelöst wird, desto mehr tritt eine neue Aufgabe in den Vordergrund: die Formgebung. Deshalb müssen Gesichtspunkte der Zahnbogenform immer genauer berücksichtigt werden, je starrer der Draht ist (annähernde Idealbogenform unter Beibehaltung der Eckzahndistanz, Sweep, Tip back, Bogenkoordination).

Auf die expandierende und vor allem protrudierende Wirkung von Nivellierungsbögen wurde bereits hingewiesen. Um eine unnötige Protrusion zu vermeiden, kann man im Oberkiefer einen Headgear anlegen und von Haken am inneren Anteil des Facebows aus einen Gummizug über die Frontzähne spannen (Abb. 14.2). Im Unterkiefer kann man die Protrusion dadurch verhindern, daß man J-Haken beiderseits von den Eckzähnen am Bogen einhängt. Die Möglichkeit einer vorangehenden Auflockerung eines frontalen Engstandes nach einer Prämolarenextraktion wurde bereits genannt. Die Verwendung eines Bogens mit einer Druckspiralfeder über die Front von Eckzahn zu Eckzahn halten wir für weniger geeignet.

Im Bereich fehlender Zähne besteht immer die Gefahr einer dauerhaften Verbiegung der Bögen durch die Kaulast. Deshalb sollte man dort, vor allem im Unterkiefer, den Bogenanteil nach gingival versetzen (Abb. 14.3). Wo Drähte, wie manchmal im Oberkiefer bei Patienten mit LKG-Spalten, in die Wangen einschneiden, sollte man in dem betreffenden Bogenabschnitt einen Polyäthylenschlauch über den Draht schieben (Abb. 14.4).

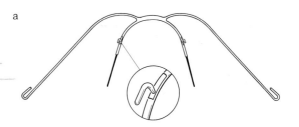

a

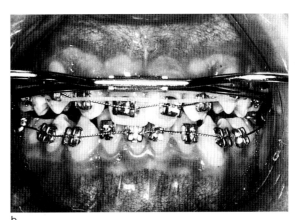

b

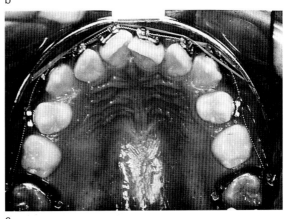

c

Abb. 14.2 Durch Gummizüge, die von Haken am Gesichtsbogen (a) über die obere Front gespannt werden, kann man verhindern, daß die Front während des Nivellierens protrudiert wird (b, c); außerdem können damit lückig protrudiert stehende Inzisivi noch vor einer Vollbebänderung retrudiert werden

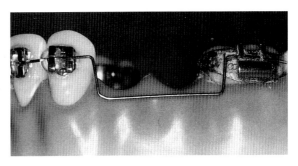

Abb. 14.3 Im Bereich fehlender Zähne kann man Drahtbögen nach gingival versetzen, um sie vor der Verbiegung durch die Kaulast zu schützen

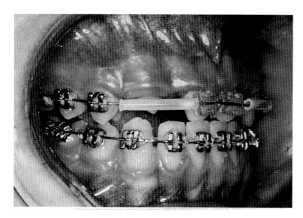

Abb. 14.4 Wo abstehende Drähte in die Wange einschneiden, kann man durch Überziehen mit einem Polyäthylen-Schlauch Abhilfe schaffen

Das Ausrichten und Nivellieren ist nicht immer die erste Maßnahme; dem können u.U. andere Maßnahmen unter Verwendung festsitzender Apparaturen vorausgehen:

- Eine leichte Retraktion der Eckzähne mit Teilbögen, um die Front aufzulockern.
- Eine Distalbewegung von Molaren mit Headgear oder Lipbumper zur Platzbeschaffung.
- Ein Aufrichten und Intrudieren der Frontzähne mit einem Utility arch beim Deckbiß.
- Eine Überstellung von progen verzahnten Inzisivi mit einem einfachen Rundbogen, der nur an den Schneidezähnen festgebunden ist, und seitlichen Druckspiralfedern oder mit einem Expansions-Utility-arch.
- Eine Beseitigung eines seitlichen Kreuzbisses mit einem Gaumennahterweiterungsgerät u. a.

Manchmal müssen Behandlungsaufgaben, wie Drehen und Aufrichten von Zähnen, teilweise in das II. Stadium übernommen werden.

Stadium II

Im Stadium II geht es zunächst bei Fällen von *Platzmangel* ohne Extraktion um die Distalbewegung der Molaren, bei Platzmangel mit Extraktion um den Lückenschluß. Bereits bei der Behandlungsplanung muß Klarheit darüber gewonnen werden, wo die Frontzähne im Oberkiefer und Unterkiefer am Ende der Behandlung stehen müssen. Daraus ergibt sich unter Berücksichtigung des Platzbedarfs in der Front und der Spee-Kurve die Beantwortung der Frage, von woher die Lücken zu schließen sind und welche Verankerung für die notwendigen Zahnbewegungen aufgeboten werden muß.

Der Lückenschluß nach Prämolarenextraktion erfolgt in zwei Etappen. Zunächst werden unter der Führung eines Kantenbogens (0,40 × 0,40 mm oder 0,40 × 0,55 mm) die Eckzähne um das erforderliche Maß – soviel für die Beseitigung des frontalen Engstandes und die Einstellung der Eckzähne in die Klasse-I-Verzahnung bei korrekter Frontzahnneigung notwendig ist – körperlich nach hinten bewegt. Das geschieht mit einer Klasse-I-Mechanik bei gleichzeitiger Verankerung der Molaren im erforderlichen Umfang, mit schrägen intermaxillären Gummizügen oder mit J-Haken und extraoralem Zug. Es ist sehr darauf zu achten, daß der Eckzahn nicht durch zu große Reibung am Bogen, durch okklusale Hindernisse (evtl. Aufbißplatte tragen lassen!) oder durch Bewegung gegen die Kortikalis (Abb. 14.5) gebremst wird; dies ginge alles zu Lasten der Verankerung. Ein erhebliches Hindernis für Zahnbewegungen stellen auch die sanduhrförmigen Verengungen des Alveolarfortsatzes dar (Abb. 14.6), wie sie vor allem im Unterkiefer entstehen, wenn Extraktionslücken über längere Zeit offen bleiben. Im Extremfall muß man chirurgisch eingreifen und die angenährten Knochenkompaktaschichten aufspreizen.

Es sollte das Ziel des Behandlers sein, so rasch wie möglich im Molarenbereich und im Eckzahnbereich eine Neutralverzahnung zu schaffen, um dann die Zähne im Oberkiefer und Unterkiefer ohne okklusalen Widerstand weiter bewegen zu können. Leicht gekippte Eckzähne werden am Ende dieser Etappe, die ca. 3–6 Monate dauert, mit Federn oder Gable bends aufgerichtet, nachdem das Seitenzahnsegment mit einer Achterligatur verblockt wurde. Andernfalls würde beim Einbringen des nachfolgenden Bogens das Frontsegment zumindest temporär ungewollt auf Extrusion belastet.

Mit dem verwendeten Führungsbogen muß auch – bei bestehendem Tiefbiß – der Biß gehoben, möglichst sogar überkorrigiert werden, weil nur so für die nachfolgende Retraktion der Schneidezähne der okklusale Widerstand beseitigt und ein Verankerungsverlust vermieden wird. Die Bogenwirkung (Sweep, Stufenbiegung,

Tip back) kann durch einen Zervikalheadgear –
evtl. mit Kahn-Sporn –, steil nach oben gerichtete J-Haken oder durch Aufbißplatten unterstützt werden.

Nach der Eckzahnretraktion werden die vier
zu einem Block zusammengebundenen Schneidezähne mit einem Kontraktionsbogen (meist
0,40 × 0,55 mm) zurückgeführt. Damit diese
nicht – trotz Torquebewegung – zurückkippen,
müssen die Kontraktionskräfte und das Tempo
des Vorgehens so eingerichtet werden, daß die
Lenkfähigkeit des Bogens und die Reaktionsbereitschaft des Gewebes nicht überfordert werden. Im Oberkiefer besteht bei der Verwendung
des Kontraktionsbogens die Tendenz zur Komprimierung der seitlichen Segmente und zur
Entstehung eines Kreuzbisses; dem muß durch
Einstellen des Bogens auf Expansion begegnet
werden.

Der Behandler sollte sich die anatomischen
Verhältnisse, insbesondere die Knochenpartie
vorstellen, in die hinein die Wurzeln bewegt
werden (Abb. 14.7). Wenn beim Palpieren der
apikalen Region bereits deutliche Vorwölbun-
gen der Wurzeln erkennbar sind, sollte das
Anlaß sein, die Zahnbewegungen zu verlang-
samen.

Sowohl die Kontraktion als auch aktiver
Torque verlangen eine wirksame Verankerung.
Bei Klasse-II/1-Fällen steht mehr die Kontraktion im Vordergrund, bei Klasse-II/2-Fällen mehr
der aktive Torque. Wenn, wie bei den selteneren
Fällen von Deckbiß mit Extraktionstherapie,
beide Elemente zusammenkommen, ist die
Anforderung an die Verankerung besonders
hoch.

Deswegen sind wir auch beim *Deckbiß* an
einem relativ frühen Eingreifen interessiert.
Noch bevor die Prämolaren durchgebrochen
sind, kann man mit einem Utility arch die
oberen Schneidezähne intrudieren bzw. in ihrer
Vertikalbewegung bremsen und dabei etwas torquen. Allein diese Maßnahme kann bereits dazu
führen, daß sich der bis dahin „verfangene“
Unterkiefer spontan nachentwickelt.

Die Bögen müssen beim Deckbiß so gestaltet
sein (Tip back, Sweep), daß sie die Frontzähne
intrudieren. Ein an den oberen Molaren angrei-
fender zervikaler Headgear kann die Bißhebung
nachhaltig unterstützen. Im oberen Frontzahn-

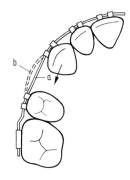

Abb. 14.5 Um die Zahnbewegung nicht zu erschweren, ist es
wichtig, den Zahn innerhalb des spongiösen Knochens zu
bewegen. Bei einer Eckzahnretraktion ist daher der Bogen
distal vom Eckzahn flach zu halten (a); bei starker Krümmung
des Bogens würde die Zahnwurzel zu sehr gegen die Kortikalis
gedrückt (b)

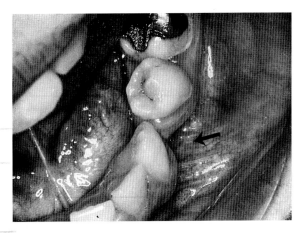

Abb. 14.6 Sanduhrförmige Verengung des Alveolarfortsatzes im Bereich der Extraktionslücke des unteren ersten Prämolaren (Pfeil)

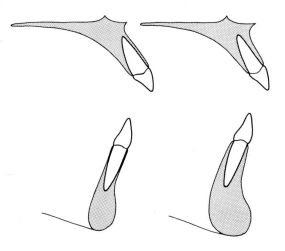

Abb. 14.7 Es ist gut, sich eine Vorstellung von der Knochenpartie zu machen, in der die Zähne bewegt werden; diese kann
unterschiedlich beschaffen sein

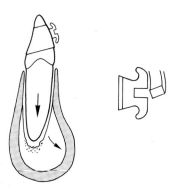

Abb. 14.8　Da die unteren Inzisivi bei der Intrusion oft zu einer Lingualbewegung der Wurzeln neigen, kann ein labialer Wurzeltorque indiziert sein

bereich muß ein verstärkter aktiver Torque (palatinaler Wurzeltorque) vorgesehen werden. Im Unterkiefer kann, sofern die Front nicht primär retrudiert stand, ein labialer Wurzeltorque angezeigt sein (Abb. 14.8).

Bei Fällen des *progenen Formenkreises* muß im Stadium II, sofern bis dahin noch nicht erreicht, mit Expansionsbögen im Oberkiefer die rasche Überstellung der Front betrieben werden. Diese müssen am Durchgleiten durch die Molarenröhrchen gehindert sein. Sie stehen im entspannten Zustand von der Front ab und werden unter Spannung eingebunden. Die Überstellung kann durch eine Aufbißplatte erleichtert und durch eine Kopf-Kinn-Kappe, evtl. mit vertikalen Stegen, beschleunigt werden. Bei Fällen von Pseudoprogenie kann auch die Anwendung eines Delaire-Gerätes in Betracht kommen.

Um das Ergebnis zu sichern, wird ein tiefer Biß belassen oder eine Bißvertiefung angestrebt.

Besteht noch ein seitlicher Kreuzbiß, wird im Oberkiefer ein kräftiger Kantenbogen eingesetzt und auf Expansion eingestellt. Die beabsichtigte Bewegung muß zumeist mit einem expandierenden Hilfsgerät unterstützt werden.

Bei Fällen von *offenem Biß* stehen im Stadium II naturgemäß Veränderungen der vertikalen Relation der Zahnbogensegmente im Vordergrund. An kräftigen Kantenbögen wird im Oberkiefer auf Tip back und Sweep verzichtet, im Unterkiefer wird der Sweep im Sinne einer stark ausgeprägten Spee-Kurve verstärkt. Die Frontsegmente können auch durch Einbiegen von Stufen (mit Horizontal Loops) nach okklusal versetzt werden.

Vertikale Gummizüge in der Front, evtl. in Verbindung mit einem seitlichen Aufbiß (Platte), steigern die Wirkung der Bögen. Im Oberkiefer kann auch ein High-pull-Headgear, evtl. mit einem von gingival auf den Bogen drückenden Kahn-Sporn, die Maßnahme unterstützen.

Ein Problem stellt die Einlagerung der Zunge dar. Sie muß, um den Erfolg nicht zu gefährden, genügend lange ferngehalten bzw. durch eine myofunktionelle Therapie zu einer räumlichen Umorientierung veranlaßt werden. Manche Autoren empfehlen das Anbringen von sog. Spikes – das sind kurze angespitzte Metalldorne, die an einem Innenbogen oder auf der Lingualseite der unteren Frontzahnbänder aufgelötet sind (Abb. 14.9).

Bei Fällen von *Lückenstellung* durch besonders kleine Zähne oder fehlende Zahnanlagen werden im Stadium II, sofern ein Lückenschluß indiziert ist, die Zähne mit einer Klasse-I-Mechanik an einem Führungsbogen Zug um Zug von distal her aufgeschlossen. Dabei ist darauf zu achten, daß der Zahnbogen nicht zu stark abgeflacht wird. Es sollen jeweils nicht mehr als zwei Zähne bewegt werden, während alle übrigen Zähne durch den Bogen (Stop vor den Molaren) zu einem Block zusammengefaßt sind. Eine gewisse Sicherheit gegen die Abflachung des Zahnbogens bietet auch die Verwendung von Druckspiralfedern distal von den jeweils nach mesial zu bewegenden Zähnen anstelle von elastischen Zügen (Abb. 14.10). Das bietet sich besonders dann an, wenn im Seitenzahngebiet Lücken zur späteren prothetischen Versorgung belassen werden können.

Die Korrektur einer *Mittellinienverschiebung* richtet sich nach deren Art. Bei einer *alveolären* Mittellinienverschiebung kommen verschiedene asymmetrisch auf die Zahnbögen einwirkende Kraftquellen in Betracht, z.B. Bögen, die auf der einen Seite eine Kontraktionsschlaufe, auf der anderen eine Expansionsschlaufe mit einem Stop mesial vom Eckzahnbracket enthalten (Abb. 14.11). Auch die Korrektur durch sukzessive Bewegung von Einzelzähnen an einem Führungsbogen ist möglich, manchmal aus Verankerungsgründen sogar vorzuziehen. Asymmetrisch wirkende extraorale Kräfte können die Bemühungen unterstützen.

Bei *mandibulären* Mittellinienverschiebungen stehen verschiedene Kombinationen von intermaxillären Gummizügen im Vordergrund. So wird man bei Unterkieferlateralverschiebung mit Kreuzbiß oder Nonokklusion einen schrägen Zug über die Front mit einem Criss-Cross-Zug im betreffenden Seitenzahnbereich kombinieren. Bei einer Unterkieferschwenkung hat sich die Kombination eines Klasse-II-Zuges auf einer Seite, eines Klasse-III-Zuges auf der anderen Seite und eines schrägen intermaxillären Gummizuges über die Front als effektiv erwiesen; sie hat teils mandibuläre (im Wachstumsalter), teils dentoalveoläre, reziproke Wirkung.

Um *Zahndrehungen,* sofern noch nicht im Zuge des Ausrichtens im Stadium I erledigt, durchzuführen, gibt es verschiedene Möglichkeiten. Bei benachbarten, gegeneinander gedrehten Zähnen reicht ein einfacher Gummizug zwischen diesen Zähnen aus. Einzelne gedrehte Zähne können mit Gummizügen korrigiert werden, die von einem Punkt der Zahnkrone aus an den Bogen herangeführt werden (Abb. 14.12). Weitere Möglichkeiten eröffnen Spezialbrackets, Rotationsfedern, entsprechend gestaltete Loops und an Bändern palatinal angelötete Federstengel. Leichte Rotationswirkungen können auch durch selektives Heranziehen der Zähne an den Bogen (bei Doppelbrackets) erreicht werden. Grundsätzlich sollte bei Drehungen etwas überkorrigiert werden.

Zahnkippungen können durch Gable bends im Bogen, evtl. durch Einbiegen von Box Loops oder durch Aufrichtefedern korrigiert werden. Beim Aufrichten der Zähne tendieren die Zahnkronen dazu, entgegen der Bewegungsrichtung

der Wurzel auszuweichen. Sofern dies unerwünscht ist, müssen sie durch Ligaturen daran gehindert werden.

In das Stadium II kann schließlich noch die Einordnung eines *verlagerten retinierten Zahnes* fallen. Dieser wird nach operativer Freilegung mit einem Halteelement beklebt und unter Verwendung kurzwegiger Kräfte langsam an den Bogen herangezogen (Abb. 14.13). Die Nachbarzähne stehen dabei unter einer leichten reziproken Intrusionsbelastung. Bei starren Bögen ist die Nebenwirkung jedoch gering, weil

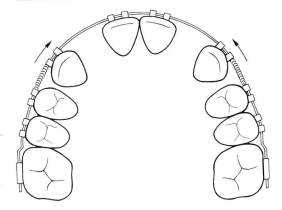

Abb. 14.10 Mesialbewegung von Eckzähnen und später von weiteren Seitenzähnen mit Druckspiralfedern

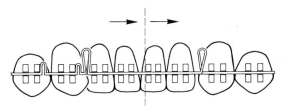

Abb. 14.11 Bogen mit einer Schlaufenkombination zur Mittellinienkorrektur

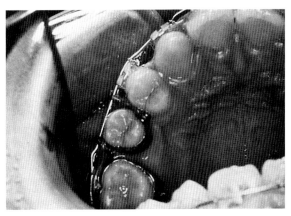

Abb. 14.12 Zahndrehung mit einer elastischen Ligatur von einem Lingualknopf an den Bogen. Der Zahn 4+ wurde auf diese Weise fast um 90° gedreht

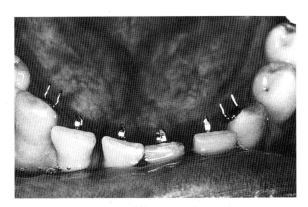

Abb. 14.9 Spikes aufgeklebt an der Innenseite der unteren Frontzähne

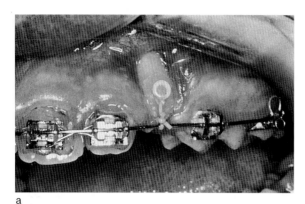

a

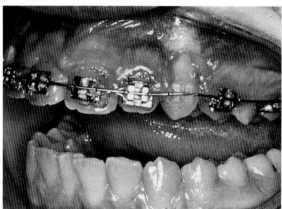

b

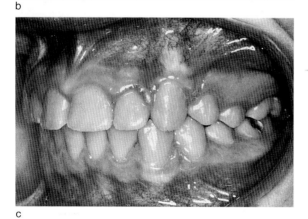

c

Abb. 14.13a–c Einordnung eines verlagerten retinierten Zahnes durch langsames Heranziehen an den Bogen

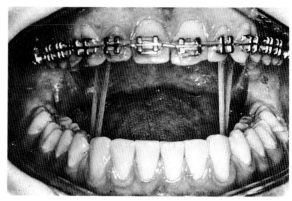

Abb. 14.15 Vertikale intermaxilläre Gummizüge, eingehängt zwischen lingual angebrachten Attachments

sich die Kräfte auf mehrere Nachbarzähne verteilen.

Das im Stadium I begonnene vertikale und horizontale Ausrichten wird im Stadium II noch weitergeführt. Das Bracketengagement erreicht damit einen Stand, der es erlaubt, auch Bögen über 0,40 × 0,55 mm ohne wesentliche Spannungserhöhung einzulegen.

Stadium III

Im Stadium III werden Feinkorrekturen vorgenommen (finishing). Dabei handelt es sich um Behandlungsaufgaben, die den Therapeuten auch in den vorangegangenen Abschnitten beschäftigten, um deren Feinheiten er sich jedoch aus verschiedenen Gründen nicht kümmern konnte.

Verwendet werden Bögen der Stärke 0,40 × 0,55 mm, 0,43 × 0,55 mm oder 0,45 × 0,63 mm.

Eine der Teilaufgaben besteht im Schließen kleiner Restlücken. Das kann auf einfache

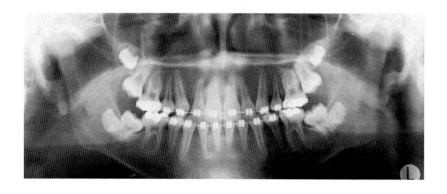

Abb. 14.14 Kontrolle der Zahnachsenneigungen im Orthopantomogramm; ungünstige Zahnachsenneigungen, z. T. bedingt durch falsche Bracketposition

Weise durch Anlegen einer Alastic-Kette über den ganzen Zahnbogen oder durch fortlaufende elastische Ligaturen erreicht werden.

Die Zahnachsenneigungen werden durch ein aktuelles Fernröntgenbild und eine Panorama-Röntgenaufnahme kontrolliert (Abb. 14.14) und, wenn nötig, im Seitenzahngebiet durch Gable bends oder durch Aufrichtefedern korrigiert.

Im Frontzahnbereich sollten, wenn man sich an die Regel gehalten hat, die Bänder oder Brackets so zu plazieren, daß die Bracketschlitze parallel zu den Schneidekanten verlaufen (Angulation), Artisticbiegungen überflüssig sein. Bei genauerer Betrachtung kann jedoch eine Verbesserung der Achsenneigung durch derartige Biegungen wünschenswert erscheinen.

Besonderes Augenmerk wird auf die labiolinguale bzw. bukko-linguale Achsenneigung (Torque) der Zähne gelegt. Sind die Seitenzähne zu stark nach lingual geneigt, wird auf progressiven bukkalen Wurzel-Torque verzichtet, evtl. sogar Gegentorque eingebogen. Im Frontzahnbereich wird der Torque so verstärkt oder abgeschwächt, daß ein Interinzisalwinkel von ca. 130° zustande kommt.

Die Bogenkoordination wird bei den letzten Bögen besonders exakt berücksichtigt.

Ferner muß die Okklusion verbessert werden. Stadium III bietet die letzte Chance, kleine Fehler, die sich beim Bebändern oder beim Aufkleben der Brackets eingeschlichen haben, durch Ausgleichsbiegungen zu korrigieren. Die Okklusion kann auch durch kurze vertikale Gummizüge verbessert werden, sofern man die Bögen durchtrennt oder abnimmt. Es sollte auch auf die gute Okklusion der lingualen Höcker geachtet werden; diese wird an aktuellen Modellen studiert und u. U. durch das Einhängen von lingualen, vertikalen Zügen verbessert (Abb. 14.15).

Über die Zielsetzungen im letzten Behandlungsabschnitt gibt es eine umfangreiche Diskussion. Die Empfehlungen hängen von den jeweiligen Okklusionskonzepten ab. In diesem Zusammenhang sei nochmals an die sechs Schlüssel der Okklusion (ANDREWS 1972) erinnert. Eine detailliertere Check-Liste (10 Punkte) gibt es von RICKETTS et al. (1979). Die beste Art des Vorgehens ist zweifellos ein Studium der Modelle in einem individuell eingestellten Arti-

Abb. 14.16–14.26 Fallbeispiel für die verschiedenen Behandlungsstadien

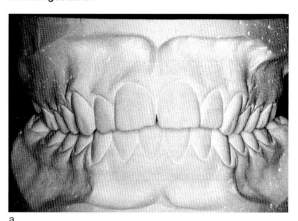

a

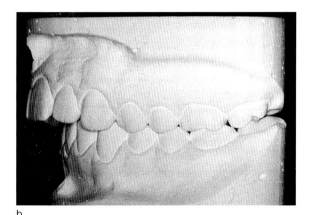

b

c

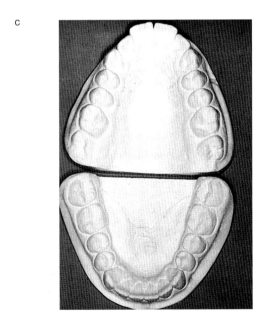

Abb. 14.16a–c Kiefermodelle einer 15jährigen Patientin mit einer Klasse-II/1-Anomalie

a

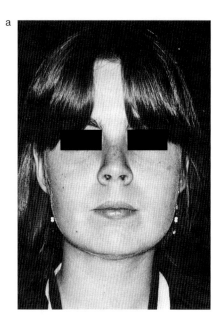

b

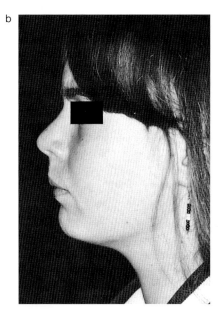

Abb. 14.17 En-face- (a) und Profilfoto (b) vom Beginn der Behandlung

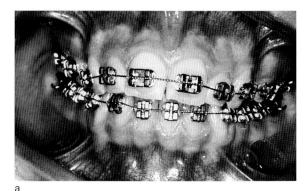

a

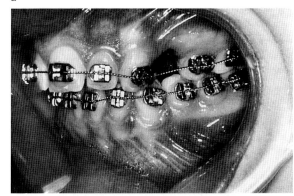

b

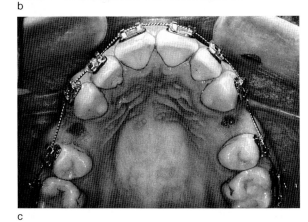

c

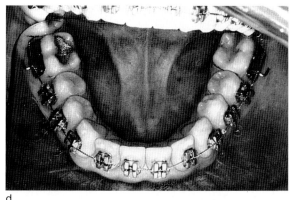

d

kulator. Wenn das derzeit auch nicht zur Forderung für Routinefälle erhoben werden kann, so ist doch der Aufwand in der Erwachsenenbehandlung – besonders bei bereits manifesten funktionellen Problemen – sicher gerechtfertigt.

Sowohl im zweiten als auch im dritten Stadium können sich neue Behandlungsaufgaben

Abb. 14.18 a–d Stadium I, horizontales und vertikales Ausrichten der Zähne, hier mit weichelastischen Bögen nach Extraktion der oberen ersten Prämolaren

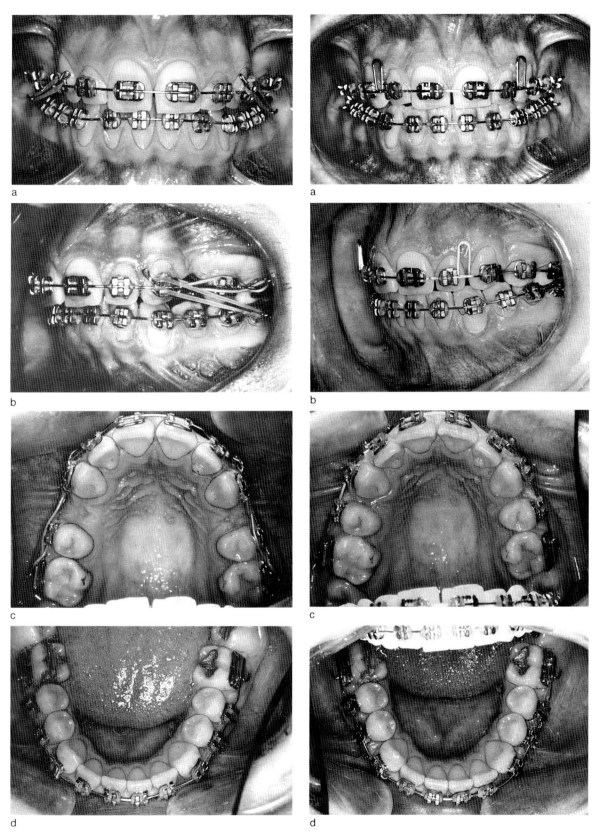

Abb. 14.19 a–d Stadium II, Eckzahnretraktion mit Klasse-I- und Klasse-II-Gummizügen

Abb. 14.20 a–d Stadium II, Kontraktion mit Kontraktionsbogen im Oberkiefer

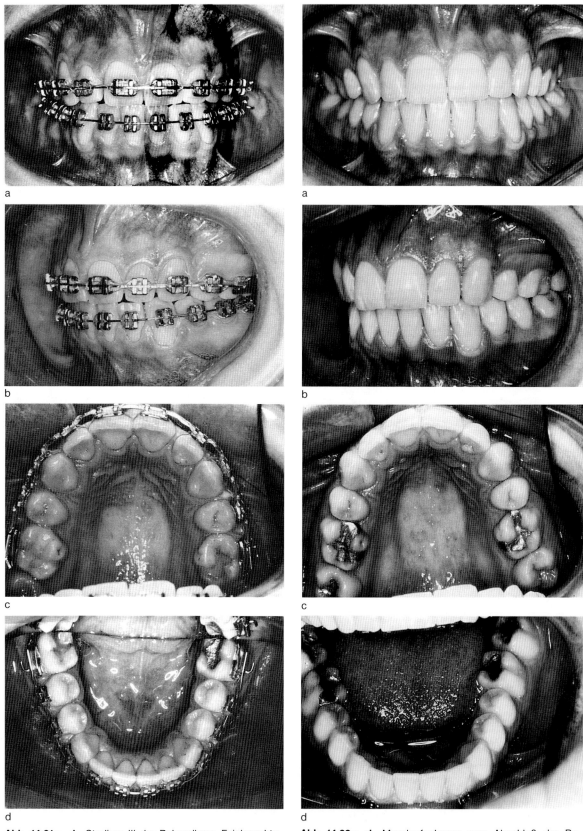

a

a

b

b

c

c

d

d

Abb. 14.21a–d Stadium III der Behandlung, Feinkorrekturen mit Idealbögen

Abb. 14.22a–d Mundaufnahmen vom Abschluß der Behandlung

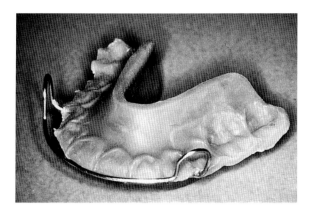

Abb. 14.23   Idealisator als Retentionsgerät

a

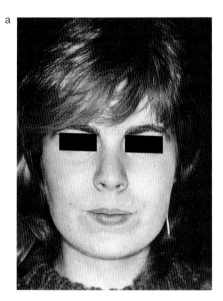

b

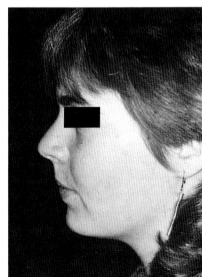

Abb. 14.24   En-face- (a) und Profilfoto (b) vom Abschluß der Behandlung

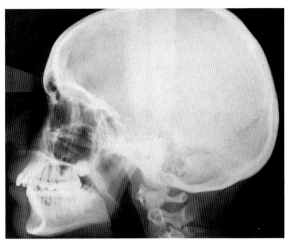

Abb. 14.25   Fernröntgenseitbild vom Behandlungsbeginn

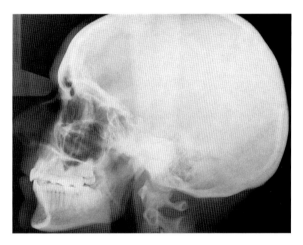

Abb. 14.26   Fernröntgenseitbild vom Abschluß der Behandlung

ergeben (Einordnung verspätet durchgebrochener Zähne, Einbeziehung der zweiten Molaren), die es notwendig erscheinen lassen, mit dem Bogenformat nochmals erheblich zurückzugehen oder Loopbögen zu verwenden.

Fallbeispiel

Die Abbildungen 14.16–14.25 zeigen an einem Fallbeispiel die verschiedenen Behandlungsstadien.
Die Abbildungen 14.16–14.25 zeigen an einem Fallbeispiel die verschiedenen Behandlungsstadien.
Die Ausgangsbefunde zeigen Schmalkiefer mit alveolärer Protrusion der oberen Frontzahnpartie bei Distalbiß um fast eine Prämolarenbreite (Abb. 14.16) und einen für diese Anomalie

260 Grundzüge der klinischen Anwendung festsitzender Apparaturen

der Angle-Klasse II/1 typischen Profilverlauf (Abb. 14.17 b).

Wegen des fortgeschrittenen Alters der Patientin (15 Jahre) sollte der Distalbiß nach Extraktion der beiden oberen ersten Prämolaren (s. Abb. 14.18) durch Zahnverschiebung dental kompensiert werden. Die Frontzahnstufe sollte auf diese Weise beseitigt werden. Auf eine Ausgleichsextraktion im Unterkiefer glaubten wir wegen des Fehlens eines unteren frontalen Engstandes verzichten zu können, was sich auf die Möglichkeit der Korrektur einer so ausgeprägten Unterkieferrücklage günstig auswirken sollte.

Nach dem horizontalen und vertikalen Ausrichten (Stadium I, Abb. 14.18) wurden die oberen Eckzähne mit Klasse-I-Mechanik und Klasse-II-Gummizügen unter Führung des Außenbogens retrahiert (Stadium II, Abb. 14.19). Während dieser Maßnahme und während der nachfolgenden Kontraktion des oberen Zahnbogens (Rückholen der vier Schneidezähne mit einem Kontraktionsbogen, Abb. 14.20) wurde die Verankerung zeitweise durch die Verwendung eines Headgears unterstützt. Im Stadium III (Abb. 14.21) erfolgten Feinkorrekturen.

Nach knapp 2 Jahren wurde die festsitzende Multibandapparatur abgenommen. Abbildung 14.22 zeigt den enoralen Zustand nach Bracketabnahme. Als Retentionsgerät trug die Patientin einen Idealisator (SERGL 1988), einen nach einem Set up hergestellten Aktivator aus weichem Kunststoff, mit dem noch Feinkorrekturen im Sinne des Settling möglich waren. Die Retentionsphase erstreckte sich über 1½ Jahre. In dieser Zeit wurden auf unsere Anweisung hin die Weisheitszahnkeime entfernt.

Abbildung 14.24 zeigt die Verbesserung des Gesichtsprofils, und im Vergleich der Fernröntgenbilder vom Anfang (Abb. 14.25) und vom Ende (Abb. 14.26) der Behandlung werden die wesentlichen therapeutischen Veränderungen, vor allem die Beseitigung der Frontzahnstufe und die Verbesserung des Mundprofils, deutlich.

14.2 Verankerung

Nachdem in früheren Kapiteln die mechanischen Grundlagen dargestellt und Geräte zur Verankerung beschrieben worden sind, sollen nun entsprechend ihrer Wichtigkeit die klinischen Überlegungen zur Verankerung in einem eigenen Kapitel dargestellt werden.

14.2.1 Möglichkeiten der Verankerung

Reziproke Verankerung

Wenn man sich auf Zähnen oder Zahngruppen abstützt, die in Gegenrichtung bewegt werden sollen oder dürfen, sprechen wir von einer reziproken Verankerung. Die Zähne können sich im selben Kiefer befinden (*intramaxilläre Verankerung*) oder im Gegenkiefer (*intermaxilläre Verankerung*). Die Bewegung der Zähne gegeneinander ist gleichmäßig, wenn die Zahl und der Verankerungswert der Zähne beider Seiten gleich groß sind. Andernfalls überwiegt die Bewegung einer Seite.

Stationäre Verankerung

Werden Einzelzähne gegen mehrere zu einem Verankerungsblock zusammengefaßte Zähne bewegt, spricht man von einer „stationären Verankerung"; sie kann intramaxillär und intermaxillär sein. Die Zähne des Verankerungsblocks bewegen sich kaum, weil die Druckwerte in ihren Parodontien unterschwellig bleiben.

Zusammenfassen kann man die Zähne, indem man sie mit einer Ligatur zusammenbindet. Auch durch Plattengeräte können Zähne zusammengefaßt sein, ebenso durch Bogenteile, z. B. durch das frontale Bogensegment, wenn der gesamte Bogen nach hinten gezogen wird. Durch Anbringen von Stops können weitere Zähne in den Verankerungsblock eingebracht werden. Ausschlaggebend dafür, wieviele Zähne durch eine Kraft belastet werden, ist auch die Bewegungsrichtung. Befinden sich mehrere Zähne in einer geschlossenen Reihe in Bewegungsrichtung hintereinander, wird die Kraft auf alle diese Zähne verteilt; sie bilden somit ebenfalls einen Verankerungsblock.

Die Grenze zwischen „reziprok" und „stationär" ist nicht scharf, entscheidend ist neben der Zahl der belasteten Zähne deren Verankerungswert (Tab. 14.1); er ist annähernd proportional der Wurzeloberfläche, vor allem der Wurzeloberfläche, die in Bewegungsrichtung liegt.

Mitentscheidend über den Widerstand, den ein Zahn einer Kraft entgegensetzt, ist die Bewe-

Tabelle 14.1 „Verankerungswerte" der verschiedenen Zähne nach JARABAK und FIZZELL (1972)

	Verankerungswert Oberkiefer	Verankerungswert Unterkiefer
Mittlerer Schneidezahn	4–5	1
Seitlicher Schneidezahn	2–3	2
Eckzahn	8–9	7–8
Erster Prämolar	6–7	5–6
Zweiter Prämolar	5–6	5–6
Erster Molar	9–10	10
Zweiter Molar	8–9	8–9

gungsart. Gegen körperliche Zahnbewegungen leistet der Zahn mehr Widerstand als gegen kippende Bewegungen, weil sich dabei die Kraft auf die gesamte Wurzeloberfläche der Druckseite verteilt. Großer Widerstand besteht auch gegen Aufrichtebewegungen und vor allem gegen Torquebewegungen.

Differential forces

Verankerungsprobleme lassen sich z. T. auch durch konsequentes Ausnutzen des Prinzips der „differential forces" lösen. In gewisser Weise macht man bereits von diesem Prinzip Gebrauch, wenn man immer nur einen Zahn gegen den Block der übrigen Zähne bewegt (stationäre Verankerung). In der entsprechenden Theorie von BEGG (1956) werden nicht nur die Schwellenwerte (Druck, der eine Bewegung auslöst), sondern auch die Grenzen, an denen es zur Hyalinisierung und damit zum Stillstand des Zahnes kommt, ins Kalkül gezogen. Wann die Hyalinisierung eintritt, läßt sich jedoch nicht mit Sicherheit vorhersagen. Nach Untersuchungen von ANDREASEN und ZWANZIGER (1980) kann man sich auf diese Gesetzmäßigkeit nicht unbedingt verlassen.

Verankerungshilfen

Es gibt zwei Verankerungshilfen, mit denen man die bei rein dentaler Abstützung oft sehr schwierigen Verankerungsbemühungen unterstützen kann.

Die *erste* geht von der Überlegung aus, daß der Knochen unterschiedlich strukturiert ist. In der Mitte des Kieferknochens findet man lockere Spongiosa, die einer Zahnwurzelbewegung relativ geringen Widerstand entgegensetzt. Zur Kompakta hin wird das Maschenwerk immer dichter. Nun gibt es, wie wir gehört haben, in der Edgewise-Technik die Möglichkeit, durch Verwendung eines Kantenbogens die Wurzeln in linguobukkaler Richtung zu dirigieren (bukkaler Wurzeltorque, Abb. 14.27). So ist es nur folgerichtig, wenn man im Sinne der Verankerung darum bemüht ist, daß die Wurzeln der zu verankernden Zähne durch Torque oder expandierende Geräte (Palatal bar, Lingualbogen etc.) gegen die widerstandgebende Kompakta gedrückt werden, während man dafür Sorge trägt, daß der zu bewegende Zahn mit wenig Widerstand in der Mitte des Alveolarfortsatzes seinen Weg findet.

Die *zweite* Möglichkeit geht auf TWEED (1966) zurück, der sie unter der Bezeichnung Verankerungsvorbereitung (anchorage preparation) beschrieben hat. Man kann die Seitenzähne durch gewisse Biegungen im Außenbogen oder Schrägstellung der Brackets so belasten, daß ihre Kronen leicht nach hinten kippen. Heute ist davon nur noch die Tip-back-Biegung für die endständigen Molaren geblieben. Derart gegen die Zugrichtung geneigt – vergleichbar dem schräg eingeschlagenen Zelthering – soll der Zahn besser gegen nach vorn oder nach vorn oben (Klasse-II-Gummizüge) gerichtete Kräfte geschützt sein (Abb. 14.28). Durch die veränderte Achsenneigung des Zahnes wird zwar der Knochenwiderstand nicht erhöht, aber die Verankerung kann in der Weise unterstützt werden, daß der Zahn in den Knochen hineingezogen und an dem sonst zu beobachtenden Extrudieren gehindert wird.

Knochenverankerung

Eine weitere Möglichkeit bietet die sog. Knochenverankerung. Natürlich sind auch die bisher genannten Verankerungsformen nicht ohne den Widerstand des Knochens denkbar. Aber die Abstützung ist, zumindest bei der festsitzenden

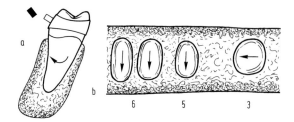

Abb. 14.27 Durch einen bukkalen Wurzeltorque werden die Wurzeln von Seitenzähnen gegen die Kortikalis gedrückt (a); das erhöht den Widerstand für Zahnbewegungen und verbessert die Verankerung; Zähne, die bewegt werden sollen, müssen in der Mitte des Alveolarfortsatzes ihren Weg finden (b)

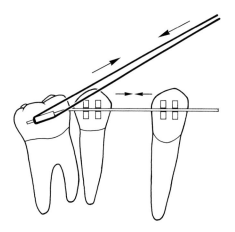

Abb. 14.28 Tip back an den Molaren als Verankerungshilfe vor allem gegen die extrudierende Wirkung von Klasse-II-Gummizügen

Bandapparatur, eine rein dentale. Im Gegensatz dazu werden bei einer Plattenapparatur mit Schraube zum Teil auch Kräfte auf die Schleimhaut und über die Schleimhaut auf den Knochen von Alveolarfortsätzen und Gaumenabhängen übertragen.

Bei festsitzenden Apparaturen kann dieses Prinzip nur durch eine Zusatzapparatur im Oberkiefer, das Nance-Haltegerät, genutzt werden.

Damit ist es möglich, die ersten Molaren nach hinten abzustützen, während man die Eckzähne nach der Extraktion von Prämolaren retrahiert. Während des Zurückholens des Schneidezahnsegmentes in der Kontraktionsphase ist dieses Gerät wenig geeignet, weil es dabei zum Umbau des Alveolarknochens kommt, der nach palatinal einen Bewegungsspielraum verlangt. Die Abstützung mit dem Nance-Gerät brächte dann die Gefahr einer Nekrotisierung der Gaumenschleimhaut mit sich.

Muskelverankerung

Bei der sog. Muskelverankerung übernehmen Kräfte, die aus der Lippenmuskulatur stammen, eine Stabilisierungsfunktion gegen eine unbeabsichtigte Mesialbewegung von Molaren. Diese Kräfte werden durch einen labial abstehenden Lipbumper provoziert und meist auf die ersten Molaren beiderseits übertragen. Sie können zur Kompensierung nach vorn gerichteter Kräfte und damit zur Verankerung der Zähne genutzt werden. Stehen die Molaren nicht unter einer nach vorn gerichteten Kraft, dann kann mit dem Lipbumper unter günstigen Voraussetzungen auch eine Distalisierung von Molaren erreicht werden.

Extraorale Verankerung

Bei der extraoralen Verankerung erfolgt die Abstützung außerhalb des Zahnsystems am Schädel (Hinterhaupt, Scheitel, Stirn, Kinn) oder am Nacken. Die Geräte, die eine extraorale Verankerung ermöglichen, sind der Headgear mit seinen verschiedenen Ausführungen und das Delaire-Gerät. Wie erwähnt, kann über intermaxilläre Gummizüge und Sliding yoke extraorale Verankerungswirkung auch auf die Zähne des Gegenkiefers übertragen werden.

14.2.2 Verankerungsbedarf

Eine ebenso wichtige wie schwierige Aufgabe ist es, im Rahmen der Behandlungsplanung den Verankerungsbedarf genau abzuschätzen.

Verankerungsaufgaben ergeben sich vor allem dort, wo in größerem Umfang sagittale Zahnverschiebungen ausgeführt werden müssen; das ist bei einer Extraktionstherapie der Fall. Ihr Umfang hängt weitgehend von den Platzproblemen im Zahnbogen, aber auch von der Lagerelation der Kiefer ab. So müssen z.B. obere Molaren, die ohnehin zur Mesialwanderung neigen, weit distal gehalten werden, um einerseits die Zähne bei akzeptabler Einstellung der Front im Zahnbogen unterbringen und andererseits im Sinne der dento-alveolären Kompensierung eines Distalbisses eine Klasse-I-Verzahnung erreichen zu können. Dies ist schwierig, weil sowohl die Eckzahnretraktion, als auch das Zurückholen der Schneidezähne, evtl. auch ein erforderlicher palatinaler Wurzeltorque, Verankerung beanspruchen.

In Fällen, in denen die Molaren durch Vorwanderung nach vorzeitigem Verlust von Milchmolaren schon sehr weit mesial stehen, dürfen die Seitenzähne auch nicht um einen Millimeter weiter nach vorn kommen, evtl. müssen sie sogar nach distal bewegt werden. Hier handelt es sich um einen Fall mit *maximalem Verankerungsbedarf* (maximum anchorage case).

Bei *mittlerem Verankerungsbedarf* (moderate anchorage case) dürfen die Seitenzähne etwas nach vorn kommen.

Von *minimalem Verankerungsbedarf* (minimum anchorage case) sprechen wir, wenn sie in größerem Umfang nach mesial verschoben werden dürfen.

Es gibt auch Fälle *„ohne Verankerungsbedarf“*, z.B. Fälle mit multiplen Nichtanlagen von Zahnkeimen und Fälle mit einem Mißverhältnis zwischen Zahn- und Kiefergröße mit Lückenstellung.

Manchmal liegt sogar ein *„umgekehrtes Verankerungsproblem“* vor, d.h., es besteht die Gefahr, daß die Frontzähne zu stark nach hinten gelangen. Auf dieses Problem muß vor allem im Oberkiefer bei Mikrognathie mit progener Tendenz und im Unterkiefer bei Mikrogenie und Distalbiß mit großer sagittaler Stufe geachtet werden.

Im amerikanischen Schrifttum wird die Einschätzung des Verankerungsbedarfs meist auf den Unterkiefer bezogen (Abb. 14.29). Bei GRABER und SWAIN (1975) finden sich hierzu umfangreiche und systematische Überlegungen.

Wir möchten vorschlagen, die Platzverhältnisse und den Verankerungsbedarf zunächst in jedem Kieferquadranten gesondert zu beurteilen. Dabei wird nicht vergessen, daß ein Teil des Verankerungsbedarfs durch intermaxilläre Gummizüge auf den Gegenkiefer übertragen werden kann. Bei der Beurteilung der Gesamtschwierigkeit sollte man sich nach dem Kieferquadranten mit dem größten Verankerungsbedarf richten.

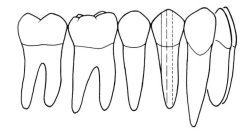

Abb. 14.29 Nach GRABER und SWAIN (1975) spricht man von einer minimalen Verankerung, wenn nach Extraktion der ersten Prämolaren beim Lückenschluß der Block der Seitenzähne bis zur punktierten Linie vorrücken darf; die gestrichelte Linie gibt die Grenze für die mittlere Verankerung, die durchgezogene Linie die Grenze für die maximale Verankerung an

An dieser Stelle ist besonders darauf hinzuweisen, daß auch die Okklusion im Sinne einer intermaxillären Verankerung wirken kann. Besonders eine starke Interkuspidation kann den Zustand stabilisieren. Andererseits kann die Okklusion aber auch ein Hindernis für beabsichtigte Zahnbewegungen sein und so „Verankerung kosten“, besonders dann, wenn das Okklusionshindernis nicht rasch – also „im Anlauf“ – überwunden wird. Auch die frühzeitige Korrektur eines tiefen Bisses kann unter diesem Aspekt besonders wichtig sein.

Wenn im Rahmen einer Behandlung, z.B. durch Unachtsamkeit bei der Verankerung, Zähne unbeabsichtigt nach vorn kommen, spricht man von einem *Verankerungsverlust* (to loose anchorage). Mit dem Ausdruck „to burn anchorage“ ist gemeint, daß man kalkuliert Verankerung aufgibt, d.h. die Zähne nach vorn wandern läßt.

14.2.3 Differenzierte Maßnahmen im Sinne der Verankerung

Für unterschiedlichen Verankerungsbedarf gibt es eine Palette abgestufter Maßnahmen. Bei minimalem Verankerungsbedarf genügt oft eine reziproke Verankerung, eventuell verbunden mit Verankerungshilfen.

Bei mittlerem Verankerungsbedarf kann man bei konsequenter Ausnutzung aller anderen Möglichkeiten ohne extraorale Verankerung auskommen. Größere Sicherheit jedoch verschafft die Anwendung des Headgears, sofern der Patient gewissenhaft mitarbeitet.

Bei maximalem Verankerungsbedarf kann man keinesfalls auf die extraorale Abstützung verzichten. Im Extremfall wird man sogar darauf achten müssen, daß intramaxilläre elastische Kräfte nur dann wirken, also der Patient nur dann Gummiringe einhängt, wenn *gleichzeitig* ein Headgear getragen wird, oder man führt eine Distalbewegung ausschließlich unter extraoraler Abstützung mit einem J-Haken durch.

Im Oberkiefer kann während der Eckzahnretraktion zusätzlich ein Nance-Gerät dazu beitragen, einen Verankerungsverlust, hervorgerufen durch eine temporäre Nachlässigkeit des Patienten im Tragen des Headgears, zu vermeiden. Auch das Anbringen von Stops vor den Molarenröhrchen vergrößert in dieser Phase die Sicherheit, indem die Inzisivi in den Verankerungsblock einbezogen werden.

Wird das Verankerungsproblem durch die Notwendigkeit, einen Distalbiß zu kompensieren, verstärkt, ist folgendes zu beachten: Die erfolgreiche Korrektur eines Distalbisses von 1 PB und mehr ist in fortgeschrittenem Alter keineswegs sicher. Es empfiehlt sich daher, Extraktionen im Unterkiefer erst dann vorzunehmen, wenn es mit einem Headgear gelungen ist, die Distalverzahnung im Molarenbereich auf ½ PB zu reduzieren. Damit hält man sich die einfachere Möglichkeit offen, den Distalbiß ausschließlich durch Extraktion im Oberkiefer unter Belassung eines evtl. vorhandenen Engstandes im Unterkiefer zu kompensieren.

Darüber hinaus bleibt dann nur noch die Möglichkeit der chirurgischen Therapie. Die frühzeitige funktionskieferorthopädische Korrektur eines Distalbisses verringert das Verankerungsproblem beträchtlich.

Verankerung ist nicht nur ein *technisches*, es ist auch ein *psychologisches* Problem, weil gerade die effektiven Verankerungsformen beim Patienten in hohem Maße unbeliebt, aber von seiner Mitwirkung abhängig sind. Sicher, wir kommen in bestimmten Fällen nicht ohne extraorale Verankerung aus, aber jeder Behandler tut gut daran, durch Vermeidung von unnötigem Verankerungsverlust und Ausnutzung anderer Verankerungsmöglichkeiten sich von der Mitarbeit des Patienten soweit wie möglich unabhängig zu machen.

14.3 Kleine orthodontische Maßnahmen

14.3.1 Begriffsbestimmung

Für den Begriff „kleine orthodontische Maßnahmen" gibt es in der kieferorthopädischen Literatur verschiedene Definitionen. Wir wollen darunter begrenzte kieferorthopädische Maßnahmen mit vorwiegend lokaler Wirkung verstehen, gleichgültig, ob es sich um die Korrektur einer Einzelabweichung im sonst normalen Gebiß oder um eine Teilmaßnahme im Rahmen einer umfassenderen Therapie handelt. Letzteres dürfte der Normalfall sein. Diese Teilmaßnahme kann gleichzeitig mit anderen Maßnahmen erfolgen, z.B. Schließen eines Diastemas während der funktionskieferorthopädischen Behandlung eines Distalbisses, oder zu diesen in zeitlicher Folge stehen.

Als Behandlungsmittel kommen kleine festsitzende Apparaturen zur Anwendung: mit elastischen Zügen verbundene Einzelbänder oder -brackets, Einzelbänder in Kombination mit einer Plattenapparatur und Bänder, die mit einem Teilbogen verbunden sind.

14.3.2 Bewertung

Die Geräte sind einfach in der Herstellung und Handhabung. Ihre Wirkung ist im allgemeinen gut überschaubar, weil für die Behandlungsaufgaben, die damit gelöst werden, meist eine reziproke Verankerung ausreicht.

Kleine orthodontische Maßnahmen eröffnen in manchen Fällen die Möglichkeit, auf sparsame Weise sehr beachtliche therapeutische Effekte zu erzielen. Durch diese interessanten Konstruktionen, allein oder in Kombination mit herausnehmbaren Apparaturen angewandt, können relativ einfach Behandlungsaufgaben gelöst werden, die andernfalls kaum gelingen oder einen großen Behandlungsaufwand erfordern.

Trotzdem muß man vor einer Überbewertung der kleinen orthodontischen Apparaturen warnen. Die relativ einfache Konstruktion der Geräte könnte dazu verleiten, die mit der Anwendung aller festsitzenden Apparaturen verbundenen Gefahren nicht ebenso ernst zu nehmen wie bei den Multibandapparaturen.

Da es sich hier um mehr oder weniger lokale Veränderungen handelt, könnte auch sehr leicht das übergeordnete Ziel außer acht gelassen werden, nämlich die Herstellung oder Beibehaltung harmonischer Beziehungen zwischen Oberkiefer und Unterkiefer sowie zwischen Gebiß und Gesichtsschädel. Schließlich könnte darüber auch vergessen werden, daß bei konsequenter Planung in vielen Fällen allein die Multibandapparatur die Methode der Wahl ist. Da diese Apparatur die weitaus besseren und umfassenderen mechanischen Möglichkeiten eröffnet, erübrigt sich in allen diesen Fällen eine kleine orthodontische Apparatur.

14.3.3 Indikation

Der *Indikationsschwerpunkt* liegt zunächst bei den Fällen, in denen man sich, wie bei der präprothetischen Behandlung Erwachsener, aus guten Gründen zuweilen auf die Lösung einer Teilaufgabe beschränkt. Hinzu kommen Fälle, die unter Verwendung ausschließlich herausnehmbarer Geräte gelöst werden können, bei denen aber eine Teilaufgabe vorteilhafter mit einer kleinen orthodontischen Apparatur angegangen wird. Schließlich gibt es Fälle, in denen die Anwendung einer Multibandapparatur unumgänglich erscheint, in denen aber in einer frühen Phase, die das Anlegen der Multibandapparatur noch nicht ermöglicht, eine Teilaufgabe gelöst werden soll. Hier mündet die kleine orthodontische Maßnahme in die Behandlung mit der Multibandapparatur ein.

Die folgenden Behandlungsaufgaben können u. a. mit kleinen orthodontischen Apparaturen angegangen werden:

- Lückenschluß (unter reziproker Abstützung),
- Lückenöffnung (unter reziproker Abstützung),
- Korrektur von Zahndrehungen,
- Aufrichten von gekippten Zähnen,
- Verlängern einzelner Zähne bzw. antagonistischer Zahnpaare, Schließen eines partiell offenen Bisses,
- Beseitigung einer Okklusionsabweichung einzelner Antagonistenpaare (Kreuzbiß und Nonokklusion).

Solche Behandlungsaufgaben wurden auch früher schon mit Bandapparaturen angegangen. Die Bänder und Befestigungselemente wurden individuell hergestellt und zusammengelötet. Heute werden dafür die Möglichkeiten der modernen Technik genutzt: die Verwendung vorgefertigter Bänder und Hilfsteile, des Edgewise-Brackets, der Schweißtechnik und der neuen Drahtmaterialien.

14.3.4 Gerätekonstruktionen

Bei den kleinen orthodontischen Apparaturen lassen sich drei Arten von Konstruktionen unterscheiden:

- Einzelbänder in Kombination mit einer herausnehmbaren Plattenapparatur. Dabei werden elastische Kräfte, meist in Form von Gummizügen, zwischen Befestigungspunkten an der Platte und Befestigungspunkten an dem mit einem Band oder Klebeelement versehenen Zahn appliziert. Als Abstützung für die Bewegung des einzelnen Zahnes sind hier die übrigen Zähne durch die Platte zu einem Verankerungsblock zusammengefaßt.
- Bebänderte Einzelzähne, die ohne ein zusätzliches Führungselement unter gegenseitiger Abstützung durch elastische Kräfte (Gummizüge, elastische Ligaturen) aufeinander zu bewegt werden.
- Einige bebänderte Zähne, die durch einen Teilbogen miteinander verbunden sind. Der Teilbogen kann, wie bei einem Gesamtbogen, Führungsfunktion und/oder aktive Funktion ausüben. Bei einem reinen Führungsbogen müssen zusätzliche krafterzeugende Elemente die erwünschte Zahnstellungsänderung bewirken.

14.3.5 Geräte für verschiedene Behandlungsaufgaben

Geräte zum Lückenschluß

Eine häufig mit kleinen orthodontischen Apparaturen gelöste Behandlungsaufgabe ist im *Frontzahnbereich* das Schließen eines Diastema mediale oder einer durch Frontzahnverlust entstandenen Lücke.

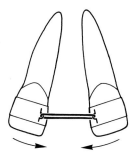

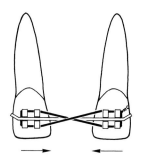

Abb. 14.30 Eine Lücke zwischen benachbarten Zähnen, deren Achsen nach okklusal divergieren, kann auf einfache Weise geschlossen werden. Es wird ein elastischer Zug zwischen zwei Attachments angelegt, die möglichst nahe an den in Bewegungsrichtung liegenden Approximalflächen angebracht sind

Die Bebänderung der zu bewegenden Zähne und das Einhängen von Gummizügen an Haken oder Ösen ist die einfachste Lösung (Abb. 14.30), wegen der Kippneigung der Zähne aber nur dann akzeptabel, wenn die Zahnachsen nach okklusal divergieren. Die Verwendung von ungesichert um die Zähne gelegten Gummiringen wäre dagegen ein Kunstfehler, weil diese sehr leicht unter den Gingivarand rutschen und unter Zerstörung des Parodontalgewebes apikalwärts wandern.

Am besten sieht man auf beiden Zähnen ein Bracket als Führungselement vor. Dann können die Zähne unter der Führungsfunktion eines Teilbogens achsengerecht gegeneinander bewegt werden (Abb. 14.31). Wenn der Bogen entsprechend gestaltet ist, kann sogar eine primär ungünstige Achsenneigung verbessert werden. Als aktive Elemente werden Gummiringe, Alastics oder elastische Ligaturen verwendet.

Empfehlenswert ist auch das Einbiegen einer Kontraktionsschlaufe in den Teilbogen (Abb. 14.32). Da eine solche vertikale Schlaufe beim Schließen eines Diastema mediale im Oberkiefer das Lippenbändchen, dessen Exzision wir heute nicht mehr in jedem Fall für erforderlich halten, irritieren könnte, hat SEIPEL (zit. bei LUNDSTRÖM 1960) eine Konstruktion vorgeschlagen, bei der die Kontraktionsschlaufe distal eines der beiden mittleren Schneidezähne zu liegen kommt (Abb. 14.33). Der freie Schenkel der Kontraktionsschlaufe bzw. dessen umgebogenes Ende liegt dem Bracket distal unter Spannung an. Da dieses Ende leicht angewinkelt

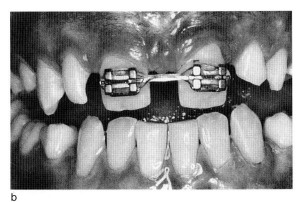

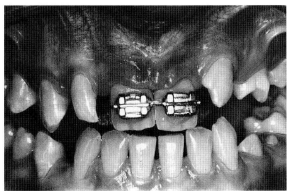

Abb. 14.31 a–c Reziproker Lückenschluß unter Führung eines kleinen Teibogens

auf der Zahnoberfläche liegt, wird der Scheitel der Schlaufe von der Schleimhaut ferngehalten (Abb. 14.34). Durch Umbiegen des Drahtes distal vom zweiten Bracket wird der Teilbogen, der wie alle Teilbögen mit Ligaturen oder Alasticringen befestigt wird, am Durchgleiten gehindert und damit in Spannung gehalten. Dort kann auch durch Herausziehen des Führungsdrahtes und Umknicken eine Nachaktivierung vorgenommen werden (Abb. 14.35).

Für die genannte Aufgabenstellung reicht ein 0,45 mm dicker Runddraht aus. Je nach Ausgangssituation kann auch ein Kantenbogen des

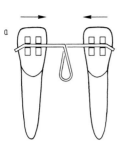

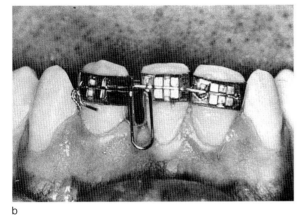

b

Abb. 14.32 a und **b** Reziproker Lückenschluß; Teilbogen mit Kontraktionsschlaufe

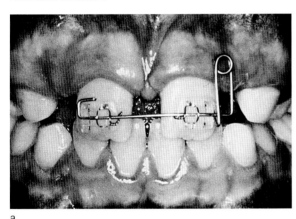

a

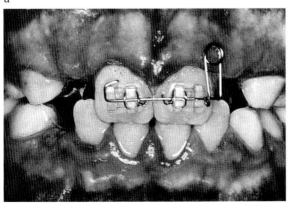

b

Abb. 14.33 a und **b** Diastemaschluß mit einer Seipel-Apparatur; gestaute Zahnfleischpapille

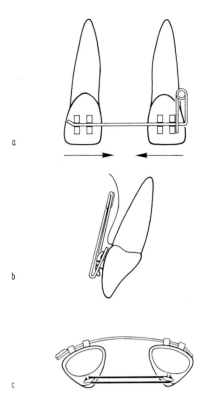

Abb. 14.34 Seipel-Apparatur: Teilbogen mit Vertikalschlaufe von labial (a); Apparatur von der Seite – der rücklaufende kleine Schenkel ist leicht angewinkelt (b); Apparatur von okklusal, der Bogen hat eine leichte Rundung, elastischer Zug palatinal (c)

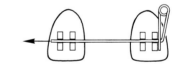

Abb. 14.35 Nachaktivierung der Seipel-Apparatur durch Ausziehen des freien Bogenendes und Umbiegen

Formates $0,40 \times 0,40$ mm oder $0,40 \times 0,55$ mm zur Anwendung kommen.

Wenn mehrere Zähne nebeneinander bebändert werden, wie in einigen noch zu besprechenden Konstruktionen, dann ist, wie bei einem vollen Außenbogen, ein Bracketengagement erforderlich, d.h., die Zähne werden durch vorangehendes Einbringen dünnerer Drahtbögen, evtl. beginnend mit einem verseilten Draht, allmählich für die Aufnahme des vorgesehenen dickeren Führungsbogens vorbereitet.

Für alle Teilbögen gilt, daß sie einen Ausschnitt aus einem gedachten Gesamtbogen darstellen und deswegen Bogenform erhalten müssen. Wenn mehrere Zähne durch einen Teilbogen verbunden werden, müssen auch die charakteristischen Biegungen erster Ordnung vorgenommen werden, im Seitenzahnbereich auch Biegungen zweiter und dritter Ordnung. Nur so kann eine befriedigende Zahnstellung erreicht werden. Ein gerades Stück Draht erfüllt diese Anforderungen nicht.

Auch bei den Teilbögen muß an die Nebeneffekte einer Kraftapplikation gedacht werden. So ist schon bei den besprochenen Konstruktionen für einen Lückenschluß im Frontzahnbereich mit einer Rotationskomponente zu rechnen, wenn die Kraft ausschließlich labial angreift. Sie kann ausgeglichen werden, indem man auch palatinal eine Kraft appliziert, z.B. durch Einhängen eines Gummizuges an Lingualknöpfen. Andernfalls muß man versuchen, die Rotation durch eine stärkere Krümmung des Führungsbogens zu verhindern.

Die seitlichen Schneidezähne werden bei dem Schließen eines Diastema mediale oft spontan mitbewegt. Nachdem die Lücke geschlossen ist, wird der Zustand retiniert. Nach Entfernen der Vertikalschlaufe wird der restliche Teilbogen belassen, und die Zähne werden mit einer Achterligatur zusammengebunden.

Auch ein Lückenschluß im *Seitenzahnbereich*, z.B. nach Extraktion eines Prämolaren, kann mit einer kleinen orthodontischen Apparatur vorgenommen werden. Dieses Vorgehen wurde bereits in einem früheren Kapitel als Möglichkeit zur Vermeidung einer Protrusion und Expansion beim Nivellieren engstehender Zähne genannt. Aus dem Zusammenhang war jedoch klar, daß die Distalisierung der Eckzähne mit einem Sektionsbogen nur eine Teilmaßnahme vor der vollen Bebänderung sein konnte.

Die alleinige Verwendung von Teilbögen zum Lückenschluß bei Extraktionstherapie kann nicht empfohlen werden, weil sich dabei umfangreichere Behandlungsaufgaben stellen, deren Lösung letztlich nur mit einer Multibandapparatur einwandfrei möglich ist.

Der in Abbildung 14.36 gezeigte Sektionsbogen nach LINGE (1972) dient zur Retraktion eines Eckzahnes und zum Lückenschluß nach Prämolarenextraktion. Der Eckzahn erhält ein Band mit einem Edgewise-Bracket, der erste Molar ein Band mit einem Bukkalröhrchen. Lingual werden die beiden Bänder mit Knöpf-

chen oder Doppelhäkchen versehen. Der Führungsbogen ist aus 0,40 × 0,55 mm starkem Draht gebogen, er weist die charakteristischen Biegungen erster Ordnung auf wie Eckzahnkurvatur, Molaren-Offset und Toe in. Das Toe in kann hier etwas betonter ausfallen, es soll so stark sein, daß der Teilbogen, wenn er in das Molarenröhrchen geschoben wird, mit seinem vorderen Ende leicht gegen den Eckzahn drückt. Damit soll verhindert werden, daß der Eckzahn bei der Distalisierung evtl. zu weit nach bukkal kommt.

Als Biegungen zweiter Ordnung werden eine Stop-Schlaufe (nach gingival) und eine Tip-back-Biegung (nach gingival) vorgesehen. Erstere verhindert das Durchgleiten des Bogens, letztere bewirkt, daß der Eckzahn reziprok leicht auf Intrusion belastet wird und damit gegen eine auftretende Extrusionstendenz kurzgehalten wird. Das gilt natürlich nur in den häufigen Fällen mit tiefem Biß. In Fällen mit offenem Biß oder knappem Überbiß unterbleibt diese Biegung nach gingival, oder der Draht wird sogar leicht nach okklusal abgebogen. Das Tip back beginnt ebenso wie das Toe in unmittelbar hinter der Stopschlaufe; diese selbst liegt im Bereich des Molarenoffset.

Schließlich wird als Biegung dritter Ordnung ein progressiver Torque eingebogen, und zwar als passiver bukkaler Wurzeltorque, der im Bereich des ersten Molaren im Oberkiefer 10°, im Unterkiefer 15° ausmacht.

Als aktives Element wird für die bukkale Seite eine Zugspiralfeder empfohlen. Von einer Rolle wird ein 4 mm langes Stück abgeschnitten, und von den beiden Enden werden je 2–3 Windungen durch leichtes Dazwischengehen mit einem Ligaturenschneider so weit abgebogen, daß ein Ligaturendraht durchgefädelt werden kann. Das eine Ende wird mit einer Ligatur eng um das Bukkalröhrchen gebunden. Am anderen Ende wird ein langer Ligaturendraht überkreuzt bis vor das Eckzahn-Bracket geführt, und die Enden werden dort so festgedreht, daß die Zugspiralfeder ca. 2 mm ausgezogen wird; durch weiteres Zusammendrehen kann sie in den folgenden Sitzungen nachaktiviert werden. Auf diese Weise werden wiederholt kurzwegige Kräfte appliziert. Es ist darauf zu achten, daß der Draht nicht in der Krümmung der Eckzahnkurvatur hängenbleibt und so wegen zu großer Reibung eine Bewegung unterbleibt.

Lingual oder palatinal sollte ein Gummizug angebracht werden, um die Bewegung zu unterstützen und die Rotationskomponente auszuschalten (Abb. 14.37).

Wenn der Eckzahn trotz Führung leicht gekippt ist, kann er auf einfache Weise in die erwünschte Achsenneigung gebracht werden. Dies geschieht in der Weise, daß man den Bogen hinter dem Eckzahn nach gingival abknickt und die Zähne mit einer Drahtligatur zusammenbindet (Abb. 14.38).

Statt zusätzliche aktive Elemente zu verwenden, kann auch eine Kontraktionsschlaufe in den Sektionsbogen eingebogen werden.

Da die Lenkfähigkeit, die durch Teilbögen vermittelt wird, begrenzt ist, wird in der Ricketts-Technik die Eckzahnretraktion mit Teilbögen unter gleichzeitiger Stabilisierung mit einem Utility arch ausgeführt. Das setzt die Verwendung einer speziellen Röhrchenkombination voraus und geht über den Rahmen kleiner orthodontischer Apparaturen hinaus.

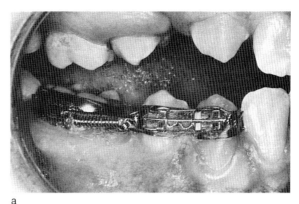

a

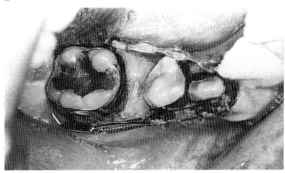

b

Abb. 14.37 a und **b**   Lückenschluß mit einem Sektionsbogen, Zugspiralfeder bukkal und Alastic-Kette lingual

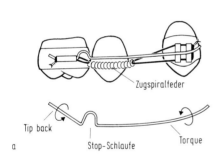

a

Abb. 14.36   Sektionsbogen nach Linge (1972) von bukkal (a) und von okklusal (b)

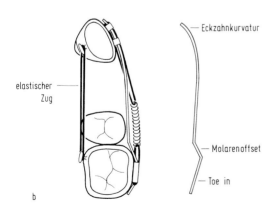

b

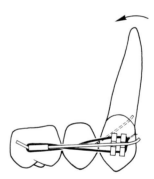

Abb. 14.38   Verbesserung der Zahnachsenneigung eines an einem Teilbogen retrahierten Eckzahnes durch eine Giebel-Biegung

Geräte zur Lückenöffnung

Auch Lückenöffnungen können mit kleinen orthodontischen Apparaturen vorgenommen werden, die Indikation ist jedoch auf relativ seltene, besonders gelagerte Fälle beschränkt. Wenn sich weitere mechanisch schwierige Behandlungsaufgaben stellen, was oft der Fall ist, ist es rationeller, gleich eine Multibandapparatur vorzusehen.

Die Öffnung bzw. Vergrößerung einer Lücke in der Zahnreihe ist dann notwendig, wenn diese für die Einordnung eines außerhalb der Zahnreihe stehenden oder noch nicht durchgebrochenen Zahnes zu klein ist oder wenn bei einer präprothetischen Behandlung der Platz für einen normal breiten Ersatzzahn zu gering ist. Die Lückenöffnung setzt voraus, daß an anderer Stelle des Zahnbogens überflüssiger Platz vorhanden ist. Insofern gehen meist Lückenöffnung und Lückenschluß Hand in Hand.

Die Gerätekonstruktion (Abb. 14.39) besteht aus den mit Brackets versehenen Bändern auf den der Lücke benachbarten Zähnen, auf dem einzuordnenden Zahn selbst und – nach dem Gesichtspunkt der Verankerung – evtl. auf weiteren Nachbarzähnen, ferner aus dem Teilbogen, der die Führung der zu bewegenden Zähne übernimmt. Der Bogen sollte aus einem 0,40 × 0,55 mm starken Draht bestehen und so gebogen werden, daß für die Öffnungsbewegung ein Spielraum bleibt. Deswegen wird, wenn die Konsequenz der Lückenöffnung eine Distalbewegung des endständigen Zahnes der Zahnreihe ist, der Draht nicht unmittelbar hinter dem Molarenröhrchen umgebogen, sondern im erforderlichen Abstand. Auch bei dieser Teilmaßnahme ist ein vorausgehendes Bracket-Engagement zumeist erforderlich. Aktives Element ist hier eine Druckspiralfeder, die vor dem Einbinden über den Teilbogen geschoben wird und zwischen die der Lücke benachbarten Zähne zu liegen kommt. Die Druckspiralfeder wird so abgeschnitten, daß sie im entspannten Zustand ca. um ⅓ länger ist, als es dem Abstand der Elemente entspricht, zwischen denen sie unter Spannung liegt. Da bei dieser Anordnung nicht auch lingual/palatinal eine drückende Kraft installiert werden kann, müssen die entstehenden Rotationskomponenten durch relativ breite Brackets aufgefangen werden oder durch zusätzliche Drahtligaturen, die von einer Öse aus um den Teilbogen gelegt werden. Die Öse liegt an der in Bewegungsrichtung liegenden bukkalen Ecke des Zahnes. Damit die Reibung nicht zu stark wird, sollte die Ligatur nur leicht angezogen werden.

Ein lingual/palatinal außerhalb der Zahnreihe stehender Zahn wird nach Öffnung der Lücke mit einer elastischen Ligatur oder mit einer mehrmals nachaktivierten Drahtligatur, die beim Broussard-Bracket sehr gut durch den Vertikalschlitz geführt werden kann, an den Teilbogen herangezogen und letztlich dort voll eingebunden. Auch freigelegte retinierte oder halbretinierte Zähne können, sobald sie mit einem Halteelement versehen sind, allmählich an den Bogen herangezogen werden (Abb. 14.40).

Schwieriger ist eine Lückenöffnung, wenn ein Zahn bukkal außerhalb der Zahnreihe steht, weil er dann das Anlegen der beschriebenen Gerätekonstruktion behindert. Hier kann man sich mit einem Teilbogen behelfen, der diesen Zahn gingival umgeht und dessen vertikale Schenkel auf Expansion eingestellt sind (Abb. 14.41).

In diesem Zusammenhang soll auch das *Offenhalten einer Lücke*, besonders nach vorzeitigem Milchzahnverlust, als Aufgabe genannt werden, die mit einer kleinen festsitzenden Apparatur gelöst werden kann. Abbildung 14.42 zeigt einen solchen festsitzenden Lückenhalter, der meist aus zwei Bändern und einer starren Drahtverbindung besteht. Auch vorgefertigte Lückenhalter (Abb. 14.43) sind erhältlich.

Geräte zur Korrektur von Zahndrehungen

Es gibt Fälle, in denen Zahndrehungen der einzige Grund wären, zu einer Multibandapparatur zu greifen. Früher hat man solche Rotationen, sofern sie nicht ein sehr starkes Ausmaß annahmen und nicht im sichtbaren Frontzahnbereich lagen, zuweilen unberücksichtigt gelassen. Heute wissen wir, daß z. B. die Höcker gedrehter Prämolaren auch bei sonst guter Okklusion die Exkursionsbewegungen des Unterkiefers stören können, indem sie die sog. Fluchtwege verlegen. Sie können auch die Ursache von Frühkontakten und Balancekontakten werden, die zu Bruxismus, Muskelverspannungen, Kiefergelenkbeschwerden und Parodontalerkrankungen führen. Darum halten wir Zahndrehungen heute in stärkerem Maße für behandlungsbedürftig.

Eine ebenso wirkungsvolle wie sparsame Möglichkeit, Zähne mit einer kleinen orthodontischen Apparatur zu rotieren, ist dann gegeben, wenn zwei benachbarte Zähne im gegenläufigen Sinn gedreht sind. Hier genügt das Aufkleben von zwei Knöpfchen und das Anbringen eines Gummizuges oder einer elastischen Ligatur (Abb. 14.44). Die Zähne drehen sich in kurzer Zeit unter gegenseitiger Abstützung, indem sie sich aneinander abrollen. Bei allen Drehungen empfiehlt es sich, etwas überzukorrigieren und längere Zeit zu retinieren, z.B. mit einer einfachen Drahtligatur.

Wesentlich schwieriger ist die Ausgangssituation, wenn nur ein Zahn gedreht ist und es sich daher nicht um eine reziproke Abstützung handeln kann. Eine kleine orthodontische Apparatur reicht evtl. dann aus, wenn ein rotierter Prämolar gegen zwei miteinander verblockte Zähne, insbesondere Molaren, gezogen werden kann (Abb. 14.45 und Abb. 14.46).

Eine lang bekannte und wirksame Konstruktion zur Drehung von Einzelzähnen ist die Kombination von Band und Platte. Dabei wird der gedrehte Zahn mit einem Band versehen, das an zwei gegenüberliegenden Ecken Haken aufweist, von denen aus gegenläufige Gummizüge an geeignete Einhängepunkte einer Plattenapparatur geführt werden. Abbildung 14.47 zeigt eine derartige Konstruktion und das Behandlungsergebnis. Natürlich ist ein Erfolg nur dann zu erwarten, wenn der Patient die Plattenapparatur anweisungsgemäß trägt, d.h. immer, mit Ausnahme der Mahlzeiten.

Wenn zwei benachbarte Zähne in derselben Richtung gedreht sind, sind zur Korrektur lange Hebelarme erforderlich. Das bedeutet, daß man

sich an entfernter Stelle des Zahnbogens abstützen muß. Eine solche Aufgabe wird am besten mit einer Multibandapparatur gelöst.

Geräte zum Aufrichten gekippter Zähne

Wenn zwei benachbarte Zähne gegeneinander gekippt sind, ist es ebenfalls unter gegenseitiger Abstützung möglich, die Zähne mit einer kleinen Apparatur aufzurichten. Auf diese Möglichkeit wurde bereits im Abschnitt „Lücken-

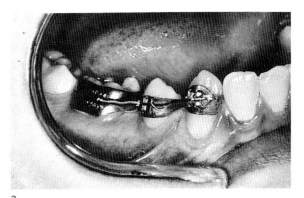

a

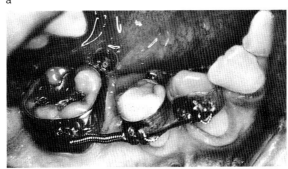

b

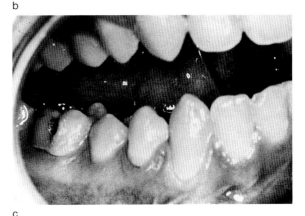

c

Abb. 14.40 Öffnung einer verengten Lücke im Bereich des retinierten Zahnes 5– mit einem Teilbogen und einer Druckspiralfeder, von bukkal (a), von okklusal (b); nach Einstellung des retinierten 5– und Bandabnahme (c)

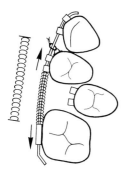

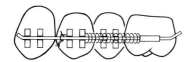

Abb. 14.39 Teilbogen zum Lückenöffnen

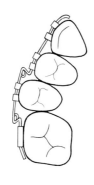

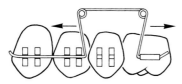

Abb. 14.41 Teilbogen zum Lückenöffnen, insbesondere anwendbar, wenn der einzuordnende Zahn zu weit bukkal steht

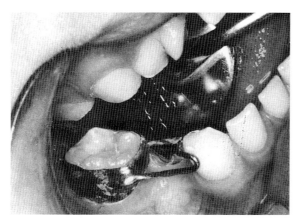

Abb. 14.42 Festsitzender Lückenhalter

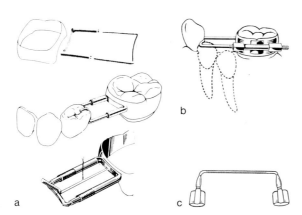

Abb. 14.43 Vorgefertigte Lückenhalter, die der Lückengröße angepaßt werden (a, b) oder in verschiedenen Größen erhältlich sind (c): Lückenhalter nach GERBER (Fa. Inter Unitek; a), Lückenhalter und Lückendehner (Fa. Dentaurum; b), Lückenhalter zum Kleben (Fa. American Orthodontics, c)

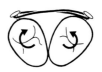

Abb. 14.44 Einfache Anordnung zur Korrektur von Zahndrehungen, wenn zwei benachbarte Zähne in entgegengesetzter Richtung gedreht sind

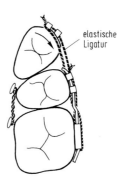

Abb. 14.45 Soll ein einzelner Zahn mit einer kleinen orthodontischen Apparatur gedreht werden, ist es notwendig, die Nachbarzähne, auf denen man sich abstützt, mit einem Teilbogen und Drahtligaturen zu verblocken

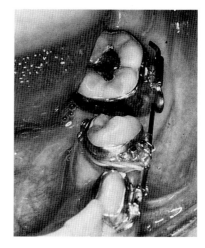

Abb. 14.46 Korrektur einer Zahndrehung durch eine elastische Ligatur an einen Teilbogen

schluß" hingewiesen. Der Teilbogen muß durch eine Giebelbiegung so gestaltet sein, daß die Wurzeln der beiden Zähne aufeinander zu bewegt werden, während man gleichzeitig die Zahnkronen durch eine Achterligatur daran hindert, auseinanderzuweichen.

Schwieriger gestaltet sich die Aufgabe, einen einzelnen gekippten Molaren aufzurichten. Vor allem die gekippten zweiten Molaren im Unter-

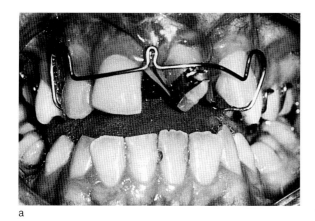

a

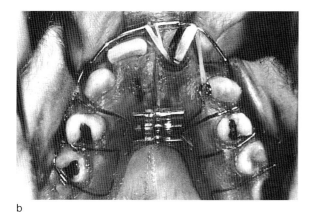

b

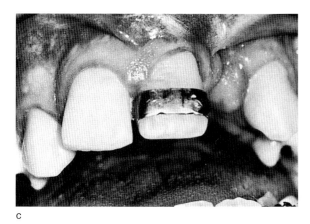

c

Abb. 14.47 Korrektur einer Zahndrehung mit einer Kombination von Band und Plattenapparatur (a, b); nach der Behandlung (c)

Knochentasche entlang der mesialen Wurzel aus. Darüber hinaus stellen die oft über die Okklusionsebene hinausragenden distalen Höcker des gekippten Molaren ein Artikulationshindernis dar. Schließlich eignen sich gekippte Zähne wenig für die prothetische Versorgung der meist bestehenden Restlücke durch einen festsitzenden Zahnersatz. Aus diesen Gründen ist es mehr als wünschenswert, solche Zähne aufzurichten.

Zur Abstützung ist ein widerstandsfähiger Block von Zähnen erforderlich. Deswegen werden neben dem gekippten Zahn die beiden Prämolaren und der Eckzahn bebändert. Die drei letztgenannten Zähne werden nach schrittweiser Nivellierung bukkal und lingual durch fortlaufende Ligaturen zusammengebunden, die eigentliche Molarenaufrichtung erfolgt dann mit einem aktiven Bogen der Stärke 0,40 × 0,55 (Abb. 14.49 und Abb. 14.50). Der Teil des Bogens, der in das Röhrchen des gekippten Molaren eingeschoben wird, muß so nach gingival abgewinkelt sein, daß die Wurzel nach mesial bewegt wird, wenn man die Krone durch eine Ligatur mit dem Verankerungsblock verbindet und am Ausweichen nach distal hindert. Da der mesiale Eingang zum Bukkalröhrchen des gekippten Molaren durchweg tiefer liegt, ist das Einbringen des Teilbogens nur möglich, wenn man dem Bogen durch Ausgleichsschlaufen, z.B. in Form eines T-Loops, größere Elastizität gibt. Der Bogen wird später durch einen anderen ersetzt (Abb. 14.49).

Bei dem in Abbildung 14.51 gezeigten Fall waren die zweiten Molaren gekippt und gedreht. So war es nur möglich, einen Teilbogen mit einer Vertikalschlaufe zu versehen und ihn von hinten her in das Röhrchen einzuschieben.

Die Entscheidung, ob eine Restlücke geschlossen oder für die Aufnahme eines Ersatzzahnes geöffnet wird, hängt von der Größe der Lücke, vom Ausmaß der Kippung und von den übrigen Gebißverhältnissen ab. Natürlich ist wesentlich mehr Wurzelbewegung und von der Geräteseite her mehr Mechanik erforderlich, wenn mit der Aufrichtung des Zahnes auch die Lücke geschlossen werden soll. Dabei ergibt sich folgendes Problem: Beim Aufrichten tendiert der Zahn zur Extrusion, besonders dann, wenn durch den Versuch des Lückenschlusses

kiefer nach einer frühzeitigen Extraktion der ersten Molaren stellen in mehrfacher Hinsicht ein Problem dar (Abb. 14.48). Sehr oft bildet sich durch ungünstige Belastungsverhältnisse eine

der Zahn entlang der geneigten mesialen Alveolenwand nach vorn oben gleitet. Diese Extrusionstendenz kann so stark sein, daß sie nicht mehr durch die Lenkfunktion des Bogens und die intrudierende Wirkung der okklusalen Kräfte kompensiert wird. In solchen Fällen kann nicht gleichzeitig der Zahn aufgerichtet und der Lückenschluß forciert werden. Im Gegenteil, bei stark gekippten Molaren tut man gut daran, zuerst die Krone des Zahnes etwas nach distal ausweichen zu lassen und erst, wenn der Zahn eine befriedigende Achsenneigung erreicht hat, den Versuch zu unternehmen, die Lücke zu verkleinern oder zu schließen. In extremen Fällen wird man von vornherein den prothetischen Lückenschluß planen.

Wenn auf beiden Seiten gekippte zweite Molaren vorliegen oder weitere mechanisch anspruchsvolle Aufgaben anstehen, sollte man sich gleich zu der Multibandapparatur entschließen.

Geräte zum Verlängern einzelner Zähne bzw. antagonistischer Zahnpaare – Schließen eines partiell offenen Bisses

Im Abschnitt „Lückenöffnung" wurde bereits auf die Möglichkeit hingewiesen, freigelegte retinierte oder halbretinierte Zähne mit elastischen Zügen gegen einen Teilbogen zu ziehen, sie auf diese Weise zu verlängern und in den Zahnbogen einzureihen (Abb. 14.52).

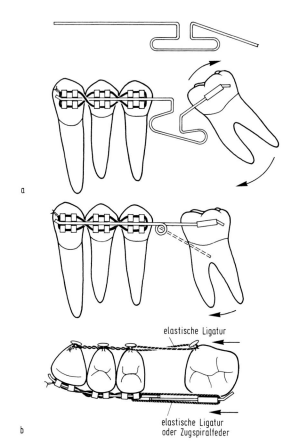

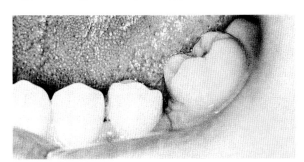

elastische Ligatur

elastische Ligatur oder Zugspiralfeder

Abb. 14.49 Kleine orthodontische Apparatur zum Aufrichten eines gekippten Molaren; 1. Phase: Aufrichten mit einem T-Loop-Bogen (a); 2. Phase: weiteres Aufrichten und evtl. Mesialbewegung mit einem geraden Bogen (evtl. mit kreisförmiger Schlaufe), starkes Tip back (b)

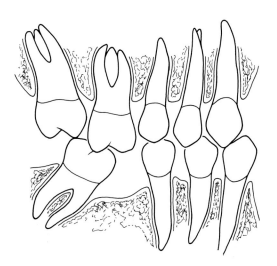

Abb. 14.48 Gekippte zweite Molaren im Unterkiefer stellen in verschiedener Hinsicht ein Problem dar

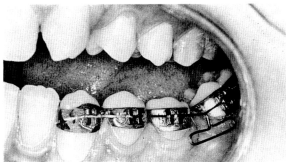

Abb. 14.50 a

Abb. 14.50 b ▶

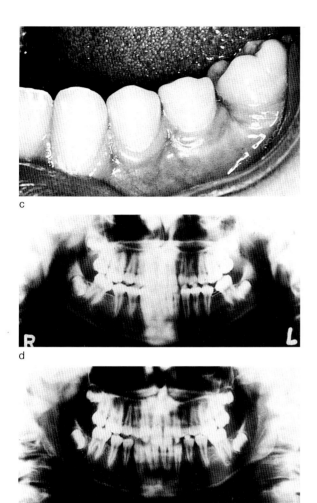

c

d

e

Abb. 14.50 Aufrichten eines gekippten Molaren: Vor (a), während (b) und nach (c) der Behandlung. Der Vergleich der Orthopantomogramme (d, e) zeigt die geänderte Achsenneigung

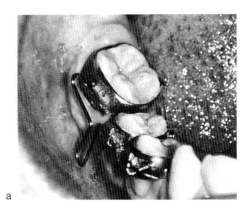

a

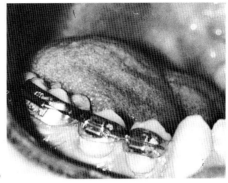

b

Abb. 14.51 Aufrichten und Drehen eines Molaren mit einem Teilbogen. Das Ende greift von distal in das Bukkalröhrchen ein (a), nach Behandlungsfortschritt kann ein gerader Teilbogen eingesetzt werden (b)

Diese Aufgabe kann auch ein aktiver Bogen übernehmen, in den eine horizontale Schlaufe eingebogen ist (Abb. 14.53).

Eine sehr wirksame Methode ist es, bebänderte oder mit Klebebrackets, Klebeknöpfchen oder -haken versehene Antagonistenzähne mit kurzen intermaxillären Gummizügen unter reziproker Abstützung aufeinander zu zu bewegen. Dabei wird vorausgesetzt, daß beide Zähne oder Zahngruppen elongiert werden sollen. Natürlich können auch einzelne Zähne gegen einen Verankerungsblock im Gegenkiefer gezogen werden.

Zu beachten ist, daß Zähne sehr sensibel gegen Extrusionsbewegungen sein können. Die Gummiringe müssen daher so gewählt werden,

daß bei geschlossenen Kiefern relativ zarte Kräfte wirksam werden; die Wirkung wird deutlich erhöht, wenn der Patient gegen den Widerstand der Gummizüge den Mund öffnet. Da man die Gewohnheiten des Patienten nicht kennt, ist in jedem Fall Vorsicht geboten. Der Patient sollte in kurzen Abständen bestellt werden, bei allen ungewöhnlichen Beobachtungen und Beschwerden hat er sich sofort beim Behandler zu melden.

Auch der Verankerungswert der Zähne muß berücksichtigt werden. Keinesfalls sollten intermaxilläre Gummizüge gegen einzelne untere Schneidezähne geführt werden. Hier wird man die Gummiringe an Haken eines Teilbogens einhängen und auf diese Weise die Kraft auf alle Frontzähne verteilen (Abb. 14.54; s. auch Abb. 11.38). Mit einer derartigen Konstruktion kann man ohne große Schwierigkeit einen frontal offenen Biß schließen, was aber nur dann anzuraten ist, wenn es sich nicht um einen ausgeprägten skelettal offenen Biß handelt und wenn auch die Ursachen, z.B. das Fingerlutschen und das Interponieren der Zunge, beseitigt werden. Die Wirkung der Apparatur kann noch verstärkt werden, wenn man gleichzeitig eine Platte mit seitlichem Aufbiß tragen läßt.

Mit intermaxillären Gummizügen kann auch sehr gut ein seitlich offener Biß geschlossen und dabei die Okklusion wesentlich verbessert werden. Die Vertikalbewegung erfolgt meist rasch, da durch die Gummizüge u.U. auch die Zunge, die sonst den offenen Biß aufrecht erhält, ferngehalten wird (Abb. 14.55).

Wenn ein Prämolar genau in der Vertikalen bewegt werden soll, ist es notwendig, zumindest die Antagonisten mit einem Teilbogen zu verbinden, der genau gegenüberliegend einen Einhängepunkt aufweist (Abb. 14.56a). Andererseits ist das leicht schräge Einhängen der Gummizüge von Zahn zu Zahn oft keineswegs ungünstig, so können erwünschte mesio-distale Bewegungskomponenten zu einer dentalen Okklusionsverbesserung führen. Die Zähne werden in die bessere Interkuspidation hineingezogen (Abb. 14.56b).

Solche mit sparsamsten Mitteln erzielte Verbesserungen können u.U. den Erfolg einer Behandlung mit sonst ausschließlich herausnehmbaren Apparaturen sicherstellen.

Geräte zur Beseitigung einer Okklusionsabweichung einzelner Antagonistenpaare (Kreuzbiß und Nonokklusion)

Auch hier werden Zähne des Oberkiefers und des Unterkiefers mit kurzen intermaxillären Gummizügen gegeneinander bewegt. Der Unterschied zu den im vorigen Abschnitt beschriebenen Geräten besteht darin, daß die Gummizüge über die Okklusionslinie hinweg geführt werden (Criss-Cross-Gummizüge). Beim Kreuzbiß werden die Züge von palatinalen Elementen im Oberkiefer zu labialen bzw. bukkalen Elementen im Unterkiefer geführt. Dasselbe gilt für die Form von Nonokklusion, bei der der Unterkieferzahn bukkal am Oberkiefer-Antagonisten vorbeigleitet. Im umgekehrten Fall muß natürlich der Gummizug von bukkalen Elementen im Oberkiefer zu lingualen Elementen im Unterkiefer geführt werden (Abb. 14.57).

In allen diesen Fällen wird die horizontale Komponente der reziproken Bewegung zur Korrektur der Okklusionsabweichung ausgenutzt. Auf beide antagonistische Zähne aber wirkt auch eine vertikale Kraftkomponente, die zu einer leichten Extrusion der Zähne führt, soweit sie nicht durch okklusale, intrudierend wirkende Kräfte ausgeglichen wird.

Im Seitenzahnbereich kann die Extrusion zu einer Bißhebung führen, daher ist bei offenem Biß und bei knappem Überbiß mit vertikaler Wachstumstendenz von einer derartigen Konstruktion Abstand zu nehmen.

Bei richtiger Indikationsstellung können mit dieser kleinen orthodontischen Maßnahme auf sparsame Weise entscheidende Verbesserungen erzielt werden. So zeigte bei einem 23jährigen Patienten, der die Klinik wegen Kiefergelenkbeschwerden aufgesucht hatte, die instrumentelle Registrierung im Artikulator, daß ein Artikulationshindernis im Bereich eines Kreuzbisses in

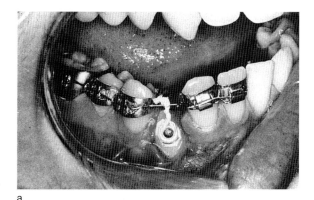

a

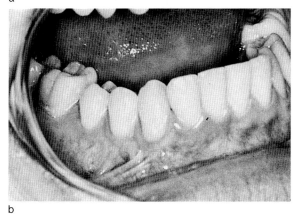

b

Abb. 14.52 Extrusionsbewegung eines freigelegten retinierten Zahnes durch Zug gegen einen Teilbogen; die Nachbarzähne werden reziprok auf Intrusion belastet

a

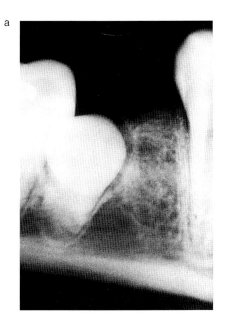

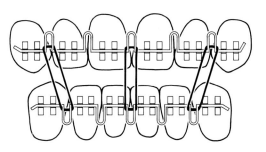

Abb. 14.54 Intermaxilläre vertikale Gummizüge zum Verlängern der Frontzähne sollten an Teilbögen eingehängt werden, durch die die Zähne zusammengefaßt werden

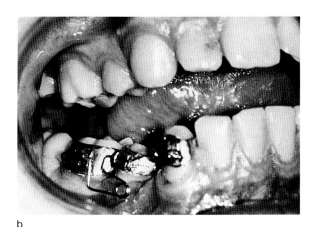

b

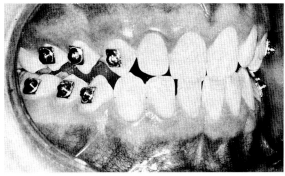

a

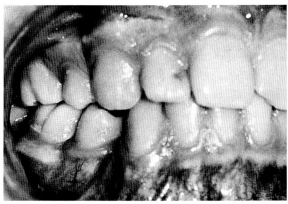

c

Abb. 14.53 Aktiver Teilbogen mit Horizontalschlaufe zur Verlängerung eines Zahnes. Ein zweiter unterer Prämolar ist in typischer Weise unter der nach mesial geneigten Krone des ersten Molaren verfangen (a); nach Freilegung und Bebänderung wird der Zahn mit einem aktiven Teilbogen eingestellt (b, c)

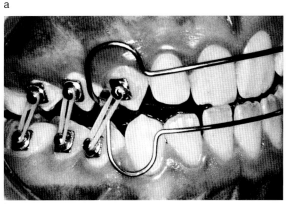

b

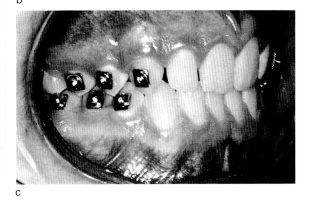

c

Abb. 14.55 Kleine orthodontische Apparatur zum Schließen eines seitlich offenen Bisses (a); aufgeklebte Knöpfe mit kurzen vertikalen intermaxillären Gummizügen, das FKO-Gerät vergrößert die Distanz und erhöht die Wirkung (b); gute Okklusion nach kurzer Zeit (c)

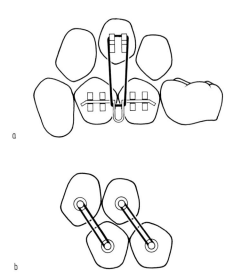

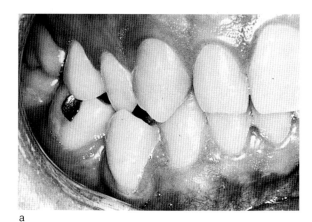

a

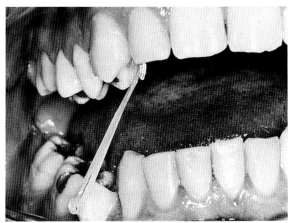

b

Abb. 14.56   Um einen geeigneten Einhängepunkt zur Verlängerung von Antagonisten zu haben, muß man wenigstens in einem Kiefer einen kleinen Teilbogen mit eingebogenem Haken haben (a); leicht schräge vertikale Züge von Zahn zu Zahn können im Einzelfall die Okklusion entscheidend verbessern (b)

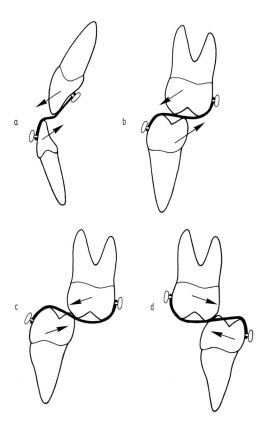

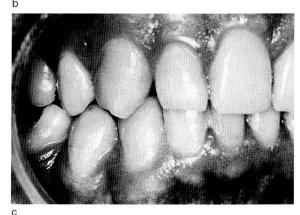

c

Abb. 14.58   Kreuzbißbeseitigung mit einer kleinen orthodontischen Maßnahme; vor (a), während (b) und nach (c) der Behandlung

Abb. 14.57   Criss-Cross-Gummizüge zur Korrektur eines frontalen (a) oder eines seitlichen Kreuzbisses (b) oder einer der Formen von Nonokklusion (c, d)

der Prämolarenregion rechts vorlag. Der Kreuzbiß wurde mit der in Abbildung 14.58 gezeigten Apparatur innerhalb von zwei Monaten behoben. Die Kiefergelenkbeschwerden verschwanden ohne irgendwelche weitergehenden Maßnahmen.

Es kommt manchmal vor, daß nach fast abgeschlossener kieferorthopädischer Behandlung die zweiten Molaren sich beim Durchbruch in einer Kreuzbiß- oder Nonokklusionsbeziehung einstellen. Dann kann man mit der beschriebenen Apparatur diesen Fehler in relativ kurzer Zeit beheben.

14.4 Retention

14.4.1 Rezidivgefahr

Die Frage nach der Stabilität des Behandlungsergebnisses stellt sich unabhängig von der angewandten Methode. Da es zum Gedankengut der Orthodontie gehört, den Zahnbogen nicht wesentlich zu erweitern, also eher zu extrahieren, wäre man geneigt, hier eine besonders geringe Rezidivgefahr anzunehmen. Aber auch bei der Behandlung mit festsitzenden Apparaturen, auch in Verbindung mit einer Extraktionstherapie, gibt es zumindest Teilrezidive.

In Langzeituntersuchungen von SADOWSKY und SAKOLS (1982) zeigten 82% der orthodontisch behandelten Fälle unbefriedigende Spätergebnisse. Zahnbogenerweiterungen rezidivierten nach UHDE et al. (1983) im Unterkiefer stärker als im Oberkiefer, im Bereich der Eckzähne mehr als im Molarenbereich. Bißhebungen neigten um so mehr zum Rückfall, je stärker der Biß zuvor angehoben worden war. Ein frontaler Engstand rezidivierte im Unterkiefer mehr als im Oberkiefer.

Eine Prognose zur Stabilität des Behandlungsergebnisses abzugeben, ist speziell bei der Korrektur des unteren frontalen Engstandes außerordentlich schwierig. LITTLE et al. (1983) haben 65 Fälle 10 Jahre nach Beendigung der Retention untersucht. Befriedigende Spätergebnisse fanden sie in weniger als 30% der Fälle. Trotz Extraktionstherapie nahmen Länge und Breite des Zahnbogens ab, und der Engstand verstärkte sich, unabhängig davon, ob die ursprüngliche Eckzahndistanz während der Behandlung aufrechterhalten, vergrößert oder verkleinert worden war. Auch die Berücksichtigung verschiedener anderer Faktoren ließ keine Voraussage des Spätergebnisses zu.

14.4.2 Ursachen des Rezidivs

Die Ursachen des Rezidivs sind, wie man am Beispiel des frontalen Engstandes sehen kann, nicht hinreichend erforscht. Die Rezidivgefahr scheint am ehesten damit erklärbar zu sein, daß bei rascher, starker Änderung der Form von Zahnbogen und Kiefer die Weichteile und ihre Funktion keine entsprechende Anpassung erfahren. Das Fehlen eines funktionellen Gleichgewichtes (WEINSTEIN et al. 1963) dürfte die Hauptursache des Rezidivs sein. Aber auch das Fortbestehen von Parafunktionen, ungünstiges Wachstum und der Durchbruch der Weisheitszähne können zu nachträglichen Veränderungen führen.

Für das Rezidiv von Zahndrehungen wird vor allem die Tatsache verantwortlich gemacht, daß diese Bewegung überwiegend durch Dehnung von Parodontalfasern zustande kommt, die eine Rückstellfähigkeit besitzen. Nach REITAN (1960) soll es ein Jahr dauern, bis die Faserbündel wieder normal ausgerichtet sind.

PARKER (1972) befaßte sich mit dem Rezidiv nach Lückenschluß. 50% des Rückfalls trat in den ersten zwölf Stunden auf. Als Ursache wird die Anspannung der supragingivalen und transseptalen Fasern diskutiert, die auch den Widerstand gegen mesio-distale Bewegungen vergrößern (GLENN et al. 1983). Nach umfangreichen Zahnbewegungen, besonders beim Lückenschluß im Frontzahnbereich, kann man Gewebsverdickungen beobachten, die wie ein elastisches Polster wirken, das die Zähne nach Beendigung der Krafteinwirkung wieder auseinanderdrängt.

14.4.3 Maßnahmen zur Rezidivvermeidung

Um der Rezidivgefahr wirksam begegnen zu können, wird empfohlen:

- Man sollte bereits bei der Behandlungsplanung das Rezidivproblem berücksichtigen, indem man nach Möglichkeit rezidivanfällige Veränderungen, z.B. Dehnungen, vermeidet, d.h. eher extrahiert.
- Man sollte die Behandlung rechtzeitig beginnen.

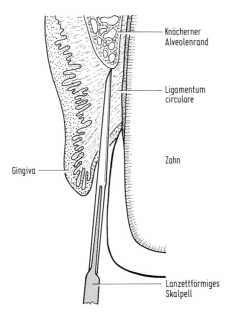

Knöcherner
Alveolenrand

Ligamentum
circulare

Zahn

Gingiva

Lanzettförmiges
Skalpell

Abb. 14.59 Durchtrennung des Ligamentum circulare zur Rezidivprophylaxe nach Zahndrehung, erstmals empfohlen von SKOGSBORG (1932)

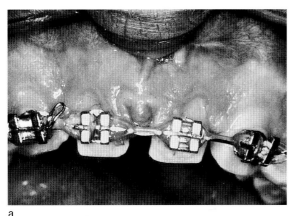

a

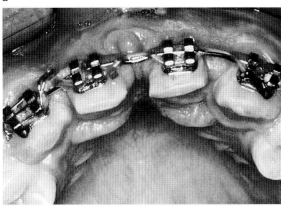

b

Abb. 14.60 a und **b** Beim Lückenschluß kommt es manchmal zu einer Gewebeverdickung, die eine Exzision erforderlich macht

- Man sollte ein einwandfreies Endergebnis anstreben, und zwar im Hinblick auf
  - eine gute Achsenneigung der Zähne,
  - eine Übereinstimmung der Kontaktpunkte,
  - den korrekten vertikalen und sagittalen Überbiß,
  - ein korrektes Okklusogramm,
  - eine einwandfreie Artikulation (keine Frühkontakte, keine Artikulationshindernisse, keine Balancekontakte, eine Fronteckzahnführung oder eine gute Gruppenführung),
  - die richtige Position der Kondylen in den Gelenkgruben.
- Man sollte etwas überkorrigieren, besonders bei Engstand, bei Zahndrehungen und bei Mittellinienabweichungen; ZACHRISSON (1978) z. B. meint, man solle keine $\%_{10}$-Therapie betreiben, sondern eine $^{11}/_{10}$- oder $^{12}/_{10}$-Therapie.
- Bestehende Parafunktionen sollten frühzeitig beseitigt werden.
- Sofern die Weisheitszähne voraussichtlich keinen Platz im Zahnbogen finden, sollten die Weisheitszahnkeime am Ende der Behandlung entfernt werden, besonders im Unterkiefer.
- Bei Zahndrehungen wird verschiedentlich empfohlen, das Ligamentum circulare unter lokaler Anästhesie mit einem kleinen Skalpell oder einer spitzen Sonde ringsum zu durchtrennen (Abb. 14.59). AHRENS et al. (1981) berichteten über eine deutliche Abnahme der Rezidivrate, wenn ringsum eine supraalveoläre Fibrotomie vorgenommen wurde. BOESE (1980) glaubt sogar auf Retentionsmaßnahmen in der Unterkieferfront verzichten zu können, wenn eine Fibrotomie durchgeführt wird. Bei starken Stauungen der Gingiva kann eine Gewebeexzision indiziert sein (Abb. 14.60).
- Man sollte genügend lange retinieren.
  Zur Dauer der Retention können keine verbindlichen Angaben gemacht werden. Sie sollte von Größe, Art und Zeitpunkt der therapeutischen Veränderungen abhängig gemacht werden. In der Literatur werden Zeiten von 1 bis 2 Jahren oder „bis zum Abschluß des Wachstums" genannt. In Spätfällen kann

auch eine Dauerretention notwendig werden, besonders bei Erwachsenen mit Parodontalproblemen.

Verschiedene Teilergebnisse werden bereits in der aktiven Behandlungsphase retiniert. Besonders rezidivanfällige Veränderungen sollten daher, wenn möglich, bereits zu Beginn der Behandlung vorgenommen werden.

14.4.4 Band- und Bracketabnahme

Zu Beginn der Retentionsphase beläßt man den letzten Bogen noch einige Wochen oder Monate passiv – wenn Mundhygiene und Parodontalzustand es zulassen –, bevor man auf ein nachts zu tragendes, herausnehmbares Retentionsgerät oder einen festsitzenden Retainer übergeht.

Von manchen Autoren wird empfohlen, nach dem Ausbinden des letzten Kantenbogens nochmals einen dünnen Rundbogen einzubinden oder über einige Wochen keinen Bogen zu verwenden, um unter dem Einfluß der Funktion ein Setzen der Okklusion (Settling) zu ermöglichen. Wir möchten dies nicht empfehlen.

Bei der Bandabnahme bleiben entsprechend der Banddicke kleine Lücken, die sich spontan schließen oder kontrolliert geschlossen werden. In diesem Zusammenhang wird angeraten, zunächst alle Bänder mit Ausnahme der ersten Molaren und der Eckzähne zu entfernen und die Lücken mit großen, leichten Gummiringen zu schließen. Die restlichen Bänder werden am darauffolgenden Tag abgenommen. Ein längeres, unkontrolliertes Tragen der Gummizüge würde die Gefahr eines erneuten Engstandes mit sich bringen. Auch andere Bandentfernungspläne wurden vorgeschlagen, z.B. zunächst nur die Prämolarenbänder (RICKETTS 1976) oder nur die Frontzahnbänder (HASUND 1975) zu entfernen. Bei der Entfernung von Klebebrackets gibt es das Problem der Restlücken nicht.

14.4.5 Retentionsgeräte

Als Retentionsgeräte werden verwendet:

- Plattenapparaturen,
- Splint-Retainer,
- Doppelplatten oder funktionskieferorthopädische Geräte,
- Positioner,
- Idealisator,
- festsitzende Retainer,
- Modellgußschienen,
- festsitzender oder herausnehmbarer Zahnersatz.

Bei einfachen *Plattenapparaturen* als Retentionsgeräten soll der Labialbogen den Frontzähnen gut anliegen, weswegen Biegungen erster Ordnung in den Labialbogen eingebracht oder eine gut anliegende Kunststoffummantelung vorgesehen wird. Auf Klammern kann man bei diesen Retentionsplatten u.U. verzichten (Abb. 14.61).

Beim *Splint-Retainer* ist die linguale Kunststoffplatte mit einer vestibulären Kunststoffplatte durch Draht verbunden (Abb. 14.62).

Auch *Doppelplatten* (intermaxillär verbundene Platten ohne Bißsperrung) oder *funktionskieferorthopädische Geräte,* wie z.B. der Bionator, können als funktionelle Retentionsgeräte verwendet werden (Abb. 14.63).

Positioner (Abb. 14.64) sind bimaxilläre Geräte, die meist in einem gewerblichen Speziallabor im Spritzgußverfahren aus elastischem Material hergestellt werden; die Geräte umfassen die Zahnreihen von lingual und labial/bukkal.

Da vor der Herstellung ein Set up der Kiefermodelle gemacht, d.h. durch Heraussägen der Gipszähne und korrigierte Aufstellung in Wachs ein Modell mit absoluter Idealstellung geschaffen wird, können mit dem Gerät auch Feinkorrekturen erreicht werden. Ist dies beabsichtigt, muß das Gerät in den ersten 4–6 Wochen nach Abnahme der Bänder bzw. Klebe-Brackets wenigstens nachts und den halben Tag getragen werden. Besonders wirksam ist das Tragen, evtl. verbunden mit Muskelspannübungen, in den ersten 48 Stunden nach Bracketabnahme. Diese Feinkorrekturen können ebenso wie die Maßnahmen im Zuge der Entbänderung noch dem Stadium III der aktiven Behandlung zugeordnet werden.

Für die anschließende reine Retention genügt meist das Tragen nachts.

Beim sog. *gnathologischen Positioner* erfolgt die Zuordnung der Modelle schädel- und gelenkbezüglich (terminale Scharnierachsenposition) in einem Artikulator nach der Registrierung am Patienten (Abb. 14.65).

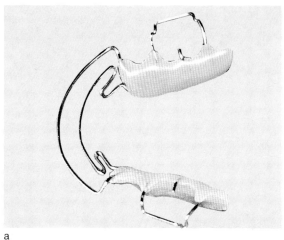

a

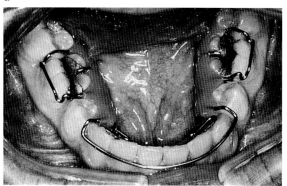

b

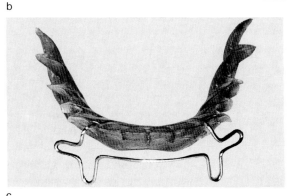

c

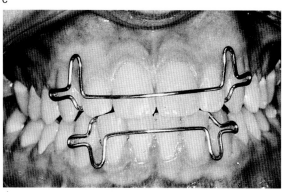

d

Abb. 14.61 Plattenapparaturen mit (a, b) oder ohne (c, d) Klammern als Retentionsgeräte

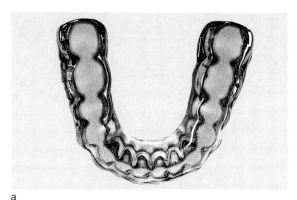

a

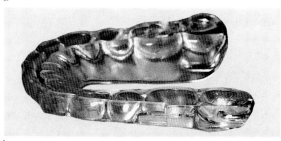

b

Abb. 14.62a und b Der Adaptor stellt eine spezielle Form von Splint-Retainer dar (Fa. Adaptor Co)

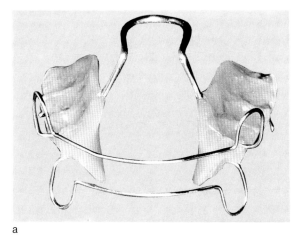

a

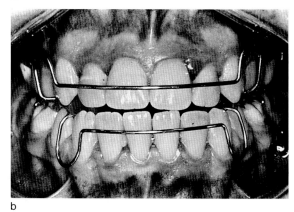

b

Abb. 14.63a und b Ein funktionskieferorthopädisches Gerät (offener Aktivator) als Retentionsgerät

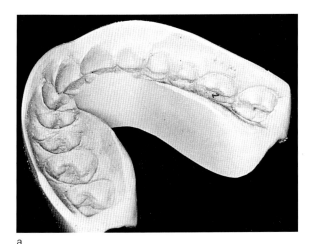

a

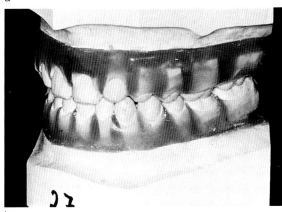

b

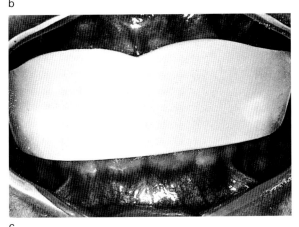

c

Abb. 14.64   Positioner (a) nach einem Set up (b) hergestellt; im Mund des Patienten (c)

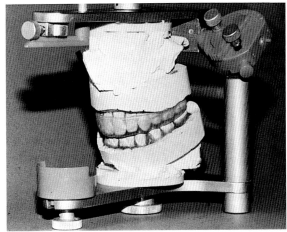

a

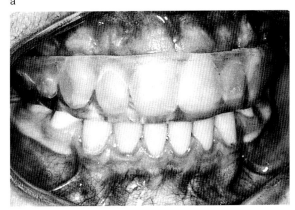

b

Abb. 14.65 a und **b**   „Gnathologischer Positioner"; das Set up wird nach einer Registrierung am Patienten im Artikulator durchgeführt

RAKOSI et al. (1981) haben ein vereinfachtes Herstellungsverfahren für Positioner angegeben. Dabei werden nach dem Radieren der auf den Modellen noch sichtbaren Attachments und nach der Anfertigung des Set up weiche Einzelplatten im Biostar-Tiefziehverfahren hergestellt, die dann im Mund des Patienten in

Zentrik zueinander fixiert und schließlich extraoral mit Streifen desselben Materials unter Verwendung eines Elektromessers verschweißt werden. Die Verschweißung ist leider selten so dicht, daß nicht Mundflüssigkeit dazwischen eindringt; das macht das Gerät unappetitlich und unhygienisch.

In manchen Fällen haben wir mit Erfolg auf das Verbinden der *weichen Einzelplatten* verzichtet und nur darauf geachtet, daß sie beim Kieferschluß weitgehend plan aufeinanderliegen (weiche Einzelplatten, Abb. 14.66).

Die Verwendung von *konfektionierten Positionern* (Ortho-Tain[1]) (Abb. 14.67) hat sich nicht bewährt. Das Vorgehen erscheint, obgleich in Einzelfällen gute Erfahrungen gemacht werden konnten, zu unsicher.

---

[1] Fa. Rocky Mountain

Der *Idealisator* (*Sergl* 1988) verbindet das Anliegen des Positioners mit dem traditioneller funktionskieferorthopädischer Geräte. Da es bei Feinkorrekturen mit dem Positioner meist nur um kleinere vertikale Unstimmigkeiten geht und dabei kaum eine Beeinflussung in labiolingualer Richtung erforderlich ist, glauben wir, auf den labialen bzw. bukkalen Anteil des Positioners verzichten zu können; damit sollte das Gerät kleiner und für den Patienten tragbarer werden. In Verbindung mit der Klebemethode, wo meist nur labial/bukkal Attachments vorhanden sind, sollten auch Ungenauigkeiten beim Radieren der Modelle umgangen werden. Wir verwenden daher seit längerer Zeit in der Mehrzahl der Fälle statt des Positioners den Idealisator (Abb. 14.68), das ist ein nach einem Set up und einem im Mund genommenen Konstruktionsbiß (mit einer Bißsperrung von 3–4 mm, ohne sagittale oder transversale Verschiebung) aus weichbleibendem Kunststoff hergestellter Aktivator. Ein oberer Labialbogen ist so gestaltet, daß er allen oberen Schneidezähnen anliegt (Inset, Offset); da sich die Retentionen des Labialbogens andernfalls leicht durch den Kunststoff bohren, löten wir sie zu einem festen Rahmen zusammen. Die Wirkung des Idealisators entspricht der des Positioners.

Festsitzende Retainer wie der sog. 3-3-Retainer oder 4-4-Retainer sind festsitzende Retentionsgeräte, die vor allem zur Stabilisierung der unteren Frontzahnpartie verwendet werden (Abb. 14.69 und Abb. 14.70).

Hierfür werden auf den Eckzähnen oder ersten Prämolaren Bänder adaptiert, darüber wird ein Abdruck genommen. Auf dem Modell wird ein gebogener starrer Steg (0,7–0,8 mm harter Draht), der den Lingualflächen der Zähne anliegt, mit den Bändern verlötet. Das Gerät wird einzementiert und unter regelmäßiger Kontrolle bis zum Ende der Wachstumsperiode (ca. 18 Jahre) getragen. Es wird empfohlen, das Gerät jeweils nach einem Jahr zur Kontrolle abzunehmen und dann wieder einzuzementieren.

Der Verbindungssteg kann auch von lingual auf den Eckzähnen aufgeklebt werden (Abb. 14.71).

An den Enden des Drahtes können auch Netzbasen angebracht sein, die auf der Lingualfläche der betreffenden Zähne aufgeklebt werden. Es gibt mehrere vorgefertigte Retainer dieser Art, auch solche, bei denen ein Steg an allen Frontzähnen mit Netzbasen angeklebt wird (Abb. 14.72 und Abb. 14.73). Es hat sich auch sehr bewährt, einen relativ dicken, verseilten Draht den Lingualflächen anzupassen (Abb. 14.74) und diesen Draht direkt festzukleben (ZACHRISSON 1977; BECKER und GOULTSCHIN 1984).

Auch ein herausnehmbarer oder festsitzender Zahnersatz und eine Modellgußschiene können eine Retentionsfunktion übernehmen.

Modellgußschienen sind sehr aufwendige Retentionsgeräte, die jedoch in der Erwachsenenbehandlung, besonders beim parodontal vorgeschädigten Gebiß, bei der Notwendigkeit zur Dauerretention eine gute Alternative zu den anderen Retentionsgeräten darstellt.

Wo nach der kieferorthopädischen Behandlung prothetische Arbeiten anfallen, kann u. U. auch der *festsitzende oder herausnehmbare Zahnersatz* Retentionsaufgaben übernehmen.

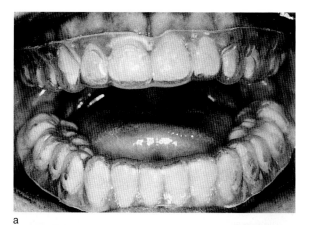

a

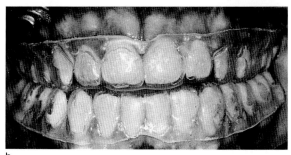

b

Abb. 14.66 a und **b** Zwei weiche Einzelplatten als Retentionsgeräte, nach einem Set up hergestellt

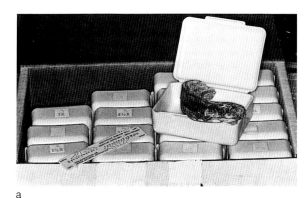

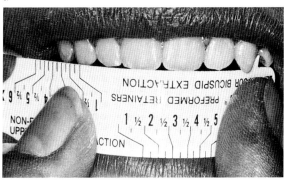

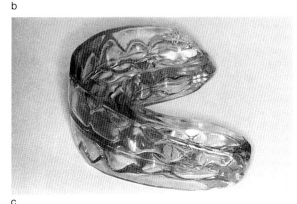

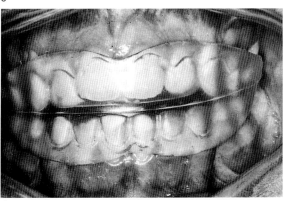

Abb. 14.67 a–d Es gibt konfektionierte Positioner in verschiedenen Größen und für verschiedene Ausgangssituationen; die richtige Größe wird mit einem biegsamen Meßgerät bestimmt (Fa. Rocky Mountain)

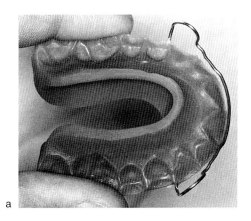

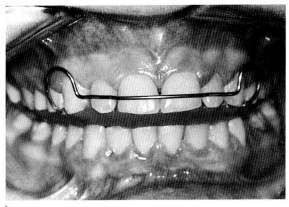

Abb. 14.68 a und **b** Idealisator nach SERGL als Retentionsgerät

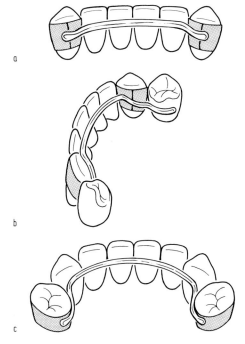

Abb. 14.69 Festsitzende Retainer: 3-3-Retainer (a), 3-3-Retainer mit Extension zu den ersten Prämolaren (b), 4-4-Retainer (c)

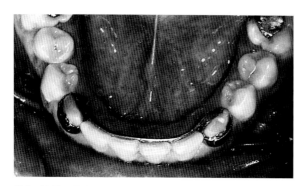

Abb. 14.70 Beispiel eines 3-3-Retainers

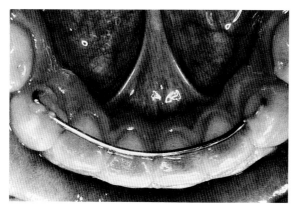

Abb. 14.71 3-3-Retainer; Drahtsteg, dessen verbreiterte Enden auf den Eckzähnen aufgeklebt sind

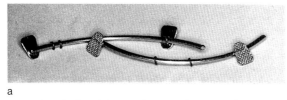

a

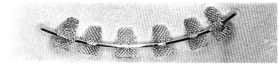

b

Abb. 14.72a und **b** Vorgefertigte Klebe-Retainer

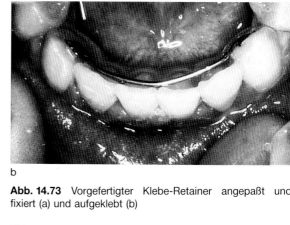

a

b

Abb. 14.73 Vorgefertigter Klebe-Retainer angepaßt und fixiert (a) und aufgeklebt (b)

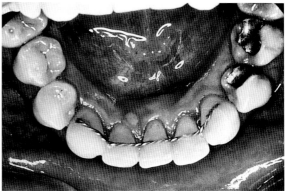

Abb. 14.74 Festsitzender Retainer in Form eines geklebten verseilten Drahtes

14.5 Management

14.5.1 Motivierung und Aufklärung

Manche Patienten sind schwer zu überzeugen, daß bei ihnen eine festsitzende Apparatur oder gar ein Headgear erforderlich ist. Hier hilft u.U. eine eingehende Erklärung unter Hinweis auf die Vorteile, die in einer kürzeren Behandlungszeit, in einer sichereren und erfolgreicheren

Behandlung und in einer geringeren Behinderung beim Sprechen liegen. Sofern durch die Verwendung eines Headgears die Extraktionstherapie vermeidbar wird, sollte auch dieses Argument herausgestellt werden.

Vor der Behandlung mit einer festsitzenden Bandapparatur sind die Patienten bzw. Patienteneltern über die beabsichtigten Maßnahmen zu unterrichten, auch über die damit verbundenen Gefahren sind sie aufzuklären. Da in Haftungsprozessen die Frage der Aufklärungspflicht eine immer größere Rolle spielt, empfehlen wir, sich die Kenntnisnahme einer schriftlich vorgelegten Aufklärung durch Unterschrift bestätigen zu lassen.

14.5.2 Informationen

Beim Einsetzen des Gerätes sind dem Patienten einige wichtige Informationen zu geben.

Es ist darauf hinzuweisen, daß

- die Zähne und die Mundschleimhaut (in der Gegend der Brackets) empfindlich werden, ein Zustand, der sich nach einigen Tagen spontan bessert. Sollte einmal ein Dekubitus auftreten, kann der Patient die gegenüberliegende Stelle mit Protektionswachs oder Kaugummi abdecken. Kommt beim Zähneputzen ein Ligaturenende nach außen, soll er es selbst wieder hinter den Bogen schieben.
- Der Patient muß eine Mundpflege betreiben, die über das normale Maß hinausgeht. Das bedeutet: Reinigung nach jeder Mahlzeit mit einer Multituft-Zahnbürste (kleine kreisende oder rüttelnde Bewegungen!) und einer Zahnzwischenraumbürste (Abb. 14.75) und Mundspülen nach jeder Zwischenmahlzeit. Nach Möglichkeit sollte zusätzlich eine Munddusche verwendet werden. Einmal in der Woche muß der Patient mit einer 0,2 %igen Fluoridlösung[1] spülen oder ein Fluorid-Gel[2] nach Anweisung applizieren (Abb. 14.76). Auch eine tägliche Spülung mit 0,05 %iger Fluorid-Lösung[3] (Abb. 14.77) wird verschiedentlich empfohlen.
- Dem Patienten ist einzuschärfen, daß er bei Defekten an der Apparatur, bei Schmerzen, bei auffälligen Zahnlockerungen und anderen ungewöhnlichen Vorkommnissen sofort, zumindest telefonisch, in der Praxis Rat einholen sollte.
- Über das Einhängen von Gummizügen und Anlegen eines Headgears sind dem Patienten ebenfalls genaue Anweisungen zu geben. Auf seine Motivation ist besonders zu achten.

[1] Fa. Cooper
[2] Fluor-Gel, Fa. Blendax
  Elmex-gelee, Fa. Wybert
[3] z. B. ACT, Fa. Johnson und Johnson

- Dem Patienten ist einzuschärfen, daß er die Behandlungstermine absolut zuverlässig einhalten muß.
- Der Patient darf mit der festsitzenden Apparatur zwar normal essen, soll aber in der Auswahl der Speisen und in der Art des Kauens doch auf die Apparatur Rücksicht nehmen.

Neben den mündlichen Informationen geben wir dem Patienten auch schriftliche in Form von Merkblättern.

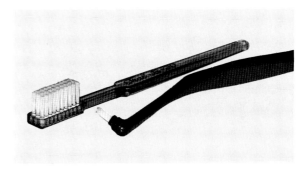

Abb. 14.75 Multituft-Zahnbürste und Zahnzwischenraumbürste für die Zahnpflege während einer orthodontischen Behandlung

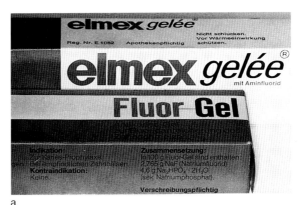

a

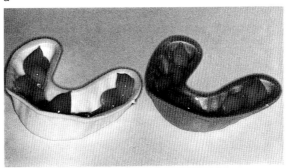

b

Abb. 14.76a und **b** Applizierung von Fluor-Gel mit einem Tray

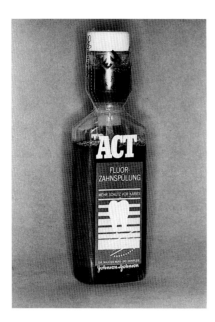

Abb. 14.77   Fluorid-Lösung zur Spülung

14.5.3 Kontrollen

Kontrollen sollen anfangs alle 8–14 Tage, später alle 2–4 Wochen vorgenommen werden. Dabei werden Elemente nachaktiviert, oder es werden neue Bögen eingesetzt.

Der Halt der Bänder ist bei jeder Sitzung gewissenhaft zu kontrollieren, evtl. nach Abnahme der Bögen. Lockere Bänder müssen sofort neu aufzementiert werden. Auf eine Spaltbildung zwischen Band und Zahn (ausgewaschener Zement), auf Beläge und Karies ist besonders zu achten. Wenn die Zahnpflege trotz mehrmaliger Ermahnung nicht besser wird, muß die festsitzende Apparatur entfernt und u.U. die gesamte Behandlung abgebrochen werden, auch wenn dieser Entschluß schwerfällt.

Gingivitiden müssen vor allen kieferorthopädischen Maßnahmen behandelt werden. Treten sie während der Behandlung auf, sind sie zu therapieren, nur in seltenen Fällen muß die Apparatur deswegen entfernt werden. Weniger schädlich, aber behindernd für den Patienten ist die Neigung zur Zahnfleischhyperplasie. Hier ist anamnestisch die Frage nach einer Medikation mit Hydantoin-Präparaten abzuklären. Bei manchen Kindern ist die Mundatmung Ursache für diese Veränderungen. Extreme Fälle können auch einen Abbruch der Behandlung erforderlich machen. Bildet sich die Hyperplasie nach Abnahme des Gerätes nicht zurück, ist eine Gingivektomie zu veranlassen.

Manchmal werden starke Lockerungsgrade einzelner Zähne beobachtet. Dies gibt Veranlassung, diese Zähne zu entlasten, evtl. den Bogen herauszunehmen und nach traumatischen Fehlbelastungen oder Parafunktionen zu forschen.

Um Beschwerden vorzubeugen, ist der Patient schon bei der Kraftapplikation nach seinen Empfindungen zu befragen. Seine subjektiven Angaben hierzu sind jedoch mit Vorsicht zu bewerten, besonders, wenn man den Patienten noch nicht gut kennt. Beschwerden des Patienten sind aber grundsätzlich ernstzunehmen. Wir wissen zwar und weisen die Patienten auch darauf hin, daß die Zähne nach dem Einbinden der Bögen einige Tage empfindlich sein können, aber das darf zu keinen regelrechten Schmerzen führen. Angaben über Schmerzen muß unbedingt nachgegangen werden, um ihre Ursachen aufzudecken. Eine Klassifizierung von Beschwerden, verursacht durch orthodontische Apparaturen, hat BURSTONE (1975) vorgeschlagen. Er unterscheidet sofort eintretende Schmerzen, wie sie nur durch besonders starke Kräfte ausgelöst werden, und solche, die erst nach einer gewissen Zeit aufgrund einer Überempfindlichkeit des Parodonts auftreten und nicht ausschließlich von der Kraftgröße abhängen. Ihre Stärke beurteilt BURSTONE so:

1. Grad: Der Schmerz wird durch starken Druck auf den Zahn, z.B. mit einem Instrument, ausgelöst.
2. Grad: Der Schmerz wird schon durch das Aufbeißen provoziert.
3. Grad: Der Schmerz tritt ohne unmittelbaren Auslöser auf.

Am Ende einer jeden Sitzung wird der Patient aufgefordert, mit der Zunge zu prüfen, ob irgendein Draht absteht oder ob andere Unannehmlichkeiten vorliegen.

15 Bewertung der festsitzenden Apparaturen

15.1 Vorteile der Behandlung mit festsitzenden Apparaturen

Aus der Betrachtung der Wesensmerkmale festsitzender Apparaturen ergeben sich unmittelbar deren Vorteile gegenüber der Behandlung mit herausnehmbaren Geräten:

Gute Lenkbarkeit der Zähne

Das mit dieser Behandlungsmethode gegebene gute Lenkungsvermögen versetzt uns in die Lage, Zahnbewegungen vorzunehmen, die mit anderen Mitteln gar nicht oder nicht mit derselben Genauigkeit und in derselben Zeit zu erreichen sind. Dabei handelt es sich vornehmlich um Drehbewegungen, um die Aufrichtung gekippter Zähne, um Bewegungen in der vertikalen Dimension, also Extrusion und Intrusion, um körperliche Zahnbewegungen und um größere Zahnverschiebungen, z.B. im Zusammenhang mit der Extraktionstherapie bei Spätfällen.

Sichere, gut dosierbare Krafteinwirkung

In Fällen, in denen der Patient die herausnehmbaren Geräte zu wenig trägt, obwohl er vielleicht im übrigen zuverlässig ist, oder wo wir nicht sicher sind, ob der mangelnde Fortschritt auf eine sog. schlechte Reaktionslage oder auf schlechtes Tragen zurückzuführen ist, haben wir mit den festsitzenden Geräten ein Mittel an der Hand, absolut sicher über eine von uns bestimmte Zeit gut dosierbare Kräfte auf die zu bewegenden Zähne auszuüben.

Sicherer Halt der Behandlungsgeräte

Da die Bänder in Verbindung mit der Klebekraft des Zementes gute Retentionsmöglichkeiten für die Apparatur bieten – dasselbe gilt für die Klebetechnik –, haben wir nicht mit dem Problem des Halts der Geräte zu kämpfen, ein Vorteil, der gerade bei Problemfällen, z.B. Patienten mit Lippen-Kiefer-Gaumenspalten, von entscheidender Bedeutung ist.

Kurze Behandlungsdauer

Da bei Behandlung mit festsitzenden Geräten der Behandlungsbeginn meistens etwas später liegt, im allgemeinen nach dem Durchbruch der Prämolaren, ergeben sich im Durchschnitt kürzere Behandlungszeiten.

15.2 Grenzen der Behandlung mit festsitzenden Apparaturen

Was die Behandlung mit festsitzenden Geräten, die ja relativ spät einsetzt, nicht leisten kann, ist:

- Eine Wachstumssteuerung, wie wir sie bei skelettalen Anomalien im Wachstumsalter mit funktionellen Geräten, Aktivatoren, Bionatoren usw. bis zu einem gewissen Grade erreichen können.
- Eine echte Bißlageverschiebung, d.h. eine durch entsprechende Wachstumsvorgänge im Gelenkbereich bedingte Vorverlagerung des Unterkieferkörpers in Fällen von Distalbiß.
- Die Steuerung des Zahndurchbruchs (aufgrund des späteren Behandlungsbeginns).
- Die frühzeitige prophylaktisch wirkende Beseitigung von funktionellen Störungen und Fehlhaltungen der Weichteile im oralen Bereich.

15.3 Nachteile der Behandlung mit festsitzenden Apparaturen

Die Nachteile der Methode bestehen hauptsächlich in den Gefahren, die damit verbunden sind:

Zahnwurzelresorptionen

Eine durchaus ernstzunehmende Gefahr sind Zahnwurzelresorptionen. Es sei daran erinnert, daß es die von OTTOLENGUI (1914) und KET-

CHAM (1927) röntgenologisch nachgewiesenen, massiven Zahnwurzelresorptionen waren, die die früher geübten „festsitzenden" Behandlungsmethoden in Verruf gebracht haben. Die heutigen Techniken sind zwar, was die Perfektion der Apparate und die einwirkende Kraftgröße betrifft, mit den damaligen nicht zu vergleichen, aber auch heute kommen Dauerkräfte zur Anwendung, die keineswegs ungefährlich sind (Abb. 15.1).

REITAN (1972) fand in einer experimentellen Untersuchung an extrudierten, intrudierten und kippend bewegten menschlichen Prämolaren in der Mehrzahl der Fälle Wurzelresorptionen. Nach Anwendung geringer Kräfte wurden nur kleine, oberflächliche Resorptionslakunen gefunden. Die resorbierte Wurzelsubstanz wurde in einer Reparationsphase durch Wurzelzement ersetzt. Dagegen war der Verlust irreversibel, wenn ein Teil der Wurzelspitze verlorengegangen war. Die Ergebnisse wurden von anderen Autoren bestätigt.

Oberflächliche Resorptionen und kleine Resorptionslakunen, die röntgenologisch nur dann sichtbar werden, wenn sie an der Zahnkontur liegen, scheinen funktionell nicht von Bedeutung zu sein, zumal der Substanzverlust wieder ersetzt wird. Eine stark verkürzte Wurzel dagegen bedeutet auf lange Sicht eine Schädigung der Zahnhaltefunktion; diese ist jedoch geringer zu bewerten als ein gleich großer Verlust an stützendem Knochen im Bereich des Alveoleneingangs (ZACHRISSON 1973).

Die Häufigkeit von apikalen Wurzelresorptionen nach orthodontischer Behandlung im Oberkiefer wird von HOLLENDER et al. (1980) mit 50% angegeben. Bei 88% der Zähne lagen die Resorptionen unter 2 mm. Bei der klinisch-röntgenologischen Überprüfung von über 700 Fällen fanden OHM-LINGE und LINGE (1980, 1983) an oberen Inzisivi nach kieferorthopädischer Behandlung eine durchschnittliche Abnahme der Wurzellänge von 0,73 mm bei Mädchen bzw. 0,67 mm bei Jungen. Wenn man jeweils den Zahn mit der stärksten Wurzelresorption zugrunde legte, war der Mittelwert 1,34 mm für beide Geschlechter. Bei der Suche nach Risikofaktoren fanden die Autoren eine Abhängigkeit vom Alter – wurde die Behandlung nach 11 Jahren begonnen, traten mehr Resorptionen auf –, von vorangegangenem Trauma und vom Vorliegen retinierter Eckzähne. Bei der Verwendung festsitzender Geräte wurden mehr Resorptionen beobachtet als bei der Verwendung herausnehmbarer Geräte. Die Verwendung rechteckiger Drahtformate und von Klasse-II-Gummizügen erhöhte das Resorptionsrisiko.

Nach Untersuchungsergebnissen von HARRY und SIMS (1982) soll das Ausmaß der Resorption bei der Intrusion von Zähnen mehr mit der Dauer der Krafteinwirkung als mit deren Größe zusammenhängen.

Gesondert sind die Fälle von idiopathischen Zahnwurzelresorptionen (Abb. 15.2) zu betrachten, sie können unter orthodontischer Krafteinwirkung erheblich gesteigert sein (NEWMAN

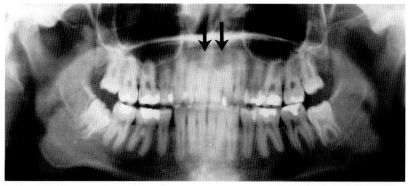
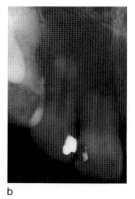

a   b

Abb. 15.1 Beispiel für gravierende Wurzelresorptionen (a, b), besonders im Bereich der Inzisivi, während einer 4jährigen Behandlung mit einer festsitzenden Multibandapparatur; vor der Behandlung waren keine Veränderungen erkennbar

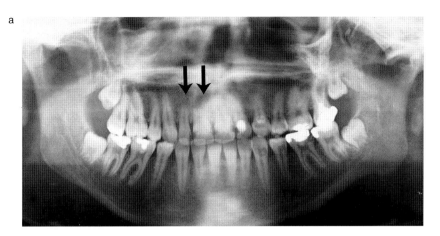

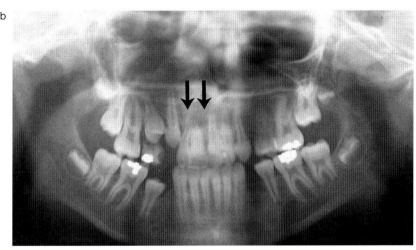

Abb. 15.2 Zahnwurzelresorption nach Behandlung mit einer festsitzenden Apparatur (a); der Vergleich mit der Anfangsaufnahme (b) zeigt, daß im Bereich der oberen Front schon vor der Behandlung Resorptionen vorhanden waren. Diese idiopathischen Zahnwurzelresorptionen haben sich während der Behandlung verstärkt. Darüber hinaus sind weitere Gebißschäden erkennbar (a)

1975). Es wird für diese Fälle empfohlen, neben einer subtilen röntgenologischen Anfangsuntersuchung routinemäßig Röntgenkontrollen vorzunehmen, um risikoreiche Belastungen rechtzeitig absetzen zu können.

Schädigung des Parodonts
Die Gefahr einer Schädigung des Parodonts ist bei der Verwendung festsitzender Geräte ebenfalls erhöht. So fanden ZACHRISSON und ZACHRISSON (1972) bei allen Patienten mit festsitzenden Apparaturen Anzeichen einer generalisierten Gingivitis, auch wenn sich die Apparatur nur in einem Kiefer befand. Ein Dauerschaden resultierte daraus nicht. ZACHRISSON und ALNAES (1973) stellten dagegen nach orthodontischen Behandlungen eine Taschenvertiefung von durchschnittlich 0,41 mm fest (Kontrollgruppe 0,11 mm) mit großen interindividuellen Schwankungen.

Die Gefährdung des Parodonts resultiert zunächst aus einer chronischen Reizung des Gingivalsaums durch Bänder; sie ist bei ungenügender Anpassung wesentlich erhöht. Eine weitere Ursache der Schädigung ist die manchmal massive Ausbildung mikrobieller Plaque. Durch die festsitzenden Apparaturen kommt es zu einer Behinderung der Zahnpflege und zu einer Verschlechterung der physiologischen Selbstreinigung. Die Situation verschlechtert sich zunehmend, wenn die Gingiva auf den Reiz mit einer entzündlichen Hyperplasie reagiert. Deshalb kommt der Zahnpflege in diesem Zusammenhang allerhöchste Bedeutung zu. Welch positiven Effekt ein konsequent durchgeführtes Prophylaxeprogramm haben kann, zeigt eine Untersuchung von ALSTAD und ZACHRISSON (1979). Während der Behandlung hatten die Patienten nicht mehr Zahnbeläge als der Durchschnitt unbehandelter Probanden. Nach Abnahme der festsitzenden Apparaturen hatten sie sogar, verglichen mit den unbehandelten, geringere Plaque-Werte und weniger Gingivitis.

Daß die mikrobielle Plaque in der Zahnfleischtasche auch die Hauptursache für eine fortschreitende Parodontitis mit Knochenabbau ist, geht aus tierexperimentellen Untersuchungen von ERICSSON und THILANDER (1978) hervor.

Der während orthodontischer Behandlungen eingetretene, durchschnittliche Knochenabbau an den Alveolarsepten – festgestellt durch Bißflügel-Röntgenaufnahmen – wird von ZACHRISSON und ALNAES (1974) mit 1,11 mm angegeben (Kontrollgruppe 0,88 mm). HAMP et al. (1982) fanden bei Erwachsenen mit guter bis sehr guter Mundhygiene nur einen Knochenabbau von 0,29 mm. Der stärkste alveoläre Knochenverlust ist jeweils im Bereich geschlossener Extraktionslücken zu verzeichnen (KENNEDY et al. 1983). Beim Vergleich von Erwachsenen mit unbehandelten Kieferanomalien und Erwachsenen, die früher kieferorthopädisch behandelt worden waren, fanden SADOWSKY und BEGOLE (1981) keine Unterschiede im Parodontalstatus.

In Fällen von juveniler Parodontitis scheint der parodontale Knochenabbau unter orthodontischen Krafteinwirkungen beschleunigt zu sein (Abb. 15.3). Bei der kieferorthopädischen Diagnostik ist daher auf Anzeichen dieser Erkrankung genau zu achten. Gegebenenfalls muß das Behandlungsziel anders festgelegt werden. Auch die Wahl der Behandlungsmittel wird davon beeinflußt. Stärkere Dauerbelastungen sind unbedingt zu vermeiden.

Zu einem Problem können auch gingivale Rezessionen und Knochendehiszenzen, besonders im Bereich der unteren Frontzähne (Abb. 15.4), werden, die in einer beachtlichen Zahl von Fällen völlig unabhängig von einer kieferorthopädischen Behandlung beobachtet werden (DAVIES et al. 1974). Es ist nicht auszuschließen, daß stärkere Bewegungen nach labial derartige Veränderungen auslösen oder verstärken. Bemerkenswert ist, daß der Vorgang im Tierexperiment reversibel war. Wenn die Zähne wieder nach lingual bewegt wurden, wurde wieder Knochen aufgebaut (WAINWRIGHT 1973; ENGELKING und ZACHRISSON 1982; THILANDER et al. 1983).

Unglückliche Ereignisse können zu erheb-

lichen lokalen Parodontalschäden führen. Bei dem in Abbildung 15.5 gezeigten Fall hatte der Patient bei einer Bandapparatur, die zeitweise ohne Bogen war, einen Gummizug versehentlich über den Zahn 15 gezogen.

Kariesgefährdung

Die Plaquebildung bringt auch eine Gefahr der *Demineralisation des Schmelzes* und damit eine erhöhte *Karies*gefährdung mit sich.

MIZRAHI (1982, 1983) stellte im Verlauf von Multiband-Behandlungen einen Anstieg der Anzahl und des Schweregrades demineralisierter Stellen des Schmelzes fest. GORELICK et al. (1982) fanden bei Patienten, die mit festsitzenden Apparaturen behandelt worden waren, vermehrt Entkalkungen und kariöse Läsionen. Im Ausmaß der Gefährdung ergab sich kein Unterschied zwischen der Bandtechnik und der Klebetechnik.

In Einzelfällen sind die Schäden besonders stark ausgeprägt (Abb. 15.6).

Als Ursache für die Entkalkungen wird neben der Plaquebildung auch der Säureanteil des Befestigungszements diskutiert. WISTH (1971) verneint aufgrund seiner Untersuchungen diese Möglichkeit. Gelockerte Bänder erhöhen nach klinischen Beobachtungen die Kariesgefahr erheblich.

Devitalisierung

Zu den Gefahren der festsitzenden Apparatur zählt CANUT (1972) auch die Möglichkeit, daß es bei forcierter orthodontischer Extrusion oder Intrusion von Zähnen zur Devitalisierung der Zähne durch Streckung bzw. Stauchung der Gefäße kommt.

In diesem Zusammenhang erscheinen die Untersuchungsergebnisse von GUEVARA und MC CLUGAGE (1980) berichtenswert, nach denen eine Intrusionsbelastung die Blutversorgung der Pulpa unterbrechen kann. Nach HAMERSKY et al. (1980) zeigte das Pulpengewebe von menschlichen Prämolaren, die drei Tage lang mit Kräften von ca. 1,7 N belastet worden waren, eine Abnahme der Indikatoren für Gewebsatmung (Radiorespirometrie) um ca. 27%. Das unterstreicht die Notwendigkeit langsamen und behutsamen Vorgehens und der

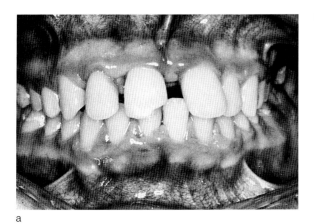

a

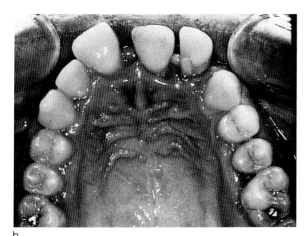

b

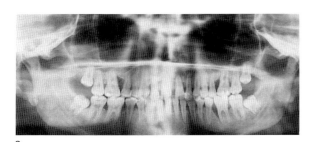

c

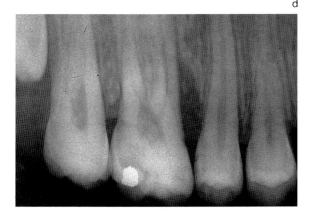

d

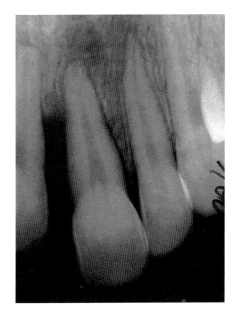

e

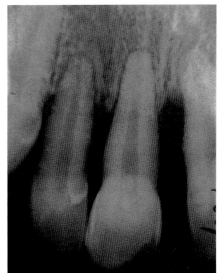

f

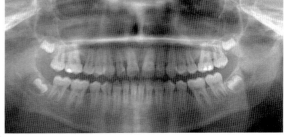

g

Abb. 15.3   Eine 14jährige Patientin erscheint mit starken Zahnstellungsveränderungen nach abgeschlossener Behandlung mit festsitzender Apparatur alio loco (a, b). Die Röntgenbilder (c, d, e, f) zeigen starken parodontalen Knochenabbau. Eine vom Vorbehandler besorgte Aufnahme des Röntgenbefundes vor der orthodontischen Behandlung (2½ Jahre) läßt ebenfalls Knochenabbau erkennen (g). Es handelt sich hier um eine juvenile Parodontitis

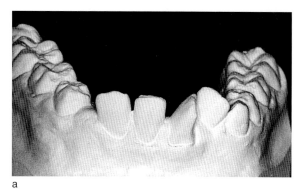

a

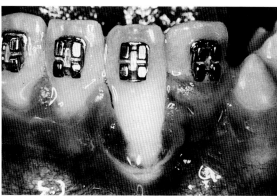

b

Abb. 15.4 a und **b** Gingivarezession, die im Zuge der Drehung des Zahnes −1 mit einer orthodontischen Apparatur entstanden ist bzw. sich verstärkt hat

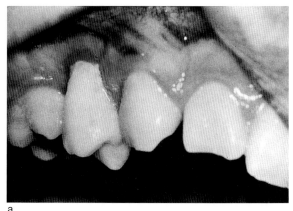

a

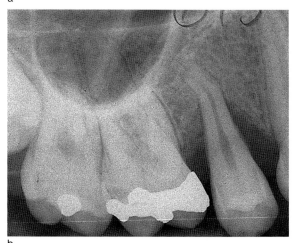

b

Abb. 15.5 Lokale Parodontalerkrankung durch einen falsch applizierten, abgerutschten Gummiring (a); das Röntgenbild zeigt den Befund nach der Parodontalbehandlung (c)

Anwendung kurzwegiger Kräfte bei Intrusions- und Extrusionsbewegungen. Bei Beachtung dieser Regel werden Devitalisierungen (Abb. 15.7) sehr selten beobachtet.

Weichteilverletzung

Die Gefahr der Weichteilverletzung (Abb. 15.8–15.10) durch Geräteteile, abstehende Drahtenden, Ligaturen usw. ist bei sorgfältigem Vorgehen weitgehend auszuschließen.

Gefahren der Klebetechnik

Mit der Anwendung der Klebetechnik sind spezifische Gefahren verbunden, auf die bereits hingewiesen wurde (Schmelzverlust, besonders in Verbindung mit Schmelzausrissen bei der Bracketabnahme, Abb. 15.11). Schmelzsprünge werden sowohl nach Bracketabnahme wie nach Bandabnahme gehäuft beobachtet (ZACHRISSON et al. 1980).

Größe der Gefahr

Die Größe der Gefahr hängt immer auch von der Gewissenhaftigkeit und Erfahrung des Behandlers ab. Behandlungen mit festsitzenden Geräten sollten daher nur von Kieferorthopäden übernommen werden, die sich das dafür notwendige theoretische und praktische Rüstzeug in einer entsprechenden Ausbildung erworben haben. Diese Behandlungstechniken sind kein Experimentierfeld.

Auch von Patientenseite müssen bestimmte Voraussetzungen erfüllt werden. Unzuverlässige Patienten, Patienten mit mangelhafter Mundhygiene oder verstärkter Kariesneigung sind für die Behandlung mit Multibandgeräten ungeeignet.

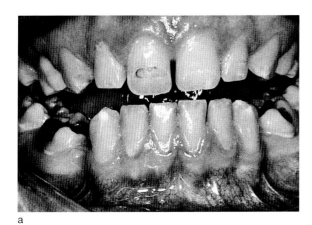

a

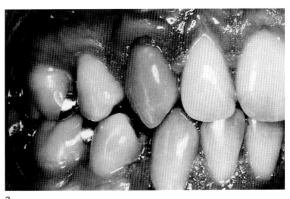

a

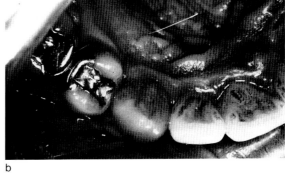

b

Abb. 15.7 a und **b**   Devitaler oberer Eckzahn; da der Zahn kariesfrei ist und ein Trauma anamnestisch nicht nachweisbar ist, ist ein Zusammenhang mit einer vorausgegangenen orthodontischen Behandlung nicht auszuschließen

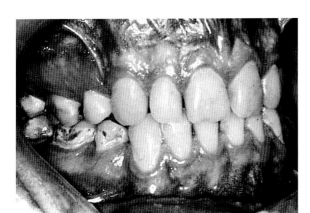

b

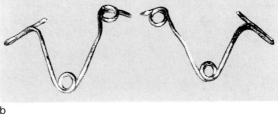

a

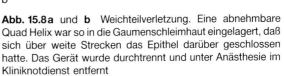

b

Abb. 15.8 a und **b**   Weichteilverletzung. Eine abnehmbare Quad Helix war so in die Gaumenschleimhaut eingelagert, daß sich über weite Strecken das Epithel darüber geschlossen hatte. Das Gerät wurde durchtrennt und unter Anästhesie im Kliniknotdienst entfernt

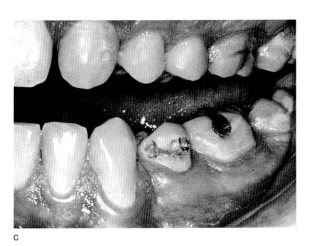

c

Abb. 15.6 a–c   Beispiele für Demineralisation des Schmelzes während einer Behandlung mit Multibandapparaturen

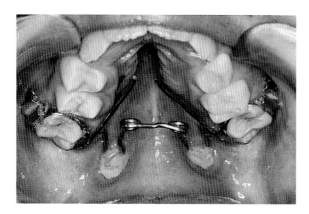

Abb. 15.9 Dekubitalgeschwüre, durch eine schlecht angepaßte Quad Helix

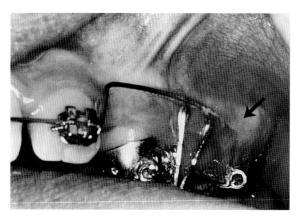

Abb. 15.10 Ein Utility arch hat sich in die Gingiva eingedrückt; schlechte Mundpflege

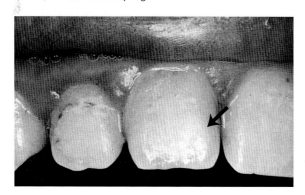

Abb. 15.11 Kleiner Schmelzausriß bei Abnahme eines Brackets

15.4 Weitere Nachteile

Mit den festsitzenden Apparaturen sind weitere Nachteile verbunden, die bei der Indikationsstellung ins Gewicht fallen können. So bedeutet das Tragen von Frontzahnbändern – sieht man

von der Lingualtechnik ab – eine *Beeinträchtigung des Aussehens,* die von manchen Patienten nicht ohne weiteres hingenommen wird.

Nach dem Einsetzen neuer Bögen geben vor allem Erwachsene eine gewisse *Beeinträchtigung ihres Wohlbefindens* an, die ungefähr drei Tage anhält (JONES 1984).

Der *größere Arbeitsaufwand,* besonders der größere Anteil der Arbeit am Behandlungsstuhl im Vergleich zur Laborleistung und damit zusammenhängend die größere physische Beanspruchung des Behandlers, sollte bei der Abwägung kein entscheidendes Argument sein. Der größere Zeitaufwand im Einzelfall wird durch kürzere Behandlungsdauer wieder aufgewogen. Die gesamte Behandlungskapazität soll dadurch bei geübten Behandlern nicht wesentlich vermindert sein.

Wirtschaftliche Gesichtspunkte, wie *teure Lagerhaltung* der Bänder und Hilfsteile und Anschaffung teurer Instrumente, sollten ebenfalls nicht als entscheidender Nachteil angesehen werden.

15.5 Indikation der festsitzenden Apparaturen

Die festsitzenden Apparaturen sind indiziert, wenn sie gegenüber herausnehmbaren Geräten entscheidende Vorteile bieten, nämlich wenn folgende Maßnahmen durchgeführt werden müssen:

- umfangreiche körperliche Zahnbewegungen, besonders bei Spätfällen,
- schwierige Zahndrehungen,
- schwierige Änderungen der Zahnachsenneigung,
- schwierige vertikale Zahnbewegungen.

Desweiteren ist die festsitzende Apparatur dort indiziert, wo Plattenapparate für aktive Zahnbewegungen nicht genügend Halt finden.

Wenn dagegen eine Anomalie ebensogut auch mit einfacheren Mitteln korrigiert werden kann, sollte man wegen der mit der Anwendung festsitzender Apparaturen verbundenen Gefahren auf jene ausweichen.

Wenn bei jüngeren Patienten mit skelettalen Anomalien durch herausnehmbare – insbesondere funktionskieferorthopädische – Geräte das Wachstum gesteuert und in günstigere Bahnen gelenkt werden kann, wenn ferner auf diese Weise eine Okklusionsanomalie mit Selbstverstärkungstendenz frühzeitig behoben und eine Fehlfunktion beseitigt werden kann, sollte man nicht zugunsten einer späteren rein orthodontischen Behandlung darauf verzichten.

Die Indikation von Behandlungsmethoden wird natürlich auch vom Behandlungsziel mitbestimmt. Wenn man sich der Meinung anschließt, daß das Behandlungsziel im Erreichen bestimmter absoluter oder relativer Normen im Fernröntgenseitenbild besteht, dann muß man die Indikation der festsitzenden Geräte sicher relativ weit fassen, weil manche Zahnbewegungen mit herausnehmbaren Geräten kaum zu erreichen sind. Auch gnathologische Forderungen können oft nur durch den Einsatz festsitzender Geräte erfüllt werden.

Literatur

AHRENS, D. G., SHAPIRA, Y. and KUFTINEC, M. M.: An approach to rotational relapse. Amer. J. Orthodont. 80, 83 (1981)

ALSTAD, S. and ZACHRISSON, B. U.: Longitudinal study of periodontal condition associated with orthodontic treatment in adolescent. Amer. J. Orthodont. 76, 277 (1979)

ANDREASEN, G. F.: Comparison of freedom of tooth movement existing between three variables. Amer. J. Orthodont. 53, 672 (1967)

ANDREASEN, G. F. and HILLEMANN, T. B.: An evaluation of 55 cobalt substituted nitinol wire for orthodontics. J. Am. Dent. Assoc. 82, 1373 (1971)

ANDREASEN, G. F. and JOHNSON, P.: Experimental findings on tooth movements under two conditions of applied force. Angle Orthodont. 37, 9 (1967)

ANDREASEN, G. F. and ZWANZIGER, D.: A clinical evaluation of the differential force concept as applied to the edgewise bracket. Amer. J. Orthodont. 78, 25 (1980)

ANDREWS, L. F.: The six keys to normal occlusion. Amer. J. Orthodont. 62, 296 (1972)

ANDREWS, L. F.: Die Straight-Wire-Apparatur. Inf. Orthod. Kieferorthop. 10, 7 (1978)

ANGLE, E. H.: Behandlung der Okklusionsanomalien der Zähne. Meusser, Berlin 1908

ANGLE, E. H.: Some new forms of orthodontic mechanism and the reasons for their introduction. Dent. Cosmos 58, 9 (1916)

ANGLE, E. H.: Pin and Tube-System. Zit. nach KORKHAUS, G.: Moderne orthodontische Therapie. Meusser, Berlin 1928

ANGLE, E. H.: The latest and best in orthodontic mechanism. Dent. Cosmos 70, 1143 (1928) and 71, 164, 260, 409 (1929)

ÅRTUN, J. and BERGLAND, S.: Clinical trials with crystal growth conditioning as an alternative to acid-etch enamel pretreatment. Amer. J. Orthodont. 85, 333 (1984)

ÅRTUN, J. and ZACHRISSON, B.: Improving the handling properties of a imposite resin for direct bonding. Amer. J. Orthodont. 81, 269 (1982)

ATKINSON, S. R.: The strategy of orthodontic treatment. J. Am. Dent. Assoc. 24, 560 (1937)

BALDINI, G.: Unilateraler Headgear: Laterale Kräfte als unvermeidbare Nebenwirkungen. Inf. Orthod. Kieferorthop. 12, 229 (1980)

BARROWES, K. J.: Archwire flexibility and deformation. J. Clin. Orthod. 16 (1982)

BASSETT, C. A. L. and BECKER, R. O.: Generation of electric potentials by bone in response to mechanical stress. Science 137, 1063 (1962)

BAUMRIND, S.: A reconsideration of the propriety of the „pressure-tension" hypothesis. Amer. J. Orthodont. 55, 12 (1969)

BAUMRIND, S. and BUCK, D. L.: Rate changes in cell replication and protein synthesis in the periodontal ligament incident to tooth movement. Amer. J. Orthodont. 57, 2 (1970)

BAUMRIND, S., KORN, E. L., ISAACSON, R. J., WEST, E. E. and MOLTHEN, R.: Quantitative analysis of the orthodontic and orthopedic effects of maxillary traction. Amer. J. Orthodont. 84, 384 (1983)

BECKER, A. and GOULTSCHIN, J.: The multistrand retainer and splint. Amer. J. Orthodont. 85, 470 (1984)

BEGG, P. R.: Stone age man's dentition. Amer. J. Orthodont. 40, 298, 373, 462, 517, 527 (1954)

BEGG, P. R.: Differential force in orthodontic treatment. Amer. J. Orthodont. 42, 481 (1956)

BEGG, P. R.: Light arch wire technique. Amer. J. Orthodont. 47, 30 (1961)

BEGG, P. R.: Begg Orthodontic Theory and Technique. Saunders, Philadelphia/London 1965

BELL, R. A.: A review of maxillary expansion in relation to rate of expansion and patient's age. Amer. J. Orthodont. 81, 32 (1982)

BIEN, S. M.: Hydrodynamic damping of tooth movement. J. Dent. Res. 45, 907 (1966)

BILCIURESCU, A.: Extraorale Kräfte in der Kieferorthopädie, Prinzipien und Technik. Inter-Unitek, Bonn 1976

BÖHM, G.: Die Beweglichkeit der Schneidezähne und ihre Zahnfleischexsudat-Fließrate nach Abnahme festsitzender orthodontischer Apparaturen. Med. Diss., Mainz 1983

BOESE, L. R.: Fiberotomy and reproximation without lower retention, nine years in retrospect. Part I. Angle Orthodont. 50, 88 (1980)

BOWEN, R. L.: Dental filling material comprising vinyl silane treated fused silica and a binder consisting of the reaction product of bisphenol and glycidyl acrylate. U.S. Patent 3, 006 112 (1962)

BRÄNNSTRÖM, M., MALMGREN, O. and NORDENVALL, K. J.: Etching of young permanent teeth with an acid gel. Amer. J. Orthodont. 82, 379 (1982)

BROWN, C. R. L. and WAY, D. C.: Enamel loss during orthodontic bonding and subsequent loss during removal of filled and unfilled adhesives. Amer. J. Orthodont. 74, 663 (1978)

BRUHN, CH., HOFRATH, H. und KORKHAUS, G.: Gebiß-, Kiefer- und Gesichtsorthopädie. In BRUHN, CH. (Hrsg.): Handbuch der Zahnheilkunde, Bd. 4, Bergmann, München 1939

BUONOCORE, M. G.: A simple method of increasing the adhesion of acrylic filling materials to enamel surfaces. J. Dent. Res. 34, 849 (1955)

BURSTONE, C. J.: Rationale of the segmented arch. Amer. J. Orthodont. 48, 805 (1962)

BURSTONE, C. J.: Application of bioengineering to clinical orthodontics. In GRABER, T. M. and SWAIN, B. F. (eds.): Current orthodontic concepts and techniques. 2nd ed., Saunders, Philadelphia/London/Toronto 1975

BURSTONE, C. J.: Variable – modulus orthodontics. Amer. J. Orthodont. 80, 1 (1981)

BURSTONE, C. J. and GOLDBERG, A. J.: Beta titanium: A new orthodontic alloy. Amer. J. Orthodont. 77, 121 (1980)

BURSTONE, C. J. and PRYPUTNIEWICZ, R. J.: Holographic determination of centers of rotation produced by orthodontic forces. Amer. J. Orthodont. 77, 396 (1980)

CANUT, J. A.: Gefahren der festsitzenden Apparatur. Inf. Orthod. Kieferorthop. 4, 117 (1972)

CASE, C. S.: The bodily movement of teeth in orthodontia. Dent. Cosmos 8 (1916)

CEEN, R. F. and GWINNETT, A. J.: Microscopic evaluation of the thickness of sealants used in orthodontic bonding. Amer. J. Orthodont. 78, 623 (1980)

CHACONAS, S. J. and CAPUTO, A. A.: Observation of orthopedic force distribution produced by maxillary orthodontic appliances. Amer. J. Orthodont. 82, 492 (1982)

CHARASKIN, E., RINGSDORF, W. M. und MEDFORD, F. H.: Gewebsverträglichkeit der kieferorthopädischen Bebänderung: Zwei Studien im Zusammenhang mit Multivitamin-Spurenmineral- bzw. Placebo-Verabreichung. Inf. Orthod. Kieferorthop. 10, 233 (1978)

CHOW, L. C. and BROWN, W. E.: Phosphoric acid conditioning of teeth for pit and fissure sealants. J. Dent. Res. 52, 1158 (1973)

CLARK, R. A.: Root surface area. Certificate Thesis, University of Oregon Dental School, Oregon 1969

CROSS, N. G., TAYLOR, R. F. and NUNEZ, L. J.: „Single-step" orthodontic bonding systems: Possible mutagenic potential. Amer. J. Orthodont. 84, 344 (1983)

DAHAN, J.: Die Kinn-Molaren-Verankerung in der orthopädischen Therapie der Progenie: myometrische und kephalometrische Untersuchung ihrer Wirkungsweise. Fortschr. Kieferorthop. 41, 348 (1980)

DAUSCH-NEUMANN, D.: Ist die Kopf-Kinn-Kappe heute überholt? Fortschr. Kieferorthop. 38, 66 (1977)

DAVIDOVITCH, Z.; SHANFELD, J. L. and BATASTINI, P. J.: Increased production of cyclic AMP in mechanically stressed alveolar bone in cats. Trans. Europ. Orthod. Soc. (Jahrgang fehlt) 477 (1972)

DAVIES, R. M., DOWNER, M. C., HULL, P. S. and LENNON, M. A.: Alveolar defects in human skulls. J. Clin. Periodontol. 1, 107 (1974)

DELAIRE, J., VERDON, P. und FLOUR, J.: Ziele und Ergebnisse extraoraler Züge in postero-anteriorer Richtung in Anwendung einer orthopädischen Maske bei der Behandlung von Fällen der Klasse III. Fortschr. Kieferorthop. 37, 247 (1976)

DELAIRE, J., VERDON, P. und KÉNÉSI, M. C.: Extraorale Zugkräfte mit Stirn-Kinn-Abstützung zur Behandlung der Oberkieferdeformierungen als Folge von Lippen-Kiefer-Gaumenspalten. Fortschr. Kieferorthop. 34, 225 (1973)

DELAIRE, J., VERDON, P. und FLOUR, J.: Möglichkeiten und Grenzen extraoraler Kräfte in postero-anteriorer Richtung unter Verwendung der orthopädischen Maske. Fortschr. Kieferorthop. 39, 27 (1978)

DERICHSWEILER, H.: Gaumennahterweiterung. Hanser, München 1956

DIAZ, E. A.: Periodontal ligament collagen response to tooth movement: Histochemical and autoradiographic reactions. Amer. J. Orthodont. 73, 443 (1978)

DICKINSON, PH. T. and POWERS, J. M.: Evaluation of fourteen directbonding orthodontic bases. Amer. J. Orthodont. 78, 630 (1980)

DIEDRICH, P.: Die Bracketentfernung und anschließende Schmelzpolitur – eine rasterelektronenmikroskopische Studie. Fortschr. Kieferorthop. 41, 491 (1980)

DIEDRICH, P.: Klinische Bruchhäufigkeit, Plaquebildung und Schmelzläsionen bei der Bracket-Adhäsivtechnik. Fortschr. Kieferorthop. 42, 195 (1981)

DIEDRICH, P.: Die Verbundfestigkeit verschiedener orthodontischer Adhäsive zum konditionierten Schmelz und zur Bracketbasis. Fortschr. Kieferorthop. 42, 305 (1981)

DIEDRICH, P.: Bracket – Adhäsivtechnik in der Zahnheilkunde. Hanser, München/Wien 1983

DIEDRICH, P.: Das Crystal Bond System – ein Fortschritt der direkten Bracketfixation? Fortschr. Kieferorthop. 44, 474 (1983)

DRAKE, S. R., WAYNE, D. M., POWERS, J. M. and ASGAR, K.: Mechanical properties of orthodontic wires in tension, bending, and torsion. Amer. J. Orthodont. 82, 206 (1982)

EICHNER, K.: Aufschlüsse über Kauvorgänge durch elektronische Kaukraftmessungen. Dtsch. Zahnärztl. Z. 19,5, 415 (1964)

EICHNER, K.: Zahnärztliche Werkstoffe und ihre Verarbeitung. 4. Aufl., Bd. 1 und 2, Hüthig, Heidelberg 1981

ENGELKING, G. and ZACHRISSON, B. U.: Effects of incisor repositioning on monkey periodontium after expansion through the cortical plate. Amer. J. Orthodont. 82, 25 (1982)

ERICSSON, I. and THILANDER, B.: Orthodontic forces and recurrence of periodontal disease. Amer. J. Orthodont. 74, 41 (1978)

FAUCHARD, P.: Le chirurgien dentiste ou traité des dents. 2. Vol. Paris 1728, 1746, 1786, zit. nach PFAFF, W.: Lehrbuch der Orthodontie. Verlag der Zentralstelle für Zahnhygiene, Dresden 1906

FOGEL, M. S. and MAGILL, J. M.: The combination technique in orthodontic practice. Lippincott, Philadelphia/Toronto 1972

FORTIN, J. M.: Translation of premolars in the dog by controlling the moment to force ratio on the crown. Amer. J. Orthodont. 59, 6 (1971)

FOSTER, T. D.: A textbook of orthodontics. Blackwell Scientific, Oxford/London/Edinburgh/Melbourne 1975

FREEMAN, D. C.: Root surface area related to anchorage in the Begg technique. Master's thesis, University of Tennessee, Memphis 1965

FROST, H. M.: Bone biodynamics. Little, Brown and Co., Boston 1964

FUJITA, K.: New orthodontic treatment with lingual bracket mushroom arch wire appliance. Amer. J. Orthodont. 76, 657 (1979)

FULLMER, H. M. and LILLIE, R. D.: The oxytalan fibre: A previously undescribed connective tissue fiber. J. Histochem. Cytochem. 6, 425 (1958)

FURSTMAN, L., BERNICK, S. and ALDRICH, D.: Differential response incident to tooth movement. Amer. J. Orthodont. 59, 600 (1971)

GEIS, A. und LAMPERT, F.: Veränderungen der Schmelzoberfläche bei der Klebetechnik. Fortschr. Kieferorthop. 41, 159 (1980)

GERKHARDT, K.-D. und SCHOPF, P. M.: Fortschritte der Säureätztechnik – Kontrolliertes Ätzen beim direkten und indirekten Kleben. Prakt. Kieferorthop. 2, 131 (1988)

GIANELLY, A. A.: Force – induced changes in the vascularity of the periodontal ligament. Amer. J. Orthodont. 55, 5 (1969)

GIANELLY, A. A. and GOLDMAN, H. M.: Biologic Basis of Orthodontics. Lea & Febiger, Philadelphia 1971

GILLOOLY, CH. J., HOSLEY, R. T., MATHEWS, J. R. and JEWETT, D. L.: Electric potentials recorded from mandibular alveolar bone as a result of forces applied to the tooth. Amer. J. Orthodont. 54, 649 (1968)

GLASSMAN, A. S., NAHIGIAN, S. J., MEDWAY, J. M. and ARONOWITZ, H. I.: Conservative surgical orthodontic adult rapid palatal expansion: Sixteen cases. Amer. J. Orthodont. 86, 207 (1984)

GLENN, R. W., WEIMER, A. D., WENTZ, F. M. and KREJCI, R. F.: The effect of gingival fiberotomy on orthodontic cuspid retraction in cats. Angle Orthodont. 53, 320 (1983)

GÖZ, G.: Die kieferorthopädische Zahnbewegung. Untersuchungen zur Biologie und Mechanik. Hanser, München/Wien 1987

GOLDIE, R. and KING, G. J.: Root resorption and tooth movement in orthodontically treated, calcium deficient, and lactating rats. Amer. J. Orthodont. 85, 424 (1984)

GORELICK, L., GEIGER, A. M. and GWINNETT, A. J.: Incidence of white spot formation after bonding and banding. Amer. J. Orthodont. 81, 93 (1982)

GRABER, T. M.: Orthodontics. Principles and Practice. 3rd ed., Saunders, Philadelphia/London/Toronto 1972

GRABER, T. M. and SWAIN, B. F.: Current orthodontic concepts and techniques. 2nd ed., Vol. I and II. Saunders, Philadelphia/London/Toronto 1975

GREENBAUM, K. R. and ZACHRISSON, B. U.: The effect of palatal expansion therapy on the periodontal supporting tissues. Amer. J. Orthodont. 81, 12 (1982)

GRIMM, F. M.: Bone bending, a feature of orthodontic tooth movement. Amer. J. Orthodont. 62, 384 (1972)

GUEVARA, M. J. and McCLUGAGE, S. G.: Effects of intrusive forces upon the microvasculature of the dental pulp. Angle Orthodont. 50, 129 (1980)

GUGINO, C. F.: An Orthodontic Philosophy. Rocky Mountain Communicators 1971

HÄUPL, K.: Kieferorthopädischer Gewebeumbau und Muskelreiz. Fortschr. Kieferorthop. 16, 52 (1955)

HAMERSKY, P. A., WEIMER, A. D. and TAINTOR, J. F.: The effect of orthodontic force application on the pulpal tissue respiration rate in the human premolar. Amer. J. Orthodont. 77, 368 (1980)

HAMP, S.-E., LUNDSTRÖM, F. and NYMAN, ST.: Periodontal conditions in adolescents subjected to multiband orthodontic treatment with controlled oral hygiene. Eur. J. Orthod. 4, 77 (1982)

HANSON, G. H.: The SPEED System: a report on the development of a new edgewise appliance. Amer. J. Orthodont. 78, 243 (1980)

HARRY, M. R. and SIMS, M. R.: Root resorption in bicuspid intrusion – A scanning electron microscope study. Angle Orthodont. 52, 235 (1982)

HASUND, A.: Die Bergen-Technik. Monographie. Selbstverlag, Bergen 1975

HELLER, I. J. and NANDA, R.: Effect of metabolic alteration of periodontal fibers on orthodontic tooth movement. An experimental study. Amer. J. Orthodont. 75, 239 (1979)

HERBST, E.: Atlas und Grundriß der zahnärztlichen Orthopädie. Lehmann, München 1910

HERSHEY, H. G., HOUGHTON, C. W. and BURSTONE, C. J.: Unilateral face-bows: A theoretical and laboratory analysis. Amer. J. Orthodont. 79, 229 (1981)

HERSHEY, H. G., STEWART, B. L. and WARREN, D. W.: Changes in nasal airway resistance associated with rapid maxillary expansion. Amer. J. Orthodont. 69, 274 (1976)

HICKHAM, J. H. und MIETHKE, R.-R.: Der direkte Headgear – ein wirkungsvolles extraoral verankertes Gerät. Fortschr. Kieferorthop. 41, 65 (1980)

Hinz, R. und Schumann, A.: Multiband I, Lehr- und Anschauungstafeln Nr. 7. Zahnärztlicher Fachverlag, Herne

Hinz, R. und Schumann, A.: Multiband III, Lehr- und Anschauungstafeln Nr. 9. Zahnärztlicher Fachverlag, Herne

Hixon, E. H., Atikian, H., Callow, G. E., McDonald, H. W. and Tacy, R. J.: Optimal force, differential force and anchorage. Amer. J. Orthodont. 55, 437 (1969)

Hixon, E. H., Aasen, T. O., Arango, J.; Clark, R. A., Klosterman, R., Miller, S. S. and Odom, W. M.: On force and tooth movement. Amer. J. Orthodont. 57, 476 (1970)

Hofmann, T. und Miethke, R.-R.: Das Kräfteverhalten elastischer Ligaturen. Fortschr. Kieferorthop. 42, 296 (1981)

Holdaway, R. A.: Bracket Angulation as applied to the Edgewise Appliance. 1952. Zit. nach Magness, W. B.: The straight wire concept. Amer. J. Orthodont. 73, 541 (1978)

Hollender, L., Rönnerman, A. and Thilander, B.: Root resorption, marginal bone support and clinical crown length in orthodontically treated patients. Eur. J. Orthod. 2, 197 (1980)

Hotz, R.: Festsitzende Apparaturen in der Kieferorthopädie. Huber, Bern/Stuttgart 1967

Howe, R. P.: Palatal expansion using a bonded appliance. Amer. J. Orthodont. 82, 464 (1982)

Huggins, D. G.: A consideration of altered metabolic state in the rat and its effect on tooth movement. Trans. Europ. Orthod. Soc. 463 (1972)

Isaacson, R. J. and Ingram, A. H.: Forces produced by rapid maxillary expansion: II. Forces present during treatment. Angle Orthodont. 34, 143 (1964)

Jackson, G. W., Kokich, V. C. and Shapiro, P. A.: Experimental and postexperimental response to anteriorly directed extraoral force in young Macaca nemestrina. Amer. J. Orthodont. 75, 318 (1979)

Jacobson, A.: A key to the understanding of extraoral forces. Amer. J. Orthodont. 75, 361 (1979)

Janzen, E. K. and Bluher, J. A.: The cephalometric, anatomic and histologic changes in Macaca mulatta after application of a continous acting retraction force on the mandible. Amer. J. Orthodont. 51, 823 (1965)

Jarabak, J. R.: Biomechanik der Jarabak-Technik. Fortschr. Kieferorthop. 44, 43 (1983)

Jarabak, J. R. and Fizzell, J. A.: Technique and treatment with Light-wire edgewise appliances. 2nd ed., Vol. I and II. Mosby, Saint Louis 1972

Johnson, J. E.: A new orthodontic mechanism: The twin wire automatic appliance. J. Am. Dent. Assoc. 19, 997 (1932)

Jonas, I.: Histomorphologische Untersuchungen über das destruktive und restitutive Verhalten des Ligamentum parodontale unter kieferorthopädischen Zahnbewegungen. Fortschr. Kieferorthop. 39, 398 (1978)

Jonas, I. und Riede, U. N.: Der Einfluß von Flavichromin auf das orthodontisch stimulierte Parodontium. Fortschr. Kieferorthop. 40, 70 (1979)

Jones, M. L.: An investigation into the initial discomfort caused by placement of an archwire. Eur. J. Orthod. 6, 48 (1984)

Kaminek, M.: Kieferorthopädische Therapie mit festsitzenden Apparaturen. Barth, Leipzig 1980

Kappert, H. F., Jonas, I. und Rakosi, Th.: Zur Bedeutung des Korrosionsfaktors bei der Bracket-Adhäsiv-Technik. Fortschr. Kieferorthop. 45, 271 (1984)

Karwetzky, R.: Das Verhalten des Zahnmarks bei kieferorthopädischen Behandlungen. Fortschr. Kieferorthop. 31, 435 (1970)

Kennedy, D. B., Joondeph, D. R., Osterberg, S. K. and Little, R. M.: The effect of extraction and orthodontic treatment on dentoalveolar support. Amer. J. Orthodont. 84, 183 (1983)

Ketcham, A. H.: A radiograph study of orthodontic tooth movement: a preliminary report. J. Am. Dent. Assoc. 14, 1577 (1927)

Klapper, L. and Henriques, B. L.: Electrical stimulation of appositional bone formation in the rat calvaria. I.A.D.R. (Abstr.) Nr. 359 (1970)

Kloehn, S. J.: Guiding alveolar growth and eruption of teeth to reduce treatment time and produce a more balanced denture and face. Angle Orthodont. 17, 10 (1947)

Korkhaus, G.: Moderne orthodontische Therapie. Meusser, Berlin 1928

Koumas, H. and Matthews, J. L.: Effect of pressure on the formation of collagen in the periodontal ligament. Amer. J. Orthodont. 56, 604 (1969)

Kragt, G. and Duterloo, H. S.: The initial effects of orthopedic forces: A study of alterations in the craniofacial complex of a macerated human skull owing to high-pull headgear traction. Amer. J. Orthodont. 81, 57 (1982)

Kraut, R. A.: Surgically assisted rapid maxillary expansion by opening the midpalatal suture. J. Oral. Maxillofac. Surg. 42, 651 (1984)

Krebs, A.: Midpalatal suture expansion studied by the implant method over a seven-year period. Trans. Europ. Orthod. Soc. 40, 131 (1964)

Kurihara, S. and Enlow, D. H.: A histochemical and electron microscopic study of an adhesive type of collagen attachment on resorptive surfaces of alveolar bone. Amer. J. Orthodont. 77, 532 (1980)

Kusy, R. P.: On the use of nomograms to determine the elastic property rations of orthodontic arch wires. Amer. J. Orthodont. 83, 374 (1983)

Kvam, E.: Scanning electron microscopy of tissue changes on the pressure surface of human premolars following tooth movement. Scand. J. Dent. Res. 80, 357 (1972)

LAMPERT, F.: Klinische und experimentelle Untersuchungen zur Schmelzoberflächenätzung. Fortschr. Kieferorthop. 41, 77 (1980)

LANGFORD, S. R. and SIMS, M. R.: Root surface resorption, repair, and periodontal attachment following rapid maxillary expansion in man. Amer. J. Orthodont. 81, 108 (1982)

LANGLADE, M.: Therapeutique Orthodontique. Maloine, S. A., Paris 1978

LAPTOOK, I.: Conductive hearing loss and rapid maxillary expansion. Amer. J. Orthodont. 80, 325 (1981)

LEE, B. W.: Relationship between tooth-movement rate and estimated pressure applied. J. Dent. Res. 44, 1053 (1965)

LEGER, R.: KaVo – Banddriverkopf. Inf. Orthod. Kieferorthop. 12, 221 (1980)

LILJA, E., LINDSKOG, S. and HAMMARSTRÖM, L.: Histochemistry of enzymes associated with tissue degradation incident to orthodontic tooth movement. Amer. J. Orthodont. 83, 62 (1983)

LINGE, L.: Sektionsbögen im Rahmen der Edgewisetechnik. Inf. Orthod. Kieferorthop. 4, 108 (1972)

LINGE, L.: Tissue reactions incident to widening of facial sutures. Trans. Europ. Orthod. Soc. 487 (1972)

LITTLE, R. M., WALLEN, T. R. und RIEDEL, R. A.: Stabilität und Rezidiv nach Ausrichtung der unteren Frontzähne in Fällen mit Extraktion der ersten Prämolaren und herkömmlicher Edgewisebehandlung. Inf. Orthod. Kieferorthop. 15, 289 (1983)

LOURIE, S.: Der verdeckte Labialbogen mit Federausläufern. Int. J. Orthod. Oral Surg. 24 (1918)

LUNDSTRÖM, A.: Introduction to Orthodontics. McGraws Hill Book Co., New York/Toronto/London 1960

LUTZ, F., LÜSCHER, B., OCHSENBEIN, H. und MÜHLEMANN, H. R.: Adhäsive Zahnheilkunde. Juris Druck & Verlag, Zürich 1976

MAGNESS, W. B.: The straight-wire concept. Amer. J. Orthodont. 73, 541 (1978)

MAIJER, R. and SMITH, D. C.: Variables influencing the bond strenght of metal orthodontic bracket bases. Amer. J. Orthodont. 79, 20 (1981)

McCOY, D.: A new application of an old principle in orthodontic mechanism. Int. J. Orthod. H. 3 (Seitenangabe fehlt) (1927)

MEIXNER, L.: Topographie und Chronologie des Durchbruchs der zweiten Molaren nach Headgearbehandlung. Vortrag, gehalten auf der Jahrestagung der Deutschen Gesellschaft für Kieferorthopädie in Würzburg 1976

MELSEN, B.: A histological study of the influence of sutural morphology and skeletal maturation on rapid palatal expansion in children. Trans. Europ. Orthod. Soc. 499 (1972)

MERSHON, J. V.: Band and lingual arch technic. Int. J. Orthod. Oral Surg. 4 (1917)

MIDGETT, R. J., SHAYE, R. and FRUGE, J. F.: The effect of altered bone metabolism on orthodontic tooth movement. Amer. J. Orthodont. 80, 256 (1981)

MIETHKE, R.-R. und RABE, H.: Nebeneffekte von Biegungen 3. Ordnung (Torque). Prakt. Kieferorthop. 1, 87 (1987)

MIURA, F.: Effect of orthodontic force on blood circulation in periodontal membrane. Transact. 3. Intern. Orth. Congr. 35 (1973)

MIZRAHI, E.: Enamel demineralization following orthodontic treatment. Amer. J. Orthodont. 82, 62 (1982)

MIZRAHI, E.: Surface distribution of enamel opacities following orthodontic treatment. Amer. J. Orthodont. 84, 323 (1983)

MIZRAHI, E., CLEATON-JONES, P. E. and AUSTIN, J. C.: Effect of surface contamination on band retention. Amer. J. Orthodont. 79, 390 (1981)

MOYERS, R. E.: Handbook of Orthodontics. 3rd ed., Year Book Medical Publishers, Chicago/London 1973

MULLIGAN, TH. F.: Allgemeinverständliche Mechanik. Inf. Orthod. Kieferorthop. 12, 333 (1980)

NANDA, R.: Protraction of maxilla in rhesus monkeys by controlled extraoral forces. Amer. J. Orthodont. 74, 121 (1978)

NANDA, R.: Biomechanical and clinical considerations of a modified protraction headgear. Amer. J. Orthodont. 78, 125 (1980)

NEWMAN, G. V.: Bonding plastic orthodontic attachments to tooth enamel. NY State Dent. Soc. 35, 901 (1964)

NEWMAN, W. G.: Possible etiologic factors in external root resorption. Amer. J. Orthodont. 67, 522 (1975)

NORTON, L. A., HANLEY, K. J. and TURKEWICZ, J.: Bioelectric perturbations of bone. Angle Orthodont. 54, 73 (1984)

OHM-LINGE, B. und LINGE, L.: Apikale Wurzelresorptionen der oberen Frontzähne. Eine longitudinale röntgenologische Untersuchung in einer kieferorthopädischen Praxis. Fortschr. Kieferorthop. 41, 276 (1980)

OHM-LINGE, B. und LINGE, L.: Wurzellängen der oberen Schneidezähne und kieferorthopädische Therapie. Fortschr. Kieferorthop. 44, 392 (1983)

OPPENHEIM, A.: The crisis in Orthodontia I. Int. J. Orthod. 21, 243 (1935)

OPPENHEIM, A.: Biologic orthodontic therapy and reality. Angle Orthodont. 6, 5, 69, 153 (1936), 7, 58 (1937)

OTTOLENGUI, R.: The physiological and pathological resorption of tooth roots. Items of Interest 36, 332 (1914)

PARKER, G. R.: Transseptal fibers and relapse following bodily retraction of teeth: a histologic study. Amer. J. Orthodont. 61, 331 (1972)

PAVLIN, D. and VUKICEVIC, D.: Mechanical reactions of facial skeleton to maxillary expansion determined by laser holography. Amer. J. Orthodont. 85, 498 (1984)

PERSSON, M., KILIARIDIS, ST. and LENNARTSSON, B.: Comparative studies on orthodontic elastic threads. Eur. J. Orthod. 5, 157 (1983)

PETIT, H. P.: Progenie-Syndrome: Allgemein gültige Behandlungsrichtlinien für die Anwendung von kieferorthopädischen Gesichtsmasken. Inf. Orthod. Kieferorthop. 15, 315 (1983)

PFAFF, W.: Lehrbuch der Orthodontie, 3. Aufl., Klinkhardt, Leipzig 1921

PFEIFFER, J. P. und GROBÉTY. D.: Gleichzeitige Verwendung der Nackenbandapparatur und des Aktivators: Eine orthopädische Annäherung an die Therapie mit festsitzenden Apparaturen. Inf. Orthod. Kieferorthop. 4, 177 (1972)

PFEIFFER, J. P. and GROBÉTY, D.: A philosophy of combined orthopedic-orthodontic treatment. Amer. J. Orthodont. 81, 185 (1982)

POSSELT, P.: Der Headgear. Lehr- und Anschauungstafeln Nr. 4. Zahnärztlicher Fachverlag, Herne

POSSELT, P. und UERDINGEN, R.: Multiband II. Lehr- und Anschauungstafeln Nr. 8. Zahnärztlicher Fachverlag, Herne

RABCHINSKY, D. S. and POWERS, J. M.: Color stability and stain resistance of direct-bonding orthodontic cements. Amer. J. Orthodont. 79, 170 (1979)

RAHN, B. A. und JONAS, I.: Knochenumbaumechanismen und Kraftapplikationen. Fortschr. Kieferorthop. 41, 186 (1980)

RAKOSI, TH., JONAS, I. und BURGERT, R.: Vereinfachte Anfertigung von Gaumennaht-Sprengungsplatten. Fortschr. Kieferorthop. 44, 71 (1983)

RAKOSI, TH., JONAS, I., KELLER, H. und BURGERT, R.: Vereinfachte Anfertigung eines Positioners. Fortschr. Kieferorthop. 42, 71 (1981)

RANNIE, L.: Observations on the oxytalan fibre of the periodontal membran. Trans. Europ. Orthod. Soc. 127 (1963)

REITAN, K.: Some factors determining the evaluation of forces in orthodontics. Amer. J. Orthodont. 43, 32 (1957)

REITAN, K.: Tissue behavior during orthodontic tooth movement. Amer. J. Orthodont. 46, 881 (1960)

REITAN, K.: Effects of force magnitude and direction of tooth movement on different alveolar bone type. Angle Orthod. 34, 244 (1964)

REITAN, K.: Clinical and histologic observations on tooth movement during and after orthodontic treatment. Amer. J. Orthodont. 53, 721 (1967)

REITAN, K.: Mechanism of apical root resorption. Trans. Europ. Orthod. Soc. 363 (1972)

REITAN, K.: Anfängliches Gewebsverhalten während der Wurzelspitzenresorption. Inf. Orthod. Kieferorthop. 6, 194 (1974)

RENFROE, E. W.: Technique Training in Orthodontics. Textbook 1960

RENFROE, E. W.: Edgewise. Lea & Febiger, Philadelphia 1975

RICKETTS, R. M.: Endbehandlung in der heutigen kieferorthopädischen Therapie. Inf. Orthod. Kieferorthop. 8, 259 (1976)

RICKETTS, R. M., BENCH, R. W., GUGINO, C. F., HILGERS, J. J. and SCHULHOF, R. J.: Bioprogressive Therapy. Rocky Mountain Communicators 1979

RINDERER, L.: Unsere Erfahrungen und Stellungnahme zur Gaumennahterweiterung. Schweiz. Mschr. Zahnheilk. 75, 617 (1965)

ROBINSON, R. D.: A system of positive and painless tooth movement. Int. J. Orthod. 1915. Zit. bei KORKHAUS, G., 1928

ROTH, R. H.: Funktionelle Okklusion. Inf. Orthod. Kieferorthop. 8, 245 (1976)

ROTHBLATT, J. M. and WALDO, C. M.: Tissue response to tooth movement in normal and abnormal metabolic states. J. Dent. Res. 32, 678 (1953)

ROTHSCHILD, W. S.: The effect of an intermittent heavy extraoral force applied to the condylar growth center of the New Zealand rabbit. Amer. J. Orthodont. 57, 91 (1970)

ROUX, W.: Funktionelle Anpassung. Encyclopädische Jahrbücher 4, 14 (1894)

RYGH, P.: Hyaline Degeneration der Wurzelhaut bei kieferorthopädischen Zahnbewegungen. Inf. Orthod. Kieferorthop. 7, 32 (1975)

SADOWSKY, C. and BEGOLE, E. A.: Long-term effects of orthodontic treatment on periodontal health. Amer. J. Orthodont. 80, 156 (1981)

SADOWSKY, C. and SAKOLS, E. I.: Long-term assessment of orthodontic relapse. Amer. J. Orthodont. 82, 456 (1982)

SAKAMOTO, T., IWASE, I., UKA, A. and NAKAMURA, S.: A roentgenocephalometric study of skeletal changes during and after chin cup treatment. Amer. J. Orthodont. 85, 341 (1984)

SANDER, G. und TÜRKER, K.: Zahnbeweglichkeitsmessungen an oberen Sechsjahrmolaren bei der Anwendung asymmetrischer Facebows. Fortschr. Kieferorthop. 39, 331 (1978)

SANDSTEDT, C.: Einige Beiträge zur Theorie der Zahnregulierung. Nord. Tandl. Tidsskr. 5, 236 (1904), 8, 1 (1905)

SANDY, J. R. and HARRIS, M.: Prostaglandins and tooth movement. Eur. J. Orthod. 6, 175 (1984)

SCHMUTH, G. P. F.: Kieferorthopädie. 2. Aufl., Thieme, Stuttgart/New York 1983

SCHUMACHER, H. A. und SANDER, G.: Über die Kraft-einwirkung auf die Sechsjahrmolaren bei der Head-gearbehandlung. Fortschr. Kieferorthop. 39, 46 (1978)

SCHWARZ, A. M.: Lehrgang der Gebißregelung. Bd. I, II. Urban & Schwarzenberg, Wien/Innsbruck 1956

SERGL, H. G.: Tierexperimentelle Untersuchungen zur Erschütterungstheorie. Fortschr. Kieferorthop. 44, 23 (1983)

SERGL, H. G.: Idee und Anwendungsbereich des Idea-lisators. Prakt. Kieferorthop. 2, 11 (1988)

SERGL, H. G. und LAUTENBACH, B.: Über den Wert ästhetischer Normen im Rahmen der Profilbeurtei-lung. Fortschr. Kieferorthop. 45, 87 (1984)

SHAPIRO, E., ROEBER, F. W. and KLEMPNER, L. S.: Orthodontic movement using pulsating force-in-duced piezo-electricity. Amer. J. Orthodont. 76, 59 (1979)

SHERMAN, A. J.: Bone reaction to orthodontic forces on vitreous carbon dental implants. Amer. J. Ortho-dont. 74, 79 (1978)

SHORE, N. A.: Occlusal equilibration and temporo-mandibular joint dysfunction. J. B. Lippincott & Co., Philadelphia 1959

SKILLEN, W. G. and REITAN, K.: Tissue changes follow-ing rotation of teeth in the dog. Angle Orthodont. 10, 140 (1940)

SKOGSBORG, C.: The use of septotomy in connection with orthodontic treatment. Int. J. Orthod. 18, 659 (1932)

SMITH, R. and BURSTONE, C. J.: Mechanics of tooth movement. Amer. J. Orthodont. 85, 294 (1984)

SMITH, R. S., SPINELLI, J. A. and TARTAKOW, D. J.: Phosphoric acid penetration during direct bonding. Amer. J. Orthodont. 70, 543 (1976)

SMITH, R. and STOREY, E.: The importance of force in Orthodontics. Austr. Dent. J. 56, 291 (1952)

SPETH, L., SERGL, H. G. und FUHR, K.: Frontzahnstel-lung und Weichteilprofil – eine experimentelle Stu-die. Fortschr. Kieferorthop. 45, 360 (1984)

STENVIK, A. and MJÖR, J. A.: Pulp and dentine reac-tions to experimental tooth intrusion. Amer. J. Ortho-dont. 57, 370 (1970)

STONER, M. M. and LINDQUIST, J. T.: The edgewise appliance today. In GRABER, T. M. and SWAIN, B. F. (eds.): Current orthodontic concepts and techniques Vol. 1, 453. Saunders, Philadelphia/London/Toronto 1969

STOREY, E.: Die Natur der Zahnbewegung. Inf. Orthod. Kieferorthop. 5, 108 (1973)

STOREY, E. and SMITH, R.: Force in orthodontics and its relation to tooth movement. Austr. Dent. J. 56, 11 (1952)

STUTZMANN, J. und PETROVIC, A.: Die Umbauge-schwindigkeit des Alveolarknochens beim Erwachse-nen vor und nach orthodontischer Behandlung. Fortschr. Kieferorthop. 42, 386 (1981)

STUTZMANN, J., PETROVIC, A. und SHAYE, R.: Analy-se der Resorptionsbildungsgeschwindigkeit des menschlichen Alveolarknochens in organotypischer Kultur, entnommen vor und während der Durchfüh-rung einer Zahnbewegung. Fortschr. Kieferorthop. 41, 236 (1980)

TERHUNE, W. F., SYDISKIS, R. J. and DAVIDSON, W. M.: In vitro cytotoxicity of orthodontic bonding mate-rials. Amer. J. Orthodont. 83, 501 (1983)

TEUSCHER, U.: A growth-related concept for skeletal Class II treatment. Amer. J. Orthodont. 74, 258 (1978)

THILANDER, B.: Treatment of Angle class III mal-occlusion with chin cup. Trans. Europ. Orthod. Soc. 39, 384 (1963)

THILANDER, B.: Chin cup treatment for Angle class III malocclusion: a longitudinal study. Trans. Europ. Orthod. Soc. 41, 311 (1965)

THILANDER, B.: Beeinflußbarkeit des suturalen Wachstums durch kieferorthopädische Maßnahmen. Fortschr. Kieferorthop. 41, 200 (1980)

THILANDER, B., NYMAN, ST., KARRING, TH. and MAGNUSSON, I.: Bone regeneration in alveolar bone dehiscences related to orthodontic tooth movements. Eur. J. Orthod. 5, 105 (1983)

THUROW, R. C.: Edgewise orthodontics. Mosby, St. Louis 1972

THUROW, R. C.: Grundzüge der Orthodontie. Verlag Zahnärztliches Medizinisches Schrifttum, München 1975

TIMMS, D. and MOSS, J.: An histological investigation into the effects of rapid maxillary expansion on the teeth and their supporting tissues. Trans. Europ. Orthod. Soc. 263 (1971)

TIMMS, D. J. and VERO, D.: The relationship of rapid maxillary expansion to surgery with special reference to midpalatal synostosis. Brit. J. Oral Surg. 19, 180 (1981)

TWEED, C. H.: Clinical orthodontics. Vol. I, II. Mosby, St. Louis 1966

UHDE, M. D., SADOWSKY, C. and BEGOLE, E. A.: Long-term stability of dental relationships after orthodon-tic treatment. Angle Orthodont. 53, 240 (1983)

VIOHL, J.: Kunststoff-Füllungswerkstoffe. In: EICH-NER, K. (Hrsg.): Zahnärztliche Werkstoffe und ihre Verarbeitung. Bd. 2, 4. Aufl. Hüthig, Heidelberg 1981

WALDO, C. M.: Method of the study of tissue response to tooth movement. J. Dent. Res. 32, 690 (1953)

WAINWRIGHT, W. M.: Faciolingual tooth movement: Its influence on the root and cortical plate. Amer. J. Orthodont. 64, 278 (1973)

WEINSTEIN, S.: Minimal forces in tooth movement. Amer. J. Orthodont. 53, 881 (1967)

WEINSTEIN, S., HAACK, D. C., MORRIS, L. Y., SNYDER, B. B. and ATTAWAY, H. E.: On an equilibrium theory of tooth position. Angle Orthodont. 33, 1 (1963)

WHITE, L. W.: Effective saliva control for orthodontic patients. J. Clin. Orthod. 9, 648 (1975)

WILSON, W. L. and WILSON, R. C.: Modular Orthodontics (Wilson). Rocky Mountain Co. 1981

WISTH, H. J.: Die Rolle des Zinkphosphatzements im Zusammenhang mit Zahnschmelzoberflächenveränderungen bei Zähnen, die zur kieferorthopädischen Behandlung bebändert wurden. Inf. Orthod. Kieferorthop. 3, 204 (1971)

WITT, E.: Persönliche Mitteilung 1984

YAMASAKI, K., SHIBATA, Y., IMAI, S., TANI, Y., SHIBASAKI, Y. and FUKUHARA, T.: Clinical application of prostaglandin E_1 (PGE_1) upon orthodontic tooth movement. Amer. J. Orthodont. 85, 508 (1984)

YASUDA, I.: On the piezoelectric activity of bone. J. Jap. Orthod. Soc. 28, 267 (1954)

YUDELSON, R.: Die Theorie der Universalapparatur. Inf. Orthod. Kieferorthop. 4, 215 (1972)

ZACHRISSON, B. U.: Iatrogenic tissue damage following orthodontic treatment: clinical and radiographic findings. Trans. Europ. Orthod. Soc. 488 (1973)

ZACHRISSON, B. U.: Periodontal condition in orthodontically treated and untreated individuals. I. Loss of attachment, gingival pocket depth and clinical crown height. Angle Orthodont. 43, 402 (1973)

ZACHRISSON, B. U.: Clinical experience with direct-bonded orthodontic retainers. Amer. J. Orthodont. 71, 440 (1977)

ZACHRISSON, B. U.: Periodontal aspects of stability, retention and relapse. Vortrag, gehalten beim Kongreß der Eur. Orthodontic Society in Den Haag 1978

ZACHRISSON, B. U. und ALNAES, L.: Zustand des Periodontiums bei kieferorthopädisch behandelten und unbehandelten Personen. 2. Teil. Inf. Orthod. Kieferorthop. 6, 183 (1974)

ZACHRISSON, B. U. and ARTHUN, J.: Enamel surface appearance after various debonding techniques. Amer. J. Orthodont. 75, 121 (1979)

ZACHRISSON, B. U. and BROBAKKEN, B.: Clinical comparison of direct versus indirect bonding with different bracket types and adhesives. Amer. J. Orthodont. 74, 62 (1978)

ZACHRISSON, B. U., SKOGAN, Ö. and HÖYMYHR, S.: Enamel cracks in debonded, debanded, and orthodontically untreated teeth. Amer. J. Orthodont. 77, 307 (1980)

ZACHRISSON, B. U. and ZACHRISSON. S.: Gingival condition associated with partial orthodontic treatment. Acta Odont. Scand. 30, 127 (1972)

ZAKI, A. E. and VAN HUYSEN, G.: Histology of the periodontium following tooth movement. J. Dent. Res. 42, 1373 (1963)

ZENGO, A. N., PAWLUK, R. J. and BASSETT, C. A. L.: Stress-induced bioelectric potentials in the dentoalveolar complex. Amer. J. Orthodont. 64, 17 (1973)

ZIMRING, J. F. and ISAACSON, R. J.: Forces produced by rapid maxillary expansion: III. Forces present during retention. Angle Orthodont. 35, 178 (1965)

Anhang

Umrechnungstabelle für Längenmaße

mm	inch	mm	inch	mm	inch	inch		mm
0,0254	.001	0,7112	.028	1,3716	.054	1/64	.0156	0,396
0,0508	.002	0,7366	.029	1,3970	.055	1/32	.0312	0,793
0,0762	.003	0,7620	.030	1,4224	.056	1/16	.0625	1,588
0,1016	.004	0,7874	.031	1,4478	.057	1/8	.1250	3,175
0,1270	.005	0,7937	.0312	1,4732	.058	3/16	.1875	4,763
0,1524	.006	0,8128	.032	1,4986	.059	1/4	.2500	6,350
0,1778	.007	0,8382	.033	1,5240	.060	5/16	.3125	7,938
0,2032	.008	0,8636	.034	1,5494	.061	3/8	.3750	9,525
0,2286	.009	0,8890	.035	1,5748	.062	1/2	.5000	12,700
0,2540	.010	0,9144	.036	1,5875	.0625	5/8	.6250	15,875
0,2794	.011	0,9398	.037	1,6002	.063	3/4	.7500	19,050
0,3048	.012	0,9652	.038	1,6256	.064	1	1.000	25,400
0,3302	.013	0,9906	.039	1,6510	.065			
0,3556	.014	1,0000	.0394	1,6764	.066			
0,3810	.015	1,0160	.040	1,7018	.067			
0,3969	.0156	1,0414	.041	1,7272	.068			
0,4064	.016	1,0668	.042	1,7526	.069			
0,4318	.017	1,0922	.043	1,7780	.070			
0,4572	.018	1,1176	.044	1,8034	.071			
0,4826	.019	1,1430	.045	1,8288	.072			
0,5080	.020	1,1634	.046	1,8542	.073			
0,5334	.021	1,1906	.0469	1,8796	.074			
0,5588	.022	1,1938	.047	1,9050	.075			
0,5842	.023	1,2192	.048	1,9304	.076			
0,6069	.024	1,2446	.049	1,9558	.077			
0,6350	.025	1,2700	.050	1,9812	.078			
0,6604	.026	1,2954	.051	1,9844	.0781			
0,6858	.027	1,3208	.052	2,0000	.0787			
		1,3462	.053					

Umrechnungstabelle für Gewichtsmaße

Ounces (avoir.) Gramm		Gramm Ounces (avoir.)		Gramm Pounds (avoir.)	
ounces	gramm	gramm	ounces	gramm	pounds
1	28,35	10	0,35	1000	2,205
2	56,70	20	0,71	2000	4,409
3	85,05	30	1,06	3000	6,614
4	113,40	40	1,41	4000	8,818
5	141,75	50	1,76	5000	11,023
6	170,10	60	2,12		
7	198,45	70	2,47		
8	226,80	80	2,82		
9	255,15	90	3,17		
10	283,50	100	3,53		
11	311,85	200	7,05		
12	340,20	300	10,58		
13	368,55	400	14,11		
14	396,90	500	17,64		
15	425,25	600	21,16		
16	453,60	700	24,69		
17	481,95	800	28,22		
18	510,30	900	31,75		
19	538,65	1000	35,27		
20	567,00	2000	70,55		
21	595,35	3000	105,82		
22	623,70	4000	141,09		
23	625,05	5000	176,37		
24	680,40				
25	708,75				
30	850,50				
35	992,25				
40	1134,00				
45	1275,75				
50	1417,50				

Größe der Wurzeloberfläche verschiedener Zahntypen nach CLARK 1969

	Zahn	Anzahl	$\overline{X}$ Oberfläche mm^2	Standard-abweichung mm^2
Oberkiefer	|3|	8	321	41
		4		25	242	25
		5		24	261	22
		6		8	508	70
Unterkiefer	|3|	18	302	50
		4		58	220	31
		5		52	234	26
		6		11	525	76

Torquefreiheit

Tabellen zur Bestimmung des effektiven Torques unter Berücksichtigung des Torque-Verlustes durch freies Spiel (Angaben Fa. Dentaurum)

Bracketschlitz □ 0,45×0,63 mm/.018×.025″

Draht ∅		Bracket-Torque								
		1°	3°	7°	10°	11°	17°	22°	25°	30°
mm	inch	Effektiver Torque								
0,41×0,41	.016×.016″	0	0	0	0.38	1.38	7.38	12.38	15.38	20.38
0,41×0,55	.016×.022″	0	0	0.32	3.32	4.32	10.32	15.32	18.32	23.32
0,43×0,43	.017×.017″	0	0	1.88	4.88	5.88	11.88	16.88	19.88	24.88
0,43×0,55	.017×.022″	0	0	3.12	6.12	7.12	13.12	18.12	21.12	26.12
0,43×0,63	.017×.025″	0	0	3.61	6.61	7.61	13.61	18.61	21.61	26.61
0,45×0,45	.018×.018″	0	0.87	4.87	7.87	8.87	14.87	19.87	22.87	27.87
0,45×0,55	.018×.022″	0	1.29	5.29	8.29	9.29	15.29	20.29	23.29	28.29
0,45×0,63	.018×.025″	0	1.50	5.50	8.50	9.50	15.50	20.50	23.50	28.50

Bracketschlitz □ 0,55×0,71 mm/.022×.028″

Draht ∅		Bracket-Torque								
		1°	3°	7°	10°	11°	17°	22°	25°	30°
mm	inch	Effektiver Torque								
0,41×0,55	.016×.022″	0	0	0	0	0	0	3.15	6.15	11.15
0,43×0,43	.017×.017″	0	0	0	0	0	0	0	2.26	7.26
0,43×0,55	.017×.022″	0	0	0	0	0	1.54	6.54	9.54	14.54
0,43×0,63	.017×.025″	0	0	0	0	0	3.83	8.83	11.83	16.83
0,45×0,45	.018×.018″	0	0	0	0	0	0	4.89	7.89	12.89
0,45×0,55	.018×.022″	0	0	0	0	0	4.14	9.14	12.14	17.14
0,45×0,63	.018×.025″	0	0	0	0	0	5.98	10.98	13.98	18.98
0,48×0,63	.019×.025″	0	0	0	2.11	3.11	9.11	14.11	17.11	22.11
0,53×0,53	.021×.021″	0	0	3.48	6.48	7.48	13.48	18.48	21.48	26.48
0,53×0,63	.021×.025″	0	0.70	4.07	7.07	8.07	14.07	19.07	22.07	27.07
0,54×0,63	.0215×.025″	0	1.26	5.26	8.26	9.26	15.26	20.26	23.26	28.26
0,54×0,71	.0215×.028″	0	1.45	5.45	8.45	9.45	15.45	20.45	23.45	28.45

Kippfreiheit

$$d^2 = x^2 + y^2$$
$$d = \sqrt{x^2 + y^2}$$
$$\alpha = \gamma - \beta = SIN\frac{-l\,y}{d} - SIN\frac{-l\,w}{d}$$

α = Kippfreiheit zwischen
    Draht und Bracketschlitz
w = Drahtdurchmesser
x = Länge des Bracketschlitzes
y = Breite des Bracketschlitzes

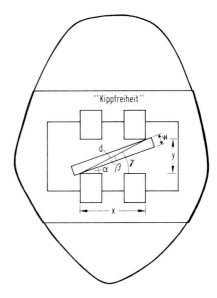

Kippfreiheit von runden und rechteckigen Drähten in Bracketschlitzen bzw. Bukkalröhrchen des Formates 0,018×0,025 inch (0,45×0,63 mm)

Drahtdurch-messer (mm)	Länge der Brackets/Röhrchen (mm)																				
	1,27	1,52	1,78	2,03	2,29	2,54	2,79	3,05	3,30	3,56	3,81	4,06	4,32	4,57	4,83	5,08	5,33	5,59	5,84	6,07	6,35
0,15	α = 13,1	11,1	9,6	8,5	7,6	6,8	6,2	5,7	5,3	4,9	4,6	4,3	4,1	3,8	3,6	3,5	3,3	3,2	3,0	2,9	2,8
0,20	α = 10,9	9,2	8,0	7,0	6,3	5,7	5,2	4,8	4,4	4,1	3,8	3,6	3,4	3,2	3,0	2,9	2,8	2,6	2,5	2,4	2,3
0,25	α = 8,7	7,4	6,4	5,6	5,0	4,6	4,2	3,8	3,5	3,3	3,1	2,9	2,7	2,6	2,4	2,3	2,2	2,1	2,0	1,9	1,9
0,30	α = 6,5	5,5	4,8	4,2	3,8	3,4	3,1	2,9	2,7	2,5	2,3	2,2	2,1	1,9	1,8	1,8	1,7	1,6	1,5	1,5	1,4
0,35	α = 4,4	3,7	3,2	2,8	2,5	2,3	2,1	1,9	1,8	1,7	1,6	1,5	1,4	1,3	1,2	1,2	1,1	1,1	1,0	1,0	1,0
0,40	α = 2,2	1,9	1,6	1,4	1,3	1,2	1,1	1,0	0,9	0,9	0,8	0,8	0,7	0,7	0,6	0,6	0,6	0,6	0,5	0,5	0,5
0,43	α = 0,6	0,5	0,4	0,4	0,4	0,3	0,3	0,3	0,3	0,2	0,2	0,2	0,2	0,2	0,2	0,2	0,2	0,2	0,2	0,2	0,2
0,45	α = 0,0	0,0	0,0	0,0	0,0	0,0	0,0	0,0	0,0	0,0	0,0	0,0	0,0	0,0	0,0	0,0	0,0	0,0	0,0	0,0	0,0

auf 0,1° aufgerundet.

Kippfreiheit von runden und rechteckigen Drähten in Bracketschlitzen bzw. Bukkalröhrchen des Formates 0,022×0,028 inch (0,55×0,71 mm)

Drahtdurch-messer (mm)	Länge der Brackets/Röhrchen (mm)																				
	1,27	1,52	1,78	2,03	2,29	2,54	2,79	3,05	3,30	3,56	3,81	4,06	4,32	4,57	4,83	5,08	5,33	5,59	5,84	6,07	6,35
0,15	α = 17,1	14,5	12,6	11,2	10,0	9,0	8,2	7,6	7,0	6,5	6,1	5,7	5,4	5,1	4,8	4,6	4,4	4,2	4,0	3,8	3,7
0,20	α = 14,9	12,7	11,0	9,8	8,7	7,9	7,2	6,6	6,1	5,7	5,3	5,0	4,7	4,5	4,2	4,0	3,8	3,7	3,5	3,4	3,2
0,25	α = 12,7	10,9	9,5	8,4	7,5	6,8	6,2	5,7	5,3	4,9	4,6	4,3	4,1	3,8	3,6	3,5	3,3	3,2	3,0	2,9	2,8
0,30	α = 10,6	9,0	7,9	7,0	6,2	5,6	5,2	4,7	4,4	4,1	3,8	3,6	3,4	3,2	3,0	2,9	2,8	2,6	2,5	2,4	2,3
0,35	α = 8,5	7,2	6,3	5,6	5,0	4,5	4,1	3,8	3,5	3,3	3,1	2,9	2,7	2,6	2,4	2,3	2,2	2,1	2,0	1,9	1,9
0,40	α = 6,4	5,4	4,7	4,2	3,8	3,4	3,1	2,9	2,6	2,5	2,3	2,2	2,0	1,9	1,8	1,8	1,7	1,6	1,5	1,5	1,4
0,43	α = 4,8	4,1	3,6	3,2	2,8	2,6	2,3	2,2	2,0	1,9	1,7	1,6	1,5	1,5	1,4	1,3	1,3	1,2	1,1	1,1	1,1
0,45	α = 4,2	3,6	3,2	2,8	2,5	2,3	2,1	1,9	1,8	1,7	1,6	1,5	1,4	1,3	1,2	1,2	1,1	1,1	1,0	1,0	1,0
0,48	α = 2,7	2,3	2,0	1,8	1,6	1,4	1,3	1,2	1,1	1,1	1,0	0,9	0,9	0,8	0,8	0,8	0,7	0,7	0,7	0,6	0,6
0,50	α = 2,1	1,8	1,6	1,4	1,3	1,2	1,1	1,0	0,9	0,9	0,8	0,8	0,7	0,7	0,6	0,6	0,6	0,6	0,5	0,5	0,5
0,53	α = 0,6	0,5	0,4	0,4	0,4	0,3	0,3	0,3	0,3	0,2	0,2	0,2	0,2	0,2	0,2	0,2	0,2	0,2	0,2	0,2	0,2
0,55	α = 0,0	0,0	0,0	0,0	0,0	0,0	0,0	0,0	0,0	0,0	0,0	0,0	0,0	0,0	0,0	0,0	0,0	0,0	0,0	0,0	0,0

auf 0,1° aufgerundet.

Rotationsfreiheit

$$d^2 = x^2 + y^2$$

$$d = \sqrt{x^2 + y^2}$$

$$\alpha = \gamma - \beta = \text{SIN}^{-1}\frac{y}{d} - \text{SIN}^{-1}\frac{w}{d}$$

α = „Rotationsfreiheit" zwischen
   Draht und Röhrchen
w = Drahtdurchmesser
x = Länge des Bukkalröhrchens
y = Tiefe des Bukkalröhrchens

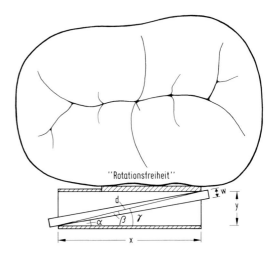

„Rotationsfreiheit" von runden und rechteckigen Drähten in Bukkalröhrchen (Winkelgrade)

Draht-durch-messer (mm)	Röhrchenlänge (mm)							
	4,57	4,83	5,08	5,33	5,59	5,84	6,07	6,35
Für Rechteckröhrchen 0,018×0,025 inch (0,45×0,63 mm)								
0,15	6,0	5,7	5,5	5,2	5,0	4,8	4,6	4,4
0,20	5,4	5,1	4,9	4,7	4,4	4,3	4,1	3,9
0,25	4,8	4,5	4,3	4,1	3,9	3,8	3,6	3,5
0,30	4,1	3,9	3,7	3,6	3,4	3,3	3,1	3,0
0,35	3,5	3,3	3,2	3,0	2,9	2,8	2,7	2,6
0,40	2,9	2,7	2,6	2,5	2,4	2,3	2,2	2,1
0,43	2,4	2,3	2,2	2,1	2,0	1,9	1,8	1,8
0,45	2,2	2,1	2,0	1,9	1,9	1,8	1,7	1,6
0,48	1,8	1,7	1,6	1,5	1,5	1,4	1,3	1,3
0,50	1,6	1,5	1,5	1,4	1,3	1,3	1,2	1,2
0,53	1,3	1,2	1,2	1,1	1,1	1,0	1,0	1,0
0,55	1,0	0,9	0,9	0,9	0,8	0,8	0,8	0,7
0,63	0,0	0,0	0,0	0,0	0,0	0,0	0,0	0,0
Für Rechteckröhrchen 0,022×0,028 inch (0,55×0,71 mm)								
0,15	7,0	6,6	6,3	6,0	5,7	5,5	5,3	5,1
0,20	6,3	6,0	5,7	5,5	5,2	5,0	4,8	4,6
0,25	5,7	5,4	5,2	4,9	4,7	4,5	4,3	4,1
0,30	5,1	4,8	4,6	4,4	4,2	4,0	3,8	3,7
0,35	4,4	4,2	4,0	3,8	3,7	3,5	3,4	3,2
0,40	3,8	3,6	3,4	3,3	3,1	3,0	2,9	2,8
0,43	3,3	3,2	3,0	2,9	2,8	2,6	2,5	2,4
0,45	3,2	3,0	2,9	2,7	2,6	2,5	2,4	2,3
0,48	2,7	2,6	2,5	2,3	2,2	2,1	2,1	2,0
0,50	2,6	2,4	2,3	2,2	2,1	2,0	1,9	1,9
0,53	2,2	2,1	2,0	1,9	1,9	1,8	1,7	1,6
0,55	1,9	1,8	1,7	1,7	1,6	1,5	1,5	1,4
0,63	1,0	0,9	0,9	0,9	0,8	0,8	0,8	0,7
0,71	0,0	0,0	0,0	0,0	0,0	0,0	0,0	0,0

aufgerundet auf 0,1°.

Register